中医师承学堂
一所没有围墙的大学

《伤寒论》六经辨证与方证新探

——经方辨治皮肤病心法

第二版

欧阳卫权 著

全国百佳图书出版单位
中国中医药出版社
·北 京·

图书在版编目（CIP）数据

《伤寒论》六经辨证与方证新探：经方辨治皮肤病心法 / 欧阳卫权著 . -- 2 版 . -- 北京：中国中医药出版社，2024.11

ISBN 978-7-5132-8590-2

Ⅰ . ①伤… Ⅱ . ①欧… Ⅲ . ①《伤寒论》—研究②皮肤病—辨证论治 Ⅳ . ① R222.29 ② R275.9

中国国家版本馆 CIP 数据核字 (2023) 第 234143 号

中国中医药出版社出版

北京经济技术开发区科创十三街 31 号院二区 8 号楼

邮政编码　100176

传真　010-64405721

天津裕同印刷有限公司印刷

各地新华书店经销

开本 710 × 1000　1/16　印张 25　字数 392 千字

2024 年 11 月第 2 版　2024 年 11 月第 1 次印刷

书号　ISBN 978 – 7 – 5132 – 8590 – 2

定价　99.00 元

网址　www.cptcm.com

服务热线　010-64405510

购书热线　010-89535836

维权打假　010-64405753

微信服务号　zgzyycbs

微商城网址　https://kdt.im/LIdUGr

官方微博　http://e.weibo.com/cptcm

天猫旗舰店网址　https://zgzyycbs.tmall.com

如有印装质量问题请与本社出版部联系（010-64405510）

内容提要

作者在多年临床中，致力于《伤寒论》六经辨证的研究，强调：六经以八纲为核心，涵盖经络脏腑；合病、并病具有广泛的临床指导意义；以更有效地指导临床为旨归，须拓展六经等，并系统研究了六经辨证在皮肤病中的运用，经临床验证疗效显著。

本书主要内容包括：对《伤寒论》六经实质进行深度再探讨，提出新观点；以方类证，方证对应，进行方证归经，总结各方证辨证要点，以指导临床实用；介绍各方证在皮肤病中的辨治心法，并通过丰富而翔实的案例实录，来阐述作者活用经方辨治皮肤病的思路和体会。

本书不仅是一本中医皮肤病专著，更是指导读者如何认识六经与方证、辨准六经、辨清方证，达到方证对应、见病知机、圆机活法之境，最终提高临床疗效的一本有价值的参考书。

本书适宜于广大中医药院校学生、中医临床尤其是皮肤科临床工作者参考和学习。

作者简介

欧阳卫权，字衡之，湖南衡阳人。师承中医大家李振华、李可。多年来致力于《伤寒论》及六经辨证研究，强调以六经为纲，方证为核心，见病知机，活用经方。善用经方诊治各科疑难病症。

再版前言

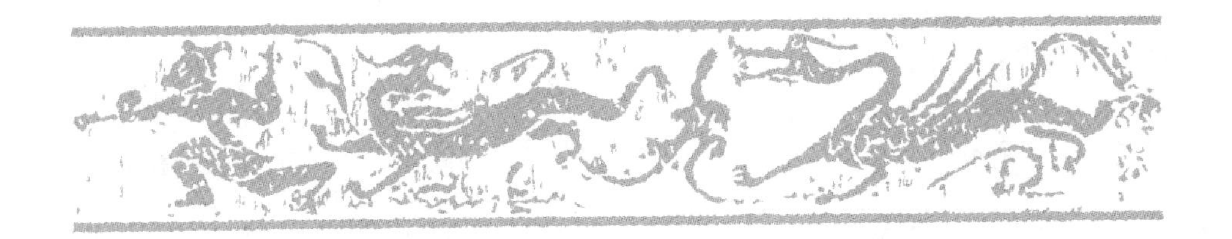

拙作《〈伤寒论〉六经辨证与方证新探——经方辨治皮肤病心法》面世已十年有一，而本人从2010年开始，在全国各大学术会议系统性讲经方辨治皮肤病亦有十余年了。十余年来，国内皮肤病领域对经方的运用，也由最初的陌生到了解，到深入，到现今的方兴未艾，应该来说，拙作做出了一定的贡献。很多同仁反馈，通过对本书的研读，对经方为何能治皮肤病这个疑问有了比较确切的答案，这也是令本人颇感欣慰的。

与此同时，随着年轻一代的经方信仰者不断地思考经方、实践经方，经方在皮肤病中的运用又比十余年前更加广泛、更加深入了。很多令人拍案叫绝的经方治疗皮肤病医案也屡见报道。皮肤病领域善用经方的中医师也越来越多，经方界敢于挑战皮肤顽疾的信心也愈来愈足，这真是大快人心的好局面！

本人这十余年来对经方治疗皮肤病也有些更加深入的实践和思考，及时总结是非常有必要的。本应该在此书再版时进行必要的修订，纳入近十余年来新的实践和新的思考，但因一是写书是件非常折磨人的事，二是出版社催得急，故此次再版，内容暂未做大的改动，仅对存在的部分错漏及理解欠准确之处进行修订完善，所以还是有些小遗憾的。待以后机缘，再做进一步修订吧。所以，读者们如果已经购买了一版，则再版是可以忽略的。

以上数语，聊作再版前言。

欧阳卫权

2024 年 5 月

李可序

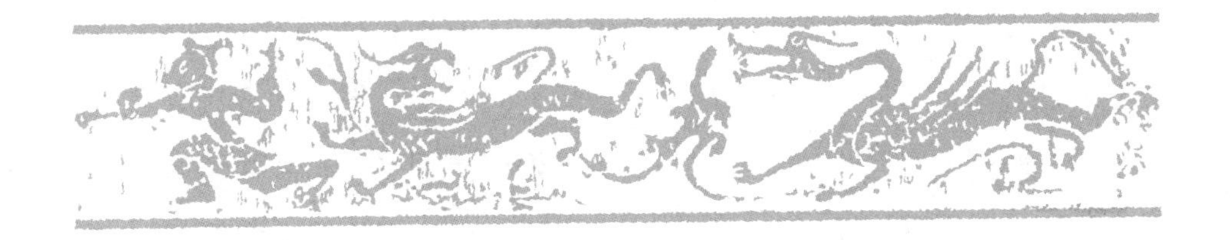

欧阳书稿读罢，掩卷叹曰：后生可畏、可喜、可敬！目睹青年一代走出误区，回归经典，走上中医复兴的岐黄正道，我很欣慰！

近百年中医大势，由“万马齐喑究可哀”，到“于无声处听惊雷”，不禁欢喜雀跃。长江后浪推前浪，不尽英才滚滚来！而且一代胜过一代。邓铁涛、朱良春等老一辈中医学家后继乏人的忧虑，李今庸前辈“数十年含辛茹苦，培养出来的竟是‘中医掘墓人’”的悲叹，可以换一个“笑逐颜开”的欢喜镜头了。

欧阳书稿饱含原汁原味的中医古意，是医圣张仲景《伤寒杂病论》的理法方药在皮肤病领域的完整体现，填补了“中医皮肤病学”的空白。

欧阳书稿详述了六经辨证中“方证对应”的精华，花大力气汇集了历代及当代名家的心血与智慧，并融入了作者的新颖创见，值得认真一读。

“方证对应”是学习运用《伤寒论》的入门捷径，入门之后，切不可流于“对号入座”，以免僵化，失去灵机活法。要更上一层楼，抓住六经辨证大法，识病机而统百病，“一气周流，万病识机”，才是中医学的灵魂，是攻克世界医学难题的犀利武器。他不仅是为皮肤科立法，更可广泛运用于中医各科。他的经验值得大家借鉴。触类旁通，举一反三，对提高中医整体素质将大有裨益。是为序。

李　可

2012年3月23日于南方基地

贾谦 序

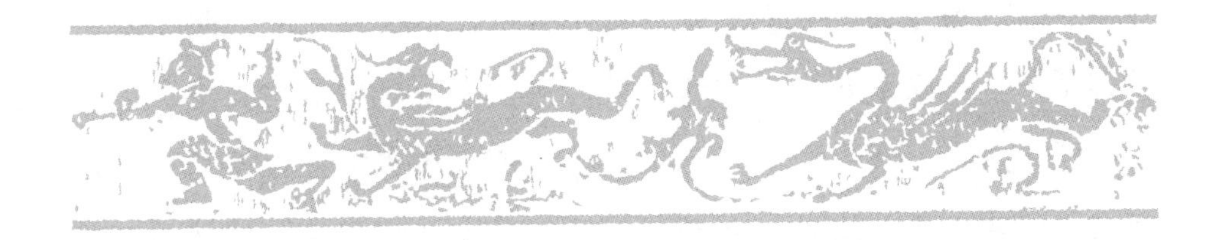

欧阳卫权嘱我为其新书作序，实在难为我这个外行。他的学术著作我怎么能看懂呢?

我与欧阳不很熟，当年到广州调研时偶然相遇，谈到了他的观点，知道他不同意中西医结合，感觉他是一个走出西化误区的年轻中医，我甚为欣赏，也感到后生可畏、可敬。遂请他加入我们课题组，并负责中西医结合子课题。他敢于反思，组织编写的几篇研究报告对“中西医结合”观点进行了深刻的反思。可用一句话概括这个子课题的几篇论文：盲目的中西医结合是埋葬中医之路。其中，我很欣赏他的《盲目的“中西医结合”导致中医临床水平下降》一文。他在文章的最后说道：盲目的中西医结合，直接导致了中医人对西医、西药过分依赖，不思从中医角度去钻研、认识、解决疾病；导致了中医人临床辨证论治思维的偏移和退化；导致了中医人对中医临床疗效信心的丧失；导致了下一代中医人对中医疗效的怀疑，对中医信念的崩溃。长此以往，恶性循环，最终将导致中医临床水平江河日下!

欧阳不仅反思中西医结合，而且敢于反思某获奖的活血化瘀

"成果"。他在文中谈道：中医界津津乐道的中西医结合下的科研硕果——活血化瘀研究如不加辨证的话，对中医临床到底有多大帮助？临床中具有真正中医水平的中医，仍然是"观其脉证，知犯何逆，随证治之"，仍然是"有是证用是药"，仍然是辨证论治：有痰浊则化痰，有饮留必化饮，有阳虚必温阳，有瘀阻方才化瘀，而疗效却很好。而反观现在某些中医院心脏病房中医师们的处方，无一患者不用丹参，无一患者不活血化瘀，而疗效呢？疗效不佳，则反过来责怪中医不过如此，从而投靠西医营垒，理直气壮地使用西医西药。正如中医泰斗邓铁涛先生所说的那样：以前是外界人要消灭中医，现在是某些中医人自我背叛！欧阳能有这样的反思勇气，在年轻中医人中是很少见的。因此，可以说，他是一个铁杆中医，不仰权威之马首是瞻。

中医本来就是全科医生，历来不分科，只有内、外、妇、儿之分，且并无严格之分，历代名医皆精熟各科诊治，这是由中医的基本特点之一"整体观"所决定的。欧阳作为一个年轻的医师，坚持使用纯中医药治病，颇有些声名，外感高热、胃病、心血管病，甚至癌症患者都到皮肤科找他看病，疗效还不错。有同行曾质问：你是皮肤科大夫，为什么要看其他科的病，有资质吗？我想说的是，中医，并无分科，只要用中医药方法看病，倒无不可。

一个铁杆中医不仅要做好本职工作，更要"活到老，学到老"，成为一个合格的、优秀的全科医生。欧阳利用业余时间到处拜师。他不仅拜李振华、李可这样的中医大家为师，也拜李仲良、谢卓邦等民间中医为师，这种精神值得中医界同仁学习，也令我佩服，更令我欣慰：中医界有这样的年轻人，相信会很快振兴起来的！

文如其人。欧阳卫权做事是一个铁杆中医，其著作非拼凑而成，也未生硬掺杂西医内容，更非沽名钓誉。我虽外行，粗略翻翻，觉得是纯正的中医著作，是想把自己学习、研究《伤寒杂病论》的心得体会与同行分享。我想，大家阅读之后，会有益于提高自己的中医素质，会坚定自己回归中医正道、摒弃西化的决心。

故乐而为之序。

贾　谦

2011年12月16日

在本书第一版即将付印之际，惊闻为我作序的李可、贾谦二老先后仙逝，不禁悲痛潸然！二老教诲，历历在目。中医传承，责无旁贷！谨以此书祭献二老！

盘之走丸（代自序）

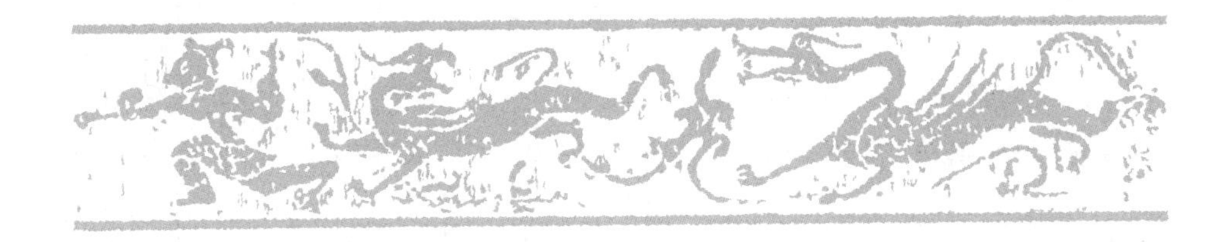

历史学家余英时教授在《士与中国文化》新版之序言，从传统“士”到现代知识人一文中，就“士”的传统最后走向解体，从历史上隐没的原因，借用了一个著名的古典譬喻，即杜牧《注孙子序》论“盘之走丸”说：“丸之走盘，横斜圆直，计于临时，不可尽知。其必可知者，是知丸不能出于盘也。”(《樊川文集》卷十)

“士”的传统可比之于“盘”，而“士”在各阶段的活动，特别是那些“断裂”性的发展，则可比之于“丸”。过去两千多年，中国之所以存在着一个源远流长的“士”的传统，正是因为“士”的种种思想与活动，尽管“横斜圆直，计于临时，不可尽知”，并没有越出“传统”的大范围，便像丸未出盘一样。而这一传统之所以终于走进历史，则是因丸已出盘，原有的传统架构已不足以统摄“士”的新“断裂”活动了。

笔者阅后深受启发，体悟到以此譬喻中医，亦十分恰当。中医之传统，在于以阴阳、五行、八纲、藏象、经络诸基本理论构架来阐述人的生理病理及疾病之诊治、预防，可比之于“盘”，而各阶段的“中医活动”“中医学说的演变与发展”，可比之于“丸”。在过去两千多年之所以存在着一个源远流长的中医传统，正是因为中医的种种思潮与演变，尽管金元以降，各家学说纷呈，各个流派纷争，中医活动似乎“横斜圆直，计于临时，不可尽知”，但并没有越出“中医传统”的大范围，像丸未出盘一样。

然现在，进入21世纪后，在“中医现代化”“中医国际化”“中医规范化、标准化、定量化”“中医创新”“中西医结合”等强有力的号角下的中医活动与中医研究，是否还在“中医传统”这个“盘”中走“丸”？现状令人深感忧虑！若以“丸”出“盘”的方式进行以上活动与研究，其直接结果，恐怕是“盘”的解体——已不再是中医！

诚然，中医需要创新，而检验创新成果的唯一标准只能是临床疗效。正如著名老中医朱进忠在《中医临证五十年心得录》自序中所说:“中医的研究只能是以实践是检验真理的唯一标准为标准，不能另立标准。”笔者在多年临床实践中发现，将经方活用于皮肤病，常常收到很好的疗效，有时甚至是令人惊异的疗效。如以苓甘五味姜辛夏杏加大黄汤治疗面部激素依赖性皮炎；以真武汤治疗带状疱疹神经痛；以小柴胡汤合葛根汤治疗银屑病红皮病高热；以越婢加术汤治疗慢性红皮病；以大黄附子汤治疗顽固性湿疹、荨麻疹等。这引发笔者的思考：能否系统性地运用六经辨证来指导皮肤病临床？能否系统性地活用经方来诊治皮肤病？如果可行，其思路和要点在哪里？这是前人没有走过的路，需要做开拓性的探索。故本书从开始的构思到最终成文，历十年之久。在这十年中，经不断地临床实践、探索、体悟、总结、升华，再回到临床实践接受检验。个中艰辛与困惑，惊喜与收获，如鱼饮水，冷暖自知。书稿既成，又经不断地充实、修改，言数易其稿，洵非虚语。

本书重点做了以下几点探讨。一是经过多年的临床实践和思考，对六经的实质做了新的解读；二是在六经辨证框架下，来考察各经方的六经归属，概括各方的方证辨证要点；三是较详细论述了各方证在皮肤病辨治中的应用心法，此为本书之重点，也是笔者多年来临床苦心孤诣的结晶；四是以较翔实的临床案例，阐述笔者活用经方辨治皮肤病的思路和体会。全书共论述了101个经方（含附方），收录了60余个病种，共259个案例。所选案例以常见皮肤病为主，除个别如系统性红斑狼疮、皮肌炎因长期服用激素未立即停用外，其余案例皆是在纯中医、不假任何西药的帮助下获效的。本书另一特点是同一病种选录多个案例，譬如荨麻疹即选录了51个案例，带状疱疹30个案例，湿疹18个案例。每一经方条下又选录了多个不同病种，如小柴胡汤选录13个病种，真武汤选录了12个病种，五苓散选录了12个病种，当归芍药散选录了10个病种。病虽雷同，方证各异；方虽相同，病种不一。正是希望通过这样翔实而具体的案例，努力还原临床辨证论治过程中的思维细节，体现中医辨证论治“同病异治、异病同治”的精髓，为读者提供有价值的参考。

朱进忠老中医在《中医临证五十年心得录》自序中说：“本书中所列疾病均是我治疗过并取得疗效的；为了取得真正的经验教训，我数十年来一直坚持在只用中药，绝不多用一种中药的基础上看结果的原则。中医的研究方法有两条：一是从实践中升华理论；二是用理论指导实践，用实践验证理论。”这种中医研究的方式，就是盘中走丸的方式。然“灵素缪人需商兑，倏忽举刃欲明昌”，在中医研究出“盘”、破“盘”之举日渐时髦的今天，能如朱老这样坚守“盘”中走“丸”地进行中医实践和研究者，恐怕不多。

中医要创新，要发展，要现代化，关键是要疗效！那么，是坚守“盘”中走“丸”？还是要引“丸”出“盘”、破“盘”？值得深思！

由于个人临床水平有限，对六经辨证及经方的思考尚待深入，在257个经方中活用于皮肤病的比例尚不高，涉及的皮肤病种亦不够广，这些，都需要在以后的临床实践中做进一步的深度与广度探索。

本书在写作过程中，诸同道给予了热忱的鼓励与帮助，张君广中与我辩论六经与方证，探讨临床案例；施君林海帮我查阅文献，探讨中医与哲学，皆受益匪浅。书稿既成，恩师李振华、李可二老不顾高年体恙，审读拙作，奖掖有加，亦指出不足之处。李可老及贾谦老师更是欣然赐序，令拙作生辉，谨在此一并致谢。

欧阳卫权

2011年12月于羊城

目录

绪 论

一、《伤寒论》六经之我见

医圣张仲景“勤求古训、博采众方”而著《伤寒杂病论》，创立六经辨证理论体系，奠定了中医辨证论治的基础，千百年来一直有效地指导着中医临床各科的医疗实践，受到历代医家的推崇。历代医家均坚信“六经能钤百病”（清·柯琴），认为“仲景六经，为百病立法，不专为伤寒一科”（清·柯琴），“仲景诸方，实万世医门之规矩准绳”（元·朱丹溪），“是书虽论伤寒，而百病皆在其中”（清·陈修园）。从中足见《伤寒论》六经辨证的重要性。

然六经的实质是什么？自古以来，却众说纷纭，莫衷一是。综合古今论说，大致归纳有以下一些主要观点。

1. 经络说

宋·朱肱（《类证活人书》）提出以经络循行之路辨六经病证。

2. 脏腑说

清·钱潢（《伤寒溯源集》）对六经病以脏腑、三焦进行阐发。

3. 气化说

清·张志聪（《伤寒论集注》）以《黄帝内经》（以下简称《内经》）的“开阖枢”和“标本中见”的气化理论，来解释六经。

4. 六部说

明·方有执（《伤寒论条辨》）把人体分成六部以解六经。

5. 地面说

清·柯韵伯（《伤寒来苏集》）认为“仲景之六经，是经六个地面”。

6. 其他

（民国）祝味菊阶段说、陆渊雷证候群说、俞根初形层说、何廉臣三焦说，以及现代的病理层次说、阴阳胜复说、综合体质说、系统说等，不下数十种解说观点，皆见仁见智。

恽铁樵在《伤寒论研究》中说：“《伤寒论》第一重要之处为六经，而第一难解之处亦为六经，凡谈伤寒者无不于此致力，凡注伤寒者亦无不于此致力。卒之能得真义者竟无一人。”① 故诸家解说纷纭，各持己见，各取己说，致使六经愈解愈繁难，愈解愈迷乱，最终不了了之。正如“我辈于六经不了了，在最初时尚耿耿于心，稍久渐渐淡忘。及为人治病稍久，则不复措意。岂但不措意，亦竟忘其所以，自以为了解。偶值后辈问难，方且多为遁辞曲说，卒至人我皆堕五里雾中。此即所谓‘良医不能以其术授人’也。此中情形，不可谓非自欺欺人！”①

而初学《伤寒论》者，又无一不从六经入其门径；精研《伤寒论》者，亦无一不持六经以驭临床。因此，六经实质，必须有一些清晰的概念。那么，六经实质是什么？笔者不揣浅陋，试论述之。

（一）“六经”之名溯源

众所周知，《伤寒论》中本无“六经”之名。《伤寒论》中仅见太阳病、阳明病、少阳病、太阴病、少阴病、厥阴病，非“六经”，乃是“六病”，亦可称为三阴三阳病。

以“六经”代称《伤寒论》三阴三阳病，滥觞于宋代朱肱。其在《活人书》中首次将《伤寒论》三阴三阳称为“六经”，提出《伤寒论》中所说的六经，即为足三阴三阳六条经络，并谓“伤寒只传足经不传手经，《素问·热论》亦只说足三阴三阳受病”。② 同时，承袭庞安时“传经”之说，谓：“大抵伤寒病脏腑传变，阳明先受病，故次第传入阴证。以阳主生，故太阳水传阳明土，土传少阳木，为微邪也。阴主杀，故木传足太阴土，土传足少

---

① 恽铁樵．伤寒论研究．北京：学苑出版社，2007：12.

② 朱肱．活人书．北京：中国中医药出版社，2009：31.

阴水，水传足厥阴木，至六七日，当传厥阴肝木，必移气克于脾土，脾再受贼，则五脏六腑皆困而危殆。”[①]“传经”一说再经成无己、李杲、吴绶等历代名医承袭及发挥，产生巨大的影响，直至今日。

转换演变过程：太阳、阳明、少阳、太阴、少阴、厥阴→三阳三阴→六经→足三阳三阴六条经络（足太阳膀胱经、足阳明胃经、足少阳胆经、足太阴脾经、足少阴心经、足厥阴肝经）。

为何会有这样的转换呢？首先须弄清楚，三阳三阴（太阳、阳明、少阳、太阴、少阴、厥阴）从何而来？溯其源头，当来源于《内经》。

古人分析各种事物的属性，起初用阴阳两个方面来分析，此为中国远古最基本的哲学思想。《内经》借用阴阳哲学思想用以认识人体，认为人体是阴阳两个方面的对立统一体，人的五脏六腑、气血经脉、生理病理等，都可以用阴阳两个方面来加以认识和说明。但对于某些复杂的情况，单纯用阴阳二分法来解说，就觉得不够用了。于是，便把阴阳各分为三。阴分为太阴、少阴、厥阴；阳分为太阳、阳明、少阳，这就是三阴三阳。《素问·至真要大论》云：“愿闻阴阳之三何谓？岐伯曰：气有多少，异用也。”《素问·天元纪大论》又云：“何谓气有多少……阴阳之气各有多少，故曰三阴三阳也。”可见，将阴阳各分为三，是根据其阴气和阳气的多少来划分的。此为三阴三阳之本义，其后一切三阴三阳概念之衍生、应用，都不能脱离其本义范畴。

在《内经》中记述和运用三阴三阳者大概有四个方面：一是气化之三阴三阳，用以代表风、寒、暑、湿、燥、火六气。如《素问·天元纪大论》有“厥阴之上，风气主之，少阴之上，热气主之，太阴之上，湿气主之，少阳之上，相火主之，阳明之上，燥气主之，太阳之上，寒气主之”。二是用以研究阴阳离合规律及开阖枢等生理功能。如《素问·阴阳离合论》指出“是故三阳之离合也，太阳为开，阳明为阖，少阳为枢”，“是故三阴之离合也，太阴为开，厥阴为阖，少阴为枢”。三是经络之三阴三阳，以三阴三阳指代经络脏腑。如《灵枢·经脉》中，以太阳代表膀胱与小肠，阳明代表胃与大肠，少阳代表胆与三焦，太阴代表脾与肺，少阴代表肾与心，厥阴代表肝与心包络。由于各脏腑的经络，有由胸走手、由手走头、由头走足、由足走腹的不同，因此，又把各脏腑及其经络区分为手三阴、手三阳、足三阴、足三

① 朱肱．活人书．北京：中国中医药出版社，2009：13.

阳。这样，又由六演变为十二，由抽象的三阴三阳概念，演变为具体脏腑经络的名称。四是热病的三阴三阳。《素问·热论》云："伤寒一日，巨阳受之，故头颈痛，腰脊强。二日阳明受之，阳明主肉，其脉夹鼻络于目，故身热目痛而鼻干不得卧也。三日少阳受之，少阳主胆，其脉循胁络于耳，故胸胁痛而聋。四日太阴受之，太阴脉布胃中，络于嗌，故腹满而嗌干。五日少阴受之，少阴脉贯肾络于肺，系舌本，故口燥舌干而渴。六日厥阴受之，厥阴脉循阴器而络于肝，故烦满而囊缩。"而从条文看，三阴三阳亦指经络，且仅指足三阴三阳经脉以及所属络脏腑的热病状态。

可见，在《内经》中，三阴三阳分别代表了六气、脏腑和经络。朱肱之所以把《伤寒论》三阳三阴说成"六经"，完全承袭了《内经》的说法，特别是《素问·热论》的说法。所以他才肯定地认为"伤寒只传足经，不传手经"。《素问·热论》亦只说足三阴三阳受病。巢氏言一日太阳属小肠，误矣。[①]

至今，持此观点的医家不乏其人。如刘渡舟认为："我体会《热论》的六经和《伤寒论》的六经，虽有一前一后之分，但从年代来看，相距并不甚远，而后者受前者影响之深也自在言外。"[②]但他认为："仲景虽然继承了《热论》的六经，却比《热论》有新的发展。具体而言，他不但用六经辨热证和实证，而且同时也扩展到辨阴证、虚证与寒证。所以，张仲景发展了《热论》的六经，在《热论》的基础上又有所突破。"[②]此种观点在目前占据主流地位。

但是六经的"经"和经络的"经"能完全等同吗？若等同，由此产生的问题是：为何《伤寒论》六经只传足经不传手经？

仅以经络及其所属脏腑来解释六经，就会出现这样的困惑，至今得不到合理的解释。如：为什么对阳明经言其所属"胃与大肠"、对少阳经言其所属"胆与三焦"、对少阴经言其所属"心与肾"，而却对太阳经只言其所属"膀胱"而不言其所属"小肠"，对太阴经只言其所属"脾"而不言其所属"肺"，对厥阴经只言其所属"肝"而不言其所属"心包"呢？

因此，有医家对此持否定观点，最具代表性的为胡希恕、冯世纶等，他

① 朱肱．活人书．北京：中国中医药出版社，2009：31.
② 陈明．刘渡舟伤寒临证指要．北京：学苑出版社，1998：18.

们认为《伤寒论》六经与《内经》六经迥然有别。如胡希恕说:“《伤寒论》之六经，虽称‘之为病’，其实质是证，而且是来自八纲。”[①]冯世纶亦认为，“在《伤寒》去除了脏腑概念，而只用八纲概念。而六经提纲亦明显用八纲而不用脏腑概念”，“张仲景选择的是八纲辨证，即用八纲把史前的方证进行分类，而产生了六经”，“张仲景在八纲中加入了半表半里概念，这是创建六经的关键”。[②]因此，他们主张以八纲来解释《伤寒论》六经。

但八纲能完整地解释六经吗?

(二)《伤寒论》的成书

《伤寒杂病论》成书于东汉末年。原序中记载:“撰用《素问》《九卷》《八十一难》《阴阳大论》《胎胪药录》，并平脉辨证，为《伤寒杂病论》合十六卷。”但现考证已证实，张仲景原序中的“撰用”以下23字为后人加入。[③]那张仲景依据什么写出了《伤寒杂病论》呢?从历代各家以及现代考证来看，张仲景所撰《伤寒论》当是取自《伊尹汤液经》。如离仲景年代最近的皇甫谧在《针灸甲乙经》中说“仲景论广《伊尹汤液》为十数卷，用之多验”;又如宋·林亿在《伤寒论序》中云:“是仲景本伊尹之法，伊尹本神农之经，不得谓祖述大圣人之意乎?”还有，清代目录学家姚振宗在《后汉·艺文志·张仲景方十五卷》亦指出:“按王应麟《汉书·艺文志考证》引皇甫谧曰:仲景论广《伊尹汤液》为十数卷。按，汉志经方家有《汤液经法》三十二卷，仲景论定者，盖即是书。”因此，张仲景所撰《伤寒论》是取自《伊尹汤液经》，这点应该是非常肯定的。

众所周知，《伊尹汤液经》早已失传，本无可查证。但由于敦煌医卷《辅行诀脏腑用药法要》(以下简称《辅行诀》)的发现，使这一观点得到了确证。《辅行诀》为梁·陶弘景所撰，书中自述曾亲见《伊尹汤液经》，从中摘取若干方剂，写于《辅行诀》，作为隐居修道之用。陶弘景在《辅行诀》中还指出:“汉晋以还，诸名医辈，张机、卫汎、华元化、吴普、皇甫玄晏、

---

① 冯世纶.经方传真.北京:中国中医药出版社，1994:4.

② 冯世纶，张长恩.解读张仲景医学——经方六经类方证.2版.北京:人民军医出版社，2011:9.

③ 钱超尘.仲景论广伊尹汤液考(续).江西中医学院学报，2003，15(3):32.

支法师、葛稚川、范将军等，皆当代名贤，咸师式此《汤液经法》。”[①]“外感天行，经方之治，有二旦、六神、大小等汤。昔南阳张机，依此诸方，撰为《伤寒论》一部，疗治明晰，后学咸尊奉之。”[①]

冯世纶教授曾将《辅行诀》与《伤寒论》中方剂做一梳理对比，现摘其部分如下：[②]

《辅行诀》小阳旦汤：桂枝、甘草、生姜、大枣、芍药。在《伤寒论》称桂枝汤。

《辅行诀》正阳旦汤：桂枝、芍药、生姜、大枣、甘草、饴糖。在《伤寒论》称小建中汤。

《辅行诀》小玄武汤：茯苓、芍药、生姜、白术、附子。在《伤寒论》称真武汤。

《辅行诀》大玄武汤：茯苓、芍药、生姜、白术、附子、人参、甘草。在《伤寒论》去甘草、生姜，称为附子汤。

……

经统计，《辅行诀》总计 60 方，《伤寒论》与之符合或基本符合之方 36 个，占三分之二。由此足见，张仲景《伤寒论》取自《汤液经法》，也证实了皇甫谧在《针灸甲乙经》中“仲景论广《伊尹汤液》为十数卷，用之多验”，所言非虚。

但可以看到，同一首方，《伤寒论》方名已和《辅行诀》方名不同了。对此，陶弘景《辅行诀》亦有说明：“张机撰《伤寒论》避道家之称，故其方皆非正名也，但以某药名之，以推主为识之耳。”[③]

据此，冯世纶教授认为：“（张仲景）摒弃了五行，注重于八纲辨证而不再用脏腑理念。”《汤液经》是以八纲辨证，而更主要的是以五行理论指导五脏辨证。如其中 39 个五脏大小补泻方证，是典型的脏腑辨证论治。还有《五味补泻体用图》用的五行理论。冯氏认为，张仲景避道家之称，故不用其方名，甚至不用其脏腑五行理论。并举证如下：

统观《伤寒论》112 方、398 条，论述方证辨证的应用，皆用八纲。《伤

---

① 王雪苔．辅行诀脏腑用药法要．北京：人民军医出版社，2008：22.
② 冯世纶，张长恩．解读张仲景医学．北京：人民军医出版社，2006：4-9.
③ 王雪苔．辅行诀脏腑用药法要．北京：人民军医出版社，2008：34.

寒论》第7条:“病有发热恶寒者，发于阳也；无热恶寒者，发于阴也。”即表明以八纲为辨证理论。尤其方证的论述只用八纲，例如《伤寒论》的真武汤，在《伊尹汤液经》称小玄武汤，《伊尹汤液经》记载其方证为:“治天行病，肾气不足，内生虚寒，小便不利，腹中痛，四肢冷者。”突出“肾气不足”，而《伤寒论》论述为“(第82条)太阳病发汗，汗出不解，其人仍发热，心下悸，头眩，身瞤动，振振欲擗地者”，和“(第316条)少阴病，二三日不已，至四五日，腹痛，小便不利，四肢沉重疼痛，自下利者”，不见“肾气不足”名称和概念。又如小建中汤，在《汤液》称建中补脾汤，方证记载为:“治脾虚，肉极，羸瘦如柴，腹中拘急，四肢无力方。”突出的是脾虚。而《伤寒论》中有“(第102条)伤寒，阳脉涩，阴脉弦，法当腹中急痛”，“(第100条)伤寒二三日，心中悸而烦者”，“(《金匮要略·血痹虚劳病脉证并治》第13条)虚劳里急，悸衄，腹中痛，梦失精，四肢酸痛，手足烦热，咽干口燥”，“(《金匮要略·妇人杂病脉证并治》第18条)妇人腹中痛”。没有脾虚之称和概念，很明显，在《汤液本草》注重脏腑辨证，而在《伤寒论》去除了脏腑概念，而只用八纲概念。而六经提纲亦明显用八纲而不用脏腑概念。[①]

此种推论，是非常有道理的。翻开《伤寒论》就可以发现，张仲景最多使用的就是八纲——阴阳、表里、寒热、虚实概念。例如:

“病有发热恶寒者，发于阳也，无热恶寒者，发于阴也”。这是以阴阳作为六经辨证的总纲。

“病人身大热，反欲得衣者，热在皮肤，寒在骨髓也；身大寒，反不欲近衣者，寒在皮肤，热在骨髓也”。这是辨证寒证、热证的要点。

“伤寒不大便六七日，头痛有热者，与承气汤。其小便清者，知不在里，仍在表也，当须发汗”。这是辨证表证、里证的要点。

“夫实则谵语，虚则郑声”。这是辨证虚证、实证的要点。

此类条文比比皆是。据此，认为《伤寒论》六经以八纲为核心这个论点，是完全成立的。

但并不能据此断定，《伤寒论》六经不再涵盖经络、脏腑。因为，陶弘

---

① 冯世纶，张长恩．解读张仲景医学——经方六经类方证．2版．北京：人民军医出版社，2011：57.

景记载张仲景仅是避道家之称而改方名，并未言其摒弃脏腑经络甚至五行理论；其二，《伤寒论》书中较少脏腑、经络概念，就一定认为六经不涵盖脏腑、经络么？

但也不能否认这样的历史事实，正如日本丹波元简所说："阴阳五行，汉儒好谈之，五脏六腑，经络流注，《史记·扁鹊仓公列传》间及于此，《汉书·艺文志》亦多载其书目，仲景生于汉末，何独摒去之？"①

而且，不仅《汤液经》是脏腑辨证，观《汉书·艺文志·方技略》记载"经方十一家"的书目："《五脏六腑痹十二病方》三十卷，《五脏六腑疝十六病方》四十卷，《五脏六腑瘅十二病方》四十卷，《风寒热十六病方》二十六卷，《泰始黄帝扁鹊俞跗方》二十三卷，《五脏伤中十一病方》三十一卷，《客疾五脏狂颠病方》十七卷，《妇人婴儿方》十九卷，《汤液经法》三十二卷……"亦可以看出，"经方家"也常用到脏腑辨证。张仲景继承《汤液经》，自然也是"经方家"，为何独摒弃不用？

更重要的是，从《伤寒论》条文中，同样也可以看到一些脏腑、经络、五行理论的表述。例如：

"若欲作再经者，针足阳明，使经不传则愈"，"脉不至者，灸少阴七壮"，这些，都与经络有关。若无经络理论指导，无法临床使用。

"阳明居中，主土也，万物所归，无所复传"，此与五行理论有关。

"此肝乘脾也，名曰纵，刺期门"，"此肝乘肺也，名曰横，刺期门"，此与五行、脏腑理论相关。

此类条文不多，但仍散见于《伤寒论》中。且有些条文至关重要，如对于阳明病不传的解释。

（三）梳理结果分析：六经当涵盖八纲、脏腑、经络

通过以上对历史脉络梳理，以及对《伤寒论》条文的分析，可以得出以下比较肯定的结论：

1. 张仲景《伤寒论》撰用了《伊尹汤液经》。

2.《伊尹汤液经》采用了脏腑经络辨证、八纲辨证。

3. 张仲景《伤寒论》为避道家之称，皆改动了方名。

① 丹波元简. 伤寒论辑义. 北京：人民卫生出版社，1983：12.

4. 张仲景《伤寒论》使用了三阴三阳来论病之纲领。

5. 张仲景所处年代正是"阴阳五行，汉儒好谈之，五脏六腑，经络流注，《史记·扁鹊仓公列传》间及于此，《汉书·艺文志》亦多载其书目"之汉末。

6. "经方十一家"亦有用脏腑辨证。

7.《伤寒论》条文中最多使用了阴阳、表里、寒热、虚实等八纲概念。

8.《伤寒论》条文中也可以看到一些脏腑、经络、五行理论的表述。

综上所述，可以认为，首先，张仲景《伤寒论》六经以阴阳、表里、寒热、虚实等八纲为纲。六经辨证是通过八纲辨证来完成的，八纲辨证是六经辨证的主体和核心。正如明代医家方隅《医林绳墨·卷一·伤寒又论》中所说："抑尝考之仲景治伤寒著三百九十七法，一百一十三方，观其问难，明分经络施治之序，缓急之宜，无不反复辨论，首尾贯赅，如日月之并明，山石之不移也。虽后世千方万论，终难违越矩度。然究其大要，无出乎表里、虚实、阴阳、寒热八者而已。若能究其的，则三百九十七法，撩然于胸中也。"《医宗金鉴·伤寒心法要诀》也一语中的地道明："六经为病尽伤寒，气同病异岂期然。推其形脏原非一，因从类化固多端。明诸水火相胜义，化寒变热理何难。漫言变化千般状，不外阴阳表里间。"

其次，《伤寒论》六经确实也涵盖了脏腑、经络、五行，甚或六气。六经辨证涵盖了脏腑经络辨证、气血津液辨证等，从《伤寒论》中不少相关的条文可以得到证实。从临床角度来看，毕竟八纲是比较抽象的病位病性判断，若无脏腑经络、气血津液等实体做进一步判断及解释，难免失之粗疏。正如刘渡舟所说："至于六病辨证，虽然亦能从客观的病证出发，分其阴阳、表里、寒热、虚实，但总不免知其然不知其所以然，缺乏对疾病的系统认识，又不讲生理病理原委，仲景之学谅非如此简陋。"[①] 但为何《伤寒论》涉及脏腑、经络、五行相关条文又是如此的少呢？[②] 笔者认为，写于汉代的《伤寒论》本是一本临床实用专著，就如现在的《实用内科学》《实用传染病

---

① 陈明．刘渡舟伤寒临证指要．北京：学苑出版社，1998：21.

② 有学者认为这和当时的政治环境有莫大关系。王淑民先生认为张仲景避道家之名的原因，可能与黄巾起义的失败、曹操对道教实行制约政策有关。见王淑民．《辅行诀脏腑用药法要》与《汤液经法》《伤寒杂病论》三书方剂关系的探讨．中医杂志，1998：11：696. 黄煌教授也认为将《内经》与《伤寒论》合在一起讨论，可以用《伤寒论》的方证去诠释古代的医学理论，可以更细致地再现经方家当年处方用药的场景，体会经方方剂的意趣。见黄煌．经方的魅力．北京：人民卫生出版社，2006：38.

学》《实用急症学》等，重点放在临床实用，故不多谈病机，只详言证候、治法、方药。正如岳美中所说：“仲景的书，最大的优点是列条文而不谈病理，出方剂而不言药理，让人自己去体会，其经义也往往在于无字之中。”[①]但不能就此认为《伤寒论》无脏腑、经络、气血津液、药理药性相关理论支持。就如不能说《实用内科学》《实用传染病学》《实用急症学》无西医生理学、病理学、解剖学、生物化学、药理学等基础理论支持一样。

（四）以八纲释六经，各家分歧大

虽然各家都认为六经与八纲紧密联系，但各家对如何以八纲来解释六经分歧巨大。其中最具代表性者为胡希恕与刘渡舟。试分述之。

胡希恕强调“六经出自八纲”。[②]胡氏认为，八纲即阴阳、表里、虚实、寒热四对概念，六经中包含八纲。但六经辨证高于八纲辨证，因张仲景创造性地提出半表半里概念，将病位由八纲中的表、里细分为表、里、半表半里，每一部位又均有阴阳二证，二而三之为六，是为六经由来。[③]图表如下：

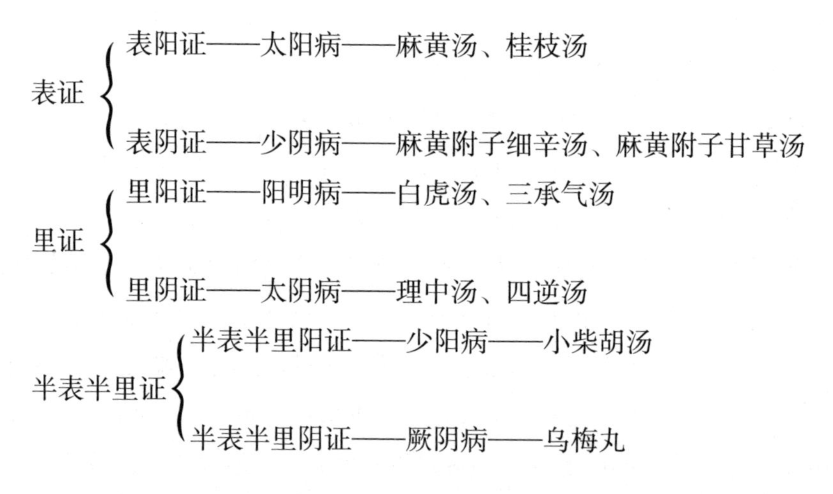

以上为按阴阳划分，而寒热、虚实两对概念，皆在各部位的阴、阳中再行细分。胡氏认为，其中热必属阳，寒必属阴，而又各有虚实，如：实热、虚热属阳；实寒、虚寒属阴；可见寒热有常，而虚实无常。另有特例之病不

---

① 岳美中，原著 . 陈可冀，主编 . 岳美中医学文集 . 北京：中国中医药出版社，2000.

② 冯世纶 . 经方传真 . 北京：中国中医药出版社，1994：4.

③ 冯世纶 . 胡希恕讲伤寒杂病论 . 北京：人民军医出版社，2007：21.

寒不热、不虚不实者，但绝无不阴不阳者，其六经分属当视具体证情而定。[①]

以上六经与八纲之关系必须洞彻明了，则六经各目自然泾渭分明。《伤寒论》六经，太阳病、阳明病、少阳病、太阴病、少阴病、厥阴病之谓也，非太阳经、阳明经、少阳经、太阴经、少阴经、厥阴经。称谓明了，其与《内经》之界线自然明了。具体如下：

先举在表之阴阳划分：根据阴阳与其余六纲之关系，所谓阳证，可有或热，或实，或亦热亦实，或不热不实，或热而虚 5 种情况。

在表之阳证，属太阳病。笔者依胡氏意，图示如下（带“?”者，笔者疑问也）：

太阳病
- 表热证——麻黄汤？桂枝汤？
- 表实证——麻黄汤
- 表实热证——麻黄汤？
- 表虚热证——桂枝汤？
- 表不热不实证——未定

所谓阴证，可有或寒，或虚，或亦虚亦寒，或不虚不寒，或寒而实 5 种情况。在表之阴证，属少阴病。图示如下：

少阴病
- 表寒证——麻黄附子细辛汤、麻黄附子甘草汤、桂枝加附子汤
- 表虚证——桂枝加附子汤？
- 表虚寒证——桂枝加附子汤？
- 表寒实证——麻黄附子细辛汤？
- 表不虚不寒证——未定

再举里证之阴阳划分，在里之阳证，属阳明病。其具体寒热虚实，亦有五端，图示如下：

① 冯世纶．胡希恕讲伤寒杂病论．北京：人民军医出版社，2007：20–22.

阳明病
- 里热证——白虎汤、三承气汤、大陷胸汤
- 里实证——瓜蒂散、抵当汤、下瘀血汤
- 里实热证——三承气汤
- 里虚热证——竹叶石膏汤、黄连阿胶汤？
- 里不热不实证——未定

在里之阴证，属太阴病。其具体寒热虚实，亦有五端，图示如下：

太阴病
- 里寒证——大乌头煎、乌头赤石脂丸、理中汤、四逆汤
- 里虚证——理中汤、四逆汤
- 里虚寒证——理中汤、四逆汤
- 里寒实证——外台走马汤、三物备急丸、桔梗白散
- 里不虚不寒证——未定

三举半表半里之阴阳划分。在半表半里之阳证，属少阳病。其具体寒热虚实，亦有五端，图示如下：

少阳病
- 半表半里热证——小柴胡汤
- 半表半里实证——小柴胡汤？四逆散？
- 半表半里实热证——小柴胡汤？黄芩汤？
- 半表半里虚热证——猪肤汤？柴胡去半夏加瓜蒌汤？
- 半表半里不热不实证——未定

半里分半表半里阳、半表半里阴；前者为少阳证，后者为厥阴证。热必属阳，再分虚实。则半表半里少阳证又分半表半里实热、半表半里虚热。前者如四逆散、黄芩汤；后者如柴胡去半夏加瓜蒌汤、猪肤汤。寒必属阴，再分虚实。则半表半里厥阴证又分半表半里实寒、半表半里虚寒。似乎无法再细分下去，似乎半表半里证天生就是虚实寒热夹杂证？如图：

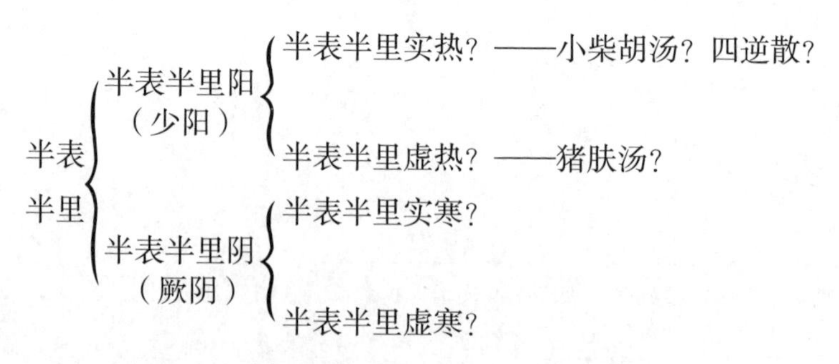

通过以上图示条分缕析，可以看出，胡氏之六经、八纲观点，是以表里为病位（增入“半表半里”概念），再做阴、阳病性分类。而阴证、阳证之细分，则再做寒热虚实之分类。其中以寒热定阴阳，以为常；而虚实难以定阴阳，以为无常。然若严格按胡氏之观点，结合《伤寒论》六经提纲性条文分析，不难发现以下几个疑问：

1. 太阳病属表证、阳证，代表方麻黄汤，这点毫无疑问。然说太阳病是表热证，代表方是麻黄汤，这点值得推敲。麻黄汤治疗表热？还是表寒？

2. 阳明病是里热证，这点毫无疑问。然里虚热证属阳明病吗？《伤寒论》阳明病提纲条文似乎并无涵盖。

3. 黄连阿胶汤治疗里虚热证，这点毫无疑问。然把黄连阿胶汤归入阳明病证，是否合理？

4. 太阴病是里虚寒证，这点毫无疑问。然里实寒证，归入太阴病，是否合理？《伤寒论》太阴病提纲条文似乎并无涵盖，诸如外台走马汤、三物备急丸、桔梗白散等方归入六经中何经？

5. 半表半里之少阳、厥阴病若以胡氏之八纲观点划分，则无法细分下去，似乎半表半里证天生就是虚实寒热夹杂证？

暂且存疑，再来看刘渡舟之六经、八纲观点。刘氏认为：“六经是物质结构，是脏腑经络所组成。辨证必须建立在物质之上，所以诸病不能越出六经的范畴。然而六经的证候活动规律，也不能离开八纲相对而生的必然结局。”[①] 依此观点，故刘氏将六经皆作表里寒热虚实之划分（刘氏《指要》中六经八纲细分，未全部罗列出代表方，故参考刘氏高足裴永清《伤寒临床应用五十论》中观点罗列出[②]）。图示如下：

{ 太阳病——阳证——实证
  少阴病——阴证——虚证

{ 阳明病——阳证——实证
  太阴病——阴证——虚证

---

① 陈明. 刘渡舟伤寒临证指要. 北京：学苑出版社，1998：23.

② 裴永清. 伤寒论临床应用五十论. 北京：学苑出版社，1995：27–35.

少阳病——阳证——实证
厥阴病——阴证——虚证

太阳病
- （经）表证——麻黄汤、桂枝汤
- （腑）里证——五苓散、桃核承气汤、抵当汤（丸）
- 寒证——麻黄汤
- 热证——未定方（裴氏认为是太阳温病，见《伤寒论》第6条，宜辛凉解表；刘氏另认为桂枝二越婢一汤亦属此类）
- 实证——麻黄汤
- 虚证——桂枝汤

阳明病
- （经）表证——未定方（裴氏认为是“葛根汤”，并认为第234、235条的麻黄汤证、桂枝汤证亦属阳明表证）
- （腑）里证——三承气汤
- 寒证——吴茱萸汤
- 热证——上：栀子豉汤；中：白虎汤；下：猪苓汤
- 实证——三承气汤
- 虚证——未定方（第196条“无汗，身如虫行皮中状者”即是）

少阳病
- 表证——未定方（第264条“两耳无所闻，目赤，胸中满而烦”）
- 里证——小柴胡汤
- 寒证——柴胡桂枝干姜汤（裴氏认为少阳无寒证）
- 热证——小柴胡汤
- 实证——大柴胡汤（裴氏认为少阳为弱阳，当虚实相间，未定方）
- 虚证——小建中汤＋小柴胡汤（即第100条“伤寒，阳脉涩，阴脉弦，法当腹中急痛”）

太阴病
- 表证——桂枝汤（第276条“太阴病，脉浮者，可发汗”）
- 里证——四逆汤、桂枝加芍药汤
- 寒证——四逆汤
- 热证——未定方（裴氏认为后世“泻黄散”即是）
- 实证——桂枝加大黄汤
- 虚证——四逆汤、理中汤

少阴病
- 表证——麻黄附子细辛汤、麻黄附子甘草汤
- 里证——四逆汤、附子汤
- 寒证——四逆汤
- 热证——黄连阿胶汤、猪苓汤
- 实证——大承气汤（第321条“少阴病，自利清水，色纯青，心下必痛，口干燥者，可下之”。裴氏认为是“四逆散”）
- 虚证——未定方（裴氏认为是“四逆加人参汤”）

厥阴病
- 表证——当归四逆汤（裴氏认为是“麻黄升麻汤”）
- 里证——当归四逆加吴茱萸生姜汤（裴氏认为是“乌梅丸”）
- 寒证——当归四逆加吴茱萸生姜汤（裴氏认为是“四逆汤、吴茱萸汤”）
- 热证——未定方（裴氏认为是“白头翁汤、小柴胡汤”）
- 实证——瓜蒂散、茯苓甘草汤（裴氏认为是“小承气汤”）
- 虚证——四逆汤、当归四逆汤（裴氏认为不单独存在，常寓于寒热错杂中）

通过以上图示条缕分析，可以看出，刘氏之六经、八纲观点，实质是把六经等同于脏腑经络之物质结构，依此而定病位，再在此基础上进行八纲病

性的分类（其中八纲中的表里两纲，则是再做细分定位，基本上是经络为表，脏腑为里）。

可见，两家观点之最大区别，在于对病位的认识差异。胡氏直取八纲中表里两纲进行病位定位，加上传统认为的半表半里，共三个部位，详解见下：

表：指体表，即由皮肤、肌肉、筋骨所组成的外在躯壳。若病邪集中地反映于此体部时，便称为表证。

里：指人体的里面，即由食道、胃、小肠、大肠等所组成的消化道。若病邪集中地反映于此体部时，便称为里证。

半表半里：指表之内，里之外，即胸腹两大腔间，为诸脏器所在之地。若病邪集中地反映于此体部时，便称为半表半里证。

而八纲中的阴阳寒热虚实六纲，胡氏以此做病性的分类。其中阴阳做总的病性分类，寒热虚实做细的病性分类。

而刘氏继承传统认识，认为《伤寒论》中六经（三阴三阳）即《内经》中六经（三阴三阳）所指代的脏腑经络，然后再在此基础上进行八纲细分。

由此可见，胡氏所说之六经，实际涵盖了病位、病性的判断；而刘氏所说之六经，基本只涵盖病位，并无病性的概念。两家六经观点差异如此。另外，虽然刘氏亦承认三阳属阳证、实证，三阴属阴证、虚证。然具体细分时，全然打破此认识，认为各经皆有表里寒热虚实，又岂非自相矛盾？

刘氏之六经分类，不难看出有以下疑问：

1. 既然总纲认为三阳属阳证，三阴属阴证，何来三阳三阴各经皆有寒热虚实证？如刘氏认为，阳明中寒不能食，为内转太阴，为何仍将之称为阳明寒证？不如直呼太阴证更恰当？

2. 太阳的寒证是麻黄汤证，恰与胡氏认为麻黄汤是表热证相反。

3. 太阳热证是太阳温病？

4. 阳明表证居然包括麻黄汤、桂枝汤？真正临床应用，与太阳表证麻黄汤、桂枝汤，如何鉴别？

5. 阳明寒证的吴茱萸汤证与厥阴寒证的吴茱萸汤证，真正临床应用时，如何鉴别？

6. 阳明热证在下用猪苓汤，与少阴热证的猪苓汤证，真正临床应用时，有何区别？

现在探究六经，无人敢说自己观点最接近仲景原意。但有一条基本原则，就是一切对六经的认识，应该以最有利于解决临床问题，达到更佳的临床疗效与更广的应用范围为旨归。以上诸疑问，则最能混淆临床思维与运用。

如《伤寒论》234条“阳明病，脉迟，汗出多，微恶寒者，表未解也。可发汗，宜桂枝汤”；235条“阳明病，脉浮，无汗而喘者，发汗则愈，宜麻黄汤”。裴氏据此认为桂枝汤、麻黄汤即属阳明表证。[①]然临床如何抓此方证？

假设一个“脉迟，汗出多，微恶寒”的患者前来就诊，可以正确开出桂枝汤，但不会认为这个患者属“阳明表证”，会认为当属“太阳表虚证”。如此，则“阳明表证”还有存在的必要吗？

如果“脉浮，无汗而喘”的患者前来就诊，可以正确开出麻黄汤，但不会认为这个患者属“阳明表证”，会认为当属“太阳表实证”。如此，则“阳明表证”还有存在的必要吗？

胡氏如此解释：

234条，“本病冠以阳明病，实际是太阳病表证未解，里实不著，法当解表，宜桂枝汤”。

235条，“脉浮，无汗而喘，为伤寒表实证，虽已现阳明外证，但仍当发汗解表，宜麻黄汤”。[②]

实际上仲景将此麻黄汤、桂枝汤两个条文冠以“阳明病”，无外乎在于提醒医者，病情已现阳明病端倪，但皆因太阳表未解，仍可先以麻黄汤、桂枝汤解表，表解后，再“观其脉证，随证治之”。因为病情发展是连续的，而六经分界是人为的，所以此种情形，严格来说，应该是太阳、阳明并病，只是尚以太阳表证为主，仲景提示仍以解太阳表为佳。

此点若参透，则其他条文皆可迎刃而解。如：

阳明寒证，用吴茱萸汤，无外乎提示阳明证已转入太阴。此时，为何还呼为阳明寒证？无如直呼太阴病为佳。

---

① 裴永清．伤寒论临床应用五十论．北京：学苑出版社，1995：32.
② 冯世纶．胡希恕讲伤寒杂病论．北京：人民军医出版社，2007：145-146.

少阴病，下焦热盛，用猪苓汤，无外乎提示下焦转入阳明热证。此时，为何还呼少阴病？无如直呼阳明病为佳。

至于太阳热证，刘氏认为是条文6之太阳温病，宜辛凉解表。辛凉解表是对的，但认为是“太阳温病”，则有点离谱。张仲景条文6曰：“太阳病，发热而渴，不恶寒者，为温病”，其实质乃言阳明病。之所以冠以太阳病，无外乎提示医者，因部分阳明病初起，亦见恶寒，然“虽得之一日，恶寒将自罢，即自汗出而恶热也”（条文183），以此告诫医者不宜全用辛温解表，而以桂枝二越婢一汤之类辛凉解表为是。“太阳温病”一词，或是刘氏自造。

（五）笔者观点

1. 各经皆与五脏六腑相联系

胡氏认为六经即是八纲，六经辨证即是八纲辨证，与脏腑经络无涉，其弟子冯世纶教授尤坚持此观点。然正如刘渡舟所言：“至于六病辨证，虽然亦能从客观的病证出发，分其阴阳、表里、寒热、虚实，但总不免知其然不知其所以然，缺乏对疾病的系统认识，又不讲生理病理原委，仲景之学谅非如此简陋。”[①]《伤寒论》不仅取用了六经概念，而且还取用了诸如脾、胃、肝、肺、经络、气血、津液、痰饮、营卫、三焦、五行等诸多概念。这些概念，仲景均未加以解说，但并非就此认为仲景不讲这些概念的个中原委。之所以不讲，一是这些概念在当时皆为医者熟知；二是节省竹简笔墨也。所以，认为六经不涉及脏腑经络，是行不通的。比如五苓散治小便不利、脉浮、微热消渴，然为何小便不利？为何有里饮？为何会消渴如此？不讲个中原委，不涉及脏腑、经络，可行吗？所以，讲六经，必须涉及脏腑、经络。

然以刘氏之认为脏腑经络观点看待六经，亦未恰当。不仅刘氏，包括现在《伤寒学》大学教材中，对于脏腑经络与六经的关系，表述亦未恰当。如《伤寒学》教材如此表述[②]：

以脏腑的病理反映而论，各经病均会累及所系的脏腑。如：

太阳统膀胱及其经脉，太阳病虽属表证，但邪气循经入里之时，邪入膀胱，影响气化功能，以致水蓄不行者，是谓蓄水证，它既是六经证候，也是

① 陈明．刘渡舟伤寒临证指要．北京：学苑出版社，1998：21.
② 熊曼琪．伤寒学．2版．北京：中国中医药出版社，2007：10–11.

膀胱证候。

阳明乃胃与大肠之通称，如白虎汤证既是六经之阳明热证，但同时也是胃热证候；三承气汤证既是阳明腑实证，也是胃肠燥实证。

胆与三焦皆属少阳之腑，病入少阳则胆火上炎，因而口苦、咽干、目眩，可知少阳病与胆腑关系密切。

脾属太阴，太阴病多脾阳不足，运化失职，寒湿内阻，故有腹满而吐，食不下，时腹自痛，下利等，此证在六经辨证中称太阴病，在脏腑辨证中则属脾阳虚证。

少阴统心肾两脏，少阴寒化证为心肾阳虚，阴寒内盛；少阴热化证为肾阴不足，心火上炎，水火失济。

肝为厥阴之脏，其为病虽然复杂，但无不与肝之生理与病理特点相关。如厥阴提纲证，属寒热错杂，肝邪犯及脾胃；吴茱萸汤证则属肝胃虚寒，浊阴上逆。

从经络的病理反映而论：

太阳经起于目内眦，上额交颠，入络脑，还出别下项，夹脊抵腰至足，故太阳经受邪则见头项痛、身痛、腰疼等症。

阳明经起于鼻两侧凹陷处，络于目而行于面，故阳明病可见面赤、目痛、鼻干等症。

少阳经起于目外眦，上抵头角，下耳后，入耳中，并从缺盆下行胸胁，故少阳经受邪，可见耳聋、目赤、胸胁苦满等症。

三阴病属里证，其经络所反映的证候虽不像三阳经那样显著，但其表现的某些证候，如太阴病的腹满、少阴病的咽痛、厥阴病的头痛，都与经络的循行部位不无关系。

上述所云，千百年来皆持此说，临床实践亦证实有效。但仔细分析发现：为何对阳明经言其所属“胃与大肠”，对少阳经言其所属“胆与三焦”，对少阴经言其所属“心与肾”，而却对太阳经只言其所属“膀胱”而不言其所属“小肠”，对太阴经只言其所属“脾”而不言其所属“肺”，对厥阴经只言其所属“肝”而不言其所属“心包”呢？

陈亦人教授曾说：“太阳病实际是表证，固然与经络有关，但绝非仅限于经络，更不一定是膀胱，而是与肺的关系最密切，与脾胃也有一定的联系，所以，太阳病经证腑证之分是不符实际的。"此说甚恰。举例如桂枝汤，治疗太阳表虚证，然虽病在太阳表，而其"鼻鸣"，不跟肺气不降有关吗？其"干呕"，不跟脾胃虚、胃气不降有关吗？桂枝能降冲逆，治"上气咳逆"（《本经》），不治肺而治何？姜枣草能健胃温中，不治胃而治何？将太阳病仅限于足太阳膀胱经及其所属之脏腑膀胱，是否太局限了？

其他各经，传统认识皆有局限之处。如阳明病治谵语，不涉及心？阳明病治身黄如橘子色，小便不利，不涉及肝胆？不涉及膀胱、三焦？少阳病治口苦、咽干、目眩、往来寒热、胸胁苦满、默默不欲饮食、心烦喜呕，仅涉及胆与三焦？不涉及肝？不涉及脾胃？不涉及心？太阴治腹满而吐，食不下，不涉及胃腑？少阴病治小便不利，下利不止，便脓血，不涉及大肠？不涉及膀胱？少阴治吐利，手足逆冷，烦躁欲死，不涉及胃？厥阴病治消渴，气上撞心，心中疼热，饥不欲食，食则吐蛔，不涉及心？不涉及胃？诸如此类，不胜枚举。

可见，六经中各经均涉及多个脏腑，绝对不是与脏腑经络无涉，也不是仅局限于各经络所属之有限脏腑。张仲景之所以少言脏腑、经络及其病机，而多言三阴三阳、表里寒热虚实，仍在于《伤寒论》本是一本临床实用专著，重点放在临床实用，故不多谈病机，只详言证候、治法、方药。最重要的是张仲景创造性地发明了"六经"（三阴三阳）这种简洁实用的辨证工具，教人直观快捷地辨证识证，达到准确实用的目的。观后世叶天士的"卫气营血辨证"、吴鞠通的"三焦辨证"，无不如此。[①] 绝对不能说"卫气营血辨证""三焦辨证"只涉及卫、气、营、血和上焦、中焦、下焦，而不涉及脏腑、经络。

2. 合病、并病的广泛存在

凡两经或三经同时发病，无先后次第之分者，称为"合病"。

若一经的病证未罢，而另一经病又起，有先后次第之分者，称为"并病"。

然有一种观点认为：合病和并病在《伤寒论》里只用于三阳经病，三阴病没有用过这些词汇。据此认为三阴经没有合病或并病，或者阳经与阴经没

---

① 譬如吴鞠通在《温病条辨》凡例篇中写道："是书仿仲景伤寒论作法，文尚简要，便于记诵，是书虽为温病而设，实可羽翼伤寒。"见吴鞠通．温病条辨．北京：人民卫生出版社，1972：9-10.

有合病或并病。且认为“判断是合病还是并病并不具有太大的临床意义，所以这些词汇在现代也不常用了”。[①]这种观点很值得商榷。事实上，《伤寒论》中不仅有三阳经合病或并病，也有阳经与阴经、阴经与阴经的合病或并病。例如：下利腹胀满，又身体疼痛，是太阳与太阴合病；头痛发热，脉反沉，是太阳与少阴合病；阳脉涩，阴脉弦，是少阳与太阴合病；呕吐而利，四肢厥逆，脉微细，但欲寐，是少阴与太阴合病；厥回利止，见厥复利，是太阴与厥阴合病，等等。[②]

临床中也常见阳经、阴经之合病或并病情况。举例如：某女，62岁。发热1天，体温38.6℃，伴恶寒，无汗，头痛，咽干痛，疲倦甚，欲寐，胃纳欠佳，口干苦，舌略红，舌质偏暗，苔白，脉沉细稍数。分析此案，患者发热，恶寒无汗，头痛，此太阳表实见症，但疲倦甚，欲寐，脉沉细，可见已陷入少阴；另口干苦，咽痛，纳欠佳，此少阳见症。故辨证属太阳、少阳、少阴合病。口干明显，稍兼入阳明。故笔者予麻黄附子细辛汤合小柴胡汤加石膏、桔梗治之：麻黄5g，熟附子15g，细辛6g，柴胡20g，黄芩10g，法半夏10g，党参10g，大枣20g，桔梗15g，石膏30g，炙甘草6g，生姜10g。服药2剂，诸症立瘥。实际上，诸如此类的合病、并病在临床上广泛存在。笔者常据此合方而治，疗效显著。可见，临床实践是验证理论正确与否的唯一标准。

正是因为合病和并病的广泛存在，才导致对《伤寒论》中诸多条文归属何经产生很大的分歧。如前举例之条文234、235桂枝汤与麻黄汤条文，严格来看，应属于太阳、阳明并病，但因表证未解，故仍用麻黄汤、桂枝汤。仲景之所以冠以“阳明病”，乃提示此时已现阳明端倪，不可一味发汗解表，宜当注意解表后之“随证治之”。

其他如：太阳、阳明合病之喘而胸满者，因关键在表实无汗，故仍用麻黄汤解表定喘；太阳、阳明合病之下利者，用葛根汤等。

不少医家对太阳篇诸多失治或误治后出现的变证、兼证、坏证，认为“不属于六经病证，不能用六经正名来命名”。[③]有的医家甚至于认为“可以

① 郝万山.郝万山伤寒论讲稿.北京：人民卫生出版社，2008：17.
② 司国民.李克绍读伤寒.北京：人民军医出版社，2009：211.
③ 郝万山.郝万山伤寒论讲稿.北京：人民卫生出版社，2008：16.

把这些证情作为内伤杂病来对待”。[1]言下之意即是：其一，六经涵盖不了这些变证、兼证、坏证，应该排除在六经之外；其二，六经辨证无法指导这些变证、兼证、坏证的治疗，而必须以治内伤杂病的脏腑辨证方法来指导之。如此说来，六经辨证的临床指导能力如此之差，这与千百年来名医大家所公认的“六经钤百病”（柯琴）、“六经为百病立法”（柯琴）、六经“乃万世医门之规矩准绳（朱丹溪）”相差何以计？更重要的是，现今临床，有多少患者不是经过自己或前面医家的多少次误治、失治而来就诊的？若因此而认为皆排除在六经之外，真不知六经辨证还有否存在的必要？还有否大力提倡推广之必要？

实际上，各种变证、兼证、坏证，恰恰正是因失治、误治后出现了各经的合病、并病等复杂局面。举例如：

条文61，下之后，复发汗，昼日烦躁不得眠，夜而安静，不呕，不渴，无表证，脉沉微，身无大热。此误治后转入少阴，故以干姜附子汤主之。

条文62，发汗后，身疼痛，脉沉迟，此误治后呈太阳、太阴并病，故以桂枝加芍药生姜各一两人参三两新加汤主之。

条文63，发汗后，汗出而喘，无大热，此误治后呈太阳、阳明并病，以麻杏石甘汤主之。

条文71，发汗后，大汗出，胃中干，若脉浮，小便不利，微热消渴，此误治后呈太阳、阳明并病，以五苓散主之。

……

此种复杂局面，无一不在六经里面，无一不可以六经辨证来指导治疗。参透此点，对于现今临床中复杂的证候病机，完全可以用合病、并病的病机来解释之，完全可以采用合方的方法来指导临床的治疗，从而极大地拓展了经方的适用范围。所以，合病、并病并非不具有太大的临床意义，并非不常用，恰恰相反，是更常用了，更具有临床意义了。

依此见解，再回头考察刘渡舟六经八纲细分类，实无存在的必要了。

如所谓：

太阳里证之五苓散、桃核承气汤、抵当汤（丸），实则太阳、阳明并病。

太阳热证之桂枝二越婢一汤，实则太阳、阳明合病。

---

① 裴永清．伤寒论临床应用五十论．北京：学苑出版社，1995：30.

阳明表证葛根汤，实则太阳、阳明合病。

阳明寒证吴茱萸汤，实则阳明、太阴并病（严格来说，应该是完全转入太阴，应该称太阴病）。

少阳表证，实则太阳、少阳合病。

少阳寒证柴胡桂枝干姜汤，实则少阳、太阴合病（冯世纶教授认为此方证在厥阴。笔者经临床反复体会，若完全入厥阴，以此方加附子为佳）。

少阳虚证小建中汤，实则少阳、太阴合病。

太阴表证桂枝汤，实则太阳、太阴合病。

太阴热证泻黄散，实则太阴、阳明合病。

太阴实证桂枝加大黄汤，实则太阴、阳明合病。

少阴表证麻黄附子细辛汤、麻黄附子甘草汤，实则太阳、少阴合病。

少阴热证黄连阿胶汤，实则少阴、阳明合病。

少阴实证大承气汤，实则少阴、阳明合病。（仲景将此“三急下证”条文放入少阴篇，意义深远。在于提示：单纯阳明证用承气，下不厌迟，必待腑实确切方可下，预后大多良好；若发病即见少阴危殆之证，又兼阳明见症，如“口燥，咽干者”“自利清水，色纯青，心下必痛，口干燥者”“腹胀，不大便者”，则下不厌早，宜急下以救阴，且预后不良，二者差别天渊。后世温病家据以自傲的观点，仲景《伤寒论》中实早见端倪！[①]）

厥阴病乃寒热错杂之病，更无单纯寒热表里虚实之分，故厥阴表证当归四逆汤、麻黄升麻汤，实则太阳、太阴合病。

厥阴里证当归四逆加吴茱萸生姜汤，实则太阳、太阴合病。

---

① 如明·吴又可在《瘟疫论》中言：“以仲景自大柴胡以下，立三承气，多与少与，自有轻重之殊。勿拘于下不厌迟之说，应下之证，见下无结粪，以为下之早，或以为不应下之证误投下药，殊不知承气本为逐邪而设，非专为结粪而设也……应下之证，设引经论初硬后必溏不可攻之句，诚为千古之弊。”见于伯海．伤寒金匮温病名著集成．北京：华夏出版社，1997：672. 此吴氏未理解《伤寒论》阳明篇承气汤与少阴篇承气汤之差别也。事实上，吴氏所论之温病用承气当“下不厌早”，与张仲景《伤寒论》少阴篇之用承气急下，完全是同一个思路。只是后人皆未读懂仲景苦心。可见，《伤寒论》中所言伤寒，早已涵盖了后世所谓的温病，当皆属于外感热病。只是，仲景对外感热病的寒化证所论甚详，而对热化证所论甚简，而后世温病学派发展了《伤寒论》，特别在外感热病热化证方面，更是超越了仲景时代，这点必须承认。在这点上，笔者非常认同万友生的“寒温一统论”观点。可详参万友生．中国百年百名中医临床家丛书·万友生．北京：中国中医药出版社，2003.

厥阴寒证四逆汤、吴茱萸汤，实则太阴病、少阴病。

厥阴热证白头翁汤，实则阳明病。

厥阴热证小柴胡汤，实则少阳病。

厥阴实证瓜蒂散、小承气汤，实则阳明病。

厥阴实证茯苓甘草汤，实则太阴病。

厥阴虚证四逆汤实则太阴、少阴合病。

厥阴虚证当归四逆汤，实则太阳、太阴合病。

3. 以指导临床为旨归，当拓展六经

通过以上脉络梳理，可以认识到，六经以八纲为核心，同时涵盖脏腑、经络。

六经辨证是八纲辨证的系统化、具体化。六经辨证又涵盖了脏腑、经络辨证。大抵而言，六经病中，三阳病表示正气盛、抗病力强、邪气实，病情一般呈亢奋状态，因而三阳病多属热证、实证，概括为阳证。三阴病表示正气衰、抗病力弱、病邪未除，病情一般呈虚衰状态，因而三阴病多属虚证、寒证，概括为阴证。就六经的表里而言，一般而论太阳属表，其余各经病变均属里。

具体图示如下：

表阳证——太阳病——麻黄汤、桂枝汤

表阴证
- 太阳、太阴合病——桂枝汤、桂枝人参汤
- 太阳、少阴合病（或叫少阴表证）——麻黄附子细辛汤、麻黄附子甘草汤

里阳证——阳明病
- 里实热证——白虎汤、三承气汤
- 里虚热证——竹叶石膏汤

里阴证
- 太阴病
  - 里实寒证——外台走马汤、三物备急丸、桔梗白散
  - 里虚寒证——四逆汤、理中汤
- 少阴病——四逆汤、通脉四逆汤

半表半里阳证——少阳病——小柴胡汤、四逆散

半表半里阴证：
- 少阳、太阴合病——半夏（甘草、生姜）泻心汤、柴胡桂枝干姜汤
- 厥阴病（少阳、少阴合病）——乌梅丸

通过以上图示，可以发现，笔者与胡氏观点之不同，具体在于：

（1）少阴病不属于表阴证。所谓表阴证之麻黄附子细辛汤、麻黄附子甘草汤，只是少阴病与太阳病合病之格局。仲景有言：发热恶寒者，发于阳也，无热恶寒者，发于阴也。少阴病既属阴证，自然无发热之理，所以仲景用“反发热”，来说明此并非真正少阴证，乃少阴与太阳合病，故用麻黄附子细辛汤温少阴阳衰，解太阳之表。

同理，表阴证还包括太阴病与太阳病合（或并）病之格局，代表方为桂枝人参汤。《伤寒论》第163条：“太阳病，外证未解，而数下之，遂协热而利，利不止，心下痞硬，表里不解者，桂枝人参汤主之。”即是因太阳病误下陷入太阴，而呈太阳、太阴并病。

另，为何桂枝汤亦为太阳、太阴合病代表方？仲景有言：“太阴病，脉浮者，可发汗，宜桂枝汤。”说明太阴病出现脉浮者，是可以用桂枝汤治疗的。以笔者之见，此实为太阳、太阴合病。即既见太阳自汗、恶风、脉浮之表虚，又见太阴之下利不渴者。观《经方实验录》中桂枝汤证验案四可知。[①] 故曹颖甫曰：“盖桂枝汤一方，外证治太阳，内证治太阴。”真是一语中的。为何桂枝汤独有此特能？关键在于桂枝一物，《本经》谓其“味辛温”，故可发汗解表，又“补中益气”而能扶正补虚。故解表、补虚两擅其能也。

故桂枝汤、桂枝人参汤皆为太阳、太阴合病代表方。太阴虚不甚者，用桂枝汤；太阴虚寒明显者，用桂枝人参汤。二者里虚有程度之不同。

（2）少阴病与太阴病，皆属于里阴证，不同之处在于少阴之正气虚衰程度明显严重于太阴，所以少阴篇多见死证。若以脏腑功能解释，太阴大致属于脾阳虚，少阴大致属于肾阳虚，亦未不可。但若拓展六经范围，难道太阴病仅限于脾阳虚？难道心阳虚不能归入太阴？比如：桂枝去芍药汤治疗脉促、胸满，以脏腑辨证分析，正是心阳虚，而以六经分析，则属于太阳表虚

① 曹颖甫．经方实验录．上海：上海科学技术出版社，1979：4.

与太阴里虚合病无疑；桂枝去芍药加附子汤，则心阳虚更进一步，或者出现了肾阳虚，六经分析则属太阳、少阴合病。又如：甘草干姜汤方证当属太阴，能温脾阳，但因其能治肺痿，难道不能温肺吗？可见，太阴病，实质不仅限于脾虚证，也包括了诸如心虚、肺虚等脏腑的虚证。仅把太阴看成脾（阳）虚是远远不够的。同理，仅仅把少阴病看成肾阳虚亦不够，如前所述之桂枝去芍药加附子汤，则既可能有肾阳虚，亦可能有心阳虚。

（3）里虚寒证属太阴，里实寒证呢？《伤寒论》六经提纲并未提及，但有具体条文及方，如"寒实结胸，无热证者，与三五小陷胸汤，白散亦可服"。其三物白散方，即治里实寒证，包括《金匮要略》中的外台走马汤、三物备急丸，皆属此类方。然该归入何经？这就需要拓展六经范围。有医家认为当以虚实定阴阳，实寒属阳，虚寒属阴，此论并非恰当。理由是：其一，因为虚证、实证之划分，乃本《内经》"邪气盛为实，正气夺则虚"而来。实证，强调的是邪气盛，并非言正气不虚。《内经》又云："正气存内，邪不可干，邪之所凑，其气必虚。"里实寒证，强调的是在里的寒邪太过强盛，正气虽无明显虚，但亦无足够能力御邪外出，而呈急剧胶着状态。治当急以温性之巴豆攻下。因其寒，故不用寒性之大黄。但如果邪气太盛，需合用大黄猛攻，则必配干姜以制约大黄的寒性。可见，选择温性药，即有扶正之考量。其二，因为仲景早有明训："无热恶寒者，发于阴。"里实寒证，绝对是恶寒而无热，故当属阴证。故以六经来看，当归属太阴。故拓展六经后，太阴病既包括里虚寒证，亦包括里实寒证。

（4）里实热证属阳明，里虚热证属何？同样，《伤寒论》六经提纲并未提及，但有具体条文及方，如："伤寒解后，虚羸少气，气逆欲吐，竹叶石膏汤主之。"此阳明病后期，胃中津液已伤，虚热上炎而气逆欲吐，予竹叶石膏汤主之。很明显，此应归入阳明。

但是否所有里虚热证都归属阳明呢？不一定，临床尚有合病、并病情况，典型者如黄连阿胶汤方证，治"少阴病，得之二三日以上，心中烦，不得卧"。此肾之真阴衰极，心火炽盛之格局。传统认为属少阴热化证，所谓热化，实则从阳明热化，不可能从太阳、少阳热化。因太阳在表，少阳半表半里，阳明主里，而少阴亦主里，故从阳明热化，形成少阴、阳明合病格局。

故可知，里虚寒者，据其阳气虚衰程度之不同，而分太阴、少阴；里虚热者，据其阴津虚衰程度之不同，而分阳明、少阴（阳明合病）。

（5）半表半里之阴证，并非全是厥阴病，还当包括少阳、太阴合病之格局。其理亦如表阴证。因在里之阴证，以正气虚衰程度不同而有太阴、少阴之分，故若少阳虚衰不甚，陷入太阴，则为少阳、太阴合病；若少阳虚衰严重，陷入少阴，则为厥阴病。二者皆为寒热错杂、上热下寒之病，而有虚衰严重程度之不同也。

诗云："华佗化鹤烬遗篇，仲景传书日月悬。桃子万家宗一脉，纷纷井底各言天。"历代多少医家在《伤寒论》上费尽一生精力与心血来研究、探讨与发挥，积累了非常丰富的经验与不少独到的见解。[①] 笔者不才，仅是沿着前人的路进一步探索，不敢说对《伤寒论》六经认识有何创见，所论仅是"井底之言"，今不揣鄙俚，试作抛砖引玉之论，见笑于方家。

二、经方辨治皮肤病思路

医圣张仲景"勤求古训，博采众方"而著《伤寒论》，创立六经辨证理论体系，奠定了中医辨证论治的基础，千百年来一直有效地指导中医临床各科的医疗实践，受历代医家的推崇。笔者在多年临床中，宗《伤寒论》六经辨证思路，将经方活用于皮肤疾病的治疗，常常收到很好的疗效，有时甚至是异乎寻常的疗效。然如何运用经方治疗皮肤病？其辨证思路和要点在哪里？今就笔者临证思路，以八句诗概括如下：

欲取经方治皮病，《伤寒》仲景未言明。
若能窥得长沙趣，取道六经功效宏。
先辨六经定主向，阴阳表里虚实清。
次寻方证最难对，沥血呕心功乃成。
尚有病机繁且变，病合病并常相行。
局皮整体勿相忘，整体得调疹得平。
无症奈何难辨识，当责四诊未曾精。
通神最是圆机法，独运匠心效可惊。

以下即从此八个方面做逐一论述。

① 如徐灵胎在《伤寒类方》序中自述道："乃探求三十年，而后悟其所以然之故……篡集成帙之后，又复钻穷者七年，而五易其稿，乃无遗憾。"个中艰辛，可见一斑。见刘洋.徐灵胎医学全书.北京：中国中医药出版社，1999：163.

（一）欲取经方治皮病，《伤寒》仲景未言明

经方概念，有广义与狭义之分。广义之“经方”，概指古代医家经过长期的临证实践，反复摸索验证得来的确实有效的经验之方。东汉史学家班固所撰写的《汉书·艺文志》是最早的目录学文献，载有“经方十一家”“医经七家”的记录。并对经方有一段精辟的论述，其曰：“经方者，本草石之寒温，量疾病之浅深，假药味之滋，因气感之宜，辨五苦六辛，致水火之齐，以通闭结，反之于平。及失其宜者，以热益热，以寒增寒，精气内伤，不见于外，是所独失也。”从班固对经方的论述可知，经方治病，是用药物的寒热温凉，治疗疾病的寒热虚实，并根据疾病症状反映在表、在里的不同，治用不同的方法，使人体恢复阴阳平衡。这里所谓的经方，就是指的古代医家在长期的临证实践中，经过反复验证得来的，确实有效的经验方剂。按一般之说法，多指宋以前各医家搜集或积累起来的有效方剂。

狭义之经方，指《伤寒杂病论》(《伤寒论》《金匮要略》）上所载的方剂。医圣张仲景“勤求古训，博采众方”，著《伤寒杂病论》，创造性地将理、法、方、药熔为一炉，将亡佚书籍中的经方保留下来，并自创了不少疗效确凿的经典名方，垂范后世。是书被后世医家誉为“方书之祖”，是当之无愧的。考《伤寒论》计有 114 方，《金匮要略》计有 205 方。其中两书重复方计有 62 首，除去重复者，共计 257 方。这就是所谓的狭义之经方。本书所论述和应用的“经方”，亦即指此。

然以《伤寒杂病论》中之方治疗皮肤病，其明言者寥寥。仅见《金匮要略》中数条文，如《疮痈肠痈浸淫病脉证并治》有“浸淫疮，黄连粉主之”；《百合狐惑阴阳毒病脉证治》有“蚀于下部则咽干，苦参汤主之……蚀于肛者，雄黄熏之”;《妇人杂病脉证并治》有“妇人阴寒，温阴中坐药，蛇床子散主之……少阴脉滑而数者，阴中即生疮，阴中蚀疮烂者，狼牙汤洗之”；等等。以此观之，似乎取《伤寒杂病论》方治疗皮肤病颇难。其实不然，真正指导用《伤寒杂病论》方治疗皮肤病的有力武器，就是张仲景创立的六经辨证。

（二）若能窥得长沙趣，取道六经功效宏

“长沙”，代指仲景，因传说张仲景曾做过长沙太守。意为若想用经方

治疗皮肤病取得好的疗效，窥懂张仲景《伤寒论》的旨趣，就必须弄懂六经辨证的真正内涵，从六经辨证入手。那么，何谓六经？六经是指太阳、阳明、少阳之三阳，太阴、少阴、厥阴之三阴。六经辨证就是三阴三阳辨证，即《伤寒论》“辨太阳病脉证并治”“辨阳明病脉证并治”“辨少阳病脉证并治”“辨太阴病脉证并治”“辨少阴病脉证并治”“辨厥阴病脉证并治”。

正如前所述，六经是以八纲为核心，六经辨证是八纲辨证的系统化、具体化。同时，六经辨证又涵盖了脏腑、经络辨证。六经病中，根据阴阳特性，三阳病表示正气盛、抗病力强、邪气实，病情一般呈亢奋状态，因而三阳病多属热证、实证，概括为阳证；三阴病表示正气衰、抗病力弱、病邪未除，病情一般呈虚衰状态，因而三阴病多属虚证、寒证，概括为阴证。就六经的表里而言，一般而论太阳属表，其余各经病变均属里。

具体图示如下：

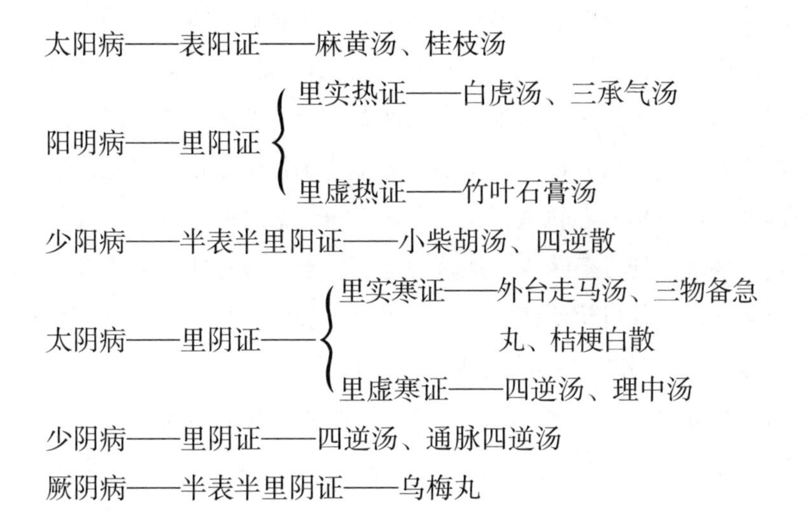

皮肤病因具有不同于内科疾病之特殊性，如常以局部皮疹为主诉，考察其病变亦多在局部，故多重视对局部皮损的辨证。如局部皮疹色红，多辨证为热；色白，辨证为寒；皮疹肿胀渗液，辨证为湿；局部皮疹瘙痒，辨证为风；等等。若伴有整体证候的出现，按传统辨证思路，亦常采用脏腑辨证，其次经络辨证、卫气营血、气血津液辨证等。举例如带状疱疹，中医古籍称为“蛇串疮”“缠腰火丹”等，认为本病因心肝风火，或肺脾湿热所致。《医宗金鉴》曰：“此证俗名蛇串疮，有干湿不同，干者……属肝心二经风火，治宜龙胆泻肝汤；湿者……属脾肺二经湿热，治宜除湿胃苓汤。若腰肋生之，系肝火妄动，宜用柴胡清肝汤治之。”此以脏腑辨证为主要依据。现代中医各家临床报道，亦常遵循此辨证方法，或结合气血津液辨证，或结合经络辨证。现代中医药高等院校 6 版教材《中医外科学》关于“蛇串疮”辨证亦分肝胆郁热、脾虚湿蕴、气滞血瘀三型论治，也是以脏腑辨证为常用辨证方法。而罕见以《伤寒论》六经辨证为临床辨证依据的。如果因此而舍弃六经辨证，仅仅依据脏腑辨证来治疗带状疱疹，良法废弃不用，殊为可惜。

笔者多年临床中，遵循《伤寒论》六经辨证规律，将经方活用于带状疱疹的治疗，取得非常好的效果。大体而言，如病初起，有寒热，则常在太阳，或转入少阳，或呈三阳合病，麻黄汤、桂枝汤、小柴胡汤诸方主之；亦有太阳病不解，转入阳明者，热从湿化，湿热相合，则以茵陈蒿汤主之；甚或阳明下焦蓄血、瘀热互结，少腹部疼痛甚，大便难，则可以桃核承气汤攻之，或茵陈蒿汤合桃核承气汤，湿热瘀结一并攻之；虚人常现太阴证候，如脾虚便溏，可用理中汤；阳虚肢冷，则在少阴，必用四逆汤救之；若兼见恶寒、脉沉细、但欲寐者，则又是太阳少阴两感，以麻黄附子细辛汤主之；又或厥阴寒热错杂，现乌梅丸证，或柴胡桂枝干姜汤加附子证。可见，带状疱疹的各期辨证，均未出六经轨范，均可以六经辨证来统筹，且具有辨证步骤简洁、严谨、规范，处方药味少、加减规范等特点，具有明显的优势。所以掌握好六经辨证，不仅可辨治伤寒外感，更可以统治百病，亦可以辨治各类皮肤病。古今中医大家，无不明此理。故清代伤寒大家柯韵伯说：“仲景之六经，为百病立法，不专为伤寒一科，伤寒杂病，治无二理，咸归六经之节制。”

（三）先辨六经定主向，阴阳表里虚实清

如何以六经辨证辨治皮肤病？笔者认为：先辨六经，次辨方证；辨六经定主向（主向，即大方向），辨方证是尖端（尖端，即辨证论治的尖端）。

辨六经，首先辨清所在何经，在三阳经？还是三阴经？三阳经中，是在太阳、阳明，还是在少阳？三阴经中，是在太阴、少阴，还是在厥阴？六经提纲是辨清六经之重要依据。六经提纲分列于各经篇首，起提纲挈领作用，高度概括了该经病证的共同特征。凡病见此特征者，即可断定为该经之病，

选用该经之合适方剂治疗。

太阳病提纲：脉浮，头项强痛而恶寒。属于太阳病类方证的有麻黄汤、葛根汤、桂枝汤、桂枝加桂汤、桂枝加黄芪汤等方证。

阳明病提纲：胃家实。属于阳明病类方证的有大承气汤、小承气汤、调胃承气汤、白虎汤、大黄甘草汤、瓜蒂散等方证。

少阳病提纲：口苦、咽干、目眩。属于少阳病类方证的有小柴胡汤、大柴胡汤、柴胡加芒硝汤、柴胡去半夏加瓜蒌汤等方证。

太阴病提纲：腹满而吐，食不下，自利益甚，时腹自痛。属于太阴病类方证的有理中汤、四逆汤、大建中汤、吴茱萸汤、甘草干姜汤等方证。

少阴病提纲：脉微细，但欲寐。属于少阴病类方证的有四逆汤、通脉四逆汤、茯苓四逆汤、干姜附子汤等方证。

厥阴病提纲：消渴，气上撞心，心中疼热，饥不欲食，食则吐蛔，下利不止。属于厥阴病类方证的有乌梅丸等方证。

（四）次寻方证最难对，沥血呕心功乃成

何谓方证？方证，即方剂的适应证。辨方证就是辨方的指征、辨方的证据、辨方的适应证。辨清六经，是六经辨证的第一步，若没有第二步的辨方证，仍不能开出对证的处方。如辨某一荨麻疹患者，起病症见风团、瘙痒外，尚见恶风寒、口中和、脉浮。根据六经提纲，易辨出此属太阳表病。但太阳病证有麻黄汤、桂枝汤两类方证，据此尚不能断定是麻黄汤证还是桂枝汤证，故须进行第二步的辨方证。若患者有汗出、恶风、脉浮缓或浮弱，至此，方能断定属太阳中风之桂枝汤证。由此可见，单辨六经是远远不够的，辨准方证，才是临床准确选方的关键。中医治病有无疗效，关键就在于方证是否辨得正确。《伤寒论》第317条中就告诫曰："病皆与方相应者，乃服之。"足见辨准方证之重要性。

病证与方相应，即是方证对应。历代医家对方证都有着深刻的体会。如唐代医家孙思邈在《千金翼方》序文中说："今以方证同条，比类相附，需有检讨，仓卒易知。"孙氏感慨"江南诸师秘仲景方而不传"之陋习，在整理《伤寒论》时，采取了"方证同条，比类相附"的方法，使有证有方，方证对应，一目了然，便于学习检讨，便于备急应用，厥功甚伟。清代医家柯

琴著《伤寒来苏集》，首次采用了以方名证，以经类证的编集方法，令人耳目一新。其在《伤寒附翼》中强调："仲景之方因证而设，非因经而设，见此证便与此方，是仲景活法。"即强调证与方的对应，体会甚深。清代医家徐灵胎在阐释《伤寒论》时亦强调方证对应，著《伤寒论类方》，以方类证，方以类从，证随方列，重点论述各方证的病机治法，非常切合临床实用。日本著名汉方家吉益东洞，日本古方派代表人物，有日本的"张仲景"之美誉，毕生倡导仲景学说，著《类聚方》《药征》。曾非常概括地强调"《伤寒论》唯方与证耳"，可见其对方证对应的重视程度。现代经方大师胡希恕更是一语中的地说："方证是辨证的尖端。"他认为，不论是脏腑辨证、经络辨证，还是八纲六经辨证，最终都要落实到辨方证上来。伤寒大家刘渡舟亦认为，方证"乃是《伤寒论》的核心，也是打开大门的一把钥匙"。所以，《伤寒论》六经辨证的根本，就在于辨方证，抓住了方证，就等于抓住了六经辨证的精髓。

六经辨证的精髓在于辨方证，但认准方证并非易事，"次寻方证最难对，沥血呕心功乃成"，意即不经一番呕心沥血、殚精竭虑的方证领悟和临床方证实践功夫，是掌握不好辨方证的。

如何辨方证？辨方证关键在于抓主证。什么叫主证？刘渡舟有段话说得很好："什么是主证？主证是指决定全局而占主导地位的证候……六经方证的主证，是辨证的关键，反映了疾病的基本规律，是最可靠的临床依据……因此，只有先抓主证，才符合辨证的思维方法。"[①] 这里的主证，必须要与"主诉"进行区别。现在中医病历书写，基本参照西医病历规范而定。对于病史的记录，首先就是"主诉"这一栏。主诉的定义是：患者来诊时最主要、最痛苦的症状和体征及发病时间。它和主证有什么区别呢？还是以前一个荨麻疹患者为例，他的主诉是"皮肤起风团、瘙痒，发作 1 周"。但这是不是辨方证要抓的"主证"呢？不是！对于这个患者，真正提示辨出桂枝汤方证的不是风团、瘙痒，而是恶风、自汗出、口中和、脉浮。风团、瘙痒只是患者最痛苦、最需要医生解决的症状、体征。由此可知，在辨证时，不能受主诉的左右而影响自己的抓主证、抓方证。当然，有时主诉和主证是重叠的，或者说主诉提示了主证，如往来寒热、胸胁苦满，提示可能是小柴胡汤证；口

① 刘渡舟 . 伤寒论十四讲 . 天津：天津科学技术出版社，1982：133-134.

渴甚而小便不利，提示可能是五苓散证；大热、大汗、大渴、脉洪大，提示可能是阳明白虎加人参汤证等。但更多情况下，特别是对皮肤病的辨证中，主诉和主证并不重叠，“主诉”常常是局部的皮损表现，而“主证”常常是反映整体病机状态的关键证候表现，也可以称之为辨证的“关键点”，或者叫辨证“眼目”。这些“眼目”“关键点”大多在《伤寒论》方证条文中有高度的概括，如“汗出、恶风、脉浮”的桂枝汤方证；“脉浮、消渴、小便不利”的五苓散方证；“往来寒热、胸胁苦满、嘿嘿不欲饮食、心烦喜呕”的小柴胡汤方证；“心下悸、头眩、身瞤动、振振欲擗地”的真武汤证等。辨证时抓住了这些“眼目”“关键点”，就基本能抓住主证，也就能抓住方证。这需要临床医生既要熟悉经方条文，达到熟烂于胸，脱口而出；又要学会匠心独运，独具慧眼，于纷繁复杂的症状中把握真正主导病机的“眼目”“关键点”，从而辨出方证。

如患者马某，男性，60岁，2005年7月9日初诊。全身泛发红色风团，伴瘙痒3天。来诊前在外院以西药抗过敏治疗未效。现见躯干、四肢泛发红色风团，伴瘙痒甚，口干、心烦躁、无汗、恶寒、无发热，二便可。舌质偏暗，苔根白厚微腻，脉浮稍数。诊断：急性荨麻疹。予两方。

处方一，大青龙汤：麻黄8g，桂枝7g，杏仁8g，大枣10g，生石膏45g，炙甘草5g，生姜2片。1剂，水煎温服，嘱服后忌吹风扇、空调，宜在家休息以候少少发汗出。

处方二，桂枝加葛根汤加石膏：桂枝10g，白芍10g，炙甘草5g，大枣10g，生姜2片，葛根15g，生石膏40g。1剂。嘱次日水煎温服。将息如前。

二诊：2005年7月11日。风团瘙痒明显减轻，恶寒消失、心烦消，口干多饮，小便少，不甚通畅感，舌暗，舌前部无苔，根黄厚而剥，脉浮细稍数。

处方五苓散合猪苓汤加味：猪苓10g，茯苓12g，泽泻15g，白术10g，桂枝10g，滑石15g，阿胶7g（烊化），薏苡仁30g，荆芥10g，白蒺藜15g，炙甘草5g。3剂，水煎服。

三诊：2005年7月14日。风团已不再起，瘙痒消失，仅夜间轻痒，口干明显好转，小便通畅。舌暗苔少，根黄腻减，脉浮细略弦。继以桂枝加葛根汤3剂巩固而愈。

此案中患者虽主诉身起风团、瘙痒，发病3天。但辨证的“眼目”“关键点”并非是风团、瘙痒。因为单凭风团、瘙痒症状，无法辨证出是什么证，既无法辨出传统的风寒、风热证，亦无法辨出六经的太阳、阳明证，更无法辨出是麻黄汤类证还是桂枝汤类证。所以我们辨证不能仅仅着眼于主诉，必须抓主证。若熟悉《伤寒论》第38条：“太阳中风，脉浮紧，发热恶寒身疼痛，不汗出而烦躁者，大青龙汤主之；若脉微弱，汗出恶风者，不可服之，服之则厥逆，筋惕肉瞤，此为逆也。”该患者的无汗、恶寒、烦躁、脉浮数诸症，恰属大青龙汤方证。这就是该荨麻疹患者的辨证“眼目”“关键点”。它反映了正气抗邪于表，欲作汗而不得汗出，内热不得外越这样一个病机状态，故用大青龙汤解决这个病机状态。至于为何仅服1剂大青龙汤即改桂枝加葛根汤，亦是遵其中煎服之法：“一服汗者，停后服。若复服，汗多亡阳，遂虚，恶风，烦躁，不得眠也。”笔者预料1剂即能发汗出，患者年已六旬，不可再剂，必以桂枝汤类方继之。此是《伤寒论》治法中之定法，不可违背。二诊时，出现口干、多饮、小便不利、脉浮诸症，则又提示属于五苓散方证的“眼目”。《伤寒论》第71条曰：“若脉浮、小便不利、微热消渴者，五苓散主之。”故用五苓散。至于合方猪苓汤，是考虑患者舌前部无苔，根部剥苔，有伤阴之虑，故合方用之。

综上所述，可知六经辨证之核心就在于辨方证。而要做到辨准方证，达到每治皆能方证对应，非下一番呕心沥血的功夫不可。

（五）尚有病机繁且变，病合病并常相行

病合、病并，即指的合病、并病，为了诗句平仄需要而倒写。合病，指两经证候同时出现；并病，指一经证候未罢，另一经证候又出现。因临床上病机复杂多变，更多见的是合病与并病。出现合病与并病时，宜两方证，甚则三方证合方而治。《伤寒论》中常见的合病方证如太阳阳明合病的葛根汤方证、大青龙汤方证、越婢汤方证、白虎桂枝汤方证等；太阳少阳合病的柴胡桂枝汤方证、黄芩汤方证等；少阳、阳明合病的大柴胡汤方证、小柴胡加芒硝汤方证、柴胡加龙骨牡蛎汤方证等。并病方证如太阳阳明并病的葛根黄芩黄连汤方证、太阳太阴并病的桂枝人参汤方证等。

事实上，临床中运用经方治病更多的是合方的运用。合方运用的目的，

是求得契合复杂的病机；合方运用的结果，则极大地拓展了经方的适应范围。合方运用临床案例不胜枚举。现举例如下：

彭某，男性，57 岁，患银屑病红皮病。以反复全身红斑脱屑 10 年，加重并发热 2 周入院。入院后仍发热，最高体温 39.5℃。辨证为火毒夹湿夹瘀，处方以犀角地黄汤加减，配合西药益宝世灵、骁悉、阿维 A 等处理。患者仍高热不退，每日体温在 38.4℃～ 39.5℃波动。

至笔者值夜班时，体温又升至 39.0℃，时有恶寒，一直无汗，口稍干，不多饮，小便稍黄，稍体倦，纳可。查：头面全身弥漫性红斑、肿胀，伴大量叶片状脱屑，肤温高，扪之灼热。足背、足踝轻微水肿。舌淡红，略暗，苔中白厚，脉弦数。予小柴胡汤合葛根汤加减：柴胡 30g，黄芩 10g，党参 10g，法半夏 12g，麻黄 9g，桂枝 12g，赤芍 10g，葛根 30g，石膏 60g，紫草 10g，蜂房 30g，土茯苓 30g，大枣 10g，炙甘草 6g，生姜 9g，1 剂。

当晚 8 时 40 分服药，至 11 时，体温即降至 37.5℃，次晨体温 36.7℃。且全身红斑明显地减退，面部红斑基本消退，肿胀亦明显减轻，后未再发热。

本案辨证即属太阳、阳明、少阳三阳合病。虽高热，而仍恶寒、无汗，此太阳表实仍未解；体倦、脉弦细，乃邪入少阳；口干、脉数，为兼入阳明。《伤寒论》少阳篇曰：“伤寒脉弦细，头痛发热者，属少阳。”此案即以少阳证为主，兼太阳、阳明合病。故法宜治少阳为主，以小柴胡汤合葛根汤加石膏诸药。方证对应，则如鼓应桴，1 剂而热退，不再反复。

经方与经方常合方使用，仲师已率先垂范，如柴胡桂枝汤、桂枝麻黄各半汤、桂枝二越婢一汤等。经方亦可与后世时方合方使用，经方为何要与后世时方合方使用？刘渡舟曾有一段非常精彩的论述：“中国之文化，上下五千年，历史悠久，英雄辈出，继仲景方之后，如雨后春笋，又产生了数以万计的时方，使方剂学大兴。方有古今之异，格调不尽相同，但他们都具有血缘的内在关系，以及与之不可分割的家族史……应当兼收并蓄，使其古今相互补充，互相借鉴，因证制宜，把古、今之方，变成一个既有淳朴的古意，又有灵活的新态，且能切中病情、一针见血地达成古今接轨创举。”[①]

这里必须强调一点，经方与时方的关系。经方与时方不是平行的关系，

① 陈明．刘渡舟伤寒临证指要．北京：学苑出版社，1998.

也不是对立的关系，而是源与流的关系，经方是源，时方是流。现在常说某人是经方派某人是时方派，经方派者讥时方派不懂辨证，处方用药信马由缰，加减药味随意而为；时方派讥经方派泥古不化、不知变通，并谓“古方今病不相能”。似乎经方、时方完全对立。这种观念是极端错误的。刘渡舟曾说：“《伤寒论》为方书之祖，比作母亲是方之源，而时方如同子孙，乃是方之流也。有源才能有流，有流才能取之不尽，用之不竭……从临床出发，用实事求是的态度，把时方与经方进行巧妙的结合，用古方以补时方之纤弱，用时方以补古方之不全。既对经方有深刻的认识，又对时方有扎实的功夫。”① 刘氏用极大的热情和深厚的临床功底，创造了很多经方与时方合用接轨的新颖范例。如治疗湿温病之胸满心烦不寐，用栀子豉汤合三仁汤接轨；治疗心脏心率过缓脉来迟而心悸气短，用麻黄附子细辛汤与生脉饮接轨；治疗小儿尿床久不愈，用麻黄汤合六味地黄汤接轨等。他认为，“把经方、时方有机而又恰如其分地形成古今接轨，既开创伤寒学科向前发展的新方向，也是方剂学的一大进步，实为中医药学的发展开拓了新途径”。② 刘氏之见解与经验很值得学习。笔者亦深有体会，如治疗荨麻疹常以小柴胡汤合升降散、合藿香正气散、合香苏散、合平胃散、合桃红四物汤等合方使用，疗效颇佳。

（六）局皮整体勿相忘，整体得调疹得平

中医学的最根本特点之一是整体观。中医学的整体观，就是把人体内脏和体表各部组织、器官看成是一个有机的整体，彼此密切联系，不可分割。同时认为四时气候、地土方宜、周围环境等因素对人体生理病理有不同程度的影响。既强调人体内部的统一性，又重视机体与外界环境的统一性。在皮肤病中，“有诸内，必形诸外”，局部的皮损表现必然与内在各脏腑器官、组织功能的失调有关，且相互联系与影响。所以，在中医辨证论治上，绝不能“见皮治皮”，仅仅以局部皮损辨证来代替全局、代替整体。如一见红斑风团，即辨为风热而疏风清热；一见肿胀渗液，即辨为湿热而清热利湿；一见干燥脱屑瘙痒，即辨为血虚风燥而养血润燥等，其结果往往导致临床无效。

---

① 陈明．刘渡舟伤寒临证指要．北京：学苑出版社，1998：59.

② 陈明．刘渡舟伤寒临证指要．北京：学苑出版社，1998：62.

而应从整体观出发，从全局性考虑，将患者整体性的症状与局部皮疹表现结合起来，进行综合的思辨，得出恰当的证，确定治法方药。这样，不但整体证候得到改善，且局部皮疹亦能消退。古人云："见痰非治痰，见血非治血，识得个中趣，方为医中杰。"说的就是这个道理。所以在辨治皮肤病的时候，亦须"见皮非治皮"，非为不治皮，乃是不能为局部皮损所一叶障目。

试举例分析之：

1. 当整体证候非常突出，辨证时不能仅仅着眼于局部皮损。

欧某，女性，52岁。慢性荨麻疹反复发作两个月，于2006年1月20日来诊。前医先后予开瑞坦等抗过敏及中药汤剂治疗，控制不佳。至1月19日，风团发至遍身，瘙痒剧烈。急诊给予地塞米松针等抗过敏治疗。当晚稍缓，次日又甚。现遍身风团，色红灼热，瘙痒剧烈。患者素来怕冷，每至经期背冷。面色倦怠无华，面轻度浮肿，疲劳甚，手足冷，舌淡暗，苔白润，脉沉细稍数。四诊合参，可知此非热证，乃阳虚里寒，内有水饮，呈太阳、少阴合病。故为疏真武汤4剂：白术10g，熟附子5g，茯苓15g，白芍10g，干姜5g，生姜2片。药后风团瘙痒全消，且怕冷疲劳诸症明显减轻。守方继服9剂巩固。3月1日以他症来诊时，风团一直未发，且精神焕发，面部光泽许多。

荨麻疹，医者多从热论治，多用凉药。究其所因，皮肤鲜红色风团，扪之灼热，瘙痒剧烈，痒甚则心烦，见症多呈热象，所以用凉药居多，或清热，或凉血。但并非所有荨麻疹均属热证，寒证者亦常有之，麻黄桂枝四逆剂等温药亦有适用之机。辨其属寒属热当注重整体观，不能仅仅以皮疹为凭据。该患者有红色风团及皮疹灼热，为何不辨证为热证？原因就在于从整体观来看，患者长期怕冷，经期背冷甚，疲劳倦怠，面色无华而浮肿，阳虚内饮之象十分明显。虽然皮疹似乎表现为热证，但整体的虚寒证非常明显，显示出机体的衰弱状态，若仍用寒凉药，轻则其病不解，重则更伤人正气。故用真武汤1剂温阳利水，虽无一味疏风清热止痒药，其病却能迅速得解。

2. 应透过局部皮疹的表象看到内在整体病机的本质。

张某，女性，32岁，2009年6月17日初诊。面部红斑疹反复6年。多方治疗未效。红斑伴灼热、干燥、细屑、瘙痒。手足冷，怕冷。舌体胖大，苔薄腻，脉沉细。常腰酸，痛经，口干，大便干。予苓甘五味姜辛夏杏加大黄汤：茯苓15g，五味子5g，干姜5g，细辛3g，法半夏10g，杏仁10g，酒大黄3g，薏苡仁30g，炙甘草6g。服14剂后，面部红斑及灼热干燥瘙痒明显减轻。再改潜阳丹合封髓丹加减，7剂而愈。

患者皮疹干燥灼热，单从皮疹辨证考虑，很容易得出血虚血燥夹热的病机，而以滋阴养血、润燥清热之药对应之。其结果必致无效，原因就在于抛却了整体辨证观。患者的胖大舌、腻苔，以及沉细脉，反映出机体内有水饮，结合手足冷、怕冷等整体证候，说明整体的病机本质并非单纯的血虚血燥，治疗亦不能用滋阴养血、润燥清热之药。故透过这些表面征象，深入其内在的病机应该是，由于水饮之邪内阻，三焦气道不畅，津液不能正常上承，导致肌肤失于濡养，故出现面部皮疹干燥脱屑、口干等症状。《内经》云："肾苦燥，急食辛以润之。"本患者即是由于肾虚，阳不化气，膀胱不能蒸腾气化，水饮内停而表现出干燥之象。故治疗亦是先祛其水气，用苓甘五味姜辛夏杏加大黄汤辛温之药发散之。水气得祛，三焦通畅，津液自能运行无阻而上承，肌肤自能濡润，皮疹自能得愈。

3. 整体症状与局部皮疹看似毫无联系，实则内在联系非常密切，不可忽略。

何某，男性，63岁，2009年3月27日初诊。躯干四肢散发暗红色结节性丘疹，瘙痒10余年。半球形隆起，瘙痒剧烈，夜间瘙痒难寐，胃纳欠佳，心下痞胀，饮食不慎即腹泻，时大便干。舌暗红苔白，脉弦。予半夏泻心汤加味：法半夏10g，黄连3g，黄芩10g，党参10g，干姜9g，大枣30g，炙甘草9g，全蝎7g，威灵仙10g，枳壳10g，白鲜皮30g，7剂。药后瘙痒明显减轻，心下痞减轻，胃纳增。再予15剂巩固而愈。

从西医学来看，患者有慢性胃肠炎，平素胃纳欠佳，心下痞胀，饮食不慎即腹泻，时大便干。似乎与皮肤结节性痒疹之病毫无关系，西医学治疗亦是分而治之。但中医的整体观认为，人体是一个整体系统，其内在的各脏腑器官之间及与皮肤体表是有紧密联系的，其生理病理都是互相影响的。故治疗上亦需把握其内在联系而考量之，审度之。故中医治病常常是一人身上各科不同之病，却能用一方而统摄之，痊愈之，其关键要诀就在于中医的整体辨证观。本案即是一例，综合其证候分析之，乃少阳之热又见脾胃之虚寒，故既见心下痞、口干、大便干，又见纳差、饮食不慎即便泻。热蕴皮肤，不得宣泄，则瘙痒剧烈时阵发性加剧，脾虚日久，气血不足，皮肤失于濡养则皮肤粗糙，皮疹结节坚硬肥厚。故治疗用半夏泻心汤辛开苦降清少阳热，温太阴脾，使肝脾得调，气血得生。针对皮疾仅仅用白鲜皮、全蝎、威灵仙通络止痒，不尽治皮而皮疾得愈，而胃肠诸不适亦得缓解。

综上所述，整体观是中医的根本特点之一，对于指导临床具有很重要的意义。在皮肤病辨证过程中，注重整体观，运用整体观的具体法则，不囿于皮疹的局部变化。把人体五脏六腑功能与体表、经络等有机地联系起来考虑问题，把人体放在天人合一的大环境中来考虑问题，这样，得出来的辨证结论才更为全面，更为可靠，处方用药疗效才会更高，更有效。

（七）无症奈何难辨识，当责四诊未曾精

皮肤病由于多以局部皮疹不适来诊，有些皮肤病如扁平疣、寻常疣、痤疮、唇炎、局部的湿疹、皮炎等，常常全身症状缺如，中医辨证颇感为难，似乎陷入“无症（证）可辨”之境地，很容易先入为主地使用套方套药来应付。如考虑扁平疣、寻常疣为病毒感染而用板蓝根、蒲公英等清热解毒；认为痤疮就是肺风粉刺而用枇杷清肺饮清肺胃热；湿疹、皮炎有渗液瘙痒则自然利湿、止痒。此种辨证思路乍一看似乎顺理成章，其实违背了中医辨证论治的基本精神。

中医理论认为，“有诸内，必形诸外”，人之得病，必有其内在阴阳失衡之处，而内在阴阳的失衡，必然形彰于外，为医者所察知。察知之法，不离望、闻、问、切，四诊而合参。望诊，望神、色、形、态；闻诊，闻声音、气味；问诊，问既往病史、现在症及一切有关病情的信息；切诊，切肤、切脉。四诊不用，仅凭主观用药，是不可与谈辨证识证；四诊已用，察而不知，当责四诊不精；四诊已察知，然证候纷繁复杂无从下手，是对证候信息分析处理的能力不强。譬如望诊，患者体质之虚实，常常可一望而知。若体瘦肤白、面色无华、手足逆冷、天不冷而身裹厚衣，显然偏虚寒之证。若医者全然不理会望诊所得，或视而不见，或根本就不会使用望诊。仅仅关注于局部之皮疹，得出扁平疣之诊断，然后开出清热解毒抗病毒的板蓝根、败酱草，配上活血化瘀的桃仁、红花、赤芍、莪术，再加上平肝散结的龙骨、牡蛎、石决明等。如此凑杂成方，疗效之差是可以想象得到的。所以，掌握好

四诊技能，重视四诊收集到的信息，重视整体体质与局部皮损的关系，对于皮肤病的辨证大有裨益。

其中，方证体质非常重要。所谓方证体质，是从体质方面对方证的界定。对于正确理解经方方证很有帮助，也能有效指导临床。在方证体质方面，日本汉方经验值得学习。如当归芍药散体质，汉方喻之为“虚弱美人体质”，其特征是：以阴虚体质之虚证瘀血（血虚）与水毒为其目标。第一呈血色不佳，颜面色绝不红润。因此不仅贫血色白而且苍老，总是带有灰垢之象，其色不艳。肌肤干燥不润，皮下兼有水气，故血液循环不良，肌肤松弛，下腹一般无抵抗和压痛。[①] 与之相对的是桂枝茯苓丸体质，汉方喻之为“女中丈夫体质”，其特征是：多用于妇女，其体质比较强壮，所谓实证颜面多红者，腹部大体充实，脐两侧尤其左下腹更为充实，触之有抵抗，大多伴有压痛[①]。此方证体质，正是判断方证对应之重要依据。

林某，男性，25 岁，2009 年 8 月 28 日初诊。面部扁平丘疹半年。外院中西药治疗 3 个月未效。查：两侧面部散在淡褐色扁平丘疹数十个，互不融合。舌淡红，苔薄，脉细弦。诊断：扁平疣。中医辨证属少阳小柴胡汤方证。处方：柴胡 15g，黄芩 10g，法半夏 10g，党参 10g，大枣 20g，生姜 10g，甘草 6g，板蓝根 15g，薏苡仁 15g，牡蛎 15g，7 剂。药后疣体全部脱落，继服 7 剂巩固。

本患者除了面部扁平疣以外，似无更多可资辨证之证候。医者苦于“无症可辨”，处方无从措手，很容易因此参考西医学观点，认为是病毒感染性皮病，而开出板蓝根、紫草、蒲公英等寒凉清热、解毒、抗病毒中药组方治疗，然得效者寡，失效者众。笔者断定为小柴胡汤证，予小柴胡汤加减服后疗效显著。为何？因从其体质状态判断得出。小柴胡汤体质是什么样的呢？日本汉方大家矢数道明在《临床应用汉方处方解说》中有较准确的归纳：“本方有其适应体质，故能改善其特有体质。即身体一直较瘦或筋骨质，所谓易患结核病之倾向，其特征为脉既有力，腹壁又紧张，胸胁苦满（表现为胸内有壅塞胀满之苦，心窝部发硬，肋弓下有压迫性苦痛，肝区有抵抗和疼痛等感觉），上腹角狭窄，为本方特有之疾患，用本方能改善其体质。用于体质改善时，不宜局限于往来寒热呕吐等，胸胁苦满症状不甚明显者，亦可用

① 矢数道明．临床应用汉方处方解说．北京：人民卫生出版社，1983.

之。”[1] 本患者即表现为瘦弱筋骨质，正反映出其小柴胡汤体质，故用之即效。

（八）通神最是圆机法，独运匠心效可惊

熟练运用经方拓展于皮肤病的辨治，获得可期待的疗效，还需要一种圆机活法、匠心独运的灵思与妙想。比如，黄连阿胶汤治疗“少阴病，得之二三日以上，心中烦，不得卧”，但却可以移治手指干燥脱皮龟裂之指掌角化症，或者面部红斑干燥脱屑瘙痒之敏感性皮炎、激素依赖性皮炎等。这就需要圆机活法，灵活地考虑问题。讲方证对应，但必须注意，切莫将方“证”对应变成方“症”对应。方证对应不是简单的表面的症状相符，而是医者通过表象症状探寻其内在的病机，病机一致，适合某方，才是方证对应。所以，在临床中不能死守《伤寒论》条文，以《伤寒论》条文中之某证候，去套临床中出现之某证候，来实现“方症对应”，而是必须通过《伤寒论》条文，读懂内在的病机，在临床中“见病知机”，抓住病机关键，达到“方证对应”。黄连阿胶汤反映的病机关键是机体内的阴血耗伤，心火亢盛。那么外在的证候表现呢？既可以是心烦失眠，也可以是体表皮肤因阴血耗伤无以濡润的枯燥、脱屑、龟裂等，二者病机一致，故能治之。

《素问·示从容论》曰：“夫圣人治病，循法守度，援物比类。”强调在辨证论治过程中，要善于取类比象，举一隅而反三。拓展经方移治皮肤病尤需如此，要善于联想，取类比象，拓展思路。如四逆散治四逆，拓展移治肢端青紫、网状青斑者，因其阳郁一也；又如，当归贝母苦参丸本治疗妊娠小便难，拓展移治女性面痤油腻甚，而有血虚貌者，因面油腻为湿热证，与下焦湿热小便难一也；其他如泻心汤本治疗阳明证之吐血衄血，拓展移治面部痤疮、体质壮实、大便秘结者；薏苡附子败酱汤本治疗肠痈、肌肤甲错，拓展移治鹅掌风之手部肥厚粗糙甲错者；甘草泻心汤本治疗肠鸣下利、狐惑病，拓展移治拔毛癖等。

综上所述，若能从以上八个方面，深刻理解《伤寒论》六经辨证和方证对应的内涵，并勤于临床实践，玩味体悟，融会贯通，则自能拓展经方辨治皮肤病并取得很好的疗效，而于古人言“六经能钤百病”益信不诬也！

---

① 矢数道明．临床应用汉方处方解说．北京：人民卫生出版社，1983.

第一章　桂枝汤类方

一、桂枝汤

【组成】桂枝（去皮）三两　芍药三两　甘草（炙）二两　生姜（切）三两　大枣（擘）十二枚

【用法】上五味，㕮咀三味，以水七升，微火煮取三升，去滓，适寒温，服一升。服已须臾，啜热稀粥一升余，以助药力，温覆令一时许，遍身漐漐微似有汗者益佳；不可令如水流离，病必不除。若一服汗出病瘥，停后服，不必尽剂；若不汗，更服依前法；又不汗，后服小促其间，半日许令三服尽。若病重者，一日一夜服，周时观之，服一剂尽，病证犹在者，更作服；若汗不出，乃服至二三剂。禁生冷、黏滑、肉面、五辛、酒酪、臭恶等物。

【方解】桂枝，《本经》谓："味辛，温，主治上气咳逆……补中益气。"[①]可知桂枝不但味辛能散，配合生姜发汗解表，且能甘温补中，伍以大枣、炙甘草，更加强健胃补中之力。配伍芍药微寒而收敛，既可制桂、姜的辛散使不致发汗太过，又合枣、草以滋津液，使营卫得调。同时，桂枝降冲逆，生姜止呕逆，兼治鼻鸣、干呕、气上冲等症。故本方具有发汗解肌、甘温健胃、调和营卫功效，为治太阳表虚证见发热、自汗出、恶风、脉弱者。

（一）方证辨证要点

1. 本方证属太阳病表虚证。

2. 为治一切太阳表虚证之基本方。《伤寒论》第 13 条："太阳病，头痛、

① 尚志钧. 神农本草经校注. 北京：学苑出版社，2008：51.（本书所引《本经》内容皆出自此本，故以下所引皆省略，不再标注）

发热，汗出、恶风，桂枝汤主之。”该条文明确概括了桂枝汤证的主证，即头痛、发热，汗出、恶风。柯韵伯曾非常肯定地说：“凡头痛发热，恶风恶寒，其脉浮而弱，汗自出者，不拘何经，不论中风、伤寒、杂病，诚得用此发汗……如所云头痛发热，恶寒恶风，鼻鸣干呕等病，但见一证便是，不必悉具，惟以脉弱自汗为主耳。”[①] 可见，即使桂枝汤主证，亦非一一悉具方始用之，其中最关键的辨证“眼目”，在自汗、脉弱二症上。于桂枝汤基础上的一切加减用法，亦无不以此为准，此甚重要，切记！

3. 在此方证基础上，若兼见项背强几几者，为桂枝加葛根汤证（详见桂枝加葛根汤条）；若兼表虚更甚、黄汗者，为桂枝加黄芪汤证（详见桂枝加黄芪汤条）；若兼气上冲剧烈者，为桂枝加桂汤证；若兼腹满时痛者，为桂枝加芍药汤证，等等。凡二十余加减方证，均由桂枝汤化裁而出。故柯氏盛赞此方“为仲景群方之魁，乃滋阴和阳、调和营卫、解肌发汗之总方”。[①] 临床只要抓住桂枝汤证“眼目”，各兼证均可加减而变化无穷。

（二）皮肤病辨治心法

1. 各种发热性皮肤病，包括感染性发热如病毒疹、水痘、带状疱疹等，非感染性发热如荨麻疹、系统性红斑狼疮等，若出现恶风、汗出、脉浮弱者，均有应用之机会。

2. 常用于某些过敏性皮肤病，如荨麻疹、湿疹、皮炎等。其中以慢性荨麻疹多适用，常有遇风即发作或加重的特点，伴汗出、脉弱等太阳表虚见症；若兼见四逆、面色苍白或萎黄、疲倦、舌体偏胖大、苔白润、白腻等，此太阴血虚水盛，常合用当归芍药散，其效甚佳。

3. 治疗各种局限性汗证如手足多汗、全身性汗证如自汗、盗汗等属太阳表虚者亦有很好的效果。此汗证必以虚弱体质、恶风、脉弱为特点。而又须与桂枝加黄芪汤、桂枝加附子汤、二加龙骨汤等常用治汗证方相鉴别。简言之，四方证均有虚弱体质、恶风、脉弱之特点，但桂枝加黄芪汤表虚证更甚，有易于浮肿之倾向（但若出现明显浮肿虚肥、舌胖润，则已转为防己黄芪汤证）；桂枝加附子汤证不仅表虚，且陷入阴证，表现为四逆、肢冷形寒

---

① 柯琴．伤寒附翼·卷上．见于伯海．伤寒金匮温病名著集成．北京：华夏出版社，1997：389.

更明显；二加龙骨汤兼有虚热外浮之表现，如出现夜间燥热、盗汗、失眠、疲倦更甚等表现。

4. 合方运用机会很多，常与麻黄汤合方成桂枝麻黄各半汤（见桂枝麻黄各半汤条），与小柴胡汤合方成柴胡桂枝汤（见柴胡桂枝汤条），亦可与五苓散合方治水饮偏甚者；与四物汤合方治兼血虚者；与桃红四物汤合方治兼血虚血瘀者；与当归芍药散合方治兼血虚水盛者等。

（三）医案实录

1. 慢性荨麻疹（桂枝汤）

谭某，女性，21岁，2009年7月13日初诊。患荨麻疹2个月，外院抗过敏西药治疗未改善，仍每日起风团，瘙痒，平素恶风怕冷，动则汗出。舌淡，苔白，脉弱。

证属太阳表虚证，予桂枝汤化裁：桂枝10g，白芍10g，大枣30g，生姜10g，炙甘草6g，苍术10g，茯苓15g，路路通15g，防风10g。4剂。

二诊：风团瘙痒稍减，怕冷，动则汗出，嗳气。舌淡润，脉细弦。

前方去路路通、防风，加厚朴10g，陈皮10g，炒枳壳5g，5剂。

三诊：风团瘙痒仍起，嗳气多有好转。

去茯苓，加荆芥10g，防风10g，白蒺藜15g，5剂。

四诊：风团瘙痒明显减，舌淡红，苔薄白，脉细略弦。再予7剂。

风团瘙痒基本不再，继予7剂巩固。

【按】恶风怕冷、汗出、脉弱，太阳表虚桂枝汤证。

因苔白稍厚、嗳气，为脾虚夹湿、胃气上逆，故加苍术、茯苓、厚朴、枳壳、陈皮健脾化湿、行气和胃。方中路路通一味，功能行气利水、祛风除湿，对瘾疹疥癣之瘙痒常有佳效。

后期加荆芥、防风，乃宗桂枝麻黄各半汤小发汗法，疏邪透表，风团瘙痒即愈。

2. 慢性荨麻疹（桂枝汤合五苓散）

冯某，女性，21岁，2009年5月21日初诊。身起风团瘙痒反复两个月，近日发作频繁，瘙痒甚。平素恶风，汗出。舌体胖大，苔薄润，脉细弦。

证属太阳表虚夹饮证，予桂枝汤合五苓散加减（颗粒剂，换算成饮片剂量）：桂枝12g，白芍10g，大枣10g，生姜9g，炙甘草6g，茯苓10g，泽泻

10g，白术 10g，防风 12g，路路通 10g，细辛 3g，10 剂。

二诊：药后好很多，风团轻微，瘙痒消。

继服 7 剂巩固。

【按】舌体胖大、苔润，水饮证明显，故于太阳表虚证桂枝汤基础上，合用五苓散。此案能否单独用五苓散？因无口渴、小便不利，单纯五苓散证并不明显，仍以太阳表虚证为主，故桂枝汤不可或缺。

3. 慢性荨麻疹（桂枝汤合当归芍药散）

林某，女，27 岁，初诊 2010 年 11 月 13 日。慢性荨麻疹两年多，反复发作，近半年发作频繁，已易数医，先后给予氯雷他定、左西替利嗪、苯海拉明等抗过敏西药及中药治疗，服药时风团能消，停药即发，甚为苦恼。平素怕冷、手足冷、面色白而无华、易疲倦，口中和，月经量少，色暗，稍痛经，舌体偏胖大，舌质暗，苔白润，脉细弦。

此太阳、太阴合病，夹饮。宜桂枝汤合当归芍药散加减：桂枝 10g，赤芍 10g，大枣 20g，生姜 10g，炙甘草 6g，当归 10g，川芎 10g，茯苓 15g，白术 15g，泽泻 15g，7 剂。

二诊：药后风团明显减少，瘙痒减轻。服前药后胃略有不适，前方加陈皮 10g，继服 7 剂。

三诊：风团基本消失，继守方共服 14 剂，风团未再发作。

【按】临床发现，慢性荨麻疹中常现太阳、太阴合病之桂枝汤合当归芍药散方证，而其中又以女性患者为最多。即平素常现当归芍药散之血虚水盛体质，风团反复发作时又现太阳表虚之桂枝证，故临床辨证时常二者相合，疗效颇佳。

此合方证之变局又常见以下数种：

若自汗不明显，口中和者，可以桂枝麻黄各半汤合当归芍药散，其中麻黄常以荆芥、防风代替，常再加浮萍；但若瘙痒剧烈者，仍当以麻黄为佳，或麻黄再加荆芥、防风、浮萍、羌活等。

若平素常心慌者，常以桂枝加龙骨牡蛎汤合当归芍药散；或心慌不明显，但痒甚烦躁明显、焦虑、夜寐不宁者，亦以此二合方为佳。

若表虚更甚、自汗明显者；或治疗后期，皆可以桂枝加黄芪汤合当归芍药散。

以上皆太阳表虚合太阴血虚水盛之辨证要点，细微处不可不察。

4. 急性荨麻疹（桂枝汤合四物汤，桂枝加大黄汤）

甘某，女性，35 岁，2005 年 6 月 25 日初诊。身起风团瘙痒 1 天。来诊时全身散发红色风团，瘙痒较甚。然外观贫血貌，面色苍白无华，平素恶风、自汗出。现正经期，量多色淡，稍痛经，头晕，乏力，口稍干。舌淡，苔白，脉沉细弱。

证属太阳表虚兼夹血虚，予桂枝汤合四物汤加味：桂枝 10g，白芍 10g，大枣 20g，生姜 2 片，炙甘草 5g，当归 10g，川芎 5g，生地黄 10g，荆芥 10g，白蒺藜 15g，3 剂。

二诊：药后风团瘙痒即未再作。但大便 3 日未解，头晕、乏力。

改予桂枝加大黄汤加当归，处方：桂枝 10g，白芍 15g，大枣 20g，生姜 2 片，炙甘草 5g，大黄 3g，当归 10g，2 剂。

三诊：大便通畅。后予归脾丸 3 瓶，嘱调理。

【按】贫血貌、月经色淡、舌淡，血虚证明显，故合用四物汤。可否合用当归芍药散？因无舌体胖大、齿印等水饮征象，茯苓、泽泻等逐饮邪药并无依据。且口稍干，为阴血津液不足之象，故四物汤中熟地黄改用生地黄。

后期大便 3 日未行，不可肆意攻下，于桂枝汤中稍加芍药、大黄，并配以温性之当归养血、润肠，方为妥帖。《伤寒论》第 280 条“太阴之为病，脉弱，其人续自便利，设当行大黄、芍药者，宜减之，以其人胃气弱，易动故也”，即是此意。

5. 水痘（桂枝加厚朴杏子汤，半夏厚朴汤合二陈汤）

白某，男性，8 岁。身起水疱、丘疹，伴瘙痒 4 天。起疹前半个月有发热、咳嗽等症状，外院给予中西诸药治疗，发热退，但咳嗽未减。4 天前出现皮肤散发红色丘疹、水疱。现发热退，汗出，恶风，咳嗽，痰多色白，纳差，舌尖略红，苔根黄腻，脉细弱。查：双扁桃体Ⅱ度肿大。

此太阳表虚夹湿。给予桂枝加厚朴杏子汤加减：桂枝 7g，赤芍 6g，大枣 3 枚，甘草 3g，川厚朴 5g，杏仁 9g，生薏苡仁 15g，炒麦芽 9g，荆芥 7g，3 剂。

外用消炎止痒洗剂（院内自制药）外洗，外搽炉甘石洗剂（院内自制药）。

二诊：药后水疱已干涸，无新发皮疹，咳嗽、汗出均好转，纳增。

改予半夏厚朴汤合二陈汤：法半夏 9g，茯苓 12g，川厚朴 4g，陈皮 6g，紫苏梗 5g，生姜 6g，甘草 3g，炒麦芽 12g，5 剂。诸症即愈。

【按】《伤寒论》第 43 条："太阳病，下之，微喘者，表未解故也。桂枝加厚朴杏子汤主之。"本案虽无下法之误治，但汗出、恶风、脉弱，太阳表虚证甚明。又兼咳嗽痰多，故予桂枝加厚朴杏子汤。又因舌略红，苔根黄腻，湿有蕴热之变，故方中加一味生薏苡仁对应之。

二诊太阳表已解，故改以半夏厚朴汤合二陈汤，重点在于解决太阴里湿。湿邪证据何在？咳嗽痰多、舌苔腻、皮肤水疱等均是。水痘虽为病毒感染所致，目前中西医结合观点总"先入为主"地加用抗病毒中药，如板蓝根、马齿苋之类清热解毒，殊不知于脾虚患者往往寒凉伤中，不唯水痘难愈，咳嗽亦缠绵无期。

附：乌蛇荣皮汤

笔者恩师李可老中医善治内科急危重症，非专攻皮肤科，但其多年总结之验方"乌蛇荣皮汤"，治疗多种顽固性皮肤病有卓效[①]。该方即由桂枝汤与活血祛瘀的桃红四物汤、养血祛风的定风丹等加味而成，为治太阳表虚又见瘀血内燥证者。但若据证加减则有变化无穷、泛应曲当的妙用。

以下数案为笔者运用老师李可验方"乌蛇荣皮汤"案例。因方中含桂枝汤，故今附于桂枝汤条下。

"乌蛇荣皮汤"方剂组成如下：生地黄（酒浸）、当归各 30g，桂枝 10g，赤芍 15g，川芎、桃仁、红花各 10g，牡丹皮、紫草各 15g，定风丹 60g，白鲜皮、乌蛇肉各 30g（蜜丸先吞），炙甘草 10g，鲜生姜 10g，大枣 10 枚。[①]

笔者以下数案使用"乌蛇荣皮汤"均遵此，故均未再详列药味。老师对此方方义有非常精辟的阐述："方中桃红四物合桂枝汤，养血润燥，活血祛瘀，通调营卫。定风丹（何首乌、蒺藜对药）滋养肝肾，乌须发，定眩晕，养血祛风止痒；牡丹皮、紫草凉血解毒；白鲜皮苦咸寒，入肺与大肠、脾与胃四经，功能清湿热而疗死肌，为风热疮毒、皮肤痒疹特效药。服之，可使溃烂、坏死、角化之皮肤迅速层层脱落而愈，脾胃虚寒者酌加反佐药，本品

① 李可．李可老中医急危重症疑难病经验专辑．太原：山西科学技术出版社，2004：315-334.

对湿热黄疸，兼见全身瘙痒者，对症方中加入 30g，一剂即解。乌蛇肉一味，归纳各家本草学论述，味甘咸，入肺脾二经，功能祛风、通络、止痉。治皮毛肌肉诸疾，主诸风顽癣、皮肤不仁、风瘙瘾疹、疥癣麻风、白癜风、瘰疬恶疮、风湿顽痹、口眼㖞斜、半身不遂，实是一切皮肤顽症特效药。又据现代药理研究证实，含多种微量元素钙、铁、磷及多种维生素、蛋白质，营养丰富，美须发，驻容颜，延年益寿。诸药相合，可增强体质，旺盛血行，使病变局部气血充盈，肌肤四末得养，则病愈。”① 笔者依此法治疗不少皮肤疑难重症，获得了非常好的效果。除李老师所述 15 种皮肤科顽症，其他如重症药疹、玫瑰糠疹、结节性红斑、白塞综合征、红皮病性银屑病，以及各种皮炎等，均有很好的疗效②。

1. 顽固性手部湿疹

李某，女性，23 岁，2004 年 8 月 7 日初诊。以双手部湿疹（鹅掌风）发作 2 年来诊。双手部红斑、脱皮、角化肥厚，瘙痒剧烈，冬季干燥皲裂疼痛。外院真菌检查：阴性。多方治疗未效。舌淡红、略暗，苔薄，脉细。

给予乌蛇荣皮汤加皂角刺 10g，炮山甲 10g（编者注：穿山甲为国家保护动物，2020 版《药典》已未收入，故建议以他药代替，下同），荆芥 10g，4 剂，内服。不用任何外用药膏。

二诊：明显好转，瘙痒消失，脱皮减少，手掌皮肤显润泽。如此捷效，出乎意料。

【按】若手足部癣疥、湿疮，日久不愈，致湿热内蕴，营卫阻塞，四末不荣，肥厚粗糙如树皮状，而成顽固之鹅掌风，调治颇难。乌蛇荣皮汤功能养血润燥，活血化瘀，通调营卫，气血充盈，四末得荣，故收佳效。笔者以此方治疗手部顽固性鹅掌风多例，均收到很好的效果。

2. 药疹

邓某，女性，57 岁，2006 年 3 月 2 日初诊。全身皮疹瘙痒 2 个月余来诊。患者于 1 月初发身起红斑疹，外院诊断过敏性皮炎，予得宝松针肌内注射后，皮疹泛发全身，发作甚。后改以泼尼松及中西药物治疗 1 个月，皮疹稍好转，因改医就诊，医生未详细了解病史，再次给予肌内注射得宝松针后，

① 李可．李可老中医急危重症疑难病经验专辑．太原：山西科学技术出版社，2004：316.

② OuYang Weiquan. The Clinical Use of Dr. Li Ke’s Wu She Rong Pi Tang: Case Histories and Thoughts. Journal of Chinese Medicine，2010，92：58.

皮疹再次加重，再用其他药物控制不明显，2月25日停泼尼松。现躯干四肢遍身密集红斑，呈瘀暗红色，肤温高，伴干燥脱屑，瘙痒剧烈，夜间甚，自感燥热。其面稍呈满月脸，口不干，二便可，怕冷，舌偏暗红，苔白，脉细滑。

给予乌蛇荣皮汤，加黄芪60g，皂角刺10g，荆芥10g，连翘30g，薏苡仁30g，2剂。

嘱水煎2次内服，第3煎药水与消炎止痒洗剂（院内自制药）之药水混合外洗。外搽消炎止痒霜（院内自制药）。

二诊：皮疹颜色稍减，瘙痒仍较甚。

前方加苍术10g，4剂，外用同前。

三诊：明显好转，现全身皮疹消退大半，躯干部皮疹基本消失，唯大腿部皮疹稍多，瘙痒明显减轻，精神转佳。舌淡红偏暗，苔薄，脉细滑。

前方去连翘，加防风10g，5剂。药尽而愈。

【按】本案病程中一突出特点为燥。皮疹干燥，肌肤燥热，自感燥热，痒甚烦躁。此燥由热而生，故见肌肤燥热；由瘀而生，故见皮疹干燥色瘀暗。热、瘀日久，病势由实转虚，正是乌蛇荣皮汤对应之证。笔者体会，不少全身泛发性皮病，初起血热炽盛，熏灼肌肤，日久伤阴耗血，燥从内生，肌肤不荣，致肤色瘀暗，干燥枯竭，风痒无度者，皆有可用乌蛇荣皮汤调治之机会。

3. 玫瑰糠疹

李某，女性，32岁，2004年8月12日初诊。患玫瑰糠疹，前医治疗3个月未显效。又因慢性盆腔炎、乳腺纤维腺瘤、乳腺增生，求治于妇科亦未得效。刻下见躯干散在椭圆形红斑，大小不一，伴少许鳞屑，瘙痒甚。平素月经时痛经，经量少，血块多而暗，伴乳房胀痛、腰酸，疲倦口干，现经期将近。舌淡紫，脉细弱。

据此给予乌蛇荣皮汤，加党参30g，白术20g，茯苓15g，黄芪60g，补脾益气，肾四味（李老师经验药组：补骨脂、枸杞子、菟丝子、淫羊藿各30g[①]）补肾，4剂。药后即痒止，皮疹基本消退，且经期诸多不适均好转。

【按】根据舌、脉、症，患者气虚、血瘀明显，而前医见皮疹红斑属热，

① 李可．李可老中医急危重症疑难病经验专辑．太原：山西科学技术出版社，2004：7.

多予疏风清热药物，寒凉伐正，故未得效。经曰：治病必求于本。求其本，必须从整体着眼，调其根本。若仅见斑红而清热凉血，见瘙痒而疏风、止痒，其病难愈。故李老师告诫曰：治皮之道，首当着眼整体，从调爕五脏气血入手。见皮治皮，永无愈期[①]。

4. 结节性红斑

叶某，女性，50余岁。患双下肢结节性红斑2年余，曾多家医院治疗，先后以中西药抗感染、抗过敏、止痛活血及间断激素等治疗，效果欠佳。2006年6月17日来求治。双下肢自足底至大腿部散发累累百余枚鲜红色结节性红斑，部分呈暗红色，压痛，局部肤温偏高，行走不利，伴肘、膝关节游走性疼痛。口稍干，二便可。舌偏暗红，苔薄，脉沉细。

给予乌蛇荣皮汤加黄芪80g，苍术10g，薏苡仁30g，川萆薢15g，川牛膝15g，蜈蚣2条，全蝎6g。

此方加减调治2个月余，双下肢暗红色结节性红斑基本消退，遗留色素沉着斑。

【按】临床发现，乌蛇荣皮汤对于血管炎性皮病有很好的疗效。如变应性皮肤血管炎、结节性红斑、过敏性紫癜等。血管炎性皮病，多瘀血见症，乌蛇荣皮汤内含桃红四物汤，又有桂枝温通血脉，活血化瘀通脉力颇强，故多有效。但不仅限于此，如曾治一女性黄某结节性红斑，初予桂枝茯苓丸合四妙丸加减治疗2个月余，收效明显，但总有1～3个小结节反复出现，难以完全消退。后改予乌蛇荣皮汤加牛膝、薏苡仁，见效神速，且无复发。可知乌蛇荣皮汤于此类皮病更为对证，值得进一步研究探讨。

5. 过敏性紫癜

卢某，女性，57岁，2006年5月22日初诊。全身斑疹、下肢瘀斑1周、发热2天来诊。1周前全身泛发密集红斑疹，双下肢较密集瘀点，伴瘙痒甚。发病前无服药史及其他明显诱因。外院诊断：过敏性紫癜。先后给予地塞米松针5～10mg静脉滴注6天，及其他抗过敏药物治疗，未效，皮疹进行性加重。2天前出现发热，体温高达41.0℃，外院继用地塞米松针及抗生素治疗后热退，但皮疹未改善。现急来诊，见全身泛发密集红斑疹，色鲜红，肤温高，自觉瘙痒甚。双下肢大小不一之密集暗红色瘀点，部分融合成瘀斑，

① 李可. 李可老中医急危重症疑难病经验专辑. 太原：山西科学技术出版社，2004：315.

压之不褪色。未见水疱、结节、溃疡，瘙痒，无疼痛。无发热，稍怕冷，口干口淡，乏力，纳差，舌偏暗，苔薄，脉沉缓。血常规：WBC 12.7×10^9/L，尿常规：WBC 2 ～ 7 个 /HP，便常规：正常。

予乌蛇荣皮汤，加黄芪 60g，金银花 30g，连翘 15g，荆芥 10g，牛蒡子 15g，苍术 10g，茯苓 15g，2 剂。

二诊：全身密集红斑疹及下肢瘀点颜色明显变淡，精神好转，食纳稍增，皮肤仍瘙痒较甚。复查血常规：WBC 9.7×10^9/L。

前方去金银花、连翘、牛蒡子、苍术、茯苓，加皂角刺 10g，地肤子 30g，3 剂。外用消炎止痒洗剂、消炎止痒霜（均院内自制药）。

三诊：面部皮疹完全消退，躯干四肢皮疹亦消退大半，但瘙痒仍甚，皮肤多处见抓痕。稍怕冷，无汗出，舌淡红略暗，苔净，脉沉细。

后改方荆防败毒散加减，4 剂即愈。

【按】患者发热，下肢密集瘀斑瘀点，血热、血瘀征象明显；然口淡，乏力，纳差，脉沉缓，提示并非血热血瘀实证，故非单独犀角地黄汤或桃红四物可解。治疗宜二方合并，以牡丹皮、紫草代替犀角，凉血化瘀、养血活血，配大剂生黄芪益肺补脾，桂枝汤调和营卫，定风丹养血祛风，虚实兼顾，故能得效。

6. 慢性湿疹亚急性发作

陈某，男性，49 岁，2006 年 5 月 9 日初诊。患湿疹 3 年，往往夏季天热即发作，天冷即消。此次再发 1 个月。躯干、四肢泛发大片鲜红斑、丘疹，瘙痒剧烈，皮疹以腹部及双肘窝部尤甚，略有流滋。自觉怕热，汗多。舌淡红偏暗，苔润，脉细滑。

给予乌蛇荣皮汤，加紫草 15g，独活 10g，枳壳 10g，茯苓 15g。

外用参柏洗剂外洗、三黄洗剂外搽。

二诊：服 4 剂后瘙痒明显减轻，皮疹略减。

三诊：再服 5 剂，皮疹明显消退，瘙痒已不明显，皮肤干燥，脱屑较多。

改以十味败毒散[①]加连翘、生薏苡仁，5 剂，遂愈。

---

① 十味败毒散乃日本汉方家华冈青洲经验方。药用：柴胡、独活、樱皮、防风、桔梗、川芎、茯苓、荆芥、甘草、生姜。本方由《万病回春》之荆防败毒散去前胡、薄荷叶、连翘、枳壳、金银花 5 味，加樱皮而成。用于易发痈、疖者，对伴有反复化脓疖病体质者，具有改善体质之作用。又用于各种类型湿疹、荨麻疹、变态反应性皮肤病疾患，具有解毒、败毒之效能，皮肤科临床常用。详参矢数道明 . 临床应用汉方处方解说 . 北京：人民卫生出版社，1983：184–186.

【按】李老师乌蛇荣皮汤功效广泛，对于证属血虚、血瘀、血热、湿热、营卫不调、风燥等均能适用，关键在于适当加减。参酌李老师经验体会，若流滋渗液肿胀甚，重用土茯苓利湿解毒；瘙痒剧烈，重用白鲜皮利湿止痒；皮疹色鲜红，有燎原之势，重用金银花、连翘清热解毒；多以荆芥穗、皂角刺入血分清透；以麻黄开表之闭塞；顽痰即用狼毒；通络则用蜈蚣、全蝎；兼风即用荆芥、蝉蜕；淋巴结遍肿则用木鳖子；血热加生地黄；血亏加当归；气虚加黄芪；肾虚加肾四味等，随症加减，多能应对自如，疗效可期。

二、桂枝加葛根汤

【组成】葛根四两　麻黄（去节）三两　芍药二两　生姜（切）三两　甘草（炙）二两　大枣（擘）十二枚　桂枝（去皮）二两

【用法】上七味；以水一斗，先煮麻黄、葛根，减二升，去上沫，内诸药，煮取三升，去滓，温服一升。覆取微似汗，不须啜粥，余如桂枝法将息及禁忌。

【方解】葛根，《本经》谓“味甘，平。主治消渴，身大热，呕吐，诸痹，起阴气，解诸毒”。可见葛根为一清润性的解热药，同时具有解除项背部强急的特能[①]，“项背强几几”，即项背强急之意。故桂枝加葛根汤，治太阳表虚桂枝汤证而又见项背强急者。

（一）方证辨证要点

1. 本方证属太阳病证。

2. 治太阳表虚桂枝汤证，又见项背肌肉强急者。

3. 又从《本经》葛根治“诸痹”之启示，各种痹证疼痛均有适证使用机会，不必仅限于项背强急与否。

---

① 矢数道明．临床应用汉方处方解说．北京：人民卫生出版社，1983：52. 日本学者曾研究了解到葛根之分离物 daidzein 有罂粟碱样镇痉作用。证明葛根之微量成分有缓解肌肉痉挛之作用。从而可以解释葛根治疗项背强硬之机理。笔者认为，现代药理机制仅作临床参考，不能替代中医之辨证选药。

（二）皮肤病辨治心法

1. 各种发热性皮肤病属桂枝汤证，又见项背强急者，本方主之。

2. 常用于过敏性皮肤病如荨麻疹、湿疹、皮炎等急性发作时，本方有很好的效果。葛根性平微凉，又能解肌除“身大热”，又能兼治阳明，舒驰远曾谓“葛根是阳明药”[①]。故本方可看成治太阳、阳明合病之方。皮疹色红而灼热者亦是阳明证之表现，故用本方颇相适宜。此时用本方之目标，可以不出现项背强急。

3. 带状疱疹初起发热、银屑病关节炎、红斑狼疮、皮肌炎等，发作于颈、肩、背部及其他关节、肌肉的疼痛，基于葛根治“诸痹”及“项背强几几”之条文理解，有表虚证者，可考虑使用本方。

（三）医案实录

1. 过敏性皮炎（桂枝加葛根汤）

谢某，男性，2 岁，2005 年 7 月 20 日初诊。全身弥漫性红斑，伴瘙痒反复 1 个月余，曾易数医治疗 1 个月，仍反复发作。汗多，纳少，小便黄，皮疹瘙痒甚，舌稍红，苔白。

初诊从小便黄考虑里有热，故予茵陈蒿汤合六一散：茵陈蒿 10g，山栀子 6g，大黄 1g，滑石 15g，甘草 3g，3 剂。外用消炎止痒洗剂。

二诊：药后红斑、瘙痒并未改善，怕热，汗出，然吹风稍怕冷，多饮，小便黄，纳少，纳则呕。

此太阳表虚证，予桂枝加葛根汤加味：桂枝 5g，白芍 5g，葛根 8g，生石膏 15g，法半夏 6g，荆芥 6g，白蒺藜 6g，大枣 2 枚，生姜 6g，2 剂。

三诊：药后明显好转，皮疹基本消退，仅面、阴部稍痒。

前方去法半夏，继服 3 剂而愈。

---

① 武国忠，点校．伤寒集注．北京：人民军医出版社，2009：18. 舒氏谓葛根“走阳明”很有见地，然谓葛根在葛根芩连汤中“犯太阳之所禁，不可用”则谬也。认为葛根乃阳明药非太阳药者，还有如张元素“用此（葛根）以断太阳入阳明之路，即非太阳药也。又有葛根黄芩黄连解肌汤，是知葛根非太阳药，即阳明药”，皆谬。笔者认为葛根乃太阳、阳明两经之药。从《别录》中载葛根“疗伤寒中风头痛，解肌，发表，出汗，开腠理”可知。然其之发表解肌又与麻黄、桂枝不同。（可参《中药大辞典》中引《本草汇言》之内容。江苏新医学院．中药大辞典．上海：上海科学技术出版社，2002：2309-2310.）

【按】本案初诊考虑阳明里湿热，给予清湿热剂茵陈蒿汤合六一散，然未得效，为辨证有误，关键受其小便黄、怕热等症误导。广州七月暑天，炎热如火，再虚寒之人亦谓怕热不冷。故医生问诊须有技巧，本案证候大多从其父母口中得出，故难免有偏差。二诊时细心问其平素体质状态，得知平素稍吹风怕冷，汗出，是太阳表虚证。此为太阳、阳明合病证，故予桂枝加葛根汤加石膏以解太阳表、清阳明里；呕者，加半夏，亦即《伤寒论》条文“太阳与阳明合病，不下利，但呕者，加半夏”意。

2. 急性荨麻疹（桂枝加葛根汤）

吕某，女性，9岁，2005年8月9日初诊。身起风团瘙痒10余天，汗出，怕吹空调，舌淡红，苔中白，脉浮细。

汗出，恶风（怕吹空调），此太阳表虚证，予桂枝加葛根汤：桂枝7g，白芍7g，葛根12g，大枣20g，生姜6g，炙甘草3g，3剂。

外用消炎止痒洗剂。

二诊：药后风团瘙痒即消失，继服4剂巩固。

【按】此案发生在8月，乃炎热夏季，问诊桂枝汤主证“汗出、恶风”须有技巧。

3. 带状疱疹（桂枝加葛根汤，芍药甘草汤合瓜蒌散）

胡某，女性，50岁，2005年7月12日初诊。以发热、右腰腹部水疱伴疼痛1天来诊。现发热，测体温38.2℃，伴头痛、颈背痛。右腰腹起带状成簇水疱，疼痛较剧，头汗出，口不干，欲呕，稍咽痛，胃纳减，二便可。舌淡红偏暗，苔薄腻，脉浮细。既往有糖尿病、高血压病史，一直服用降糖、降压药物，控制尚可。

此太阳中风，故先宜汗解。并处两方。先予桂枝加葛根汤以解表：桂枝10g，白芍10g，大枣10g，炙甘草6g，葛根15g，生姜2片，1剂。嘱当晚水煎温服，覆被以候微汗出。

次予芍药甘草汤合瓜蒌散加味：全瓜蒌30g，红花7g，白芍30g，甘草10g，桔梗15g，苍术10g，茯苓10g，1剂。嘱次日上午水煎服。

外用入地金牛酊调新癀片外敷。

患者当晚7时许服药，10时体温即降至37.3℃，安然入睡。次日恶寒、头痛、颈背痛、欲呕诸症均消，精神转佳，右腰腹部水疱疼痛亦减。

二诊：继以第二方加量与之：白芍60g，甘草15g，全瓜蒌40g，红花7g，苍术15g，茯苓15g，桔梗30g，3剂。

后未再复诊。10月份患者携其女前来看痤疮，问及此事，诉前药尽剂而愈，故未再复诊。

【按】带状疱疹初起，若伴发寒热，常现太阳表证。邪在表者，宜先解表，表解方可清（攻）里，麻黄汤、桂枝汤、葛根汤、青龙汤等方均有适证应用的机会；亦有太阳病不解，而转入少阳者，或呈现三阳合病者，小柴胡汤正是对方。此患者初起发热、恶寒、汗出、头痛、项背强痛不适，正如《伤寒论》第14条所云："太阳病，项背强几几，反汗出、恶风者，桂枝加葛根汤主之。"故予桂枝加葛根汤以解表，表解而热退痛减。

瓜蒌散，初见明·孙一奎《医旨绪余》载：其弟性多暴躁，于夏季途行过劳，又受热，突发左胁痛，"皮肤上一片红如碗大，发水疱三五点"（实乃缠腰火丹，即西医学之带状疱疹），脉"七至而弦"，其痛夜重于昼。医作肝经郁火治之，用黄连、青皮、香附、川芎、柴胡之类，愈甚。又加青黛、胆草，仍不效，"其夜痛苦不已，叫号之声，彻于四邻，胁中痛如钩摘之状。次早观之，其红已及半身矣，水泡又增至百数"。孙乃求教于其师黄古潭，黄氏曰："切脉认证则审矣，制药订方则未也。"改用大瓜蒌一枚，重一二两者，连皮捣烂，加粉草二钱，红花五分，服一剂，当夜酣睡，次日疼痛若失，真可谓之神矣。孙氏认为，"瓜蒌能治插胁之痛"，以其能"缓中润燥"。①

考瓜蒌性苦寒、甘润，《重庆堂随笔》谓能"润燥开结，荡热涤痰，夫人知之；而不知其疏肝郁，润肝燥，平肝逆，缓肝急之功有独擅也"②。清代名医程钟龄在《医学心悟》中亦载此方，名之瓜蒌散。谓"瓜蒌散，治肝气躁急而胁痛，或发水疱"③。带状疱疹初起多火热瘀滞于肝经，肝经郁火仅用苦寒泄热是不够的。因苦寒化燥易伤肝阴，当须润肝、平肝、疏肝、缓肝，

---

① 孙一奎.医旨绪余.北京：中国中医药出版社，2008：71–72.
② 江苏新医学院.中药大辞典.上海：上海科学技术出版社，2002：1872.
③ 程国彭，撰.田代华，整理.医学心悟.北京：人民卫生出版社，2010：158–159.

而瓜蒌此功独擅，故用治带状疱疹其效若神。现代名医如秦伯未、蒲辅周、朱进忠、何绍奇等均善用此方治疗带状疱疹。笔者临床亦常用此方，宜随症加减，如偏热者加板蓝根；偏湿者加苍术、茯苓；湿热者加茵陈蒿或合茵陈蒿汤；阳虚寒者加附子、干姜；阴虚热者合一贯煎；痛甚加全蝎、蜈蚣、制马钱；头部加白芷、川芎；上肢加姜黄；下肢加牛膝等，治疗带状疱疹神经痛，收效甚速。

案中桔梗一味，取其止痛之功。《本经》谓其“主治胸胁痛如刀刺”，其止痛之力可见。《本草经疏》进一步解释：“伤寒邪结胸胁，则痛如刀刺，（桔梗）辛散升发，苦泄甘和，则邪解而气和，诸证自退矣。”[1] 可知桔梗味辛、苦，具有散邪解毒通利之功，凡邪结胸胁之痛，皆可用之取效。笔者常在带状疱疹辨证方药中加桔梗一味，大其量，一般用至30g，确有效验。

三、桂枝加黄芪汤

【组成】桂枝二两　芍药二两　甘草二两　生姜三两　大枣十二枚　黄芪二两

【用法】上六味，以水八升，煮取三升，温服一升，须臾，饮热稀粥一升余，以助药力，温覆取微汗，若不汗更服。

【方解】《本经》谓黄芪“味甘，微温。主治痈疽，久败疮排脓止痛，大风癞疾，五痔，鼠瘘，补虚”。可知黄芪为一味甘温补虚之品，从其主治来看，均治肤表肌肉间病，故可知其补虚为补表气的不足。所以若由于表气虚弱，水、湿稽留于肌肤不去，而为风水、风湿、黄汗等，均有用本药的机会。故本方为治属桂枝汤证而表虚更甚者。

（一）方证辨证要点

1. 本方证属太阳病表虚证。

2. 证候表现为太阳表虚桂枝汤证，而比桂枝汤表虚更甚，汗出、恶风更明显，有易于浮肿之倾向者。

---

① 江苏新医学院．中药大辞典．上海：上海科学技术出版社，2002：1777.

（二）皮肤病辨治心法

1. 与变态反应有关的皮肤病，如反复发作、久治不愈的慢性荨麻疹、过敏性紫癜、慢性湿疹皮炎等。

2. 顽固的银屑病静止期（无新发皮疹，皮疹颜色呈淡红色），带状疱疹后遗肢体麻木，扁平疣、寻常疣日久不消等，均可应用。

3. 一切久不收口的痈疽疮疡、臁疮、小腿慢性溃疡、囊肿性痤疮、复发性穿掘性毛囊炎、复发性大汗腺炎反复出脓不止等，属桂枝汤证者，加黄芪补虚敛疮，生肌长肉，收效快捷。

4. 汗证（详见桂枝汤条）。

（三）医案实录

1. 慢性荨麻疹（桂枝加黄芪汤）

李某，女性，32 岁，2006 年 5 月初诊。身起风团瘙痒反复 3 个月多。前医给予抗过敏西药开瑞坦、西替利嗪、赛庚啶及中药疏风止痒治疗数次，效果欠佳。

形体中等，肤色白嫩，面色少华，平素易汗出，恶风，头怕风明显，头晕，疲倦，偶有心慌，口中和，四逆，食纳可，舌淡红，苔薄润，脉弱。

四诊合参，汗出、恶风、脉弱，为太阳表虚桂枝汤证；再结合形体肤色，以及头晕、疲倦、心慌等症，考虑应比桂枝汤方证更虚。予桂枝加黄芪汤：黄芪 30g，桂枝 10g，白芍 10g，大枣 20g，生姜 10g，炙甘草 6g，7 剂。

二诊：精神好转，风团瘙痒明显减，余症均有改善。前方加当归 10g、川芎 5g，7 剂。

三诊：风团瘙痒消失，精神转佳。守方再服 7 剂巩固。

【按】桂枝加黄芪汤比桂枝汤表虚更甚，此为二者之辨。二诊时考虑面色少华、头晕、四逆等兼有血虚之象，故加入当归、川芎以养血疏风，此亦“治风先治血，血行风自灭”之理。

2. 银屑病（桂枝加黄芪汤合薏苡附子败酱散）

韩某，女性，34 岁，2009 年 1 月 13 日初诊。皮肤散发红斑，伴鳞屑 1

个月。曾自擦皮炎平未改善，皮疹仍有新发，色鲜红，上覆银白色鳞屑，瘙痒轻。舌淡红，舌体稍胖大，苔白，脉细弦。

初诊时“先入为主”，考虑皮病在进展期，且皮疹颜色鲜红，乃血热风燥、肌肤不荣所致，处方以赵炳南老中医治白疕经验方[①]化裁：蜂房 30g，土茯苓 30g，当归 10g，槐花 30g，紫草 10g，丹参 15g，白茅根 30g，炒白术 10g，炒薏苡仁 30g，14 剂。

二诊：药后不效，又据其脉弦细，当在少阳，改以小柴胡汤加减：柴胡 12g，黄芩 10g，法半夏 12g，龙骨 30g，牡蛎 30g，薏苡仁 20g，土茯苓 30g，蜂房 15g，防风 6g，党参 10g，炙甘草 3g，7 剂。

三诊：药后好转缓慢，皮疹无大改变。遂详问得知，平时怕冷明显，有汗。当属太阳表虚之桂枝加黄芪汤证。

故予桂枝加黄芪汤加减：黄芪 20g，桂枝 12g，白芍 10g，大枣 10g，生姜 9g，炙甘草 6g，白花蛇舌草 15g，白术 10g，薏苡仁 20g，10 剂。

皮疹明显见好转，颜色减淡，鳞屑变薄。

药已中的，遂再守方加减，连服 14 剂。皮疹全消，遗留色素沉着。

再予 14 剂带药回家巩固。

【按】本案初诊时，囿于银屑病进行期多血热风燥之思维定式，而以凉血润燥为法，方取赵炳南老中医治白疕经验方化裁，效果欠佳；二诊考虑脉细弦，患者有偏于虚弱状态，符合“血弱气尽，腠理开”之病机，而给予小柴胡汤加减，仍未中的。所以初诊、二诊皆有误，辨证不准，选方用药自然误入歧途。最后察觉到患者怕冷恶风明显，又自汗出，当属太阳表虚证，故三诊改予桂枝加黄芪汤而迅速取效。

可见，并非银屑病初起或进行期一定属血热，局部疹色鲜红亦并非定是血热证。必须四诊合参，尤其注重机体整体状态，结合局部皮疹情况综合考虑分析，方能得出正确的辨证结果，正所谓“局皮整体勿相忘，整体得调疹得平”。

---

① 北京中医医院．赵炳南临床经验集．北京：人民卫生出版社，1975：227–228. 赵氏将银屑病大致归为两种类型：血热型，主以白疕 1 号方，药用生槐花一两，紫草根五钱，赤芍五钱，白茅根一两，大生地一两，丹参五钱，鸡血藤一两；血燥型，主以白疕 2 号方，药用鸡血藤一两，土茯苓一两，当归五钱，干生地五钱，威灵仙五钱，山药五钱，蜂房五钱。临床常采用。另外，名老中医朱仁康将银屑病分四型论治，可参见中医研究院广安门医院．朱仁康临床经验集．北京：人民卫生出版社，1979：157–158.

3. 慢性小腿溃疡（桂枝加黄芪汤合苓桂术甘汤）

关某，男性，17岁，2009年4月18日初诊。右小腿溃疡反复1年半来诊。患者自写了一份病历，简摘如下：1年半前右小腿被摩托车排气管烫伤，没对伤口做严格处理。由于经常要参加农活，伤口一直没有痊愈，半年后伤口出现异常。整个创面突出，边缘清晰，现浸润性淡红色肉芽，渗黄色液体，无痛痒，无异味，创面表面附有少许白色物体。某医院给予内服伊曲康唑，外用硼酸溶液、酮康唑研粉，自用艾条热熏。曾做真菌培养但未检出真菌（医生解释可能因在服用抗真菌药物期间检查）。经上述治疗后创面渗液减少，肉芽萎缩，部分病变组织愈合，遗留瘢痕和色素沉着。由于复查肝功能出现异常，故医生嘱停用内服抗真菌药。但一段时间后，溃疡再作，再重复前述治疗直至2009年2月，无明显效果。

现见小腿内侧稍隆起之溃疡面，约3cm×4cm大小，无压痛，上覆少许稀薄脓液，溃疡面肉芽欠鲜活。周缘起散在丘疹、丘疱疹，少许糜烂渗液，轻痒。形体略瘦，肤白，平素易感冒，怕冷，自汗，胃纳可。舌边稍红，苔白厚而润，脉弦。

怕冷，自汗，易感冒，皆属太阳表虚证，桂枝汤类方。苔白厚润，水湿证明显；脉弦，亦主水饮。

又《本经》谓黄芪“主治痈疽，久败疮排脓止痛……补虚”，本案溃疡反复日久不愈，故黄芪一味不可或缺。

综合之，本案证属太阳表虚夹水湿证，给予桂枝加黄芪汤加茯苓、白术、薏苡仁（亦可看成桂枝加黄芪汤合苓桂术甘汤加薏苡仁）：黄芪30g，桂枝10g，白芍10g，大枣40g，炙甘草6g，生姜10g，苍术10g，茯苓15g，薏苡仁20g，15剂。

外用：苦参30g，艾叶15g，蜀椒15g，乌梅15g，大黄15g，五倍子15g，枯矾15g，外洗。青黛粉外撒。

二诊：服药后好转很多，溃疡面已愈合，周缘丘疹、糜烂亦愈，遗留暗红色瘢痕。

继服15剂巩固。8月份追访未见复发。

【按】先辨六经，再辨方证，兼辨兼夹证，同时考虑药物之性味特能而斟酌，辨证思路清晰，层层推进，有理有据，故疗效可期。

另苓桂术甘汤之应用于皮肤病，只要据有桂枝汤证表虚体质，兼水湿之象，如皮疹渗液流滋、脓水淋漓清稀，舌体胖大，或有齿印，苔白润、白滑、白厚者，单用或合用此方机会颇多，不必拘泥水饮上冲之眩晕、胸闷、心悸等。

四、黄芪芍药桂枝苦酒汤

【组成】黄芪五两　芍药三两　桂枝三两　苦酒一升

【用法】上四味，以水七升，煎取三升，温服一升，当心烦，服至六七日乃解，若心烦不止者，以苦酒阻故也。

【方解】本方是桂枝加黄芪汤去生姜、大枣、甘草，增黄芪，加苦酒而成。苦酒味酸，功能敛汗；黄芪甘温，益气固表止汗；桂枝、芍药相合调和营卫。故治太阳表虚证之恶风、黄汗、口渴。

（一）方证辨证要点

1. 本方证属太阳病表虚证。

2. 以黄汗为明显特征，其色黄如柏汁，且质黏沾染衣服；伴太阳表虚诸症如恶风、汗出等；或有口渴、脉沉。

（二）皮肤病辨治心法

主要应用于黄汗症，其他色汗症或多汗症、臭汗症，若符合本方证者，亦可试用。

（三）医案实录

黄汗（芪芍桂酒汤）

车某，女性，25岁，2005年9月8日初诊。双腋窝出黄色汗液1周来诊。平素怕冷，汗出，舌淡红，苔薄，脉浮细。

表虚不固，邪留肌肤，而为黄汗。予桂枝加黄芪汤再加苦酒：桂枝10g，白芍10g，炙甘草5g，大枣20g，北黄芪20g，醋2匙，5剂。

二诊：黄汗明显减少，舌淡红，苔薄，脉细。继守前方7剂而愈。

其后数年均未见复发。

【按】此案汗出、恶风、脉浮表虚证十分明显，又兼黄汗，属桂枝加黄芪汤方证，若黄汗表虚津伤甚者，表现为口渴、脉沉或沉细，可用芪芍桂酒汤。

方中“苦酒”一味，不可或缺。《伤寒论》之用苦酒，即今之醋，《本草经集注》谓“淳酢”，《别录》谓“醯”。陶弘景说：“酢酒为用，无所不入，愈久愈良。以有苦味，俗呼苦酒。”[①]“味酸，温，无毒”（《别录》），可以散瘀、破癥，故龟甲、鳖甲等介类药常以醋炙，而其酸收之性又可以止血、止汗。

国医大师李振华教授年轻时颇善于学习。一日某患者来诊，言其曾患功能性子宫出血，多家医院中西医治疗无效，求治于京城名医施今墨，6剂治愈。观其处方为补中益气汤合归脾汤化裁，加阿胶、黑地榆等止血药。方证分析当属脾不统血、气不升摄所致的气虚血脱证，与李老自己平素辨证处方似无大差别，但不同的是施老方中除白芍、柴胡、升麻均醋炒外，每剂药并用了六两（180g）米醋作药引。故李老后每遇此症，即用施老方法，果然每获奇效。笔者有幸师从李老，亦学得此法，临证治疗气虚血脱型崩漏数例，效如桴鼓。加与不加米醋，疗效差别很大，可见平淡无奇的一味寻常食物，在高明中医手里，能化腐朽为神奇，中医之道，至简而至奇！而醋之能止汗，其理一也，取其酸收敛汗之功。

五、桂枝加附子汤

【组成】桂枝（去皮）三两　芍药三两　甘草（炙）三两　生姜（切）三两　大枣十二枚　附子（炮，去皮，破八片）一枚

【用法】上六味，以水七升，煮取三升，去滓，温服一升。本云：“桂枝汤，今加附子，将息如前法。”

【方解】附子，《本经》谓“味辛，温。主治风寒咳逆，邪气，温中……寒湿踒躄”。具有温阳散寒、回阳救逆、除湿止痹痛等功效，为救治少阴阳

---

① 江苏新医学院．中药大辞典．上海：上海科学技术出版社，2002：2602.

衰之主药。方中桂枝汤本治疗太阳表虚之自汗，但若误用发汗，导致漏汗不止之变局，此由太阳证而又转陷入少阴，桂枝汤已非所宜，亟加附子以扶阳救逆、敛阴止汗。故本方为治太阳、少阴并病证，症见漏汗不止、小便难、四肢微急难以屈伸者。

（一）方证辨证要点

1. 本方证属太阳、少阴并病证，为太阳表虚证而又陷入少阴者。

2. 具桂枝汤证，而更恶寒、汗出、脉沉细或浮虚者；或见身体疼痛，关节屈伸不利，小便难。

（二）皮肤病辨治心法

1. 荨麻疹、湿疹皮炎等符合本方证时可用。

2. 带状疱疹，不论急性期或后遗神经痛期，符合本方证时，可用。

3. 关节病性银屑病亦有适证使用之机会。

（三）医案实录

带状疱疹（桂枝加附子汤合真武汤）

张某，女性，62 岁，2004 年 8 月 25 日初诊。左上肢起水疱，疼痛 1 周。有糖尿病史多年，平素疲倦甚，汗多，恶风，久有背寒冷痛，胃脘不适。舌淡暗，苔淡黄腻，脉沉细弱。

此太阳表虚夹饮，而又陷于阴证，予桂枝加附子汤合真武汤化裁：熟附子 30g，桂枝 12g，白芍 12g，大枣 6 枚，生姜 10g，炙甘草 6g，苍术 12g，茯苓 12g，煅龙骨 30g，煅牡蛎 30g，黄芪 60g，瓜蒌 20g，红花 3g，2 剂。

药后汗出减少，乏力好转，右上肢痛减，诉服药后胃部舒适。继服 3 剂，水疱已消，疼痛愈。

改予四逆汤合附子理中汤加减以求巩固：熟附子 10g，干姜 6g，茯苓 18g，苍术 15g，泽泻 10g，煅龙骨 30g，煅牡蛎 30g，党参 30g，炙甘草 10g，3 剂。

服药后精神很好，背冷消失，汗出明显减。

嘱服肾气丸善后。

【按】本案患者汗出、恶风，当属太阳表虚证；又因疲倦甚，脉沉细弱无力，为陷于阴证无疑，故予桂枝加附子汤。

《金匮要略·痰饮咳嗽病脉证并治》曰："夫心下有留饮，其人背寒冷如掌大。"本案久有背寒冷而痛，又舌淡暗、苔淡黄腻，留饮之证据亦甚明（饮久稍有化热，故见淡黄苔）。《金匮要略》又有"病痰饮者，当以温药和之"，本案阳虚饮盛明显，故合用真武汤。

两方相合，方证对应，故能取效。本案虽起病1周，处于急性期，然不可认为初起必属"火"、属"湿热"，而用龙胆草、黄芩、栀子等（龙胆泻肝汤）；或考虑病毒感染而"中药西用"，将板蓝根、蒲公英之类"抗病毒中药"摇笔即来。

六、桂枝加龙骨牡蛎汤（附：二加龙骨汤）

【组成】桂枝　芍药　生姜（各）三两　甘草二两　大枣十二枚　龙骨　牡蛎（各）三两

【用法】上七味，以水七升，煮取三升，分温三服。

【方解】《本经》谓"（龙骨）味甘，平。主治心腹鬼疰，精物，老魅……小儿热气惊痫"，"（牡蛎）味咸，平。主治……惊恚怒气……杀邪鬼"。所谓"鬼疰，精物，老魅，邪鬼"，均指各种心神症状。二者为强壮性的收敛药，具有收敛镇摄、潜镇浮越之效，可治疗烦惊、动悸、不眠、多梦等心神症。桂枝汤调和营卫气血，治其表虚。故本方为治具有桂枝汤证，又见胸腹动悸、惊烦不安、夜寐不宁、梦多失精等兼各种心神症者。

（一）方证辨证要点

1. 本方证属太阳病表虚证。

2. 于桂枝汤证基础上而见胸腹动悸、易惊烦不安、失眠多梦、自汗、盗汗者。

3. 本方有其明显的体质特点，"可以看作是桂枝体质的一种，即肤白体瘦，外表柔弱，皮肤细腻，小腹腹直肌紧张，腹主动脉搏动亢进，易心悸头晕、汗出、失眠多梦。脉多浮大而无力，舌质嫩红、湿润，若舌质暗红坚老，舌苔黄腻、焦干、厚腻者均应慎用”。[①] 总的来说，本方证具有易紧张、易惊悸的虚弱体质状态，所以若从此特点上去把握本方证，有时能达到一望而知的效果。另外，舌、苔及脉上的特点尤须注意，特别是脉多浮大而无力，或有躁动感。但若脉呈浮大坚搏动指，此阳虚极外浮无根，亟宜加附子配龙牡温阳潜镇、镇摄浮阳[②]。

4. 本方与柴胡加龙骨牡蛎汤均有惊烦不安、失眠多梦之心神症状，但本方之体质更为虚弱（详见柴胡加龙骨牡蛎汤条）。

（二）皮肤病辨治心法

1. 常用于过敏性皮肤病，如荨麻疹、湿疹、皮炎等，因瘙痒剧烈而情绪波动大，精神紧张、影响睡眠者，但必须辨证属桂枝汤之表虚证。

2. 斑秃及各种脱发病、银屑病、神经性皮炎、结节性痒疹等表现为表虚证体质，而易精神紧张、神经过敏者。

3. 多汗症，自汗、盗汗，本方及其加减方二加龙骨汤均有适证应用的机会。

4.《小品方》之二加龙骨汤与本方相类，区别在于前者阳虚之象更明显，患者更显疲倦状态，且由于阳虚日久导致虚阳不潜之浮热现象亦较本方明显，如出现既恶寒又恶热、口干、自汗出、夜间盗汗等情况。

（三）医案实录

1. 慢性荨麻疹（桂枝加龙骨牡蛎汤合玉屏风散、术附汤）

顾某，女性，53 岁，2009 年 4 月 24 日初诊。身起风团瘙痒 4 年，多方中西药治疗仍反复发作，现仍服西药开瑞坦，但控制不佳。平素怕冷甚，汗出，常腹泻，遇冷则泻，下肢怕冷，易疲倦，心慌。舌淡红，苔薄白，脉

---

① 黄煌．经方 100 首．南京：江苏科学技术出版社，2005：37.

② 以附子、桂枝、干姜等温阳药配伍龙骨、牡蛎、磁石等潜镇药同用之法称为温潜法，以治疗阳浮于上，或上盛下虚一类的阳虚病证。温潜一法，民国时名医祝味菊颇多创获，可参看招萼华．祝味菊医案经验集．上海：上海科学技术出版社，2007. 作者对温潜法适应证及临床运用要点曾有论述，可参看温潜法临床应用体会．新中医，2010，42（8）：149–150.

沉细。

此太阴、少阴合病，予桂枝加龙骨牡蛎汤合玉屏风散、术附汤：桂枝10g，赤芍10g，大枣20g，黄芪15g，防风10g，白术10g，熟附子15g，龙骨30g，牡蛎30g，生姜10g，甘草6g，4剂。

药后风团减少，诸症减轻。前方加荆芥10g，白蒺藜15g，6剂。

药后风团瘙痒减轻很多。且精神明显好转，无疲劳，无腹泻，怕冷亦明显好转。前方再加羌活10g，6剂。巩固治疗。

【按】汗出，怕冷，太阳表虚证，属桂枝汤类方；兼心慌，宜桂枝加龙骨牡蛎汤。

怕冷甚，汗出明显，疲倦，比桂枝汤表虚证更虚者，可予桂枝加黄芪汤。加黄芪者，在于固表，故取时方玉屏风散亦无不可。

常腹泻，遇冷则泻，下肢冷甚，疲倦甚，脉沉细，已陷入太阴少阴，附桂理中可用之。但因现未腹泻，大便正常，暂不用附桂理中，而术附汤能"暖肌补中，益精气"，可选用之。

综合以上思路，故选用桂枝加龙骨牡蛎汤合玉屏风散、术附汤治疗。

荨麻疹身起风团瘙痒，多辨证为风热，用荆芥、防风、金银花、连翘；久不愈者责之气虚、血虚，用当归、黄芪；似已成思维定式，而麻黄、桂枝、干姜、附子等温热药，皆畏如蛇蝎，谓辛温药以热助热，于荨麻疹不宜。殊不知辨证论治乃有是证用是方、用是药。而具体辨证过程中，必须局部皮损辨证和整体辨证结合，而不能仅仅局限于皮损，不然，很容易被误导为风热、血热。

2. 慢性荨麻疹（二加龙骨汤）

冯某，女性，24岁，2009年8月31日初诊。身起风团瘙痒1个月余。夜间盗汗，怕热怕冷，手足冷，疲倦甚，胃纳可。舌体胖大，舌质淡，边齿印，苔白，脉沉细。

怕冷、汗出，此太阳表虚桂枝证；而手足冷、疲倦甚、脉沉细，为陷入阴证，有用附子之证据；怕热、盗汗、阳虚而浮热在外所致。

《金匮要略》有"虚弱浮热汗出者……二加龙骨汤"，正属此证。故选用之：熟附子5g，白薇10g，龙骨30g，牡蛎30g，桂枝10g，白芍10g，大枣30g，炙甘草6g，防风10g，路路通15g，生姜10g，4剂。

1个月后再来复诊。诉服药后风团瘙痒即消失，且夜间盗汗亦愈，手足冷、疲倦均见好转，睡眠尚欠佳。近1周风团瘙痒再作，夜间口干，不多饮。

前方附子加量至10g，7剂。

药后未再复诊，直至2010年4月以面部痤疮来诊，诉前次服药后至今风团一直未发作。

【按】《金匮要略·血痹虚劳病脉证并治》曰："虚弱浮热汗出者，除桂加白薇附子各三分，故曰二加龙骨汤。"此方为桂枝加龙骨牡蛎汤的变方，相比桂枝加龙骨牡蛎汤，本方重在治浮热、汗出，故凡证属阳虚不潜、虚阳浮越在外诸症者，皆可用之。

3. 手汗症、盗汗症（二加龙骨汤）

陆某，男性，40岁。夜间盗汗3年余，诉盗汗多下半身，以双股、臀部多。且从小双手汗出如水，略感手冷。形体偏瘦，憔悴貌，疲倦，恶风，稍口干，舌偏淡，苔白润，脉细略弦。

予二加龙骨汤：桂枝10g，白芍10g，煅龙骨30g，煅牡蛎30g，熟附子3g，白薇6g，大枣4枚，生姜10g，炙甘草5g，5剂。

药后盗汗即止，双手汗出亦明显好转，变得干燥，嘱继服数剂巩固之。

【按】二加龙骨汤治疗阳虚型盗汗效果颇佳，曾治多例均数剂而愈。辨证要点在于把握虚弱、浮热二症。必须注意与桂枝加黄芪汤、桂枝加龙骨牡蛎汤等方证的鉴别。

4. 脂溢性脱发（桂枝加龙骨牡蛎汤合桂枝加黄芪汤）

刘某，女性，32岁，2009年4月10日初诊。脱发1年，头顶部稀疏样脱发，伴头油较多，无头痒，无明显头屑，拔发试验阳性。平素较怕冷，汗出，长期失眠，时有心慌发作。有过敏性鼻炎史。舌淡红，苔薄，脉沉细略弦，重按无力。

综合整体证候分析，桂枝加龙骨牡蛎汤加黄芪证显而易见，故予之：桂枝10g，白芍10g，龙骨30g，牡蛎30g，黄芪20g，大枣6枚，生姜10g，炙甘草6g，7剂。

药后未再复诊。直至2010年5月27日，患者因皮肤湿疹前来就诊，并主动言及去年服上方效果很好。连服1个月左右，不但脱发停止，且心慌、失眠均愈，至今上症均未反复。

【按】脂溢性脱发偏油性者，多从湿热治；偏干性者，多从血虚风燥治；后期多从肝肾不足治。此皆中医思维定式，临床不可胶柱鼓瑟，囿于成见，要从“观其脉证，知犯何逆，以法治之”的辨证论治精神中去探求。

本案仅脱发局部一症，难以提供足够的辨证信息，故整体信息的搜集尤为重要，且必须纳入辨证分析中。可见皮肤科辨证要“见皮非治皮”，非不治皮也，是不能眼中只有“皮”。

七、苓桂术甘汤（附：苓桂枣甘汤、茯苓甘草汤、苓桂味甘汤）

【组成】茯苓四两　桂枝（去皮）三两　白术二两　甘草（炙）二两

【用法】上四味，以水六升，煮取三升，去滓。分温三服。

【方解】茯苓、白术利尿逐水；桂枝降冲逆；甘草缓急迫。四药合用，具有通阳利水、宁心降冲的作用。故本方为治太阳表虚，又因心阳不足而饮邪上冲之头晕、目眩、身为振振摇、小便不利者。

（一）方证辨证要点

1. 本方证属太阳病表虚证，夹饮。

2. 虚弱体质，有心阳不足、水饮内停的表现，故可见气短、面部水色晦滞、小便不利、浮肿倾向、胃内有振水音等。舌体胖大甚或齿印，苔白润、白滑居多，脉以沉弦居多。

3. 有水饮上冲的征象，突出表现为“心下逆满、气上冲胸、起则头眩”，即心下胃脘饱胀感、恶心呕吐，或胸闷、心悸、起立则眩晕等。

4. 苓桂术甘汤、苓桂枣甘汤、苓桂姜甘汤（茯苓甘草汤）、苓桂味甘汤四方相类，故合并于此鉴别之。四方皆为苓桂剂，皆治水气上冲证。苓桂剂中桂枝甘温补中、通阳降冲；茯苓甘淡利水、宁心定悸，配甘草和中以降冲。四方之差别在于苓桂术甘汤配白术，重在加强补脾温中以利水，治心下气上冲、头晕、胸满、心悸等；苓桂枣甘汤配大枣，重在补心脾、逐水饮，治“脐下悸”“欲作奔豚”；苓桂姜甘汤（茯苓甘草汤）配生姜，重在温胃逐饮，治疗水饮潴留于胃而心下悸、胃中水饮上逆而呕吐；苓桂味甘汤配五味子，此方本治肾气素虚之人，因误服小青龙汤而致“气从小腹上冲胸咽，手足痹，其面翕热如醉状，小便难，时复冒”等肾气不摄诸变证。五味子温肾纳气，使气不夹饮上冲。故凡老人肾虚，下元不固，水气上冲之喘咳、心悸、冒眩等症皆有使用机会。四方虽仅一味之差，又皆治水气上冲证，但各方所治差异不可不辨。

（二）皮肤病辨治心法

1. 各种湿疹、皮炎皮疹表现渗液、流滋、肿胀；或慢性溃疡，溃口淡白、脓水清稀不收；或荨麻疹起风团瘙痒，但呈表虚体质，整体有水饮内停的征象，特别是呈现舌体胖大，或有齿印，苔白润甚或白滑者，单用或合用此方机会颇多。使用时不必拘泥有水饮上冲之证据，如眩晕、胸闷、心悸等，但若同时具备则方证更契合。

2. 面部各种色斑、黄褐斑、雀斑、黑眼圈、眼袋等，若表现呈“水色”，即面色黧黑或面见“水斑”，水斑就是“额、颊、鼻柱、口角等处，皮里肉外，出现黑斑，类似色素沉着”。[①] 伴见“水舌”，即舌质淡嫩，舌苔水滑。皆为此方适应证。

（三）医案实录

1. 慢性荨麻疹（苓桂术甘汤合桂枝汤、桂枝加龙骨牡蛎汤）

王某，女性，28岁，2010年8月6日初诊。身起风团瘙痒1个月余，外院给予中西药治疗，控制不佳。平素怕冷，易汗出，头晕、心慌。舌体胖大，边齿印，苔白润，脉沉细。

怕冷，汗出，结合舌脉，可知属太阳表虚桂枝证。

头晕、心慌、舌体胖大、齿印，苔白润，脉沉，此水饮证，水饮上冲则头晕、心慌。故属苓桂术甘汤证。

综合之，故处方苓桂术甘汤合桂枝汤：茯苓15g，桂枝10g，白术15g，

---

① 刘渡舟．伤寒论十四讲．天津：天津科学技术出版社，1982:71. 刘氏在此书第七讲“试论苓桂剂的加减证治”中认为“苓桂剂主要用来治疗水气上冲证”，并对水气的概念、水气上冲的证机以及苓桂剂各方（苓桂术甘汤、苓桂杏甘汤、五苓散、苓桂味甘汤、苓桂姜甘汤等）的鉴别做了详尽的论述，对理解仲景“苓桂剂”大有裨益。亦可参阅刘渡舟．刘渡舟伤寒临证指要．北京：学苑出版社，2000：80-107.

大枣 20g，生姜 10g，炙甘草 6g，7 剂。

药后心慌好转，风团稍减。

前方加龙骨、牡蛎、黄芪，即合桂枝加龙骨牡蛎汤、桂枝加黄芪汤意：茯苓 15g，桂枝 10g，白术 15g，大枣 20g，生姜 10g，炙甘草 6g，生龙骨 30g，生牡蛎 30g，生黄芪 30g，7 剂。

药后风团瘙痒明显减轻，心慌亦好转，继以此方加减连服 1 个月余，风团未再发作而停药。

【按】本案是太阳表虚基础上有水饮证，故见汗出、恶风、头晕、心慌、舌体胖大、齿印等证候，故予苓桂术甘汤合桂枝汤两方合用。服药后诸症好转，二诊适时加入龙骨、牡蛎、黄芪，即合桂枝加龙骨牡蛎汤、桂枝加黄芪汤意，以加强疗效。

2. 带状疱疹、荨麻疹（苓桂枣甘汤）

尹某，女性，49 岁，2005 年 10 月 17 日初诊。9 月底因右腰背部起水疱疼痛，前医诊断为带状疱疹。经中西药治疗后，水疱已结痂，疼痛仍作但不甚。但药后皮肤起风团，瘙痒，且自感有气自腹部上冲至胸、喉部，腹部挛急则有上冲，颇为不舒。伴微恶风，汗出，头晕，足软乏力，夜间有发热感。舌淡暗，苔白，脉弱。

此里饮上冲，奔豚发作，故予苓桂枣甘汤：桂枝 10g，大枣 30g，茯苓 15g，炙甘草 7g，3 剂。

二诊：10 月 20 日。药后气上冲感消失，头晕、乏力及风团瘙痒亦明显好转，右腰背部疼痛消失，睡眠精神转佳。喉部略有阻塞感，舌脉同前。

继予前方 3 剂而愈。

【按】苓桂枣甘汤应用于皮肤病机会不多，但若皮病又兼见奔豚发作，急治奔豚，有时可收皮病同时得愈之意外效果。

八、当归四逆汤（附：当归四逆加吴茱萸生姜汤）

【组成】当归三两　桂枝（去皮）三两　芍药三两　细辛三两　甘草（炙）二两　通草二两　大枣（擘）二十五枚（一法，十二枚）

【用法】上七味，以水八升，煮取三升，去滓，温服一升，日三服。

【方解】本方为桂枝汤去生姜加当归、通草、细辛而成。通草（注意：古之通草，即今之木通，今之通草，乃古之通脱木。又历代本草所记载的木通皆木通科木通，与现代广泛使用之关木通不同，后者乃马兜铃科木通，有较强的肾毒性[①]），《本经》谓"味辛，平，通利九窍，血脉，关节"，可知有通利血脉的作用；当归补血活血通脉；细辛辛温化寒饮。故治太阳表虚桂枝汤证，又见太阴血虚血瘀、外寒内饮而致"手足厥寒，脉微欲绝者"。

（一）方证辨证要点

1. 本方证属太阳、太阴合病证，兼血虚、血瘀、寒饮。

2. 以手足厥寒，脉微欲绝为主要见症。

3. 须与四逆汤、四逆散等以"四逆"命名之方证鉴别。三者均有手足逆冷见症。但四逆汤乃阳虚之极，手足逆冷可过肘膝，严重者一身皆冷，多见于少阴、太阴病，整体衰弱之象明显，见神情萎靡、疲累、但欲寐，或下利清谷等症，故以大剂附子为主扶阳振颓；四逆散乃气郁所致，其手足冷多与心情及气候变化有关，且身不冷，体质未见衰弱之象，故以柴胡为主行气解郁；本方手足逆冷异常，即使夏季亦未见手足转温，冬季常发冻疮，显示末梢循环不良征象。且因血虚于内，故兼有面色苍白无华、唇色、爪甲不荣等见症。

4. 本方常加吴茱萸、生姜而为当归四逆加吴茱萸生姜汤。《伤寒论》谓："若其人内有久寒者，宜当归四逆加吴茱萸生姜主之。"久寒者，指内有久寒饮，为陷入太阴证更甚者。表现为在当归四逆汤证基础上，更见头痛、呕吐、腹满冷痛下利、经来腹冷如冰等寒饮内扰之象，则宜本方加吴茱萸生姜治之。若更见阳衰之象，为陷入少阴证，可再加附子。

（二）皮肤病辨治心法

1. 各种皮肤病若具手足冰冷、麻木，或疼痛，或青紫、发绀等末梢循环不良见症者。于冻疮、雷诺病、硬皮病、网状青斑、肢端青紫症、脉管炎、皮肤血管炎、小腿淤滞性皮炎等病中最有适证使用之机会。

---

① 江苏新医学院．中药大辞典．上海：上海科学技术出版社，2002.

2. 有用于红斑性肢痛症之机会。红斑肢痛症以双足、小腿红斑灼热、疼痛剧烈为特点。因其表现为灼热肿痛，常辨证血热、毒热、瘀热，以清热凉血解毒、活血化瘀治疗为多，但若患者整体表现为桂枝汤证而又手逆冷者，本方有奇效。

（三）医案实录

1. 带状疱疹（当归四逆汤合麻黄附子细辛汤、四逆汤）

马某，女性，45 岁，2004 年 12 月 2 日初诊。右下肢起水疱疼痛半个月。前医以板蓝根、薏苡仁等清热利湿中药，及西药抗病毒、止痛等治疗，水疱已结痂，但疼痛未缓解。平素怕冷甚，手足冰冷，无汗，精神可，服前药后食纳转差，二便可，舌淡暗，苔薄，脉沉细微，需重按始得。

手足冰冷，脉细微，此当归四逆汤方证；平素怕冷甚，脉沉细微，为其重者，已陷入阴证，可加附子、干姜，合四逆汤方意。

得病以来一直无汗而疼痛不休，为表寒一直未解，可用麻黄剂解表散寒；而已陷入阴证又需解表者，麻黄附子细辛汤堪用。

四诊合参，此太阳、太阴、少阴合病，又兼血虚血瘀、寒饮内盛，故合方予当归四逆汤、麻黄附子细辛汤、四逆汤加减：麻黄 8g，熟附子 20g，细辛 3g，当归 12g，桂枝 10g，干姜 9g，牛膝 9g，大枣 40g，2 剂。

药后疼痛明显减轻，怕冷、纳差诸症均好转。

守方再服 5 剂，疼痛完全消失，不但带状疱疹治愈，连多年怕冷、手足冰凉之患亦愈。

【按】《伤寒论》第 351 条曰："手足厥寒，脉细欲绝者，当归四逆汤主之。"患者长期手足冰冷，脉沉细而微，正属血虚寒厥之当归四逆汤证。前医不察，仍守清热解毒、利湿之法，过用寒凉，不但未能取效，且伤人脾胃，导致食纳转差。今取当归四逆汤以温通血脉，散寒止痛。配合四逆汤扶阳温里，兼取麻黄、细辛辛散走窜，开少阴之表，使邪有去路，故数剂得效。

2. 慢性荨麻疹（当归四逆汤）

越某，女性，38 岁，2010 年 10 月 8 日初诊。身起风团瘙痒 2 个月余。外院给予抗过敏西药治疗，控制不佳，服药能缓解，停药即发作。平素怕冷，四逆明显，月经周期基本正常，有痛经，经色偏暗，有血块，大便偏干，舌暗有瘀斑，苔薄，脉沉细。

四诊合参，此太阳、太阴合病，兼血虚血瘀证明显，处方当归四逆汤加减：当归 10g，桂枝 10g，赤芍 10g，大枣 30g，细辛 6g，木通 10g，炙甘草 6g，荆芥 10g，防风 10g，浮萍 15g，酒大黄 3g，5 剂。

二诊：药后风团瘙痒即消，停药 1 天后又再复发，大便已通但不畅。前方加枳壳 10g，7 剂。

三诊：药后风团瘙痒消失，大便畅。继服 14 剂巩固，后未再复诊。

【按】此案怕冷，四逆，痛经，经色暗，脉沉细，皆辨证当归四逆汤“眼目”，辨证并不难；另患者大便干，故加大黄，合桂枝、芍药，亦桂枝加大黄汤意。

3. 结节性红斑（当归四逆汤）

郭某，女性，21 岁，2009 年 5 月 21 日初诊。患结节性红斑 1 年，反反复复，曾服用泼尼松、雷公藤总苷片等西药，以及中药清热利湿化瘀治疗，效果不佳。现见：双小腿伸侧皮下结节数个，色暗红，压之疼痛。形体瘦弱，手足逆冷，怕冷，舌质偏暗红，苔薄白，脉沉细。

手足逆冷，脉沉细，可直接辨出当归四逆汤方证，故处方：当归 10g，桂枝 10g，白芍 10g，大枣 30g，细辛 3g，木通 10g，甘草 10g，毛冬青 30g，7 剂。

二诊：药后明显好转，疼痛消失，无新发结节，旧结节消失遗留褐色色素沉着。前方加熟附子 15g，牡蛎 30g，桔梗 20g，7 剂。

三诊：病情稳定，无新发结节。前方再去牡蛎，桔梗，加牛膝 15g，丹参 15g，服 14 剂巩固。

【按】结节性红斑属血管性皮肤病，是一种真皮脉管和脂膜炎症所引起的结节性皮肤病，以小腿伸侧散在性皮下结节，色鲜红或紫红，压之疼痛为特征，与中医古籍中的“瓜缠藤”相似。此病初起时多见热毒，或热毒夹湿夹瘀；反复发作者又见热毒伤阴，呈阴虚血瘀之证。所以治疗常常以清热解毒、清热除湿、活血化瘀、滋阴活血等为法。但就临床所见，寒凝血瘀证的结节性红斑亦不少见，此案虽见结节疼痛，扪之灼热，但手足逆冷，四末不温突出。前医不察，以清热利湿化瘀治疗，效果甚差，即使配合激素、雷公藤总苷片等西药仍不能控制病情。此证当温经散寒、活血止痛，以当归四逆汤为正治。

方中加入毛冬青一味，为现代常用中草药，其“(味)微苦甘，性平，无毒”，具有很好的活血通脉作用，西医学证实该药含有多种黄酮类，有增加冠脉流量、降压、解除血管痉挛、促进血液循环、抗菌消炎等诸多作用[①]。笔者常于血管炎、硬皮病、脉管炎等病中辨证基础上加入此药，疗效良好。

当归四逆汤的辨证要点，《伤寒论》虽有明言“手足厥寒，脉细欲绝”，但尚嫌简单。范中林老中医常以此方治疗各种下肢痹痛如坐骨神经痛等，效果很好，曾总结两点辨证要点，有很好的参考价值：“从主证看，一是少腹或腰、臀部以下发凉，或四至末端冷；二是少腹、腰、臀以下疼痛，包括阴器、睾丸、下肢筋骨、关节疼痛，以及痛经等。除以上主证外，还可能出现某些兼证。而脉象多细弱，舌质常暗红无泽，或有瘀斑，苔灰白或腻或紧。”[②]

4. 变应性皮肤血管炎（当归四逆加吴茱萸生姜汤合四逆汤）

吴某，女性，21岁，2006年10月26日初诊。变应性皮肤血管炎反复发作4年，再发4个月。来诊前在门诊治疗1个月余，已易三医，先后以西药泼尼松、抗生素、转移因子、雷公藤总苷片等，中药汤剂清热利湿、活血化瘀等治疗，病情未见起色。现见双小腿已呈网状暗红色斑，散在多个溃疡面，压之疼痛。形体瘦弱，肤白，畏冷，手足冰冷，口不干，舌淡红，苔中淡黄润，脉弦细。

手足冰冷即四逆证，四逆散、当归四逆汤、四逆汤均主之。但患者无口苦、咽干等少阳症见，且形体瘦弱、畏冷，故可排除四逆散证。

综合分析，此为当归四逆汤合四逆汤证。嘱停用以前西药，以当归四逆汤合四逆汤加减：熟附子10g，当归30g，白芍15g，桂枝15g，通草5g，木通5g，吴茱萸10g，干姜6g，生姜10g，毛冬青45g，红花5g，大枣60g，炙甘草10g，5剂。

二诊：药后大部分溃疡结痂愈合，暗红斑明显消退，手足冰冷减轻。继守方加减，7剂而愈。

---

① 江苏新医学院．中药大辞典．上海：上海科学技术出版社，2002：441-443.

② 范中林医案整理小组．范中林六经辨证医案选．沈阳：辽宁科学技术出版社，1984：175.

【按】此乃患者平素调摄不慎，不避生冷寒凉，致寒凝血脉，不通则痛，日久寒凝化热成腐而溃烂，故虽见局部红斑、溃疡等有热之征象，然根本仍是寒凝，治当温通血脉、散寒解凝，当归四逆汤主之；内有久寒者，加吴茱萸生姜汤；患者体弱畏冷，阳气明显不足，又当加四逆汤扶阳固其根本；配入毛冬青、红花，更加强活血化瘀之力。诸药相合，方证对应，故收效甚速。

皮肤血管炎之基本病机有二：一为湿热下注；二为脉络瘀阻，故治宜清热利湿、活血通瘀。其急性发作时，此法多能奏效。然其反复发作时，必有阳气之不足，又因长期服用苦寒清热利湿之剂，更伤阳气，遂使病情由实转虚，由热转寒。故虽见局部红肿、溃烂，扪之有热，亦当慎用苦寒清热利湿之剂。临床见到不少血管炎患者，前医固守清热利湿剂，导致病情迁延不愈，而笔者改以温通之当归四逆汤，均能迅速控制病情而至痊愈，良可慨也。

5. 红斑肢痛症（当归四逆汤）

某男，16岁，2008年3月20日初诊。红斑性肢痛症2年多，在当地医院予中、西药物治疗未效（具体药物不详），发作次数增多，时间延长，每次发作时需双足持续浸泡冷水中，风扇使劲吹方稍缓其痛，现每日持续发作。血管外科给予西药消炎痛、阿司匹林、谷维素、神经妥乐平、文拉法辛等消炎镇痛，中药汤剂蒲公英、黄柏、连翘、当归、龙胆草、牡丹皮等清热利湿化瘀治疗，无明显改善，经介绍来诊。

双小腿、足部发红，灼热疼痛难忍。形体偏瘦，手部逆冷，上半身稍怕冷。查：左足至小腿发红，左足肿胀明显，肤温高，压痛。因长期泡冷水，足趾间白皮，足背少许水疱、破溃及糜烂面。平素身体尚可，无汗，口中和，便可，纳可，舌淡红，苔白而润有津，脉浮弦稍数。此寒湿阻滞经络，郁而化热。治以解表散寒、除湿止痛。荆防败毒散加减：荆芥10g，防风10g，茯苓10g，川芎10g，羌活10g，独活10g，柴胡10g，前胡10g，炒枳壳10g，桔梗10g，薄荷5g，甘草5g，生姜3片，连翘30g，生薏苡仁90g，5剂。外用黄精30g，乌梅15g，酒大黄30g，牡丹皮30g，5剂，外洗患处。黄柏粉、五倍子粉混合外撒糜烂处。

二诊：服药后效果很好，左足疼痛减轻4成，皮肤发红明显消退，足肿胀减轻，灼热减轻 1 成，仍需泡冷水、吹风扇。前方薏苡仁加量至 120g，加木通 10g，再服 14 剂，疼痛即消失而愈。嘱避一切生冷寒凉，再服 14 剂巩固。

至 2009 年 1 月 6 日，其父再次来访。诉服前药后病已痊愈，但患儿仍不避生冷寒凉，常食生冷瓜果、冰冻饮料。因在农村，雨天亦赤足涉水毫不保暖，“寒从足起”，近 1 个月有所复发。因患儿未至，故仍予前方。

1 月 31 日，其父携子来诊，诉初服前药疼痛稍缓，但旋即又发加剧。查：双小腿至足红肿灼热，上起瘀斑、瘀点，压之疼痛，左小腿及足甚。形体偏瘦，上半身稍怕冷，两手冰冷，稍有手汗出，纳可，二便可，舌略暗红，苔雪白而润，脉弦细而数，重按稍无力。

荆防败毒散为解表散寒除湿方，既已无效，说明寒湿当更深入一层，非荆防败毒散轻浅之表散能建功，遂改予当归四逆汤：当归 15g，桂枝 20g，赤芍 10g，白芍 10g，木通 10g，牛膝 10g，牡丹皮 15g，山栀子 10g，细辛 3g，炙甘草 9g，5 剂。

2 月 5 日诊。疼痛稍缓，有时疼痛能消失，但痛时仍剧烈难忍，手冰冷稍减轻。前方加全蝎 9g，蜈蚣 2 条，土鳖虫 10g，冬瓜皮 30g，漏芦 10g。外用黄精 30g，乌梅 15g，酒大黄 30g，牡丹皮 20g，五倍子 30g，苦参 30g，黄柏 30g，路路通 30g，地榆 50g。另予五倍子、黄柏、青黛粉外撒患处。

2 月 11 日诊。仍疼痛剧烈，足肿胀稍减，部分皮肤溃烂。前方增量当归 20g，桂枝 30g，赤芍 30g，蜈蚣 3 条，加制马钱 1g，3 剂。仍无缓解，笔者渐有懈怠意，遂介绍患者就诊某大医院西医专家，然西医亦谓无能为力，仅给予消炎止痛药敷衍，无法止痛。数日后笔者思考再三，嘱停西药，于前方中增入炮山甲一味，服 3 剂。不意顿时峰回路转、柳暗花明，服 1 剂疼痛立即减轻。

2 月 27 日诊。疼痛基本消失，但双足肿胀溃烂甚，流脓，人亦明显消瘦，胃纳差，舌体胖大，苔稍黄润，脉弦软无力，稍数。改方以当归四逆汤合四妙勇安汤化裁：黄芪 200g，当归 30g，桂枝 15g，赤芍 15g，陈皮 10g，川芎 10g，玄参 30g，金银花 60g，薏苡仁 30g，白术 20g，甘草 30g，5 剂。外用地榆 60g，黄柏 60g，外洗。

3 月 6 日诊。疼痛消失，双足肿胀溃烂甚，状如翻花，皮下流脓稠厚而灰白，状如浓涕，胃纳好转，舌淡红，苔白润，脉弦软无力，稍数。前方加厚朴 10g，茯苓 15g，7 剂。外用黄柏 60g，白芥子 60g，苍术 30g，天南星 30g，生半夏 30g，生川乌 5g，生草乌 5g，桂枝 15g，7 剂，水煎外洗。外用海浮散。

取脓液做细菌培养，结果报告：同时检出 2 种细菌，金黄色葡萄球菌 70%，肺炎克雷伯菌 3%。该菌 β－内酰胺酶阳性，对所有青霉素类、大多数一代头孢菌素耐药，治疗时建议选择含酶抑制剂复合抗生素或对该酶稳定的药物。既已见效，暂不用西药抗生素，仍以中药内服外用。

3 月 13 日诊。足肿胀消减，脓液明显减少，变稀，部分溃烂创面见愈合。无疼痛。继前方内服、外用，略做增减。

至 5 月 6 日，双足背溃烂面已明显缩小，足肿胀减轻，脓液明显减少。调整处方：当归 15g，桂枝 10g，黄芪 30g，赤芍 10g，陈皮 10g，川芎 5g，金银花 30g，薏苡仁 30g，炒白术 10g，紫花地丁 15g，红花 5g。

外用黄柏 60g，生川乌 5g，生草乌 5g，紫花地丁 45g，白芷 15g，肉桂 6g，蜀椒 15g，红花 5g，外洗。

嘱患者自制海浮散外用。

服药至 6 月 16 日。双足溃烂完全愈合，病愈。嘱以后注意保暖，避免手足受凉，禁过食生冷瓜果，带药回家巩固：当归 15g，桂枝 10g，黄芪 30g，赤芍 10g，陈皮 10g，薏苡仁 30g，炒白术 15g，牛膝 10g。

【按】本案前后历时 1 年多，分两阶段治疗。第一阶段治疗时见效很快，予荆防败毒散加减，患痛立缓，前后未至 1 个月即愈。荆防败毒散出自明·张时彻的《摄生众妙方》，功能发汗解表、消疮止痛。外科常用于疮肿初起之红肿疼痛，恶寒发热，无汗不渴，舌苔薄白，脉浮数者。本病之足部红肿疼痛与外科疮肿有类似之处，秉“火郁者发之”之意。然虽见“火郁”，本案之本质实为“寒湿郁”，观其症、舌、脉可知。荆防败毒散散寒除湿功效显著，故选用之。方中重用薏苡仁很关键，薏苡仁味甘淡，性凉，《本经》谓其：“主筋急拘挛，不可屈伸，风湿痹，下气。”《本草正》谓：“薏苡，味甘淡，气微凉，性微降而渗，故能去湿利水，以其去湿，故能利关节，除脚气，治痿弱拘挛湿痹，消水肿疼痛。”《本草新编》亦谓：“薏苡最善利水，不至损耗真阴之气，凡湿盛在下身者，最宜用之。”综合之，故知薏苡仁主要作用是利水湿、除痹痛，且利水而不耗阴，故本案重用而取捷效。

第二阶段病情复发，再予荆防败毒散却不甚效。此笔者之惰性使然，认为前方既能奏效，此次复发与第一次相同，自然懒于再行辨证而直书前方，然结果击碎了笔者之惰性。

然当以何方为是？经请教四川某老中医，嘱宜当归四逆汤。细悟之，豁然开朗，荆防败毒散者，为除体表皮毛腠理间寒湿也，病邪在太阳表；而当归四逆汤者，众皆知治血寒厥逆，而血脉之一层，同肌肉筋骨，虽相对于五脏六腑脏器而言，仍属太阳表，但较体表皮毛腠理为更深一层。当归四逆汤主治血脉寒凝厥逆，虽由太阳表证桂枝汤加味而来，但增入当归温化血脉之寒，细辛通经络隧道血脉无处不到，能搜剔深层寒湿之邪而发散于外，其功已较荆防败毒散强几多倍。故亦知患儿愈后因不事调养，不避寒凉湿冷，再发时病已更进一层，而治轻症之荆防败毒散已不能胜任，故不效。

然用当归四逆汤时亦未得效，直至加入穿山甲方峰回路转、柳暗花明，疼痛豁然而解。考穿山甲味咸，性微寒（《别录》），能治“风痹强直疼痛，通经脉”（《本草纲目》）。其最大之特能是走窜透达力强，张锡纯对此药性能认识独到，见解精辟：“穿山甲，味淡性平，气腥而窜，其走窜之性无微不至，故能宣通脏腑，贯彻经络，透达关窍，凡血凝血聚为病皆能开之……并能治癥瘕积聚，周身麻痹，二便闭塞，心腹疼痛。若但知其长于治疮，而忘其他长，犹浅之乎视山甲也……至癥瘕积聚，疼痛麻痹，二便闭塞诸症，用药治不效者，皆可加山甲作向导。”（《医学衷中参西录》）所以本案当归四逆汤未效，即缺一能宣通经络、走窜透达之向导，如此重任非穿山甲不能胜任。故知医者不仅要熟悉方证，亦必须熟悉每一味药的药性（药之性味、特能、主治）。“用药如用兵”，指挥者对麾下兵将了如指掌，方能准确调兵遣将，排兵布阵，克敌制胜；医者熟悉每一个方证、每一味药证，临证时才能做到丝丝入扣，恰到好处，治愈顽疾。

患者痛止后，而双足溃烂状若翻花，西医认为与长期浸泡冷水继发感染有关，取脓液培养为致病菌感染，然从中医来看，此寒湿深伏经络血脉，日久凝结成痰，经细辛、穿山甲透发出来后而显现于外。此寒湿凝痰万不可再用寒凉药以冰伏之，不然后患无穷，亟宜温热药以温之、散之，以竟全功。故外用药反以白芥子、苍术、天南星、生半夏、生川草乌、桂枝、肉桂、蜀椒等诸多温药，如此调治2个月多方获痊愈。

可知辨方证、药物之理，用心粗疏者不能得其精微。

海浮散见《疮疡经验全书》，由制乳香、制没药组成，方简效宏。嘱患者自制海浮散（生乳香、生没药各等份，加灯心草适量，一同入锅内加热同炒至出油，倒出，用草纸上下数层吸去油，拣去灯心草，研极细末，装瓶备用），洗后外撒患处。

6. 白癜风（当归四逆汤合阳和汤）

欧某，女性，34岁，2005年7月2日初诊。面、背部出现白斑6年。初发时曾在外院服药治疗有好转，不久再发并渐次扩大增多。现白斑仍在扩大，额部、鼻根及眉部有白斑数片，大小不一，背部一处白斑4cm×6cm大小，白斑周缘色素沉着。平素手足厥冷、身怕冷、无汗，睡眠欠佳，月经基本正常，稍口干，不欲饮，二便可，纳稍差，舌暗红，苔薄，脉细弦。

四诊合参，辨为病在太阳、太阴，因血气虚滞于内，荣卫不利于外，发为白斑，予当归四逆汤合阳和汤加减：当归15g，桂枝6g，白芍10g，麻黄6g，干姜4g，熟地黄30g，鹿角霜20g，沙苑子60g，白蒺藜30g，首乌30g，豨莶草15g，甘草6g，7剂内服。外搽白蚀酊。

二诊：怕冷及睡眠好转，身有少许汗出。右额部白斑中部分色素岛出现，口干，喉中有痰不多，偶咳，舌暗红，苔薄微腻，脉细弦。药已中的，前方加细辛3g，木通6g，大枣10g，7剂。

三诊：药后怕冷及睡眠已明显好转，右额部白斑大部分变黑。左眉及背部白斑中亦见部分黑点出现。精神转佳，喉中痰消，无咳嗽，舌暗红，苔薄微黄，脉细弦。守方再服10剂。

四诊：右额部白斑基本被黑点覆盖，其余白斑中均见大量黑点出现。前方再加田七粉末3g冲服，10剂巩固。惜后未再复诊。

【按】白癜风易诊难治，迄今为止中西医均无特效疗法。以经方治疗白癜风仍在探索中。本案服药后有一定疗效，似属偶然之得。然从病机分析来看，患者畏冷，四逆明显，此阳虚气寒、气血凝滞，不能温煦所致；血气虚而滞与内、营卫不利于外，而发白斑。故取当归四逆汤温通血脉，唯嫌力度不够，又合阳和汤温阳补血、散寒通滞，配合沙苑子、白蒺藜、何首乌、豨莶草补肝肾阴血，以竟全功。

阳和汤是外科治疗阴疽的一张名方，来自清代王洪绪的《外科证治全生集》，凡脱疽、流注、痰核、贴骨疽、鹤膝风等阴疽属于阳虚寒凝证者，皆可用之取效。其组方配伍之精到，疗效之确切，实堪媲美经方，为后世医家所推崇。笔者常用此方化裁治疗硬皮病效果较好。

7. 瘀滞性皮炎并感染（当归四逆汤合四妙散、桂枝茯苓丸）

招某，男性，50余岁，2007年1月18日初诊。双小腿瘀滞性皮炎3年多，久治不愈，反复发作。近3个月来加重，双小腿红肿、流滋，瘙痒、疼痛，行走困难，痛苦不堪。他医给予抗生素、抗过敏西药，以及清热利湿止痒中药等治疗无大改善。

查：双小腿大片弥漫性暗红斑、肿胀。左小腿肿胀严重，皮色鲜红，扪之肤温高，伴明显压痛。红肿部位部分糜烂渗液、流滋，余处干燥、脱屑。患者形体显壮实，但明显怕冷，舌偏暗红，舌苔白，脉弦细。

小腿红肿灼热疼痛、渗液流滋，阳明证，下焦湿热所致，宜四妙散。

而反复数年不愈，形寒畏冷，小腿肿胀而色暗红，必有正气已虚，又兼血寒瘀滞，为太阳、太阴证兼夹瘀，宜当归四逆汤。

合则太阳、阳明、太阴三经之病，取上二方相合以温经散寒，活血止痛，兼以清热利湿解毒，处方：当归15g，桂枝20g，赤芍10g，大枣30g，细辛6g，木通10g，银花藤45g，牛膝30g，黄柏10g，生薏苡仁30g，苍术15g，泽兰30g，桃仁10g，萆薢30g，甘草5g，4剂。外用参柏洗液（市售中成药）以水稀释后外洗患处，氧化锌油（院内自制药）涂糜烂渗液处。

二诊：药后好转很多，肿胀明显消退，再服3剂。

三诊：进一步好转，但仍怕冷，疲倦。阳气不足，无以温煦，前方加熟附子30g，4剂。

四诊：基本不流滋，疼痛减轻。前方继服7剂。

五诊：小腿肿胀疼痛明显消退，仅左小腿内侧略有流滋，余皆干燥，脱屑。药已建功，宜进一步扶阳以鼓舞正气，扫荡余邪。前方附子加量至45g，萆薢减至15g，银花藤减至30g，牛膝减至15g，黄柏减至5g，薏苡仁减至15g，加茯苓10g，继服8剂。

六诊：疼痛完全消失，肿胀消，左小腿皮肤显光滑，遗留暗褐色色素沉着，无明显脱屑，稍痒。遂改服桂枝茯苓丸合四妙散加减：桂枝15g，茯苓15g，赤芍30g，桃仁15g，牡丹皮15g，苍术10g，萆薢30g，生薏苡仁15g，泽泻15g，黄柏10g，熟附子15g，泽兰15g，路路通15g，21剂巩固。

半年后以他病来诊，一直无复发。

【按】瘀滞性皮炎合并感染，局部红肿灼痛，阳明热证明显，而前医以清热利湿药为何难以取效？此因辨证时只知其一，不知其二，只顾其标，未顾其本。其标是下焦湿热，其本是病久正气已虚，故出现标本虚实夹杂之错综复杂的病机，治疗亦当兼顾各个方面而对应之，而不能仅以清热利湿为能事。所以本案二诊后加附子颇有深意，既扶阳补虚稳固其本，同时与当归、桂枝合用以温通血脉，使血脉瘀滞得以通畅，又与黄柏、萆薢、薏苡仁等清热药同用，使黏腻纠结之湿热得以迅速廓清，最终使缠绵3年之久的顽疾在1个多月的治疗后彻底痊愈，附子功不可没。

8. 系统性硬皮病（当归四逆加吴茱萸生姜汤合四逆汤、桂枝加黄芪汤、乌头桂枝汤）

谢某，女性，52岁，2008年2月26日初诊。双手指掌、前臂及面部皮肤发硬3年。曾当地诊所就诊治疗，未能控制，逐渐加重。2个月前入血管外科门诊及住院治疗，用药效果欠佳。经皮肤科会诊后，确诊为系统性硬皮病。出院后来诊。现面部皮肤发硬光亮，如蜡所涂，口张不大，鼻翼稍见缩小变尖，双手前臂至手指皮肤发硬，难以捏起，手指冰冷，坚硬如腊肠状，活动弯曲不利，左食指远端干性坏疽呈黑色，疼痛。右足外踝、左足趾部皮肤发溃疡疼痛。吞咽无明显困难，胃纳尚可，大便可，舌紫，苔白厚微黄干，脉细涩而弱。

四诊合参，此先天肾阳不足，兼后天调摄不慎，风寒之邪痹阻肌肤，发为皮痹。治当温阳补肾，温经散寒，通络止痹，方用当归四逆加吴茱萸生姜汤合四逆汤、桂枝加黄芪汤等化裁：熟附子60g，当归30g，桂枝20g，赤芍15g，白芍15g，大枣60g，细辛9g，木通10g，黄芪90g，水蛭15g，蜈蚣3条，全蝎9g，吴茱萸6g，生姜20g，干姜30g，炙甘草30g。7剂。

二诊：诉服药后手足较前温暖，手指暗黑色减。前方加丹参20g，红花10g，加强活血通络之力，继服8剂。

三诊：双手皮肤现红润，皮肤发硬稍有减轻，手指活动伸直较前好转。稍咳，口稍干。前方改黄芪120g，加杏仁10g，再制川乌20g，合乌头桂枝汤意，加强散寒通痹之功，继服 15 剂。

四诊：好转很多，手足变温，皮肤颜色基本转正常，手指活动好转明显，手指皮肤仍硬，前臂及手背皮肤稍变软，左足趾一处溃疡已愈，右足外踝溃疡缩小。诉服前药过程中出现烦躁、口腔溃疡、口臭、面红、睡眠欠佳等不适。此服大剂温阳药后，阳气来复而不潜之象，嘱方中加入葱白 1 根，服 3 剂，上诉不适均消。左食指坏疽已与正常组织分离明显，遂行手术截指切除。

后以此方进行加减，先后增入温阳补肾之鹿角霜、山茱萸、巴戟天、熟地黄、淫羊藿、肉桂；活血之当归、桃仁、毛冬青、鸡血藤等。间断服至 2009 年 5 月，面部皮肤已正常，手臂、手背皮肤已变软，基本正常，手指皮肤已现红润，除手指稍硬以外，活动弯曲亦改善明显。临床基本治愈。嘱停药观察。

【按】硬皮病是一种自身免疫性疾病，以局限性或弥漫性皮肤及内脏器官结缔组织的纤维化或硬化，最后发生萎缩为特点的疾病。临床上一般分为系统性硬皮病和局限性硬皮病。大致属于中医的“痹证”范畴。《素问·痹论》云：“痹在于骨则重，在于脉则血凝而不流，在于筋则屈不伸，在于肉则不仁，在于皮则寒。”中医认为本病多内有先天肾精不足，或脾肾阳虚，外有风寒湿邪侵袭，痹阻经络肌肤所致。治当以补肾填精，温阳散寒，通络止痹为大法。笔者常用当归四逆汤、四逆汤、乌头桂枝汤、桂枝加黄芪汤、归芪建中汤、理中汤、阳和汤等诸方化裁。本案即依此法则，守方加减，经 1 年余的治疗，获得较好的临床效果。

第二章　麻黄汤类方

一、麻黄汤

【组成】麻黄（去节）三两　桂枝（去皮）二两　甘草（炙）一两　杏仁（去皮尖）七十个

【用法】上四味，以水九升，先煮麻黄，减二升，去上沫，内诸药，煮取二升半，去滓，温服八合，覆取微似汗，不须啜粥，余如桂枝法将息。

【方解】麻黄，《本经》谓："味苦，温。主治中风，伤寒头痛……发表出汗……止咳逆上气，除寒热。"可知麻黄发汗解表、除寒热、解头痛，兼能治咳逆、上气；配合桂枝加强发汗解表作用；配合杏仁止喘咳；甘草缓急迫，且能调和诸药。诸药合用，以治太阳病伤寒表实之寒热、无汗而喘、头痛身疼者。

（一）方证辨证要点

1. 本方证属太阳病表实证。

2. 治一切太阳表实证之基本方，《伤寒论》第35条："太阳病，头痛，发热，身疼，腰痛，骨节疼痛，恶风，无汗而喘者，麻黄汤主之。"条文中所罗列八个证候，俗称"伤寒八证"或"麻黄八证"，然辨证时并非"八证"俱全方可使用麻黄汤。柯韵伯曰："麻黄八证，头痛、发热、恶风同桂枝证，无汗、身疼同大青龙证，本证重在发热、身疼、无汗而喘。"[①] 麻黄汤方证要点在于必须口中和，口中不和，口干或口苦、口淡等，即使恶寒无汗，皆非

① 于伯海．伤寒金匮温病名著集成．北京：华夏出版社，1997：303.

麻黄汤方证。所以麻黄汤辨证要点为恶寒、无汗、脉浮紧；或伴有发热，或头痛、身疼，或咳喘等；体实不虚，必口中和。

3. 其他太阳表实证之兼夹证，皆由麻黄汤化裁而出，如葛根汤、葛根加半夏汤、大小青龙汤等，辨证皆着眼于太阳伤寒之恶寒、无汗。但必须注意，桂枝麻黄各半汤、桂枝二麻黄一汤、桂枝二越婢一汤，以上三方虽皆有麻黄，但实是太阳中风证，属“小发汗”法。

（二）皮肤病辨治心法

1. 临床实践体会，皮肤病辨治单独使用麻黄汤的机会不多，常与麻桂各半汤、麻黄加术汤；或与葛根汤、麻杏苡甘汤、麻杏石甘汤等合方使用，以对应于太阳病夹湿，或太阳、阳明合病夹湿之病机。常用于荨麻疹、湿疹、皮炎等急性发作时，虽皮疹弥漫，来势汹汹，遍身瘙痒，然疗效甚佳，常能于一二剂内顿挫之。

2. 其他如冻疮、雷诺病、硬皮病、皮肌炎、脉管炎等，若以无汗、恶寒为特点，可考虑使用，但单独使用机会亦不多，常合用当归四逆汤、四逆汤、乌头汤、麻黄附子细辛汤、阳和汤等。

（三）医案实录

急性荨麻疹（麻黄汤合葛根汤、麻杏苡甘汤、麻杏石甘汤）

廖某，女性，21 岁，2010 年 9 月 22 日初诊。全身起风团、瘙痒剧烈 4 天来诊。此次发病前有牙痛服药史，但既往无任何药物过敏史。前医给予葡萄糖酸钙、维生素 C 静脉滴注，口服地氯雷他定、西替利嗪抗过敏，以及中药湿毒清胶囊等治疗，未见效果。来诊时仍起大片风团，瘙痒剧烈。口稍干，恶风，吹风即痒，无明显汗出。舌边略红，苔根部淡黄微腻，脉浮略数。

恶风、无汗、口干、苔腻，此太阳、阳明合病而夹湿之证，故取方麻黄汤、葛根汤、麻杏苡甘汤、麻杏石甘汤，四方合用之：麻黄 9g，杏仁 10g，桂枝 10g，赤芍 10g，葛根 15g，生石膏 30g，生薏苡仁 30g，生姜 10g，大枣 20g，炙甘草 6g，4 剂。

二诊：诉服药 1 剂，风团瘙痒即明显减；继服 3 剂，风团即完全消失，未再发作。现偶有轻痒，无恶风，有汗出。

前方减麻黄量，加金银花、连翘：麻黄 5g，杏仁 10g，生石膏 30g，生薏苡仁 30g，桂枝 10g，葛根 15g，赤芍 10g，生姜 10g，大枣 20g，甘草 6g，金银花 10g，连翘 10g，3 剂。未再复诊。

后以他病来诊，诉前药服后未再发作。

【**按**】此案来诊时，恶风而无汗，仍在太阳而表实，麻黄汤证；然已见口干，故不能单独使用麻黄汤，口干乃现阳明证；舌边红、脉数、苔黄微腻，亦是阳明证据，并兼夹有湿热，故取麻黄汤、葛根汤、麻杏苡甘汤、麻杏石甘汤四方合用之。

药后风团消，唯有轻痒，太阳表邪未尽，故继服 3 剂巩固之。

急性荨麻疹或慢性荨麻疹急性发作剧烈而体质偏实者，本合方使用机会较多，宜注意。

二、桂枝麻黄各半汤

【组成】桂枝（去皮）一两十六铢　芍药一两　生姜（切）一两　甘草（炙）一两　麻黄（去节）一两　大枣（擘）四枚　杏仁（汤浸去皮尖及两仁者）二十四枚

【用法】上七味，以水五升，先煮麻黄一二沸，去上沫。内诸药，煮取一升八合，去滓，温服六合。本云桂枝汤三合，麻黄汤三合，并为六合，顿服，将息如上法。

【方解】此方为桂枝汤、麻黄汤各三分之一相合而成，故治二方的合并症而病情较轻者。

（一）方证辨证要点

1. 本方证属太阳病证。

2. 此方为治“以其不得小汗出，身必痒”之太阳病，取麻黄汤治表实无汗，桂枝汤治表虚有汗，二方合用，又小制其剂，则既能发小汗以祛邪，又无过汗伤正的弊端。

3. 辨证当着眼于邪气不甚，有欲出外解之机，见面有热色、身痒等症。

（二）皮肤病辨治心法

1. 因条文“身必痒”之启示，本方常用于过敏性皮肤病之急性发作时，如急性荨麻疹、湿疹等瘙痒剧烈者。

辨证要点：症见发热或不发热、无汗或微有汗、脉浮等，然必具备恶寒或恶风、口中和。“口中和”一症很关键，若“口干”则为阳明见症，不宜使用本方。若用，则须或合用葛根、生石膏等清阳明药，或合用葛根汤、麻杏石甘汤亦可。

依据胡希恕老中医经验，常以荆芥、防风代替麻黄，即桂枝汤加荆、防，治疗发热恶寒、身痒起疹之皮肤病有良效[①]。以笔者临床体会，若荨麻疹发作不甚剧烈，可以荆芥、防风代麻黄；但若皮疹急性发作，风团、瘙痒甚剧者，仍当以原方为佳，或原方再加荆芥、防风、羌活、浮萍等疏表药，其效更佳。

2. 慢性荨麻疹，尤其是青年女性之慢性荨麻疹反复发作时，本方合用当归芍药散机会尤多，宜注意。

3. 慢性湿疹，以本方合用麻杏苡甘汤、麻黄加术汤机会亦多。

（三）医案实录

1. 急性荨麻疹（桂枝麻黄各半汤）

廖某，女性，7岁，2009年8月31日初诊。全身起红色风团、瘙痒，伴发热、腹泻9天。外院住院治疗4天（具体用药不详），发热、腹泻已愈，仍全身起大片红色风团，此起彼伏，瘙痒难忍。微恶寒，无明显汗出，口中和，舌体偏大，边略红，苔白厚，脉浮略弦。

微恶寒、身痒、脉浮，乃太阳表证之桂枝麻黄各半汤方证；舌体胖大，苔白厚，兼夹水湿。

故处方桂枝麻黄各半汤加味：麻黄6g，桂枝7g，杏仁6g，白芍7g，大枣20g，生姜6g，炙甘草3g，荆芥6g，防风6g，白蒺藜10g，苍术6g，茯

---

① 冯世纶．经方传真．北京：中国中医药出版社，1994：91.

苓皮 6g，5 剂，内服。

外用路路通 100g，蝉蜕 50g，3 剂，外洗。

二诊：服 1 剂，风团即消。现无风团。

前方去白蒺藜，再服 4 剂巩固。后未再发。

【按】荨麻疹起风团瘙痒，多为风邪袭太阳表，故疏风止痒解表概为定法，而风邪或夹寒，或夹热，或夹湿，又当一一辨明。

此案初起伴有下利，下利一症是在太阴，由口中和可知。经治疗后下利止而风团、瘙痒未消，仍需疏解太阳表。然太阴脾虚不能不加考虑，故不可单独用麻黄剂解之，宜合用桂枝剂。《伤寒论》太阴篇曰："太阴病，脉浮者，可发汗，宜桂枝汤。"可知太阴脾虚下利，兼有表证，可用桂枝汤。故取用桂枝麻黄各半汤小发其汗，病乃得解。

加荆芥、防风、白蒺藜者，加强疏风止痒力也；舌体胖大，苔白厚者，兼夹水湿也，加苍术、茯苓皮健脾利湿。

2. **慢性荨麻疹（桂枝麻黄各半汤合当归芍药散、桂枝加龙骨牡蛎汤）**

张某，女性，19 岁，2010 年 12 月 4 日初诊。近 10 年来反复躯干、四肢出现风团，瘙痒，此起彼伏。发作甚时唇部、眼眶浮肿，瘙痒剧烈。曾外院就诊，效果不佳，服药能缓解，停药即发作，不堪其扰。现仍风团时起，瘙痒，夜间甚，烦躁。平素怕冷，四逆明显，月经量少。其舌体偏胖大，舌质淡红，苔白，脉细弦。

怕冷、四逆、经来量少、舌体胖大、苔白，皆血虚水盛之当归芍药散体质；反复发作风团、瘙痒，此风寒之邪在表，稽留不去，宜"小发汗"之法疏解之。故予桂枝麻黄各半汤合当归芍药散、桂枝加龙骨牡蛎汤加减：当归 10g，白芍 10g，川芎 10g，白术 15g，茯苓 15g，泽泻 10g，桂枝 10g，荆芥 10g，防风 10g，浮萍 15g，生龙骨 30g，生牡蛎 30g，大枣 20g，生姜 10g，炙甘草 6g，7 剂。

二诊：风团明显减少，瘙痒明显减轻。

前方加黄芪 20g，连服 14 剂，风团瘙痒消失而愈。

后以他病来诊，亦未见风团复发。

【按】中医在辨证论治时，患者之体质状态当重视。在张仲景《伤寒论》《金匮要略》中，即提及了体质特征，如"汗家""湿家""失精家""羸人”“尊荣人”等，皆平素之体质状态描述。此类体质之忌宜，仲景定出诸多规范。后人总结仲景诸方，归纳出很多方证体质，如麻黄证体质、桂枝证体质、黄芪证体质等，对于临床把握此类方证特点，有很好的帮助。

本案通过望诊（望面色、望形体、望肤色、望舌苔），即可容易判断出当归芍药散体质，古人常云：“望而知之为之神。”而现今对于望诊在提供辨证信息中的作用，未引起足够的重视。著名中医大家王绵之在谈到人参败毒散时曾说：“最难使人理解的是虚在哪里。从临床上如何判断……最难区别的是年轻人，必须和同龄人比较，但他往往没有明显的气虚证。有经验的医生，通过望诊就可以知道这个人的虚实情况。”① 可见，掌握熟练的望诊技巧，常常可以获得比其他三诊更丰富更有效的辨证信息。

三、葛根汤

【组成】葛根四两　麻黄（去节）三两　桂枝（去皮）二两　生姜（切）三两　甘草（炙）二两　芍药二两　大枣（擘）十二枚

【用法】上七味，以水一斗，先煮麻黄、葛根，减二升，去白沫，内诸药，煮取三升，去滓，温服一升，覆取微似汗。余如桂枝法将息及禁忌，诸汤皆仿此。

【方解】本方为桂枝加葛根汤再加麻黄。故治桂枝加葛根汤证而无汗者。

（一）方证辨证要点

1. 本方证属太阳病表实证，或太阳、阳明合病证。观《伤寒论》第31～32条自知。

2. 见项背强几几，甚则背反张而痉，或下利者。

因葛根性偏清凉，“主消渴”，为兼太阳、阳明两经之药，故有口干亦可使用（若口干明显可加生石膏），不同于麻黄汤必须具备口中和。

3. 外感高热无汗而恶寒剧甚者，葛根清凉解肌，除“身大热”，正堪适用，不问项背强急与否均可，临床屡多治验。

① 王绵之．王绵之方剂学讲稿．北京：人民卫生出版社，2005：107.

（二）皮肤病辨治心法

1. 风疹、麻疹、水痘、带状疱疹等病毒感染性皮肤病初起发热、恶寒、无汗时，多现本方证。

若经不恰当治疗后仍发热不解，呈现太阳、少阳、阳明合病者，又以本方合小柴胡汤证机会尤多；亦有合大柴胡汤者，当依据当时证候辨别之。

2. 临床观察到，红皮病性、脓疱性银屑病之高热反复不退时，多见本方与小柴胡汤合方证（详见小柴胡汤条）。不可因其红皮、脓疱、高热、肤灼而畏惧麻、桂等温药。若口舌干燥者，宜加生石膏。

3. 荨麻疹急性发作剧烈者，本方有捷效；感染性荨麻疹虽有发热、血象高者，只要符合本方证，可迅速顿挫之，疗效甚佳。辨证必以恶寒、无汗为要点。以其疹红、肤热明显，可作为邪入阳明见症，经验上常加生石膏，取效更捷；若伴有腹痛腹泻、恶心呕吐者，本方加半夏，即葛根加半夏汤，即可收效。

4. 反复不愈的囊肿性痤疮、复发性毛囊炎、脓肿性穿掘性毛囊周围炎、复发性大汗腺炎等头面部或上部反复慢性炎症，脓水不止；或反复不愈的银屑病，而体质属于壮实者，本方有效，不可因其反复脓血水不愈而误施“补托”。辨证要点在于抓住体格壮实、肌肉强壮、肤色致密偏暗、不易汗出等特点。

5. 其他如面部脂溢性皮炎、酒渣鼻、丹毒、蜂窝织炎、湿疹、药疹等，亦有适用之机会。

（三）医案实录

1. 成人水痘高热（葛根汤合小柴胡汤，五苓散）

梁某，男性，21 岁。初起寒热，身发丘疹、水痘，于 2007 年 12 月 14 日上午 9∶50 入某中医院就诊，查：体温 38.6℃，WBC 3.4×10^9/L。医生予清开灵针、柴胡针及西药布洛芬退热，中药汤剂银翘散加减内服，外用紫金锭，治疗 2 日未效。至 16 日，仍发热，体温 38.8 ℃，又给予青霉素针、穿琥宁针、地塞米松针、甲氰咪胍针、抗病毒口服液，外用六神丸等药。下午 4 时，持续高热，体温 39℃，全身泛发红色丘疹及水疱，又静脉滴注维生素

B_6、维生素 C，中药以犀角地黄汤加板蓝根、白鲜皮、白茅根等凉血解毒利湿治疗。下午 6：30，高热不退，体温 40℃，全身满布水疱，浑浊呈脓疱，医生不敢再诊，建议急转笔者医院。

晚上 8：40，笔者医院急诊医生给予更昔洛韦针静脉滴注、丽珠威口服抗病毒，头孢曲松钠静脉滴注抗菌，中药汤剂紫草、鱼腥草、蒲公英、金银花、连翘、牛蒡子、紫花地丁、薏苡仁、甘草等清热解毒利湿治疗。外用硼酸溶液。药后体温稍退。

18 日下午 3 时，患者仍高热来急诊。见：高热，体温 39.1℃。恶寒，无汗，头面、躯干、四肢满布大量水疱、浑浊脓疱，面部尤甚，密集黄豆大小脓疱，部分融合、流滋、脓痂。疲倦、纳差、欲呕、咽痛甚、口干口苦、喜温不多饮，大便偏稀，小便可，舌淡、体胖大，苔中淡黄厚，脉浮滑弦数无力。

四诊合参，此属太阳、少阳、阳明三阳合病，兼夹湿阻，法当解表清里、和解少阳，兼利湿邪。给予小柴胡汤合葛根汤：柴胡 30g，党参 10g，黄芩 10g，法半夏 12g，麻黄 6g，葛根 30g，桂枝 12g，白芍 10g，苍术 10g，茯苓 10g，桔梗 12g，生石膏 30g，射干 10g，生姜 12g，大枣 10g，炙甘草 6g，1 剂。

因患者家属强烈要求打吊针，故象征性地给予 5% 葡萄糖针合维生素 C、氯化钾针静脉滴注。

下午 4：50 左右服药，1 小时后体温 39.3℃，未见汗出。前方去射干，加量麻黄为 9g，葛根减为 20g，桔梗 6g，加薏苡仁 20g，再服 1 剂。

至晚上 8：40，热度升至 40.3℃，此时患者大汗出，浸透全身衣服，胸满，气促、不恶寒而诉恶热，烦躁、掀衣被，口干，索饮喜温，家属见状大惊，以为病情加重。

诊其脉浮滑而数，并无明显虚弱之象。迅即想起《伤寒论》第 71 条所言："太阳病，发汗后，大汗出，胃中干……若脉浮，小便不利，微热消渴者，五苓散主之。"第 72 条："发汗已，脉浮数，烦渴者，五苓散主之。"不正是此证么？遂立即处五苓散一方：猪苓 10g，茯苓 10g，泽泻 20g，桂枝 6g，白术 10g，2 剂，先服 1 剂。

服后体温顺利下降，晚 10：15 为 38.8℃。留方柴胡桂枝汤合五苓散，嘱明后天服用：柴胡 25g，黄芩 10g，法半夏 10g，党参 10g，葛根 20g，白术 15g，桂枝 10g，白芍 10g，茯苓 15g，薏苡仁 20g，大枣 30g，生姜 10g，炙甘草 5g，2 剂。

次日（19 日）热退至正常，当晚又发热至 39℃，但很快自行退热，20 日早晨体温 36.7℃。20 ～ 24 日均有低热，但精神好转，纳增，咽痛仍明显，脓疱已结痂，大便偏稀。再调整处方以柴苓汤、柴桂汤合参苓白术散化裁。

至 24 日，未再发热，全身脓疱痂皮脱落而愈，唯仍有咽痛，改予半夏散及汤：生半夏 6g，桂枝 10g，炙甘草 6g，3 剂。

后未再复诊。

2008 年 6 月因他病来诊，谓前次服完药后咽痛立瘥。

【按】本案自初发病至笔者接诊之前，中医辨证用药一错再错。初起寒热，病尚在表，即用清开灵误清里热；热度再升，又误用穿琥宁、犀角地黄汤清热凉血，至高热不退。后急诊辨证亦犯同样错误，金银花、连翘、蒲公英、紫草清热解毒凉血，幸有西药抗病毒药“保驾护航”，热度得以暂时稍减。然 2 日后再发高热，前后历时 5 日，由小病渐成大病，由轻病转成重症，其间中药误用，当不深究乎？

临床观察到，诸多感冒发热病，初起常现太阳表证，本一剂解表发汗药即可愈之。但现在患者多首先选择自服感冒药，而目前充斥市场上的各类感冒中成药多是寒凉清里的板蓝根冲剂、清开灵胶囊等，解表发汗感冒中成药几乎不见踪影。患者服后表邪不能宣散，郁闭于内，热势更甚，病不能愈。若求治于某些中医，一见高热，即断定为里热炽盛，本是太阳表证却不用太阳解表药，一见高热即用清开灵成了很多中医院急诊科的“常规疗法”。对于目前中医之流弊，已故名医江西万友生教授曾一针见血地痛斥其害：“不少人以为流感是热性病，所以要用凉药治疗。初时还以辛凉为主，银翘、桑菊广为运用，后来渐至苦咸大寒（板蓝根等）。理由是它们可以抑制病毒生长。至今国内感冒药市场为寒凉药所占领。结果是，大量可用辛温解表麻黄汤，一二剂治愈的风寒感冒患者，却随意用寒凉药，令表寒闭郁，久久不解，酿成久咳不已，或低烧不退，或咽喉不利等后果。临床屡见不鲜，而医者、患者竟不知反省！”[①] 大医苦口婆心之疾呼，振聋发聩之良言，好用“清开灵”

① 陈明．刘渡舟伤寒临证指要．北京：学苑出版社，2000：244.

退热之中医，当有所醒悟！

患者虽经多次寒凉清里误治，仍发热、恶寒、无汗，太阳表证未解；口干、口苦、疲倦、欲呕、咽痛，此表邪不解，而正气已伤，“血弱、气尽，腠理开，邪气因入……”病由太阳而入少阳；又因表邪未解，郁闭化热兼而入阳明，呈现太阳、少阳、阳明三阳合病证，故用小柴胡合葛根汤加石膏合方解表清里、和解少阳，加苍术、茯苓、薏苡仁利湿，桔梗、射干利咽。

然服1剂后并未能退热，非药不对证，实由前医寒凉清里太过，致寒邪郁闭于内，不能宣透。直至数小时内柴胡用到60g，麻黄用到30g，方出现大汗淋漓、恶寒得解。而此时证情，不恶寒反恶热、大汗出、烦躁、渴饮，又是一变局，切莫误以为白虎加人参汤证，《伤寒论》第71条和72条已记述得非常明白。此本有里饮，因发汗太过（如本案之用大剂麻黄），大伤津液，激动里饮所致。与白虎汤的鉴别要点在于有无里饮。患者舌体胖大，苔淡黄滑润，显然里饮存在，故当用五苓散（小便不利在来诊数小时内是难以观察判断的）。由此可知，《伤寒论》条文叙述很多直接来自临床实践。故通过此案例后，笔者对五苓散证又有了更深刻的理解。

患者诸症愈后，唯咽痛一症数日不除，此亦寒凉药误用之结果。笔者常以半夏散及汤治疗感冒初起之咽痛，或感冒时误用凉药咽痛久治不愈者，皆应手而愈。观现今很多咽痛患者，一味服用解毒清咽药，然愈清愈痛，愈痛愈清，反复发作，绵绵无期，亦一大“景观”也。

2. 带状疱疹发热（葛根汤合大柴胡汤，芍药甘草汤合瓜蒌散）

苏某，男性，61岁，2006年11月16日初诊。右胸背部带状成簇水疱疼痛3天，伴发热1天。现发热，体温38.2℃，恶寒，无汗，口干口苦，咽不痛，右胸背部大量成簇水疱，部分呈血疱，疼痛甚，大便干，小便可，舌红稍干，苔黄厚，脉弦。

同处两方，方一：葛根汤合大柴胡汤加味：麻黄5g，桂枝5g，葛根15g，白芍10g，生石膏30g，柴胡15g，酒大黄5g，枳实10g，黄芩10g，法半夏15g，大枣30g，生姜10g，甘草5g，1剂。

方二：芍药甘草汤合瓜蒌散加味：瓜蒌40g，红花5g，白芍45g，甘草15g，板蓝根10g，2剂。

外用紫金锭、点舌丸，研末混匀，茶水调敷。

嘱当日服完方一后接服方二。

药后发热已退，精神好转，局部水疱、血疱较前收缩干涸，疼痛减轻，口干苦减，大便已畅，舌红减，苔稍黄，脉弦。

继服方二 3 剂，药后水疱干涸结痂，疼痛明显减轻，口干苦不明显，稍头晕，手抽筋，舌红苔黄减，脉弦。

前方加苍术 10g，茯苓 10g，4 剂。药后疼痛消失而愈。

【按】此亦太阳、少阳、阳明三阳合病证，为何以葛根汤合大柴胡汤而非合用小柴胡汤？关键在于患者大便干、舌苔黄，此里实也，非小柴胡所能治，故用大柴胡汤。

患者起病 3 天，有发热、恶寒、无汗，太阳表实证明显；然胸胁疼痛剧烈、口干口苦、大便干、舌红、苔黄、脉弦数，皆少阳、阳明见症，故属太阳、少阳、阳明三阳合病证，取葛根汤合大柴胡汤主之。

因预料 1 剂即可解太阳表，故嘱服后即服方二。方二以芍药甘草汤合瓜蒌散以清热散结、缓急止痛，加板蓝根以加强清里热之力。后果如所料，服 1 剂后寒热即退，诸症亦减。继服数剂即愈。

3. 急性荨麻疹发热（葛根汤）

彭某，女性，4 岁，2006 年 11 月 7 日初诊。全身泛发红斑、风团伴瘙痒 2 天，发热 1 天。2 天前无明显诱因出现全身泛发大片红斑、风团，伴瘙痒。外院给予中西药治疗未效（具体用药不详）。今日症状加重，且出现发热，体温 38.3℃。现遍身红斑、风团，肌肤灼热，胸、背及腰臀部部分呈现暗红色斑，瘙痒剧烈，发热、恶寒、无汗，口干，胃纳稍减，舌淡红，苔白厚润夹黄，脉浮数。

寒热无汗，属太阳表实，口干，兼入阳明，故予葛根汤加味：桂枝 6g，麻黄 5g，赤芍 6g，葛根 10g，生石膏 20g，荆芥 5g，浮萍 9g，红花 1g，大枣 20g，甘草 3g，生姜 2 片，2 剂。

外用炉甘石洗剂。

服 1 剂后即热退，红斑、风团消退大半，瘙痒大减。

前方略做调整，继服 4 剂。风团瘙痒消失而愈。

【按】发热、恶寒、无汗，即使遍体红斑风团、肌肤灼热，仍是太阳表证，而非纯里证；口干仅兼及阳明，以一味石膏兼顾之；皮肤已现暗红瘀斑，略加一味红花佐以活血。若一见斑红肤热即凉血清热，无不误事。

4. 慢性荨麻疹（葛根加半夏汤）

廖某，女性，21岁，2009年6月13日初诊。身起风团瘙痒14年，反复发作，此次再发3个月，服抗过敏西药未效。平素有胃胀不适，乏力。现正值经期第2天。舌淡红边齿印，苔薄白润，脉细弦。

平素脾胃虚弱，气血不足，卫外不固，故风团反复发作。拟以恩师李振华教授"补气消疹汤"① 加减：荆芥10g，防风10g，当归10g，川芎10g，赤芍10g，黄芪20g，羌活10g，地肤子15g，蛇床子15g，浮萍15g，丹参15g，地骨皮15g，苍术10g，薏苡仁20g，厚朴10g，5剂。

外用肤特灵喷剂。

二诊：药未服完，16日即来复诊。诉服1剂药后10分钟即恶心呕吐，当晚发热恶寒，腹痛腹泻。外院急诊输液等处理后（具体药物不详）症状稍缓。但仍风团发作，腹痛，腹泻，日3行，欲呕，稍发热，恶寒，无汗，口稍干，舌淡红略暗，苔白润，脉沉细略弦。

风团反复，又值经期，体虚而邪凑，故外感而发寒热；而无汗，又未见明显沉衰虚弱象，仍是太阳表实证；伴下利、呕者，太阳与阳明合病，故取葛根加半夏汤加减：葛根30g，桂枝10g，麻黄6g，白芍10g，法半夏15g，大枣20g，石膏15g，生姜10g，炙甘草6g，3剂。

三诊：好很多，发热、呕吐、腹痛已消，风团明显减轻，仅面部及手部稍起小风团，瘙痒减。胃脘胀闷，偶有嗳气，舌淡红，苔白，脉细略弦。

风团瘙痒减而表邪未尽，仍需发表，然胃脘不适，脾胃虚弱不可再用麻黄剂，故改用加味香苏散化裁，以解表和胃、疏风止痒：陈皮10g，香附10g，苏叶15g，蝉蜕12g，防风10g，荆芥10g，桔梗10g，生姜10g，甘草5g，3剂。外用消炎止痒洗剂。

药后风团未再发作。前方加黄芩5g，5剂巩固而愈。

【按】《伤寒论》第32条："太阳与阳明合病，必自下利，葛根汤主之。"

---

① 郭淑云，李郑生．李振华医案医论集．北京：人民卫生出版社，2008：253. 补气消疹汤（黄芪、当归、川芎、赤芍、羌活、防风、荆芥、地肤子、地骨皮、浮萍、苍术、蛇床子、丹参、甘草）乃恩师李振华教授治疗气血亏虚、风湿郁表型荨麻疹之经验方。若病久反复发作不愈者可增加黄芪用量至30g；胃脘胀满者加厚朴、砂仁；病久脾胃虚寒者加桂枝；风团高出皮肤较甚或便溏者加炒薏苡仁、茯苓等。

第33条："太阳与阳明合病，不下利，但呕者，葛根加半夏汤主之。"条文中"必"字，姜君宗瑞质疑其作"必然"解，并考证认为"必"同"秘"，有偶然之意，故"必"字若作偶然、或许、可能来理解，对于理解《伤寒论》中诸多带"必"条文，文义更通顺，也符合临床实际。[①] 故本条文意为太阳与阳明合病，可能出现下利，应以葛根汤治疗；如果不下利，但呕者，应以葛根加半夏汤治疗。

与之对应的是《伤寒论》太阴篇第276条："太阴病，脉浮者，可发汗，宜桂枝汤。"言"太阴病"，自然有下利，若出现表证"脉浮"，宜用桂枝汤。由此可知，桂枝汤治疗"太阴病"下利之兼表证者，可以看成"太阳与太阴合病"，与葛根汤治疗"太阳与阳明合病"之下利，二者鉴别要点在于无汗、有汗，表实、表虚两端。曹颖甫《经方实验录》中"桂枝汤其四"有生动案例，可参。[②]

本案寒热，无汗，下利，故予葛根汤，呕者，加半夏。似不治风团瘙痒，而风团瘙痒得解，关键就在于抓主证。

急性荨麻疹及慢性荨麻疹急性发作常现此方证，宜注意。

5. 感染性荨麻疹发热（葛根加半夏汤、桂枝加葛根汤合五苓散）

麦某，女性，40岁，2009年6月16日初诊。发热伴身起风团瘙痒3天。外院血常规检查：WBC 15.61×10^9/L，给予抗过敏治疗（具体用药不详）2天未效。现仍全身大片风团，累累如云，瘙痒剧烈，伴恶寒、发热，体温37.8℃，无汗，腹痛、腹泻，日行4～5次，欲呕，疲劳，纳差，口稍干。舌偏暗，苔微黄厚，脉浮紧，稍数。否认疫区逗留史。

四诊合参，当属太阳、阳明合病，予葛根加半夏汤加减：葛根30g，麻黄6g，桂枝12g，白芍10g，法半夏12g，石膏30g，桔梗12g，大枣20g，生姜9g，炙甘草9g，3剂。病情急重，嘱第一天服2剂以求速效。

二诊：药后发热退，腹痛、腹泻止，风团、瘙痒明显消退，身稍痛，汗出，小便少，不畅，查尿常规：WBC（+）。舌淡红，苔白，脉弦。

药后汗出，而身稍痛，说明表邪未尽，证由太阳表实转为太阳表虚，宜桂枝加葛根汤；小便少，不畅，此由表邪激动里饮，致膀胱气化不利，宜五

① 姜宗瑞．经方杂谈．北京：学苑出版社，2009：67-69.
② 曹颖甫．经方实验录．上海：上海科学技术出版社，1979：4.

苓散解表利水，故两方相合：葛根 20g，桂枝 10g，赤芍 10g，大枣 30g，炙甘草 6g，茯苓 10g，泽泻 15g，猪苓 10g，苍术 10g，生姜 10g，2 剂。

三诊：风团瘙痒消失，小便已无不适，大便 2 日未行，舌淡红，苔白，脉细弦。复查血象已正常。

前方去桂枝加葛根汤，加少量大黄通便，薏苡仁利湿：桂枝 10g，茯苓 10g，泽泻 15g，猪苓 10g，苍术 10g，酒大黄 2g，薏苡仁 20g，4 剂。

药后复查小便常规：正常。风团瘙痒未再发作。

【按】本案初以葛根汤加半夏汤解表发汗，兼治呕、利，汗出后而表未尽解，继以桂枝加葛根汤，此《伤寒论》定法。《伤寒论》第 57 条云："伤寒发汗已解，半日许复烦，脉浮者，可更发汗，宜桂枝汤。"即是很好的说明。

6. 急性荨麻疹？中毒性红斑？（葛根汤合小柴胡汤）

劳某，女性，31 岁，2010 年 9 月 29 日初诊。患者无明显诱因，突然发作全身起红色风团样红斑，瘙痒剧烈，伴咽痛，于 2010 年 9 月 28 日凌晨 2 时急来急诊，值班医师给予苯海拉明针、维生素 D_2 果糖酸钙针等肌注，硫代硫酸钠针、复方甘草酸苷针等静脉滴注，地氯雷他定片、盐酸西替利嗪片、地红霉素肠溶片、湿毒清胶囊内服，中药汤剂清热利湿、疏风止痒，外用肤特灵，药后风团瘙痒有减。

然当晚再发全身弥漫性红斑、风团样红斑，瘙痒加剧，并出现发热，当班医师急查血常规：WBC 10.8×10^9/L，考虑：急性荨麻疹？中毒性红斑？给予地塞米松针静推，苯海拉明针肌注，头孢克肟混悬颗粒、羚羊角滴丸内服，中药汤剂清热凉血、疏风止痒治疗。次日 8 时复诊，疹消，发热稍减。遂仍维持前述治疗，并加服甲泼尼龙片 8mg，口服，日 1 次。

至 30 日上午 9 时，患者又发全身弥漫性风团样红斑，瘙痒，发热，体温 38.2℃，恶寒，无汗，咽痛甚，口干，呼吸无明显困难，但自觉胸压闷感，精神疲倦，舌暗红，舌体胖大，苔微黄，脉浮弦紧，稍数无力。急测血压 90/60mmHg。

恶寒、发热、无汗，此太阳表实证；精神疲倦、口干、咽痛、脉浮弦、苔黄，是邪已入少阳阳明。然患者疲倦、脉无力，且血压下降，收缩压、舒张压均在正常值之下限，是否已陷入少阴？然综观其神色形态及舌脉征象，考虑此时仍在三阳经，为太阳、少阳、阳明合病，尚未陷入少阴。

故处方以葛根汤合小柴胡汤加石膏、桔梗、连翘：麻黄 12g，桂枝 12g，赤芍 10g，柴胡 30g，黄芩 10g，法半夏 12g，党参 10g，葛根 30g，大枣 10g，生姜 9g，甘草 9g，连翘 30g，桔梗 12g，生石膏 30g，2 剂。

并处医嘱急诊留观，密切观察血压、呼吸情况。

10 分钟后再测血压 105/60mmHg，1 小时后，身得微汗，恶寒发热退，测血压 105/70mmHg，体温 37.4℃，弥漫性红斑风团明显消退，咽痛消，稍咳，舌质暗红，苔黄微腻，脉弦滑。

前方改为饮片，去连翘，加杏仁宣肺止咳，苍术化湿，并调整剂量如下：麻黄 9g，桂枝 10g，赤芍 10g，柴胡 15g，黄芩 10g，法半夏 10g，党参 10g，葛根 30g，大枣 10g，生姜 10g，炙甘草 6g，桔梗 10g，生石膏 30g，杏仁 10g，苍术 10g，7 剂。

10 月 9 日来复诊，皮疹一直未再发作，仅稍感疲倦，余无不适。未再处方。

【按】本案诊断未明，似急性荨麻疹，然皮疹表现不典型；似药疹或中毒性红斑，然又未问出明显药物、食物过敏史；有明显咽痛症状，发热，血象高，当考虑跟咽部感染有关，综合病史考虑，当属中毒性红斑可能性大。中毒性红斑一般来势急骤，严重者皮疹遍及全身，并有发热、身痛、关节痛等症状，西医多去除病因及对症处理，给予抗组胺药、维生素 C 等，预后多良好。严重者应用皮质类固醇内服或静脉滴注。若处理不当，有可能转为剥脱性皮炎等重症。

前医数次与抗组胺、激素、抗生素及中药未能控制病情。至来诊时，仍发热，全身皮疹，且出现血压下降。综合当时舌、脉、症，考虑仍在三阳经，为太阳、少阳、阳明合病。或谓此时发汗，是否会导致汗出而血压更加下降致休克？且皮疹鲜红灼热，遍身弥漫，何敢再用麻黄、桂枝等温药？中医强调“有是证用是药”，只要辨证准确，把握恰当，当不致过汗亡阳之虞。

对于荨麻疹急性发作时血压下降，有休克之虞，此时服药缓不济急，中医应急以针灸施治，如曾治一急性荨麻疹患者，某女，风团发作甚，瘙痒遍身。已就医三次，其中两次均因发作剧烈而就急诊，给予抗组胺药、激素、钙剂等控制不佳。再来诊时，诊其脉，浮细数而无力，伴见胸闷、心慌，诉胸咽堵闷，稍呼吸不畅感。急测血压 80/50mmHg，遂立即扶其卧床，取毫针急刺水沟（人中）、内关二穴，行强刺激。未几即觉胸闷、心慌及呼吸不畅感缓解，再测血压已升至正常。实际上，中医针灸救治各类休克的疗效，是比较满意的，曾有统计其平均有效率已在80%以上。[①] 作为中医医者，应当努力掌握此类急救技术。然观现今中医教育，效法西医，将中医、中药、针灸分科学习，且分科行业，导致中医者不识中药、不会针灸，针灸者不能处理急症、不谙熟汤药。此皆中医弃长就短，自废武功之举。长此以往，中医只能调理些轻浅慢病，或养生堂里高论些阴阳五行、不治已病治未病而已。

当然，亦不可认为中医针灸急救完全能代替其他措施，尤其西医急救措施。临床遇此情况，应随时准备西医抢救，以备万一。

7. 痤疮、脂溢性皮炎（葛根汤合藿香正气散）

李某，男性，26岁，2010年4月30日初诊。2年来面、背部痤疮、脂溢性皮炎反复发作，多方治疗不愈。形体壮实，肌肉健壮，肤色偏暗，平素汗少，口不干，面、背红斑及丘疹、脓疱、部分暗红色结节，面油腻。舌暗，苔淡黄厚腻，脉弦。

形体壮实，平素少汗，玄府闭塞，热毒郁闭于内，久久而生痤疮。故治当疏解肌表，开通玄府，方用葛根汤加减：麻黄12g，桂枝10g，葛根30g，大枣30g，赤芍15g，苍术15g，茵陈蒿30g，生薏苡仁20g，生姜10g，甘草6g，7剂。外用三黄洗剂外搽。

药后皮疹暂无改变，黄厚腻苔未退。前方合用藿香正气散化裁：麻黄12g，桂枝10g，葛根30g，大枣30g，赤芍15g，苍术15g，茵陈蒿30g，生薏苡仁30g，藿香10g，大腹皮15g，桔梗10g，厚朴10g，茯苓15g，白芷10g，生姜10g，甘草6g，10剂。

药后明显好转，皮疹减轻，脓疱消退，未再新发，面油腻减，黄厚腻苔明显消退。方已中的，前方继服7剂。

【按】痤疮久治不愈，有虚实两端，虚者多见青年女性，常面色苍白无华、怕冷、四逆、疲倦，月经不调，多属当归芍药散证；实者多见运动型男性，体格壮实，肌肉健壮，而平素少汗或无汗，肤色偏暗，此类型不可一味清热解毒，当解表开玄府，葛根汤常有使用之机会。

因兼夹有湿浊，故舌苔厚腻不化，初用苍术、茵陈蒿、薏苡仁清热利湿

① 张仁．急症针灸．北京：人民卫生出版社，1992：166.

未效，后合用藿香正气散，本“治湿当以温药”之义，芳香化浊，醒脾运湿，而厚腻苔迅速得化，诸症亦减。藿香正气散化腻苔法，亦可与“小柴胡汤”条中“荨麻疹”案相参。

四、麻杏石甘汤

【组成】麻黄（去节）四两　杏仁（去皮尖）五十个　甘草（炙）二两　石膏（碎，绵裹）半斤

【用法】上四味，以水七升，煮麻黄，减二升，去上沫，内诸药，煮取二升，去滓，温服一升。

【方解】麻黄为强有力之发汗药，然此与大量石膏相伍，辛温佐以辛寒，则不发汗而反治汗出。麻黄配杏仁定喘，石膏清里热，甘草缓急迫，调和诸药。故本方为治太阳、阳明合病之表寒里热、汗出而喘者。

（一）方证辨证要点

1. 本方证属太阳、阳明合（或并）病证。

2. 症见发热恶寒，或但热不寒，汗出，咳喘急迫、口干烦满者。

3. 与桂枝加厚朴杏子汤皆治喘，鉴别在于一寒一热、一虚一实。本方治疗热喘、实喘，故见因热盛蕴肺而发热、汗多而稠、体壮有神、面色红润、口干喜冷饮；后者治寒喘、虚喘，故见因营卫不和而恶风、汗出而稀、体弱身倦、面色无华、口中和。故仲景告诫，“发汗后”，若“汗出而喘，无大热者”，“不可更行桂枝汤”，不可行桂枝汤，自然亦不可行桂枝加厚朴杏子汤。

（二）皮肤病辨治心法

1. 麻疹引发肺炎高热、汗出、咳喘时，常有适用本方之机会。

2. 荨麻疹、湿疹、药疹、接触性皮炎、玫瑰糠疹、银屑病、各种红皮病等，表现疹色鲜红、瘙痒剧烈、口干烦满、汗出、形体不虚，辨证属太阳、阳明合病时，可适证用之。

3. 须与越婢汤相鉴别，二者均适应于皮疹瘙痒剧烈、颜色鲜红、体质壮实、口干烦躁之急性发作的皮病，但后者增量麻黄，发越水气力大，且配伍

姜、枣健胃增液以防止麻黄伤津太过，适合皮疹兼见渗液明显或浮肿、下肢肿胀者。若兼小便不利可用越婢加术汤。

4. 须与大青龙汤方证相鉴别，二者均适应于皮疹瘙痒剧烈、颜色鲜红、体质壮实、口干烦躁之急性发作的皮病。但前者有汗可用，后者必须无汗方可使用。麻黄之发汗，然得大剂石膏往往并无发汗之虞，如麻杏石甘汤、越婢汤即是；然配入桂枝，减少石膏用量则又可以大发汗，如大青龙汤（观麻杏石甘汤、越婢汤用石膏半斤，而大青龙汤仅用石膏如鸡子大可知）。

（三）医案实录

病毒疹？药疹？（麻杏石甘汤）

李某，男性，6岁，2005年7月22日初诊。发热、咳嗽2天，身起红疹1天来诊。2天前受凉，当夜发热，恶寒，无汗，伴咽痛，咳嗽，其母以西药美林、中药川贝枇杷膏喂服，发热稍退，汗出，旋即热升，咳嗽、咽痛加重。就诊西医，给予退热、抗感染（具体用药不详）等处理，热稍退，咽痛好转。但次日热再升，且出现全身起密集红疹，急来诊。现高热，体温39.3℃，身灼肤热，无汗，躯干四肢密集红疹，以胸腹部多见，咳嗽而喘，痰黄白，烦躁，口干，汗出，饮冷，咽稍痛，大便稍干，舌质红，苔薄黄，脉浮数而滑。

四诊合参，此外感风寒，郁而化热，而成太阳、阳明并病之麻杏石甘汤证。处方：麻黄6g，杏仁9g，石膏30g，黄芩7g，淡豆豉10g，薄荷（后下）3g，桔梗9g，甘草5g，2剂。

二诊：服1剂药后发热即退，大便得畅。现咳嗽明显好转，密集红疹颜色减淡。前方改以桑菊饮加减：桑叶6g，菊花6g，杏仁7g，连翘6g，薄荷（后下）3g，桔梗6g，枳壳5g，甘草3g，2剂。

服后诸症消失而愈。

【按】本案诊断未明，是病毒疹？抑或药疹？因为皮疹出现于用药之后，西医临床较难鉴别清楚。但并不妨碍中医治疗，此亦中医辨证论治之优势之一。观其脉症，初起发热、无汗、脉浮，此太阳表实；然因不恰当治疗，出现发热退而再作，口干、烦躁、舌红、脉数而滑，病情由太阳而入阳明，形成阳明热盛之证；而太阳表证尚未尽，故见“咳而喘、脉浮数”。综合考虑，当属太阳、阳明并病，予麻杏苡甘汤加味主之。加淡豆豉、薄荷辛凉发表；黄芩，清肺胃之热；桔梗，化痰利咽。药后发热退，咳嗽、皮疹未尽，改以桑菊饮辛凉解表，宣肺化痰止咳。药尽而愈。

五、麻黄加术汤

【组成】麻黄（去节）三两　桂枝（去皮）二两　甘草（炙）一两　杏仁（去皮尖）七十个　白术四两

【用法】上五味，以水九升，先煮麻黄减二升，去上沫，内诸药，煮取二升半，去滓，温服八合，复取微似汗。

【方解】麻黄汤发汗解表，配伍苦温之白术“治风寒湿痹”（《本经》）。故本方为治太阳表实而兼风湿痹痛者。

（一）方证辨证要点

1. 本方证属太阳病表实证，夹湿。

2. 症见“身烦疼”，或关节痹痛，同时伴恶寒、无汗、口中和、形体壮实不虚为要点。

3. 太阳表实而夹湿邪者，但见恶寒、无汗、口中和、舌苔厚腻，虽无关节痹痛亦可用。

（二）皮肤病辨治心法

1. 各种皮肤病，如湿疹、荨麻疹、接触性皮炎等，当急性发作时，见太阳表实兼夹湿邪，如寒热无汗、皮疹糜烂、渗液、肿胀，舌苔厚腻者，可考虑使用。

2. 本方单独使用机会不多，常与桂枝麻黄各半汤、麻杏苡甘汤、麻杏石甘汤等合方使用。

（三）医案实录

慢性荨麻疹（麻黄加术汤）

何某，女性，22 岁，2005 年 7 月 16 日初诊。身起风团瘙痒反复 4 年，遇冷多发作，得暖稍缓，疹色不甚鲜红，无汗，口中和，余无不适。舌体胖大，质淡红，苔薄白腻，脉弦滑。

风团遇冷发作，得暖则缓，此风寒之邪侵袭肌表；舌体胖大，苔腻，为兼夹湿邪。故予麻黄加术汤加减以解表化湿：麻黄 7g，杏仁 10g，甘草 5g，白术 10g，茯苓皮 10g，陈皮 10g，浮萍 10g，干姜皮 10g，丹参 10g，蝉蜕 6g，5 剂。

二诊：药后瘙痒减，风团已少起。

继服 5 剂，风团不再起，瘙痒消失。继服 7 剂巩固。

【按】此案反复 4 年，遇冷发作，得暖则缓，乃风寒之邪稽留肌表不去，证仍在太阳表；体质不虚，无汗，口中和，当属太阳表实；舌胖大，苔白腻，兼夹水湿内阻。故取麻黄加术汤解表化湿，去桂以防发汗太过，风去而湿不去；加陈皮、茯苓皮、干姜皮以皮行皮，疏表温化水湿；加浮萍、蝉蜕轻宣透表止痒；加丹参略顾其血分。

本案处方亦可看成由赵炳南老中医经验方“麻黄方”化裁而出。药用：麻黄、杏仁、干姜皮、浮萍、白鲜皮、陈皮、牡丹皮、丹参、白僵蚕。功能解表化湿，和血止痒，是赵炳南老中医治疗慢性荨麻疹偏寒湿型常用之方，[①] 可堪师法。

六、麻杏苡甘汤

【组成】麻黄（去节，汤泡）半两　杏仁（去皮尖，炒）十个　薏苡仁半两　甘草（炙）一两

【用法】上锉麻豆大，每服四钱匕，水盏半，煮八分，去滓，温服，有微汗，避风。

【方解】薏苡仁，《本经》谓“味甘，微寒，主治筋急拘挛……风湿痹”，可知为一味寒性祛风湿痹痛药；配合麻黄发汗祛湿，而治风湿在表之痹痛而偏热者；杏仁消肿，炙甘草缓急。故本方为治太阳病兼夹湿热痹痛证。

① 北京中医医院．赵炳南临床经验集．北京：人民卫生出版社，1975：283.

（一）方证辨证要点

1. 本方证属太阳、阳明合病证。

2. 太阳病兼夹湿热之痹痛，有发热，或微恶寒，周身关节痛等太阳表实诸症，又见身重或肿、苔薄腻等湿热见症。

3. 与麻黄加术汤比较，二者均治风湿痹痛，但后者偏于治寒，故增性温的白术，保留了桂枝，发汗解表力强；而本方偏于治热，故用寒性的薏苡仁，去掉桂枝，变辛温解表为辛平解表，且小其制，发汗力弱，使风湿得“微汗”而出之义。

（二）皮肤病辨治心法

1. 本方在皮肤科中应用非常广泛，适当加减变化，能应于多种风湿在表之皮肤病。

2. 湿疹、皮炎等急性发作时，皮疹肿胀、糜烂渗液、瘙痒剧烈、舌苔白厚或白腻、形体不虚，肌肤腠理偏紧密者，可考虑使用本方，疗效甚佳，能迅速控制渗液及瘙痒。亦常与麻黄加术汤、桂枝麻黄各半汤、麻杏石甘汤、越婢加术汤等合方使用。

3. 凡湿疹、特应性皮炎呈反复发作之慢性过程中，皮疹干燥甚、脱屑、瘙痒剧烈时，若形体不虚，肌肤腠理偏紧密，皮色暗黑，舌体胖大，苔白厚或白腻者，非阴虚不濡肌肤也，乃水湿郁表，肌肤不濡也，常用本方发越水湿，见效甚捷。不可见皮疹干燥脱屑而滥用滋阴养血润肤之法。

此时之用麻黄，并非解表，乃“发越水气”之法。多用于各种慢性湿疹、特应性皮炎、顽固性斑块性银屑病、慢性红皮病等。麻黄用量宜大，往往 15 ～ 30g 甚或更大，且应久煎，以减其解表发汗之能，而发越水气之力更著。此法已非仲景立本方原意，然观越婢汤、越婢加术汤、甘草麻黄汤诸方之用大剂麻黄，其义自明。

4. 其他如荨麻疹、银屑病、头皮糠疹、脂溢性皮炎、痤疮、扁平疣、寻常疣等，使用机会亦多。

在荨麻疹中，以男性患者偏多（女性多见当归芍药散方证），急、慢性者均有使用机会，常合用麻黄汤、麻桂各半汤、麻黄加术汤、麻杏甘石汤，效果较好。

在银屑病中，麻黄剂使用机会较多，偏实者，多用麻杏甘石汤、葛根汤、麻杏苡甘汤；偏虚者，多麻黄附子细辛汤、桂枝去芍药加麻黄附子细辛汤。

在头皮糠疹、脂溢性皮炎中，有时单用此方即有疗效，能明显使头屑减少。

在痤疮中，反复发作不愈之结节、囊肿性痤疮，治疗颇为棘手，然若在对证方中加入少量麻黄以透发，可收意外之效。名方“阳和汤”之用麻黄即含此意，适合于体质偏阳虚寒者；若体质偏实者，用葛根汤效佳；体质偏实而夹饮者，本方主之。

在扁平疣、寻常疣中，小儿使用此方效果很好，一般用于偏于实者，可适当加入夏枯草、牡蛎、穿山甲增强疗效。

5. 急、慢性湿疹、荨麻疹，若病情不甚急迫时，一般可以荆芥、防风代替麻黄。然发作急迫，瘙痒剧烈时，麻黄为必用之药，或再合用荆芥、防风、羌活、独活之类解表疏风药，方获捷效。

6. 常有心悸、心慌者，一般不用麻黄，仲景有明言：“若下之，身重、心悸者，不可发汗。”此处言发汗，主要指以麻黄之类峻汗。若有符合本方证者，亦可以荆芥、防风代替麻黄。

（三）医案实录

1. 慢性荨麻疹（麻杏苡甘汤合麻杏石甘汤、葛根汤）

李某，女性，28岁，2010年9月23日初诊。身起风团瘙痒半年，外院诊断：荨麻疹，服用西替利嗪、地氯雷他定等抗组胺西药，仍反复发作。现仍起风团，瘙痒，有怕冷，无汗，口稍干，大便偏干。舌淡红，舌体胖大，苔薄微黄腻，脉弦。

恶寒、无汗，此太阳表实；口干，便干，邪已入阳明，舌体胖大，苔腻，兼夹湿邪。故此太阳、阳明合病，夹湿热，予麻杏苡甘汤合麻杏石甘汤加味：麻黄9g，杏仁10g，生薏苡仁30g，生石膏30g，地肤子20g，蝉蜕10g，炙甘草6g，6剂。

二诊：药未服完即来诊，诉服药1剂后全身突然风团发作加剧，瘙痒甚，不敢再服。仔细考虑，方药应该对证，突然发作加剧者，考虑两个原因：一是可能解表疏透药驱邪外出，此是佳兆，不必惊慌；二是可能对蝉蜕过敏。故前方先去掉蝉蜕，并增入葛根汤以加强疏透，并兼清阳明之热：麻黄9g，杏仁10g，生薏苡仁30g，生石膏30g，桂枝10g，赤芍10g，葛根20g，大枣20g，生姜10g，炙甘草6g，7剂。

三诊：药后明显好转，风团基本不再发作，大便亦畅。近日面部起红斑疹，瘙痒较甚。前方去桂枝、葛根，加苍术10g，白鲜皮20g以清利湿热，5剂。

药后诸症消失而愈。

【按】皮肤科中辨证麻杏苡甘汤方证时，并非定具有皮疹肿胀、渗液之湿邪表现，应先辨是否太阳表实，此从患者体质状态可以察得；次辨是否夹湿，有无皮疹肿胀、渗液，舌象上可以察得，舌体胖大，苔腻皆是。口干者，可合用麻杏石甘汤；苔偏黄腻者，可加苍术、白鲜皮、地肤子等清湿热药；痒甚者，可加羌活、独活、荆芥、防风、浮萍等疏表药。

蝉蜕、僵蚕等虫类药疏表止痒效果很好，但有时本身亦可致敏，当权衡使用。

2. 慢性湿疹（麻杏苡甘汤合桂枝茯苓丸）

张某，男性，33岁，2010年11月8日初诊。湿疹反复发作3年。3年来于面颈及上肢、手、胸前、腹部等部位反复出现红斑、丘疹、水疱，瘙痒，无明显季节性。曾于外院予激素等抗过敏治疗，效果不佳，3年来皮疹一直未消，皮疹渐呈瘀暗之色。前医曾考虑光化性皮炎，给予抗组胺西药及清热利湿中药治疗未效。

患者形体壮实，精神状态好，皮肤黝黑，上述部位之皮疹散发，瘀暗而黑，显干燥，无渗液，伴见抓痕、血痂。舌偏暗，苔根黄厚，脉弦滑。

因见其皮疹已干燥明显，无渗液，故给予温清饮加味：当归10g，川芎5g，赤芍10g，生地黄15g，黄连6g，黄芩10g，黄柏10g，山栀子10g，荆芥10g，白鲜皮30g，生薏苡仁30g，茯苓15g，苍术10g，7剂。

二诊：药后瘙痒不减，皮疹出现渗液明显。

皮疹若有渗液、肿胀等湿邪表现，不宜使用当归剂。急改予麻杏苡甘汤合桂枝茯苓丸加味：麻黄12g，杏仁15g，生薏苡仁60g，桂枝15g，茯苓

20g，桃仁 15g，赤芍 15g，牡丹皮 15g，地肤子 30g，生地黄 30g，炙甘草 10g，7 剂。

三诊：药后瘙痒基本消失，渗液已不明显，瘀暗之皮疹颜色转淡。前方继服 7 剂。

然患者未忌口，饮食不慎皮疹再度反复，渗液再作。前方去桂枝茯苓丸：麻黄 12g，杏仁 15g，生薏苡仁 60g，茯苓 20g，地肤子 20g，土茯苓 60g，羌活 10g，独活 10g，牡丹皮 10g，炙甘草 10g，7 剂。

四诊：药后皮疹好转，瘙痒基本消失。继服 7 剂。

五诊：原瘀暗之皮疹颜色明显退去，瘙痒消失。

前方再加入桂枝茯苓丸：麻黄 12g，杏仁 15g，生薏苡仁 60g，桂枝 15g，茯苓 20g，桃仁 15g，赤芍 15g，牡丹皮 15g，羌活 10g，独活 10g，地肤子 30g，土茯苓 60g，炙甘草 10g。

此方连服 21 剂。皮疹瘙痒完全消退而愈。

【按】温清饮载于明·龚廷贤《万病回春·血崩》，其云："崩漏者，有新久虚实之不同也。初起属实热者，宜解毒也……稍久属虚热者，宜养血而清火也，温清散。"[①] 但本方不仅仅治疗妇女崩漏及各种出血，在皮肤病中亦尤为常用。对于热毒之邪灼伤阴血，肌肤失于濡润，血虚与热毒兼夹，且体质偏实不虚之各种慢性皮肤疾患，如慢性顽固性湿疹皮炎、荨麻疹、皮肤瘙痒症等均有较好效果。日本汉方家矢数道明总结了本方证的适应条件：①本方证多有慢性病程，或具有本方证之体质而发生急性症状者。②适应本方之体质者，多为皮肤黑褐色，黄褐色，或枯燥如涩纸状。③皮肤之状，多为丘疹性湿疹，无分泌物，偏于枯燥，痒甚，由于搔抓残留血痕。④黏膜之状，溃疡反复出没。⑤脉象不定，但不甚弱，脐旁或有如瘀血之抵抗和压痛。[②] 值得参考。

本案初诊因见其皮肤暗黑，皮疹干燥，患者体质偏实，似乎符合温清饮方证，故与之。然服后渗液即起，可见方不对证。临床实践发现，湿疹、皮炎发作时，若见渗液、肿胀，当归及当归剂皆不可使用，故若用消风散治湿

---

① 龚廷贤．万病回春．北京：人民卫生出版社，2007：333–334.

② 李文瑞，译．矢数道明，著．临床应用汉方处方解说．北京：人民卫生出版社，1983：21.

疹渗液者，宜去当归。曾治某患者湿疹，先以荆防败毒散治疗后渗液消失，皮疹变干燥脱屑，认为后期应加当归以养血润肤，且前用辛温解表利湿之品，虑其过用伤阴。岂知加上当归后渗液迅速复发，速去当归后渗液又止。以后治此类湿疹皆慎用当归，即使后期渗液消失，皮疹干燥脱屑，笔者亦多用淮山药、太子参等甘润之品健脾护阴。

3. 银屑病（麻杏苡甘汤合土槐饮）

林某，男性，35 岁，2010 年 11 月 24 日初诊。患银屑病 2 年多，冬重夏轻。此次再次发作加重 1 个月，有少许新发点滴状及小片状皮疹。现见头皮、面、腋、龟头部散在红斑、鳞屑，瘙痒。形体壮实，肌肤致密，纳寐可，口稍干。舌体胖大，偏暗，苔白厚微腻，脉细弦。

四诊合参，此属太阳表实夹湿之麻杏苡甘汤方证，兼入阳明。故予麻杏苡甘汤合土槐饮加减：麻黄 6g，杏仁 10g，生薏苡仁 45g，苍术 10g，茯苓 15g，土茯苓 60g，蜂房 30g，槐花 30g，甘草 6g，14 剂。

外用透骨草 60g，白鲜皮 30g，苦参 30g，枯矾 60g，酒大黄 60g，14 剂。水煎外洗。

二诊：好很多，皮疹明显变薄。继守前方 14 剂。

三诊：面、腋、龟头部红斑鳞屑基本消失，仅头皮红斑鳞屑暂未消退。守方加减再服 14 剂，后未再复诊。

【按】形体壮实、肌肤致密，肤表皮疹瘙痒，舌胖大、苔腻等，皆辨证太阳表实夹湿之麻杏苡甘汤方证要点；口干、疹色鲜红，可考虑兼入阳明，故合方土槐饮以清阳明湿热。

土槐饮是赵炳南老中医的一张经验方，药物组成：土茯苓 30g，生槐花 30g，生甘草 9g。本方药少力专，土茯苓性甘淡平，清热解毒除湿，长于祛湿，多用于湿热疮毒，能入络搜剔湿热之蕴毒；生槐花泄热凉血解毒，其凉血之功独在大肠，大肠与肺相表里，所以能疏皮肤风热，其生用者清热解毒力强，尤以槐花蕊效力更强。赵老常将此方用于银屑病进行期、植物日光性皮炎、脂溢性皮炎，以及复发性疖病、慢性湿疹等。[1] 笔者常于银屑病进行期，在方证辨证基础上加上此方，确有实效。

---

① 北京中医医院 . 赵炳南临床经验集 . 北京：人民卫生出版社，1975：290.

4. 斑块型银屑病（麻杏苡甘汤）

容某，男性，35 岁，2010 年 6 月 9 日初诊。患银屑病 10 余年，多方求治，效果欠佳。近三四年来加重，皮疹愈发增厚。头皮、躯干、四肢均覆盖大片暗红色斑块及厚层鳞屑，干燥而瘙痒。尤以小腿胫前为甚，皮疹厚如牛皮，色暗黑而污秽，顽固不消。

初诊时因见患者久治不效，性情抑郁，肝郁气滞，血瘀化燥，顽湿内阻，给予四逆散合桂枝茯苓丸、白疕 2 号方[①]加减：柴胡 15g，枳壳 10g，赤芍 15g，黄芩 10g，桂枝 10g，茯苓 10g，桃仁 10g，牡丹皮 10g，土茯苓 30g，蜂房 30g，威灵仙 15g，炒薏苡仁 30g，防风 10g。

上方经加减服用 3 个月后，皮疹稍有改善，躯干、上肢部分皮疹消退，但大部分皮疹仍未消，且至秋冬季节后，皮疹再度反复。

2011 年 3 月 16 日再次来诊。因天冷皮疹反复，躯干、四肢大片浸润性暗红斑块，覆盖厚层鳞屑，瘙痒时甚。形体结实，肌肤致密，肤色偏暗，平素无汗，口稍干，舌体胖大，舌质暗红，苔中根偏厚，苔中微黄，脉弦紧。

考虑此证当属风湿之邪稽留于肌表，日久不去，郁而化热，属太阳、阳明合病，兼夹湿热。遂迳用麻杏苡甘汤：麻黄 25g，杏仁 20g，生薏苡仁 45g，炙甘草 10g，加羌活 10g，独活 10g，5 剂。嘱此方久煎 1 小时。

服药后效果非常明显，躯干、四肢覆盖之厚层鳞屑明显变薄，瘙痒仍甚。前方加路路通 15g，以利湿止痒；患者诉服药睡眠易醒，考虑麻黄量大所致，减麻黄量为 18g。

此方略做加减，服至 2011 年 5 月，效果甚为明显。患者躯干及上肢、下肢大腿部皮疹均已消退，遗留褐黑色色素沉着。唯余双小腿胫前厚如牛皮之斑块鳞屑顽固不退，但已见松动之象。头皮仍少许红斑鳞屑，瘙痒。

前方去路路通，加威灵仙 15g，皂角刺 10g，以增强搜风通络、除湿止痒之力。

坚持服用此方，小腿顽厚之皮疹变薄消退。再坚持服至 2011 年 9 月，数年来从未消退之皮疹皆全部消退殆尽，遗留色素沉着。患者精神良好，食

---

① 白疕 2 号方药用：鸡血藤、土茯苓、当归、干生地、威灵仙、山药、蜂房。功能养血润肤、活血散风，治疗白疕病程日久属血燥型。见北京中医医院．赵炳南临床经验集．北京：人民卫生出版社，1975：227-228.

纳、睡眠皆安，无任何不适，且复查肝肾功能皆正常。

2012年1月随访，未见复发。

【按】 本案初诊时，笔者见其病久情志悒悒不乐，从少阳入手，调其肝郁，取四逆散化裁，虽亦增入防风、薏苡仁、土茯苓、蜂房、威灵仙等搜风除湿之品，但疗效欠佳。数月后再诊，分析其形体体质及证候、舌、脉诸信息，经仔细思考，认为皮疹十数年不愈者，乃因风湿之邪稽留肌表，日久不去所致。很可能是本病初起时，前医过用寒凉中药，冰伏邪气，使本可用疏风解表除湿轻浅之剂能治愈之病，迁延十数年不愈。银屑病初起，多见血热，有适用疏风解表除湿之证么？以现今临床之观察，并非少见。如曾治银屑病患者张某，女，因家庭变故，流产时又受风寒，自服姜醋后，突发银屑病，身起红斑、鳞屑，患病3月来诊，诊其脉证，考虑风寒湿邪郁表，法当疏风解表除湿，因初病未经误治，邪气尚浅，仅用荆防败毒散加减而愈。至今逾年，未见复发。

本案十数年不愈，已成顽疾，远非荆防败毒散轻浅之剂能愈之病，故选用麻杏苡甘汤，重用麻黄，以发越肌表之水湿，开玄府，利九窍，畅行气血；配合杏仁宣肺利水；薏苡仁淡渗利湿，性凉佐以清热，并能治“肌肤甲错”；甘草调和诸药。诸药合用，则稽留肌表之水湿、风湿、湿热皆得以驱除，其病向愈。

5. 寻常疣、扁平疣（麻杏苡甘汤）

符某，男性，10岁，2005年7月4日初诊。手足部寻常疣数个，面部扁平疣数十个，已有1年多。平素体质壮实，汗出多而恶风，口稍干，舌淡红，苔白根腻，脉左细右滑。有尿床史，近日频作，每晚均有尿床。

予麻杏苡甘汤：麻黄6g，杏仁7g，生薏苡仁30g，甘草3g，5剂。

二诊：服药后每晚尿床情况即消，疣体尚未脱落。前方加夏枯草10g，生牡蛎15g，继服7剂，疣体全部脱落而愈。后继续调治其尿床亦愈。

【按】 麻杏苡甘汤之治疣赘，古今皆有治验。如《勿误药室方函口诀》中载：一男子，周身生疣子数百走痛者，与此方而即治。[①] 又《经方应用》中转载以本方治疗多例寻常疣、扁平疣、跖疣等，均有效验。[②] 然本方并非适

① 周子叙，译．汤本求真，著．皇汉医学．北京：中国中医药出版社，2007：110.

② 王琦，盛增秀．经方应用．银川：宁夏人民出版社，1981：90.

应于所有病毒疣，临床仍当辨方证。实践发现，本方治疗小儿疣赘疗效高于成人。若本方无效时，矢数道明经验认为，可试用加夏枯草，疗效会有提高。①

外治疣赘（扁平疣、寻常疣），单用新鲜鸡内金外搽，效果不错。②惜现很难得到新鲜者，可将药用鸡内金用开水泡软后外搽，亦有效，笔者常用。

另，本方同时治愈其尿床一症（疣赘愈后，改以本方合六味地黄汤加减，尿床得愈），盖因方中麻黄之作用。著名老中医陈树森曾有经验方“尿床方”（五味子、益智仁、炙麻黄）治疗尿床多年，经久不愈者。方中五味子补肾固精；益智仁补肾缩小便，治夜间多尿；而麻黄，其主要成分为麻黄碱，现代药理研究认为能兴奋大脑皮质及皮质下中枢，使精神振奋，对膀胱括约肌有明显的兴奋作用。③此中药西理之解释，尚未至当。刘渡舟曾有麻黄汤合六味地黄汤接轨治疗尿床之案例，医理解释至为精到，可参。④

6. 聚合型痤疮（麻杏苡甘汤合温胆汤）

张某，男性，24 岁，2010 年 10 月 19 日初诊。面部生痤疮反复数年不愈。来诊时见面部多发暗红色丘疹及结节、囊肿，时出脓血水。体质壮实，肌肤致密偏暗，舌质偏暗，略胖大，苔白厚略黄，脉弦滑。

给予麻杏苡甘汤合温胆汤加减：麻黄 6g，杏仁 10g，生薏苡仁 30g，陈皮 15g，法半夏 15g，枳实 10g，竹茹 10g，茯苓 15g，桔梗 15g，甘草 6g，14 剂。

二诊：囊肿、结节明显平塌，脓血水已消，大便偏干。

前方加酒大黄 10g，继服 20 余剂。皮疹基本消退而停药。

【按】对于皮肤反复发作性感染性炎症，如久治不愈的聚合性痤疮、复发性毛囊炎、脓肿性穿掘性毛囊周围炎等，适当使用麻黄剂可收意外之效。

---

① 矢数道明经验认为，扁平疣赘，一般用薏苡仁加甘草汤或薏苡仁锭 2 ～ 3 个月后半数可以消失；若单用薏苡仁不见效的病例时，可试加夏枯草得效。见矢数道明 . 汉方临床治验精粹 . 北京：中国中医药出版社，1992：110.

② 陈士铎 . 洞天奥旨 . 北京：中国中医药出版社，1991：119.

③ 陈树森 . 陈树森医疗经验集萃 . 北京：人民军医出版社，1989：424–425.

④ 陈明 . 刘渡舟伤寒临证指要 . 北京：学苑出版社，1998：70. 刘氏认为，六味地黄汤下滋肾水；麻黄汤能宣肺，鼓舞足太阳膀胱之气。两方用阳化阴，用阴潜阳，使其脏腑表里之气互相沟通，行使主宰津液与气化出纳的作用，故能治疗尿床。此从中医医理解释，至为精当。笔者尝以此法治疗小儿尿床数例，皆愈。

皮肤反复感染性炎症，多因气血不足，不能祛邪外出；亦与玄府腠理堵塞，不能疏通，邪难外出有关。方中麻黄有“除寒热，破癥坚积聚”（《本经》），“疏通气血，利九窍，开毛孔”（《本草从新》）之功效。临证时辨其虚实，其虚者，以阳和汤；其实者，麻黄汤、葛根汤、麻杏苡甘汤等，皆可使用。使气血流畅，毛窍疏通，邪得外出，其病得愈。

七、越婢汤（附：越婢加术汤、桂枝二越婢一汤）

【组成】麻黄六两　石膏半斤　生姜三两　大枣十五枚　甘草（炙）二两

【用法】上五味，以水六升，先煮麻黄，去上沫，内诸药，煮取三升，分温三服。恶风者，加附子（炮）一枚；风水加术四两。

【方解】本方由麻杏石甘汤去杏仁，增量麻黄，加生姜、大枣而成。去杏仁说明本方不以治喘为主证；但增量麻黄，发越水气力大，且配伍生姜、大枣健胃增液以防止麻黄伤津太过；石膏清里热。故本方为治太阳、阳明合病之风水，一身悉肿，脉浮不渴，续自汗出，无大热者。

（一）方证辨证要点

1. 本方证属太阳、阳明合病证，夹饮。

2. 症见起病急骤、周身浮肿、恶风、汗出、口舌干燥、脉浮者。

3. 若陷于阴证，恶风更甚、疲倦、四逆者，宜本方加炮附子。

4. 若病程渐久，一身黄肿、小便不利、脉沉者，本方加白术，即越婢加术汤方证。

5. 若症见虽无高热，但发热感明显，恶寒感轻微，伴汗出，恶风，口干，或见烦躁，脉不浮而微弱者（微弱者，非少阴证之微弱脉也，乃较浮而充盈之脉稍微弱也），取桂枝汤二分，越婢汤一分，合为一方即桂枝二越婢一汤治之。

桂枝二越婢一汤与本方均治太阳、阳明合病。二者区别在于体质强弱不同，体表水气充实与否。若体质强、阳气旺、体表水气充实，脉呈浮紧或浮数者，本方以大剂麻黄发越之；若体质弱、阳气不旺、体表水气不充实，脉呈微弱者，不可大发汗，而以小发汗之桂枝二越婢一汤治之。

观麻黄汤条的“阳气重”和桂枝二越婢一汤条的“此无阳”，历来注家谓阳气重是阳热。胡希恕否认此说，认为“阳”指的是“津液”。“阳气重”指体表津液充实，“此无阳”指体表津液不充实。[①] 笔者认为二家皆各执一端，有所偏颇，而未解阴阳互根互用、互相转化之理。因外邪侵袭机体，机体奋起抗邪，驱策津液充实于体表，其驱策之动力者，阳气也。体质强，阳气旺，体表津液、水气自然充足，外邪可随发汗而出，如麻黄汤、越婢汤、大青龙汤等皆此法；体质弱，阳气欠旺，体表津液、水气不充足，不可一鼓作气地发汗而愈，桂枝二麻黄一汤、桂枝二越婢一汤等“小发汗”皆此法，桂枝汤的调和营卫亦是一法。若仅将条文中“阳气”解为“津液”，则条文第20中的“遂漏不止”，津液大泄，为何不单独以麦冬、地黄类补津液，而用桂枝加附子汤以补阳为主？条文286条中的“亡阳故也”，为何为少阴病而主以四逆汤辈救阳？特别是第388～390诸条，皆吐泻交作，津液大伤，却皆以四逆汤、通脉四逆加猪胆汁汤回阳救急为主。此皆阳生阴长之理也，岂可割裂看待？

（二）皮肤病辨治心法

1. 常用于荨麻疹、湿疹、接触性皮炎、药物性皮炎、银屑病等急性发作期，疹色鲜红、瘙痒剧烈，皮疹或舌象表现有水湿者。若局部皮疹肿胀、渗液明显，口渴、尿少者，经验以越婢加术汤更为常用。因白术利湿，使湿邪从汗、小便两途而出，效果更佳。热甚口渴、疹色鲜红者，石膏可重用至60～90g；湿热重痒甚更可配入白鲜皮、地肤子、薏苡仁等。

2. 红皮病常一身弥漫性红斑肿胀、脱屑如糠秕，甚则纷纷如落叶，四肢肿胀，日久皮肤干燥如枯木、瘙痒剧烈、烦躁不寐。若形体不虚，舌体偏胖大，苔白厚，口干、尿少（或不明显），肿胀（常下肢明显），越婢加术汤对证用之能收非常之效。

3. 对于狼疮性肾炎、紫癜性肾炎出现蛋白尿、血尿等，越婢加术汤常有适证使用机会。

4. 与麻杏石甘汤、大青龙汤鉴别见“麻杏石甘汤”条。

---

① 冯世纶．经方传真．北京：中国中医药出版社，1994：92.

（三）医案实录

1. 药疹（越婢加术汤）

刘某，女性，52岁，2006年6月22日初诊。身起皮疹瘙痒4天。发病前因感冒服多种中西药物，数日后出现皮疹。现颈、胸、双手部红斑疹、丘疱疹，瘙痒甚，双手肿胀。感冒未愈，仍流清涕，咳嗽，咳痰色白，稍胸闷，怕冷，汗出，口干苦，稍疲倦，形体壮实偏胖，皮肤暗褐色。舌偏暗，苔白厚，脉沉弦。

四诊合参，此太阳、阳明合病，夹饮，故予越婢加术汤解表清里，行水化饮：麻黄10g，生石膏45g，苍术15g，生薏苡仁20g，生姜10g，大枣6枚，炙甘草6g，2剂。

外用消炎止痒洗剂外洗，炉甘石洗剂外搽。

二诊：瘙痒减，肿胀减，水疱稍消，咳嗽无痰，怕冷好转，仍口干苦，舌淡红，苔白厚，脉沉滑。

前方加杏仁10g，川萆薢15g，地肤子20g，3剂。

服后皮疹瘙痒消失而愈。

【按】患者形体壮实偏胖，实证可知，此望诊而得虚实也；怕冷，流清涕，咳嗽为太阳表邪未解；而邪已入阳明而成郁热在里，故口干苦；而皮肤起丘疱疹、肿胀、舌苔白厚，为兼夹水饮。故合而为太阳、阳明合病夹饮之越婢加术汤方证。

服药后不但皮疹消退，且感冒咳嗽亦一并痊愈，可知中医之异病同治者比比皆是。日本汉方家汤本求真云："余曾治类似此证之感冒，如恶寒发热，自汗，口舌干燥，舌有白苔者，与本方得速效。"[①] 此善用经方者也！

2. 湿疹（越婢加术汤）

彭某，女性，25岁，有孕5个月，2010年4月29日初诊。头皮、四肢对称性大片浸润性红斑、丘疹、渗液3个月余。初因怀孕未敢就医，自用中药外洗，病情渐加重。至4月27日，皮疹渗液肿胀，瘙痒剧烈，前医给予头孢呋辛及葡萄糖酸钙、维生素C静脉滴注抗感染、抗过敏，中药疏风清热、健脾利湿治疗，外用3%硼酸溶液湿敷，氧化锌油外涂，不能控制病情。

---

① 汤本求真．皇汉医学．北京：中国中医药出版社，2007：126.

患者形体偏胖，头皮及双肘部、双下肢泛发红斑、丘疹、肿胀，渗液明显，瘙痒剧烈，稍怕冷，口干甚，舌稍红，苔稍黄腻，脉滑数带弦。

初考虑患者整体体质偏虚，故予五苓散合平胃散加减：猪苓 10g，茯苓 10g，泽泻 15g，白术 10g，桂枝 6g，厚朴 10g，陈皮 10g，地肤子 15g，车前子 15g，苦参 10g，3 剂。外用同前。

二诊：药后稍有好转，渗液略减，仍瘙痒剧烈。

瘙痒剧烈，为太阳表邪不能宣透。且综观其体质，当属实证，故改予荆防败毒散加苦参、白鲜皮、地肤子等解表清里：荆芥 10g，防风 10g，土茯苓 90g，茯苓皮 15g，羌活 10g，独活 10g，柴胡 10g，前胡 10g，枳壳 10g，桔梗 10g，淮山药 30g，白鲜皮 15g，地肤子 15g，苦参 10g，车前子 10g，甘草 5g，4 剂。外用法同前。

三诊：药后稍有好转，渗液减少，瘙痒虽减但仍较剧烈。患者催促用最快之办法。经考虑后，给予越婢加术汤加味：麻黄 10g，生石膏 60g，苍术 15g，地肤子 15g，大枣 30g，炙甘草 6g，生姜 10g，4 剂。

四诊：药后渗液明显减少，基本变干燥，略有流滋，瘙痒减轻。前方加量麻黄至 12g，地肤子 20g，加白鲜皮 20g，继服 4 剂。

五诊：皮疹明显消退，遗留色素沉着，仅小腿胫前少许红疹未退。前方麻黄减为 6g，服 5 剂。

未再复诊。直至半年后，患者再来，诉已产一男婴，活泼健康。现湿疹略有复发。

【按】本案初诊因患者汗出、怕冷，判断体质偏虚，故予五苓散合平胃散加减而未效。后仔细考察，认定属体质偏实之麻黄证。符合麻黄证者，有特定之“麻黄体质”。黄煌教授归纳为：体型偏胖、肌肉坚紧、皮肤黄黑、不易出汗、舌红唇暗、脉象浮紧等。另有石膏证多出现烦躁、多热、口渴、汗出。越婢汤方证可看作麻黄体质见有石膏证。因而越婢汤证的浮肿多伴有汗出、发热、舌干、脉浮滑而烦躁等症。①

故三诊后改予越婢加术汤，病情迅速得以控制。且并未影响孕胎，后产一男婴，健康活泼。是故《内经》曰：“有故无殒，亦无殒也。”

---

① 黄煌. 经方 100 首. 南京：江苏科学技术出版社，2005：93.

3. 红皮病（越婢加术汤、五苓散、猪苓汤）

某男，70余岁，患者未见，经电话联系及邮件发来之皮疹、舌象照片。患湿疹4年，1年前渐发成红皮病，多方诊治不效。现全身弥漫性红斑伴大量脱屑，无一处正常皮肤，皮疹干燥异常，瘙痒剧烈。形体壮实偏胖，诉很怕冷，但一直无汗，因痒甚而烦躁，夜寐差，无胸闷，口干，大便干，卧床不能起，稍站立即下肢浮肿。舌体胖大，边红，苔白厚，脉未见。

此太阳、阳明合病夹饮，给予越婢加术汤：麻黄18g，生白术60g，生石膏60g，大枣12枚，生姜15g，炙甘草12g，3剂。

二诊：服1剂，瘙痒即明显减轻，服2剂，能起床活动，且感活动轻快，心烦顿消，下肢肿胀亦明显减轻，大便通畅，皮疹明显见好转。但出现小便涩痛而数，不敢多饮水，即改予五苓散合猪苓汤：猪苓12g，茯苓12g，泽泻15g，白术12g，桂枝9g，滑石30g，阿胶10g（烊化），大黄3g，生薏苡仁30g，甘草9g，3剂。

三诊：服1剂小便痛即消，服完3剂，小便已无不适。

再改服前方，连服4剂，弥漫性红斑脱屑基本消退，显露光滑之皮肤。嘱再服数剂巩固。患者嫌麻烦，未再服药，而皮疹竟未反复。

【按】红皮病又称剥脱性皮炎，是一种严重的皮肤疾病。分为急性、亚急性、慢性期，急性期全身皮肤弥漫性潮红，肿胀、渗液，亚急性合慢性期皮肤浸润肥厚，大量脱屑，为多种原因引起的一种综合病症。药物过敏引起者，起病急骤，伴有高热等全身症状显著；其他如银屑病、湿疹皮炎、恶性肿瘤等皆可导致红皮病，易转为慢性，常瘙痒剧烈，病程数月乃至数年不等。红皮病有较高的死亡率，国外报告为10%～20%。[①]

红皮病后期或慢性期，因皮疹干燥，肥厚，大量脱屑，中医多辨证热盛伤阴，而以养阴清热润肤等治疗，方用生脉散、增液汤等。本案红皮病史1年，是否亦如此养阴清热、润肤止痒？从四诊信息来看，回答是否定的。患者虽皮疹干燥大量脱屑，然舌体胖大，舌苔白厚，下肢肿胀，皆水饮之邪盘踞之证据；形体壮实偏胖、无汗、恶寒，皆太阳表实证据；口干，烦躁，又是辨阳明石膏证之“眼目”。综合分析，此属太阳、阳明合病夹饮之越婢加术汤方证。方证对应，故用之而得速效，经方之神奇有如斯也！

① 赵辨．临床皮肤病学．南京：江苏科学技术出版社，2001：754–756.

或谓：患者大便干，不亦久病阴伤、肠道津枯之明证？此仅知其一，不知其二。此种便秘，乃水饮困阻脾阳，津液不能输布所致，治当运化脾阳、健脾而利水湿，不通便而便自通。名老中医魏龙骧常以大剂生白术为主治疗此类便秘，少则 30 ～ 60g，重则 120 ～ 150g。[①] 笔者初学医时见之，以为独得之秘，后深研《伤寒论》，方知仲景早有先例。《伤寒论》174 条谓："若其人大便硬，小便自利者，去桂加白术汤主之。"方中白术运脾阳，逐水气，既治痹痛，又通便秘。

4. 紫癜性肾炎（小青龙汤，越婢加术汤）

林某，男性，33 岁，2010 年 4 月 28 日初诊。患过敏性紫癜、紫癜性肾炎，双小腿起密集小瘀点、瘀斑反复 1 年，检查尿潜血（+），24 小时尿蛋白总量偏高，一直不降，每因感冒而加重。来诊时，因有过敏性鼻炎史，正鼻流清涕，喷嚏频作，口不干，无汗，四逆。舌尖稍红，舌体偏胖大，舌质暗红，苔根白腻，脉弦紧。

四诊合参，此太阳表寒不解，兼内有水饮，故见清涕如水，喷嚏频作，而舌体胖大，苔白腻，予小青龙汤加减：麻黄 12g，桂枝 10g，干姜 5g，细辛 10g，法半夏 15g，五味子 10g，白芍 10g，炮姜炭 10g，炙甘草 10g，生薏苡仁 30g，仙鹤草 20g，7 剂。

二诊：服药后鼻流清涕、喷嚏频作已愈，双小腿瘀点、瘀斑消退，口干不多饮，汗出，舌尖边稍红，脉沉细。

此饮邪未尽，郁而化热，故见口干不多饮，舌边尖红。予越婢加术汤：麻黄 18g，生石膏 60g，苍术 10g，大枣 30g，炙甘草 10g。

此方间断服用 40 余剂，复查尿潜血转阴，24 小时尿蛋白总量亦正常，紫癜无发作而停药。

2011 年 1 月因感冒咳嗽，小腿紫癜有轻微复发，查 24 小时尿蛋白总量略有高，经予麻黄汤、柴苓汤等对症治疗，很快控制病情。嘱避风寒，慎起居，禁疲劳熬夜，清淡饮食。

后数月内又 3 次复查 24 小时尿蛋白总量，皆在正常范围，紫癜亦未再复发，病情稳定。

【**按**】本案患者初诊时正过敏性鼻炎发作，喷嚏频作，鼻流清涕，结合

① 卢祥之．名中医治病绝招．北京：中国医药科技出版社，1993：41.

其口不干、无汗、舌体胖大、苔白腻等症，考虑太阳表不解，内有水饮之小青龙汤证，故予之，加仙鹤草，炮姜炭佐以止血，生薏苡仁利湿。药后喷嚏、流涕及小腿紫癜均消退，而现口干，舌边尖红，舌体仍胖大，舌苔白腻，考虑寒去欲解，饮邪有化热，故二诊改予越婢加术汤加减以解表、清里、化饮。服药后小腿紫癜未再发作，而尿检亦转正常。

紫癜性肾炎出现尿潜血、蛋白尿等，比较顽固，治疗颇难，往往因感冒、疲劳诱发加重。故需嘱患者连续服药数月甚至逾年方愈。

5. 急性荨麻疹（桂枝二越婢一汤）

黄某，女性，32 岁，2005 年 8 月 22 日初诊。身起风团瘙痒 1 周来诊，怕冷，汗出多，口干，舌淡暗，苔薄，脉浮。

予桂枝二越婢一汤加味：桂枝 10g，白芍 10g，生姜 10g，大枣 4 枚，甘草 5g，麻黄 6g，生石膏 30g，荆芥 10g，白蒺藜 15g，3 剂。

二诊：药后明显好转，皮疹瘙痒明显减轻，汗出多及怕冷均好转，口干减，继服 3 剂，风团未再发作。

【按】患者体质不甚壮实，汗出、怕冷，脉沉细，不可以大剂越婢汤发越水气，故予此方以“小发汗”法解之。此法临床亦常用。

麻、桂辛温发表，配伍石膏则变辛温为辛凉，后世温病家谓《伤寒论》无辛凉解表法，是未读懂《伤寒论》也。大青龙汤、越婢汤、桂枝二越婢一汤皆辛凉解表剂也。以笔者观之，其中大青龙为辛凉重剂，越婢汤为辛凉平剂，桂枝二越婢一汤为辛凉轻剂。三方对感冒发热甚或高热皆有捷效，临床验案历历可稽。如曾治一幼女 2 岁多，平素体质较弱，常感冒，此次感冒发热，体温 38.6℃，微恶寒，微汗，口干喜饮，精神尚可，予桂枝二越婢一汤，1 剂而愈。

八、麻黄连翘赤小豆汤

【组成】麻黄（去节）二两　连翘根二两　杏仁（去皮尖）四十个　赤小豆一升　大枣（擘）十二枚　生梓白皮（切）一升　生姜（切）二两　甘草（炙）二两

【用法】上八味，以潦水一斗，先煮麻黄再沸，去上沫，内诸药，煮取三升，去滓。分温三服，半日服尽。

【方解】麻黄、生姜发汗解表；生姜、大枣、甘草健胃增液顾护胃气；生梓白皮、连翘根、赤小豆清热、利湿；炙甘草缓急、调和诸药。故本方为治太阳、阳明合病之表邪未解、瘀热在里而发黄者，为两解表里之剂。

（一）方证辨证要点

1. 本方证属太阳、阳明合病证。

2. 既有太阳表未解、热不得外越之恶寒发热、无汗，又见阳明里湿热蕴蒸之身、目发黄（黄色鲜明之阳黄）、小便不利、心烦懊侬等。

3. 本方与茵陈蒿汤、栀子柏皮汤皆可治疗阳明湿热黄疸，三者之鉴别详见“茵陈蒿汤”条。

（二）皮肤病辨治心法

1. 本方在皮肤科使用非常广泛，依据病情变化加减可应对多种皮肤病。常见如荨麻疹、丘疹性荨麻疹、药疹、湿疹、病毒疹、大疱性皮病、各类皮炎等在急性或慢性期而急性发作时。

2. 辨证以全身有恶寒、无汗，或有发热，舌红、苔白黄腻，小便黄少，皮疹以浮肿、水疱、糜烂、渗出为改变，因瘙痒剧烈而心烦、懊侬等表实里湿热见症者，宜此方对应。

（三）医案实录

慢性荨麻疹（麻黄连翘赤小豆汤）

李某，女性，2006 年 11 月 11 日初诊。身起风团瘙痒反复 5 年，曾外院行脱敏治疗后稍有好转，发作减少，但此次再发 9 日。前医给予西替利嗪、转移因子胶囊及中药汤剂疏风清热止痒治疗未效。现每日仍起风团，夜间多发，抓之起红色条状肿起，微恶寒。舌质稍红，苔根黄腻，脉细滑。

初考虑患者慢性荨麻疹病史 5 年，处以解表化湿、和血止痒之赵炳南经验方麻黄方加减：麻黄 9g，杏仁 15g，陈皮 10g，牡丹皮 10g，干姜皮 15g，白鲜皮 20g，丹参 10g，浮萍 10g，僵蚕 10g，益母草 15g，豨莶草 30g，7 剂。然服后未效，且瘙痒剧烈，痒甚烦躁，口稍干。

二诊：麻黄方重在解表化湿，和血止痒，清阳明里湿热之力不强。四诊合参，当属风寒郁表，湿热蕴里之太阳、阳明合病。故改以麻黄连翘赤小豆汤加减：麻黄 9g，连翘 20g，赤小豆 30g，杏仁 15g，桑白皮 15g，生姜 10g，大枣 30g，荆芥 10g，防风 10g，牡丹皮 10g，蝉蜕 12g，甘草 5g，4 剂。

外用苏叶 60g，荆芥 30g，薄荷 15g，益母草 60g，水煎外洗。

三诊：药后好转很多，风团瘙痒明显消退，发作明显减少。

继服前方 5 剂，风团未再发作。

【按】麻黄连翘赤豆汤多用于急性荨麻疹，然慢性荨麻疹之急性发作时亦有使用之机会。本案初诊即囿于慢性荨麻疹多有血虚之一面而予麻黄方。麻黄方为治疗病久血虚又外受寒湿之邪所致之荨麻疹，功能解表化湿，和血止痒。与本方部分药物雷同，皆能解表散寒，似乎差不多，然本方重用连翘、桑白皮、赤小豆，清利湿热作用力强，故疗效差别很大。

九、小青龙汤（附：小青龙加石膏汤）

【组成】麻黄（去节）三两　芍药三两　细辛三两　干姜三两　甘草（炙）三两　桂枝（去皮）三两　五味子半升　半夏（洗）半升

【用法】上八味，以水一斗，先煮麻黄，兼二升，去上沫，内诸药，煮取三升，去滓，温服一升。

【方解】本方麻黄、桂枝发汗以解太阳之表邪，宣肺平喘；半夏、干姜、细辛祛在里之寒饮，降逆平喘；配以白芍、五味子之酸收，以制麻、桂辛散太过，敛肺平喘。合则治太阳表不解，内有寒饮之恶寒发热、无汗、咳喘、溢饮者。

（一）方证辨证要点

1. 本方证属太阳病表实证，内有寒饮。

2. 抓住本方条文中病机关键“伤寒表不解，心下有水气”，即本方治疗外有表邪不解，内有寒饮未去。表邪不解者，当见太阳表实证如恶寒、无汗等；内有寒饮未去者，则表现多端，如饮邪冲逆则或咳或喘或噎；饮停不化，小便不利则少腹满；寒饮下趋，水谷不别则或利；饮停则津液匮乏，不能上承则或渴；溢于肌肤则浮肿等。故证候多端，不好分辨，但其突出之里寒饮特征宜抓住，如舌苔水滑、清涕如水、痰多而稀夹泡沫等。

3. 若兼烦躁、口渴者，本方加石膏，即小青龙加石膏汤方证。

临床亦多见小青龙汤加附子证，即小青龙汤证基础上又出现机体沉衰、疲倦欲寐，陷入少阴者；或小青龙加石膏再加附子证，即小青龙加石膏汤证基础上出现少阴征象者。

（二）皮肤病辨治心法

1. 各类过敏性皮肤病，如荨麻疹、湿疹等，不论皮疹如何，若见恶寒重、无汗、舌苔水滑等，本方有适用机会。若痒甚而烦躁、口渴者，本方加生石膏。若机体沉衰、疲倦欲寐者，本方当加附子。

2. 治疗面部各种色素沉着、色素斑。刘渡舟教授谓之“水色”“水环”“水斑”，即面部呈现黧黑之色，或两目周围呈现黑圈，或患者头额、鼻柱、两颊、颏下的皮里肉外显现黑斑。此皆寒饮水气内伏，伤人阳气，荣卫涩而不利，不能上华于面所致。[①] 若属本方证者，可用之，然须与太阳表虚夹饮之苓桂术甘汤方证鉴别。

（三）医案实录

慢性荨麻疹（小青龙汤，麻杏苡甘汤）

刘某，男性，52 岁，2007 年 3 月 16 日初诊。身起风团瘙痒反复 1 个月。服抗过敏西药暂能控制，然停药即发，故求治于中医。见形体偏瘦，肤色偏暗，平素很少汗出，面色无华，身起红色风团，瘙痒时作，口不干，舌体胖大，舌苔水滑明显，脉弦细。

四诊合参，此表寒而内饮，故予小青龙汤加减：麻黄 10g，桂枝 10g，白芍 10g，干姜 10g，细辛 6g，法半夏 10g，五味子 10g，炙甘草 9g，防风 10g，路路通 15g，5 剂。

二诊：服药后风团消失，未再发作，口稍干，舌体胖大，舌苔白，脉弦细。改予麻杏苡甘汤加减：荆芥 10g，防风 10g，杏仁 10g，生薏苡仁 20g，

---

① 陈明．刘渡舟伤寒临证指要．北京：学苑出版社，2000：101-102.

炙甘草6g，路路通15g，4剂。

【按】患者舌苔水滑，水饮证明显；平素无汗，表实证亦突出。而身起风团不愈，口不干，可见外有风寒之邪郁于肌表，又内有饮邪为患，治当解表散寒，温化水饮，故取用小青龙汤加减。二诊时风团已消，口稍干，正符合《伤寒论》第41条："服汤已，渴者，此寒去欲解也。"说明风寒水饮之邪欲去，邪已轻微，且因口干，稍有阳明见症，故改用麻杏苡甘汤。去麻黄以荆芥、防风代之，取其轻宣透表，疏风止痒，故病得愈。

十、大青龙汤

【组成】麻黄（去节）六两　桂枝（去皮）二两　甘草（炙）二两　杏仁（去皮尖）四十枚　生姜（切）三两　大枣（擘）十枚　石膏（碎）如鸡子大

【用法】上七味，以水九升，先煮麻黄，减二升，去上沫，内诸药，煮取三升，去滓，温服一升，取微似汗。汗出多者，温粉粉之。一服汗者，停后服；若复服，汗多亡阳，遂（一作逆）虚，恶风、烦躁、不得眠也。

【方解】本方为麻黄汤和越婢汤合方而成，故治二方的合并症。方中用大剂麻黄发越在表之水气以解表，配入桂枝更易致汗；杏仁治喘；甘草缓急；姜、枣、草又能健胃增液以防止麻、桂发汗伤津太过；石膏清阳明里热除烦躁。故本方为发汗利水峻剂，为治太阳、阳明合病寒热身痛，不汗出而烦躁者。

（一）方证辨证要点

1. 本方证属太阳、阳明合病证。

2. 本方既具有寒热身痛、汗不出之麻黄汤证；又必须具有口渴、烦躁之越婢汤证。二者相合，方为本方证。

（二）皮肤病辨治心法

1. 各种过敏性皮肤病如荨麻疹、湿疹、药物性皮炎、接触性皮炎、夏季皮炎等急性发作期，表现发热（或不发热）、恶寒、无汗，而皮疹瘙痒剧烈、口渴、烦躁莫名时，本方适用之。

2. 感染性皮肤病如水痘、麻疹、带状疱疹、丹毒、急性蜂窝织炎等，若表现高热、头痛如劈、恶寒、无汗、口渴烦躁、身痛、脉浮紧者，本方主之。切莫一味清热解毒，寒凉闭邪，而致变症百出。

3. 其他如天疱疮、红皮病、无汗症，亦有适用之机会。

4. 过敏性紫癜性肾炎、狼疮性肾炎水肿时，本方有适用之机会，不但使水肿消退，亦可以使肾功能好转。

5. 应用于皮肤病证治时，本方与越婢汤所治颇相似，要点在于有汗与无汗。经验认为若去留桂枝，增减石膏剂量，或调节石膏与麻黄之比例，可以控制本方之发汗能力。

（三）医案实录

1. 急性荨麻疹（大青龙汤，桂枝加葛根汤，五苓散合猪苓汤）

马某，男性，60岁，2005年7月9日初诊。因全身泛发红色风团伴瘙痒3天来诊。外院曾以西药抗过敏治疗（具体用药不详）未效。现躯干、四肢泛发红色风团，瘙痒甚，口干、心烦躁、无汗、恶寒、无发热，二便可。舌质偏暗，苔根白厚微腻，脉浮稍数。

患者壮实体健，望诊而得病之虚实；恶寒、无汗、脉浮太阳表实未解；口干、痒甚而烦躁，阳明里热，故属太阳、阳明合病之大青龙汤方证。

同时处两方：

处方一，大青龙汤：麻黄8g，桂枝7g，杏仁8g，大枣10g，生石膏45g，炙甘草5g，生姜10g，1剂。水煎温服，嘱服后忌吹风扇、空调，宜在家休息以候稍汗出。

处方二，桂枝加葛根汤加石膏：桂枝10g，白芍10g，炙甘草5g，大枣10g，生姜10g，葛根15g，生石膏40g，1剂。嘱次日水煎温服，将息如前。

二诊：风团瘙痒明显减轻，恶寒消失、心烦消，口干多饮，小便少，不甚通畅感。舌暗，舌前部无苔，根淡黄厚而剥，脉浮细稍数。

小便不利、口干多饮，此五苓散证；苔剥，略有伤阴。故处方五苓散合猪苓汤加味：猪苓10g，茯苓12g，泽泻15g，白术10g，桂枝10g，滑石15g，阿胶（烊化）7g，薏苡仁30g，荆芥10g，白蒺藜15g，炙甘草5g,3剂。

三诊：风团已不再起，瘙痒消失，仅夜间轻痒，口干明显好转，小便通畅。舌暗苔少，根黄腻减，脉浮细略弦。

继以桂枝加葛根汤3剂巩固而愈。

【按】《伤寒论》第38条曰："太阳中风，脉浮紧，发热恶寒身疼痛，不汗出而烦躁者，大青龙汤主之；若脉微弱，汗出恶风者，不可服之，服之则厥逆，筋惕肉瞤，此为逆也。"此案患者虽主诉身起风团瘙痒，但主证是无汗、恶寒、烦躁、脉浮，当属太阳、阳明合病之大青龙汤方证；若汗出恶风，脉不浮而微弱，大青龙汤切莫沾唇，"服之则厥逆"，此虚实之辨，不可不慎。

至于为何仅服1剂大青龙汤即改桂枝加葛根汤？此遵大青龙汤方后煎服之法："一服汗者，停后服。若复服，汗多亡阳，遂虚，恶风，烦躁，不得眠也。"预料1剂即能发汗出，患者年已六旬，不可再剂，必以桂枝汤类方继之。此亦是仲景定法，不可违背。

2. 夏季皮炎（大青龙汤，桂枝加葛根汤）

张某，男性，68岁，2005年6月28日初诊。双大腿内侧、腹部密集红斑、丘疹伴瘙痒1周。现瘙痒甚，痒甚时心烦，口稍干，无汗出，舌淡红，苔中黄润，脉浮稍数。

无汗、口干、烦躁，形体壮实，皆太阳表实兼阳明之大青龙汤方证，故予大青龙汤：麻黄9g，生石膏45g，大枣15g，桂枝6g，杏仁6g，甘草5g，生姜9g，2剂。

外用消炎止痒洗剂外洗，外搽炉甘石洗剂。

二诊：诉服前方2剂，皮疹瘙痒均已明显好转，遂停药，但停药后皮疹瘙痒再作，故今来复诊。

瘙痒阵作，口不干，有汗出，舌淡红，苔中黄润，脉浮。

已有汗出，大青龙汤虽得效，不可再剂，否则"汗多亡阳"，必以桂枝剂继之，故予桂枝加葛根汤加味：桂枝10g，白芍10g，生石膏45g，葛根15g，大枣10g，生姜9g，甘草5g，荆芥10g，白蒺藜15g，3剂。

三诊：皮疹瘙痒基本消失，继以前方数剂以巩固。

【按】此案与前案颇相类似，病虽不同，而证相同者，其治亦同，此中医异病同治之理也。

十一、麻黄附子细辛汤（附：麻黄附子甘草汤）

【组成】麻黄（去节）二两　细辛二两　附子（炮，去皮，破八片）一枚

【用法】上三味，以水一斗，先煮麻黄，减二升，去上沫；内诸药，煮取三升，去滓，温服一升，日三服。

【方解】本方以附子温阳扶正，强壮少阴颓衰之机能；麻黄发汗，解太阳之表；细辛散寒逐饮。三药相合，故治太阳、少阴合病证兼寒饮。

（一）方证辨证要点

1. 本方证属太阳、少阴合病证，即少阴表证。兼寒饮。

2. 既见太阳表实证之恶寒、无汗，又见少阴阳衰、寒饮在里之但欲寐、脉沉。

3. 与麻黄附子甘草汤方证之鉴别在于，后者是少阴表证的正证，即见恶寒、无汗、脉微细、但欲寐。脉微细者，所见更虚，故加甘草以加强扶正补虚，亦有缓和附子辛烈温燥之义；而本方证兼有寒饮在里。《金匮要略》曰：“脉得诸沉，当责有水。寒饮者，实也。”故去扶正补虚之甘草，而加散寒逐饮之细辛。

（二）皮肤病辨治心法

1. 老年体弱者患带状疱疹，尤其是头面部、三叉神经部位之带状疱疹初起，疼痛剧烈，若见寒热、无汗，而精神委顿疲倦，但欲寐，舌苔润滑、水滑，脉沉细、沉弱者，本方主之，止痛效果极佳。

若兼头眩、身体沉重、小便不利、舌体胖大者，此里饮盛，经验上合用真武汤机会多。

2. 顽固性带状疱疹后遗神经痛，若见沉寒痼冷、寒饮内盛者，宜以本方温阳散寒，振奋颓衰，给邪以出路。

以止痛为目的，附子剂量宜大，其效方著。

3. 其他如荨麻疹、湿疹、银屑病、硬皮病、雷诺病、扁平疣等，均有适证使用之机会。要在识证，而不为局部皮损所囿。

（三）医案实录

1. 急性荨麻疹（麻黄附子细辛汤合真武汤，桂枝麻黄各半汤）

李某，男性，65岁，2009年4月22日初诊。无明显诱因出现全身泛发风团瘙痒1天，急诊医师曾给予地塞米松针静脉滴注，以及抗组胺药、钙剂等治疗后风团消退，但次日再作。现全身泛发大片红色风团，累累如云，瘙痒。伴发热，体温38.2℃，恶寒，无汗，肩背酸痛，疲倦甚，欲寐，身体沉重，口干口淡，纳差，舌淡暗，舌体胖大，边齿印，苔白，脉细弱无力。

四诊合参，恶寒、无汗、疲倦欲寐、舌体胖大、苔白、脉细弱无力，此太阳、少阴两感，兼夹里饮证。故予麻黄附子细辛汤合真武汤：熟附子20g，麻黄5g，细辛3g，茯苓30g，白术20g，赤芍10g，生姜20g，2剂。

二诊：药后微汗，寒热已退，风团瘙痒减，精神好转，肩背酸痛减，口微干，胃纳稍增，舌淡暗，尖略红，苔白，脉浮弦略紧。

少阴阳衰得振，而太阳表邪未尽解，改予桂枝麻黄各半汤加味，以小发汗法祛邪外出：麻黄6g，桂枝10g，杏仁15g，白芍10g，大枣30g，生姜10g，甘草9g，荆芥5g，蝉蜕6g，4剂。

药后风团瘙痒消失而愈，且精神转佳，食纳增。

【按】年老体虚，阳气颓衰，虽见风团红赤如云、发热，然非热证。疲倦欲寐，脉细弱无力，皆少阴阳衰见症，故予麻黄附子细辛汤振奋颓衰，温阳散寒治之。又其身体沉重、口干口淡、舌体胖大伴齿印，皆里饮内盛，故合用真武汤以温阳化饮，使饮邪从汗及小便出。

药后少阴阳衰得振，故精神疲倦好转，寒热退，此时风团瘙痒，仅在太阳一经，故予桂枝麻黄各半汤以小发汗法疏解之，即愈。

2. 带状疱疹（麻黄附子细辛汤合真武汤、芍药甘草汤）

陈某，男性，45岁，2008年4月23日初诊。3天前因过度操劳熬夜，突然出现右腰腹部起少许红斑，以及成簇小丘疱疹、水疱，伴疼痛。症见精神欠佳，疲劳，右腰腹部水疱疼痛较甚。舌体偏胖大，舌质稍红，苔白，脉沉弦。

初见患者形体偏壮实，未在意其疲倦状态，考虑肝经郁热，夹饮，给予芍药甘草汤、桔梗汤、瓜蒌散化裁：白芍60g，瓜蒌40g，红花5g，白术

15g，茯苓 15g，桔梗 15g，炙甘草 15g，3 剂。

外用三黄洗剂配点舌丸调敷。

二诊：药后疼痛未减，且右腰腹部水疱增多、扩大，并感低热，恶寒，疲劳欲寐，身困重，口淡无味，舌体胖大，舌苔白，脉沉弦。

疲倦欲寐，身重，口淡，已然提示少阴阳衰；恶寒、发热，脉沉，正是“少阴病，始得之，反发热，脉沉者”之麻黄附子细辛汤方证。故急予麻黄附子细辛汤合真武汤、芍药甘草汤加减：麻黄 9g，熟附子 10g，细辛 6g，瓜蒌 30g，红花 5g，白芍 30g，白术 15g，茯苓 15g，桔梗 15g，炙甘草 10g，2 剂。

三诊：药后精神好转很多，疲倦、欲寐明显好转。水疱部分干涸，疼痛明显减轻。

前方减量麻黄至 6g，附子增至 30g，桔梗 20g，连服 6 剂。

疼痛消失，水疱结痂而愈。

【按】本案初起，见患者形体尚壮实，未曾在意其疲倦之程度，且舌质稍偏红，误以病在阳明，乃肝经郁热，故投药不中。二诊病情加重，少阴阳衰证乃显无遗，方急改方以温阳解表化饮。

临床发现，现今不少貌似体质壮实之中青年患者，初起即现少阴阳衰征象，医者当勿先入为主，宜细心辨识。

3. 带状疱疹（麻黄附子细辛汤合小柴胡汤）

梁某，女性，62 岁。发热 1 天就诊于急诊，体温 38.5℃，头痛，恶寒，伴咳嗽，无痰，咽干痛。查：神清，咽充血（++），扁桃体不大，右肋下可及红色斑疹、丘疱疹，成团。遂建议转皮肤科就诊。

症见：体温 38.5℃，恶寒，无汗，疲倦甚，口干苦，咽痛甚，胃纳欠佳。右腰腹大片红斑及带状成簇水疱，疼痛甚。舌质淡暗，舌边略红，苔薄微腻，脉沉细弦稍数。

疲倦、恶寒无汗、脉沉细，此少阴表证之麻黄附子细辛汤方证；然又见咽痛、口苦、纳差，此少阳小柴胡汤见症，口干为兼入阳明之石膏证。故合则为少阳、阳明、少阴合病，处以麻黄附子细辛汤合小柴胡汤加石膏，咽痛加桔梗：麻黄 5g，熟附子 15g，细辛 6g，柴胡 20g，黄芩 10g，法半夏 10g，党参 10g，大枣 20g，生姜 10g，桔梗 15g，石膏 30g，炙甘草 6g，2 剂。

外用云南白药、紫金锭、点舌丸三药研末，茶水调敷患处。

二诊：药后发热即退，精神转佳，疼痛亦减轻，部分水疱干涸结痂，胃纳尚欠佳，舌暗红，苔薄，脉沉细。

少阳少阴之邪得解，改予芍药甘草汤、桔梗汤、瓜蒌散合方加减：白芍30g，炙甘草10g，瓜蒌30g，红花5g，桔梗20g，苍术10g，茯苓10g，4剂。

三诊：药后疼痛减轻大半，水疱均已结痂。前方增量白芍45g，桔梗30g，炙甘草15g，5剂。

四诊：疼痛已很轻微，稍痒。前方再加熟附子30g，以振奋阳气，鼓邪外出，加全蝎6g，以通络止痛，5剂。

服后疼痛完全消失而愈。

【按】老年体弱者患带状疱疹初起，临床常见既疲倦欲寐，脉沉细，又伴发热、咽痛、咳嗽等感冒症状，多以麻黄附子细辛汤与小柴胡汤合用，宜注意。

4. 水痘？泛发性带状疱疹？（麻黄附子细辛汤合真武汤）

曾某，男性，28岁，2011年7月16日初诊。发热4天，皮肤散发水疱疼痛1天。近来因工作繁忙，操劳过度，于4天前出现发热及感冒症状，当地诊所给予感冒药（不详）治疗，热稍减而再升，最高时热度达39℃以上。昨天开始出现胸、腹、背部散在小水疱，晶莹透亮，稍痛。现发热，体温39.1℃，恶寒，无汗，疲倦甚，眼皮重，欲寐，口干但喜温饮，纳差，右上腹部隐痛。查：胸、腹、背部散在十数个小水疱，疱壁薄，类似水痘，但患者自感水疱处疼痛。右上腹部轻压痛，无反跳痛，墨菲征（–）。舌体胖大，舌质淡暗，舌苔白，脉沉细稍数。既往于1年曾患严重水痘，经治已愈。有肾结石、十二指肠溃疡、胃出血病史，体质虚弱。

诊断考虑水痘？泛发性带状疱疹？建议抽血行血常规、HIV及B超等项检查，但患者拒绝。四诊合参，发热、恶寒、无汗，病在太阳表实；然疲倦甚、眼皮重、欲寐，分明已陷入少阴；舌体胖大，质淡暗，舌苔白，脉沉细，皆少阴阳虚水饮之象。故治当温阳解表，兼温中化饮。予麻黄附子细辛汤合真武汤加减：麻黄12g，熟附子15g，细辛3g，苍术10g，茯苓20g，白芍20g，生姜15g，2剂。

二诊：药后次日发热即完全消退。现精神好很多，疲倦明显改善，水疱已干涸消退，不痛。右上腹部仍稍隐痛，口稍干，不多饮。

太阳表邪已解，前方去麻黄附子细辛汤，加半夏、砂仁以顾护中焦，和胃化饮。处方：熟附子15g，白术10g，茯苓20g，白芍20g，生姜15g，法半夏18g，砂仁6g，4剂而愈。

【按】《临床皮肤病学》将“在恶性淋巴瘤或年老体弱的病人，在局部发疹后数日内，全身发生类似水痘样发疹，常伴有高热，可并发肺、脑损害，病情严重，可致死亡，称为泛发性带状疱疹”。[①] 本案未见局部发疹，起病即全身散发水痘样皮疹，但局部皮疹有疼痛。故诊断考虑是水痘？抑或泛发性带状疱疹？请专家定夺。

病虽急重，但从中医辨证来看，六经层次分明，为太阳、少阴两感之证，兼夹饮邪，处方麻黄附子细辛汤合真武汤。方证对应，故治疗并不棘手。

5. 顽固性带状疱疹后遗神经痛（麻黄附子细辛汤，四逆汤合真武汤、五苓散）

高某，男性，74岁，2006年10月12日初诊。带状疱疹后遗神经痛7年。7年来疼痛时时发作，阴雨天尤重。中西药物、针灸、理疗诸法用尽，不能缓解，痛苦不堪。有肝硬化腹水、高血压、糖尿病病史。2008年4月曾因上消化道出血入消化科住院治疗。

现右胸、腋、背部疼痛，阵发性加剧。形体偏瘦，精神状态尚可，皮肤晦黑如煤炭，腹大如鼓、腹面绷紧，青筋隐现。怕热不怕冷，无汗，一直服利尿西药，小便可，胃纳尚可。舌质淡暗，苔水滑，脉弦劲而硬，搏指。

四诊合参，证属病程日久，少阴阳衰，阴寒久郁，邪无出路，不通则痛。宜麻黄附子细辛汤以温阳散寒，开少阴之表，给邪以出路。处方：麻黄10g，熟附子30g，细辛12g，全瓜蒌40g，红花10g，苍术15g，茯苓15g，桔梗30g，炙甘草10g，2剂。

外用炙甘草3g，制马钱子3g，白醋50mL，浸泡数小时后蘸液外搽。

二诊：服药后大便稀，轻微呕吐2次，身有微汗出，疼痛略缓。

此寒邪有外出之势，继守方加减服至10月26日。汗出面积已扩展至大半身，未再呕吐，疼痛减轻，腹围略缩小，小便增多。

---

① 赵辨.临床皮肤病学.南京：江苏科学技术出版社，2001：300.

前方去麻黄附子细辛汤，改以大剂四逆汤加味，温阳以消阴翳，合用真武汤、五苓散化裁：熟附子60g，渐加至200g，干姜15g，渐加至60g，炙甘草30g，全瓜蒌40g，红花10g，白术15g，茯苓30～50g，猪苓15～30g，泽泻20g，桂枝10g，肉桂（后下）10g，砂仁（打碎后下）10g，柴胡15g，生牡蛎30g。

以此方增损，共服50余剂，至12月28日停药。疼痛基本消失，腹水亦略有消退。后转他医调治肝硬化腹水。

【按】患者带状疱疹后遗神经痛经年不愈，痛苦不堪，又兼肝硬化腹水、高血压、糖尿病等多种顽症。皆因少阴阳衰，阴寒内甚，寒邪郁久，邪无出路。故以麻黄附子细辛汤以温阳散寒透表，给邪以出路，继以大剂四逆汤温阳以消阴翳，真武汤合五苓散温阳以利水饮，譬如阳光一出，阴霾四散，则经年痼疾，竟得痊愈。

6. 扁平疣（麻黄附子细辛汤）

余某，女性，36岁，2007年8月15日初诊。面部扁平疣6年。曾多次求治中西医，均未得效。近1周皮疹增多，稍痒。查：面部散在数十个淡褐色扁平丘疹，以额部多发。舌淡红，苔白，脉弦细。

察其精神体质尚可，肤色偏暗，诉常怕冷，疲倦，即使夏天亦很少汗出，口中和，不多饮。

基于此，考虑少阴阳气不足，又太阳玄府闭塞，故汗不出。给予麻黄附子细辛汤温阳散寒，开通玄府：麻黄6g，熟附子30g，细辛6g，穿山甲10g，牡蛎30g，白芷5g，5剂。

二诊：不意服后效果极佳。疣体大部分脱落。

继服6剂，疣体全部脱落而愈。

【按】本案初亦未料有如此速效，然识证辨证，又理当如此。可见中医之难，难在识证辨证，中医之巧，亦巧在识证辨证。

加穿山甲者，增强其通络穿透之力；加牡蛎散结；白芷引经，皆佐使药也。

7. 药疹？肺部感染（麻黄附子细辛汤，麻黄汤，真武汤合半夏厚朴汤）

宋某，女性，58岁，2011年4月2日初诊。患者于2011年3月27日出现发热，自测体温38.3℃，咳嗽，痰黄，咽痛，鼻塞流涕，头微痛，自服小柴胡颗粒。次日发热退，但29日再次出现发热，上症仍存。就诊内科，检查血常规：WBC 9.99×10^9/L，N 81.3%，测体温37.2℃。考虑：急性上呼吸道感染，给予头孢西丁钠静脉滴注，头孢丙烯片、清感九味丸、九味双解口服液等中西药口服抗感染治疗。然发热未退，30日内科复诊时，测体温38.0℃，伴恶寒，口干，咳嗽，咳少量灰白色痰，鼻塞，尿痛。查：咽充血（+），双扁桃体Ⅰ°肿大，双肺呼吸音清，未闻及啰音。行胸片检查：①左肺舌段感染，建议抗感染后复查；②右上肺陈旧性肺结核。接诊医生给予头孢地嗪钠静脉滴注，并给予猴耳环消炎胶囊、阿奇霉素分散片、对乙酰氨基酚片口服。4月2日，发热仍未退，体温37.5℃，但出现全身皮肤散发红色风团，瘙痒明显。症见：发热，恶寒，无汗，疲倦甚，全身起鲜红色风团，瘙痒，咳嗽甚，痰少色白，咽不痛，咽痒，痒即咳甚，口稍干，不欲饮，舌淡暗，舌体胖大，苔白根腻，脉沉细无力。

考虑药疹？嘱停用之前全部药物。患者发热、恶寒、无汗，此太阳表证；但疲倦甚，脉沉细无力，说明已陷入少阴，故急当以麻黄附子细辛汤扶阳解表：麻黄9g，熟附子15g，细辛3g，苍术10g，茯苓10g，苏叶15g，防风15g，前胡10g，杏仁10g，2剂。

二诊：药后精神好转很多，发热恶寒退，风团已消，基本不再发作，白天咳嗽减，夜间仍有阵发性干咳，咽痒即咳。

少阴已解，邪出太阳之表，故改以麻黄汤加味：麻黄10g，杏仁15g，桂枝10g，苏叶15g，防风15g，炙甘草10g，2剂。

三诊：风团未发作，咳嗽已愈，喉中有痰不多，稍怕热怕冷，仍觉疲累，口干不苦，舌暗，苔白，脉弦细。

仍是少阴阳衰，当扶阳抑阴，改予真武汤合半夏厚朴汤化裁：熟附子20g，白术15g，茯苓20g，法半夏20g，厚朴10g，苏子10g，桔梗15g，枳壳10g，5剂。

药后精神振奋，诸症悉除。

【按】患者发热、咳嗽，胸片提示肺部感染，然内科两诊，给予大量抗生素及中西药，效果欠佳，且出现皮疹瘙痒，考虑为药物过敏所致之药疹。来诊时仍发热、咳嗽，又见皮疹瘙痒。此时仅治其皮肤病，不管其内科病？还是两者兼顾？对于西医而言，必须分科而治之；中医而言，当然是后者，此中医整体辨证之优势。

初诊时，虽见发热咳嗽，虽见风团鲜红而痒，然患者疲倦甚，脉沉无力，少阴阳衰之象已显，故急当温阳解表，而非见热清热。故以麻黄附子细辛汤，服两剂而热退疹消，精神转佳，少阴阳衰得振。唯余咽痒咳频，此风寒之邪未尽，故二诊予麻黄汤加苏叶、防风以解表宣肺、散寒止咳。三诊咳嗽消，喉中稍有痰阻，精神又转疲累，少阴阳衰，不耐麻黄、桂枝之发散，故再次以真武汤扶阳抑阴，合半夏厚朴汤化痰降逆，药后阳气得复，精神振奋，诸症悉除而愈。

本案整个治疗过程中从未考虑过肺部感染是炎症，须多加清热消炎药；药疹多是血热，须多用清热凉血药。而是"观其脉证，知犯何逆，随证治之"，依据六经理论来辨证选方用药，故疗效甚捷。

十二、桂枝去芍药加麻黄附子细辛汤

【组成】桂枝三两　生姜三两　甘草二两　大枣十二枚　麻黄二两　细辛二两　附子（炮）一枚

【用法】上七味，以水七升，煮麻黄，去上沫，内诸药，煮取二升，分温三服，当汗出，如虫行皮中，即愈。

【方解】本方为桂枝去芍药汤和麻黄附子细辛汤的合方，故治两方之合并证。

（一）方证辨证要点

1. 本方证属少阴病证，夹饮。

2. 症见少阴心肾阳衰，水饮凝聚心下，而现心下坚满、按之如盘如杯，或恶寒、无汗、疲倦欲寐，或咳喘、不能平卧，或下肢浮肿、小便不利，舌淡暗，苔白腻，脉沉细。

3. 本方条文，历来令人费解。《金匮要略·水气病脉证并治》云："气分，心下坚，大如盘，边如旋杯，水饮所作，桂枝去芍药加麻黄附子细辛汤主之。"费解处在于各家对气分的理解，以及对本条文及上下一条文的理解，皆莫衷一是。何谓气分？尤怡认为："气分，即寒气乘阳之虚而结于气者。"

并认识到："不直攻其气，而以辛甘温药行阳以化气，视后人之袭用枳、朴、香、砂者，工拙悬殊矣。"[①] 明确点出了此谓"心下"，并非心下胃脘部，不能使用枳、朴、香、砂等健胃消痞药，与后一条文"心下坚，大如盘，边如旋盘，水饮所作，枳术汤主之"有异，然所言未尽。《医宗金鉴》则断然认为："气分以下十六字，当是衍文……必是错简在此。"此未识仲景本意也。著名中医大家朱良春教授独具慧眼，他在《对〈金匮要略〉两个方证之我见——关于'气分'证和桂枝去芍药加麻黄附子细辛汤》一文中，注意到本条文中的"边如旋杯"与枳术汤条文中"边如旋盘"的一字之差，慧眼识得仲景的用心良苦。朱老认为：从临床实际来看，一些风湿性、肺源性等心脏病的患者，在病情发作期，恒可见心下坚大如杯，因此笔者益信此条"气分"证乃心气内结使然。仲景之所以将枳术汤条文附于后，乃示人以用药的大法。后者"边如旋盘"乃水饮散漫之状，治以健脾强胃，消痞祛水可矣；前者"边如旋杯"乃水饮凝聚之状，非振奋心阳，温运大气不为功。故朱老认为，本方为一个良好的强心行水剂，用之临床确有实效[②]。

（二）皮肤病辨治心法

1. 本方活用移治皮肤病，重在取方中麻黄轻可去实，能彻上彻下，彻内彻外，宣透玄府毛窍，流通气血，破癥坚积聚；附子配桂枝，振奋阳气，鼓邪外出；细辛辛温，能除冷风顽痹，祛风寒湿邪。姜、枣、草安中和胃，使祛邪而不伤正气。故以此方加减，多适于顽固而久治不愈的皮肤病，如特应性皮炎、顽固性慢性湿疹、顽固性银屑病，以及硬皮病、皮肤血管炎等，常有意外之效。

2. 反复发作的特应性皮炎、顽固性的慢性湿疹，若皮疹久治不愈，皮疹泛发，以颈部、四弯部皮疹严重，甚或全身发作，呈枯燥甚至肥厚状态，颜色多污秽，或略有流滋，无鲜红斑疹出现。此皆风寒之邪夹饮，久蕴肌肤，

① 于伯海．伤寒金匮温病名著集成．北京：华夏出版社，1997：540.

② 朱良春．朱良春医论集．北京：人民卫生出版社，2009：20-24. 朱老在该文中以精深的中医功底和厚实的临床实践，论证了本方证条文的正确含义，令人诚服。不唯如此，朱老在该文中还对《金匮要略·黄疸病脉证并治》条文"男子黄，小便自利，当与虚劳小建中汤"的认识与解释亦相当精到，指出了此"黄"即是"黄疸"，而并非各家所谓之"萎黄"，其证候之出现即相当于西医学所称之"胆－心综合征"期，此论廓清了历代医家的纷争。朱老精研仲景之学如此，令人叹服。

稽留不去，又常因过用寒凉清热利湿，使风寒湿之邪愈治愈深，最后胶结不开，凝于肌肤，肌肤失于濡养，而现枯燥肥厚污秽之象。同时，风寒湿邪稽留日久，伤及阳气，正气不足，更难驱邪外出。若以一般之疏风解表除湿药，犹如隔靴搔痒，毫无作用。本方温阳散寒，鼓舞正气，开玄府，透毛窍，使凝结于肌肤内之风寒湿邪涣然冰释，其病可愈。

3. 顽固性银屑病，尤其顽固性斑块型银屑病，冬重而夏轻者，说明有寒邪或寒湿闭郁之病机存在，结合患者体质、舌脉（体质强壮，肌肤坚实，平素甚少汗出，舌象见水湿、水饮征象者，常属麻杏苡甘汤方证；在此基础上恶寒明显，稍见疲倦者，属麻黄附子细辛汤方证；体质偏虚，肌肤不甚坚实，但平素亦少汗出，舌象有水湿、水饮征象者，属本方证）。治疗上皆应因势利导，开通玄府，发散寒湿，使蕴阻于肌肤之寒湿随汗而去，常使顽疾得愈。

此类方证银屑病皮疹，亦有见疹色鲜红、肌肤灼热，甚或见舌红者，病机与单纯血分有热不同，皆寒湿郁闭，日久化热，不得宣透所致，故禀“火郁者发之”之义，亦当以本类方治之，而不可用药一凉再凉，直至寒湿层层叠加，皮疹永无愈期。

（三）医案实录

1. 特应性皮炎（桂枝去芍药加麻黄附子细辛汤）

陈某，男性，14 岁，2010 年 10 月 25 日初诊。患特应性皮炎，自小发作，多方就医，病情时轻时重反复。来诊时全身皮肤干燥，暗红斑、脱屑、抓痕、血痂，尤以颈、胸部、四弯部位甚，呈大片污秽色肥厚性皮疹，阵发性瘙痒剧烈。舌质偏暗，舌体胖大，边齿印，苔淡黄而滑润，脉沉略弦。

初诊时诊察不细，先入为主地考虑皮疹枯燥，乃阴血不足，肌肤不荣，故给予朱仁康经验方滋阴除湿汤[①]加减：生地黄 15g，玄参 10g，茯苓 15g，泽泻 15g，白鲜皮 15g，当归 10g，蛇床子 10g，丹参 10g，生薏苡仁 30g，7 剂。

---

① 中国中医研究院广安门医院．朱仁康临床经验集．北京：人民卫生出版社，1979：233-234. 朱仁康滋阴除湿汤，药用：生地黄、玄参、当归、丹参、茯苓、泽泻、白鲜皮、蛇床子。功能滋阴养血，除湿止痒，主治亚急性湿疹、慢性阴囊湿疹、天疱疮等反复不愈，日久伤阴耗血，舌淡苔净或光之证。

二诊：药后效果不显，瘙痒仍剧烈。

再做诊察，注意到舌象信息。患者虽皮疹呈枯燥而肥厚，似乎为阴血虚而肌肤失养所致。然观其舌象，舌体胖大，舌质偏暗，舌边略有齿印，舌苔淡黄而滑润，皆一派水饮之象。故知此乃水湿寒饮夹风寒之邪，久蕴肌肤，稽留不去，导致肌肤失养，而现皮疹枯燥、肥厚也。再细察患者体质，体质稍偏虚不实，并无汗出，脉沉略弦。故考虑可以发越其内蕴之水气，水气一散，三焦通畅无碍，肌肤得养，皮疾自然得愈。

故予桂枝去芍药加麻黄附子细辛汤加味，以温阳散寒，发越水气寒湿：麻黄 9g，熟附子 15g，细辛 6g，桂枝 10g，荆芥 10g，防风 10g，羌活 10g，独活 10g，茯苓 10g，生薏苡仁 120g，大枣 20g，生姜 10g，炙甘草 6g，7 剂。

外用复方蛇脂软膏外搽，以润肤止痒。

三诊：服药后好转很多，瘙痒明显减轻，皮肤干燥、脱屑减轻，颈部皮疹渐显光滑。

后以此方增损，间断调治 1 个月余。皮疹瘙痒基本消失，皮肤显光滑而停药。

次年 3 月，患者再次出现皮疹瘙痒小发作，仍以前方加减治疗有效。

【按】本案初诊用朱仁康滋阴除湿汤之所以无效，在于未注意其舌象。滋阴除湿汤功能滋阴养血、除湿止痒，治疗湿疹反复不愈，日久伤阴耗血，肌肤失养，而见皮疹干燥脱屑，成枯燥状态。然阴血耗伤应舌苔净或光，而本案则舌胖大，苔淡黄滑润，是水气阻滞而致肌肤失养，而非阴血耗伤。可见诊察不细，差之毫厘，谬以千里，临床不可不慎！

2. 银屑病（桂枝去芍药加麻黄附子细辛汤）

颜某，男性，13 岁，2010 年 11 月 12 日初诊。已患银屑病 5 年，多方治疗效果欠佳。现头皮、躯干、四肢泛发红斑、鳞屑，皮疹基底红斑略暗，鳞屑肥厚，呈斑片状、地图状，部分呈污秽色，时瘙痒。患者形体中等，肌肤不甚坚实，肤色虽不暗黑粗糙，但亦非白嫩皮肤，食纳、睡眠正常。舌体略胖大，舌质淡红略暗，苔白，脉沉弦。诉平素不易汗出，但若汗出畅快则皮疹有好转。其父母带之多方就医，皮疹均未完全消退。

四诊合参，患者舌象并无明显热象，且舌体大，舌质略暗，舌苔白，提示内有水湿蕴阻。患者诉平素不易汗出，汗出畅快则皮疹会好转，更提示需发越水湿方可病愈。

故予桂枝去芍药加麻黄附子细辛汤加减以发越水湿，处方：熟附子 15g，麻黄 9g，细辛 6g，桂枝 10g，生姜 10g，大枣 20g，荆芥 10g，防风 10g，羌活 10g，独活 10g，土茯苓 30g，丹参 20g，炙甘草 6g，蜂房 15g，15 剂。

外搽消炎止痒霜（院内自制药）、复方蛇脂软膏。

2010 年 12 月 18 日，其家人诉服前方后皮疹好转很多，余无不适。遂再予前方 30 剂。

2011 年 2 月 10 日，患者发来电子邮件汇报病情，信中说："通过这几个月的治疗，皮癣几乎看不见了，只是大腿上仍然可见一些红色皮癣，皮屑掉落全无，也无瘙痒情况，总的来说挺好的。"并附照片多张，证实皮疹已基本消退，遗留淡褐色色素沉着。仅腰背、大腿少许红色皮疹。

嘱前方中加入鸡血藤 30g 以养血活血。

后又间断服药 30 余剂，除头皮少许皮疹外，余皆消退，了无踪影。家人还欣喜地透露，以前常发鼻衄，至今一直未再发作。

【按】患者形体中等，食纳、睡眠、二便皆正常，除满身红斑、鳞屑外，似无更多信息可资辨证，临床很容易陷入"无证可辨"的境地，或者以先入为主之观点，仅取养血活血、润肤止痒为治。然细察病情，仍有蛛丝马迹可寻，其一为舌象，舌质淡红，说明无热象。舌体偏大，舌质略暗，舌苔白，提示内有水湿蕴阻；而为患者诉平素不易汗出，汗出畅快则皮疹会好转。此强烈提示了水湿蕴阻肌肤、玄府闭塞之病机存在，也更强烈地提示了人体具有的"汗出皮疹好转"的"自然疗能"，若能因势利导，顺其"自然疗能"[①]而诱导之、驱策之、扶助之，则病愈可期也。故本案取桂枝去芍药加麻黄附子细辛汤以开通玄府，疏通毛窍，发越水湿，使蕴阻于肌肤之水湿随汗而去，故病愈甚速。

① 中医历来重视人体之"自然疗能"，自《内经》《伤寒论》以降，无不如此。然明确提出人体之"自然疗能"概念，并在临床中善用"诱导疗法"者，以民国中医祝味菊为首创。可详参：1）招萼华．祝味菊医案经验集．上海：上海科学技术出版社，2007. 2）祝味菊．伤寒质难．福州：福建科学技术出版社，2005. 3）祝味菊．祝味菊医书四种．福州：福建科学技术出版社，2008.

第三章 承气汤类方

一、调胃承气汤（附：大承气汤、小承气汤）

【组成】大黄（去皮，清酒洗）四两　甘草（炙）二两　芒硝半升

【用法】上三味，以水三升，煮取一升，去滓，内芒硝，更上火微煮令沸，少少温服之。

【方解】本方大黄、芒硝二者相须为用，攻下实热，泄腑通便，配入甘草安中缓急，使之缓行。调胃者，调和胃气也，本方于大承气汤中去消胀除满行气之枳实、厚朴，加安中缓急的甘草，以缓硝、黄的急下，治胃不和、谵语、发潮热、大便不通之阳明腑证较轻者，故以调胃名之。

（一）方证辨证要点

1. 本方证属阳明病证。

2. 有大便不通之腑实证，伴发热、心烦，甚则谵语者。

3.《伤寒论》大、小、调胃三承气汤，均治阳明腑实证，但各有区别。大承气汤以硝、黄配伍枳、朴，长于下热又除满，为三承气汤中攻下最峻猛之剂；小承气汤因去芒硝，攻下力减，仅长于除满；调胃承气汤去枳、朴，则不除满而长于下热。

（二）皮肤病辨治心法

1. 各种皮肤疾病，如湿疹、荨麻疹、过敏性紫癜、银屑病、红斑狼疮等，表现有阳明燥结、腑实不通、发热、心烦、脉实有力、形体壮实等特征

者，可考虑使用，或合方使用。

2. 当表现为上部热象，如面部红斑、燥热、瘙痒，而下部腑实不通、大便秘结、形体充实不虚，此“阳明胃热上熏头面”，此方能通过泻下部腑实而达到清上部热之效。常见如面部湿疹、脂溢性皮炎、接触性皮炎、激素依赖性皮炎、痤疮、玫瑰痤疮等，均有适用之机会。

（三）医案实录

面部皮炎（调胃承气汤）

叶某，女性，13 岁，2005 年 8 月 18 日初诊。面部发红反复 1 年。每月发作 1 ～ 2 次，每次持续 7 ～ 10 日，伴面部发热刺痛感，甚是不适。面部干燥，不痒，红斑无脱屑。曾多次就医未效。

其形体较壮实，且长期大便干结，口干，舌尖红，苔薄黄，脉滑。考虑此乃阳明胃热上熏也，正所谓“面色缘缘正赤者，此阳气怫郁在表”。故予调胃承气汤：大黄 3g，芒硝 10g，炙甘草 3g，4 剂。

二诊：诉仅服药 2 剂，面部红斑即好转很多，大便已畅。

继予 5 剂以巩固，后未再反复。

【按】本案若仅见面部红斑而用清热之法，难以取得速效。细心察得患者长期大便秘结，故知此面部红斑乃腑气不通，阳明胃热上熏头面所致，故予调胃承气汤通腑下热，见效神速。

面部红斑是皮肤科常见的一种临床表现，可见于多种皮肤病中，笔者观察到，临床上有一类型面部红斑患者，具有以下特点：（1）面部红斑，或红斑疹、细小丘疹。皮疹多干燥，伴细小脱屑，瘙痒，或者不痒。（2）常伴有一突出症状，患者自感面部灼热，或烘热，甚或时有热气上冲面部，一日发作多次，程度轻重不等。（3）病程一般较长，反复发作，甚或经年不愈，异常顽固。（4）多见于女性。此种类型面赤，多见于西医学所谓的面部过敏性皮炎、敏感性皮炎、激素依赖性皮炎、脂溢性皮炎等。此种“面赤”的中医辨证，若仅因其皮损干燥、脱屑而“先入为主”简单地辨证为血虚风燥，治以养血润燥、疏风止痒，往往疗效欠佳。笔者临床辨证选用过调胃承气汤、桂枝茯苓丸、温清饮、黄连阿胶汤、四逆汤、引火汤、苓甘五味姜辛夏杏加大黄汤等治疗，效果显著。①

---

① 欧阳卫权．面赤各方证辨析．中医杂志，2008，49（11）：1050.

二、麻子仁丸

【组成】麻子仁二升　芍药半斤　枳实（炙）半斤　大黄（去皮）一斤　厚朴（炙，去皮）一尺　杏仁（去皮尖，熬，别作脂）一升

【用法】上六味，蜜和丸如梧桐子大。饮服十丸，日三服，渐加，以知为度。

【方解】本方由小承气汤加麻子仁、杏仁、芍药，合蜜为丸而成。小承气汤除胀消满通便，加入麻子仁、杏仁、芍药、蜜四味，润燥滑肠，滋润缓下，故治疗阳明腑证之热邪伤阴，肠失濡润而致大便秘结，即脾约证。

（一）方证辨证要点

1. 本方证属阳明病证。

2. 脾约证，以大便秘结不通为主症，常见“不更衣十余日无所苦也”为突出之特点；其二，常见“小便数”而“大便硬”；其三，多腹无所苦。此种便秘多见于老年人。

3. 本方与三承气汤所治之鉴别在于，二者皆治阳明腑实证，但后者为燥热炽盛而津液未明显亏损之阳明腑实，故以承气汤攻下泄热；前者为热已伤津，胃强而脾弱，脾不能为胃行其津液，故以本方润肠通便。

4. 本方虽较诸承气辈平和，但用必于阳证，而阴证之虚秘、寒秘则不可滥用。

（二）皮肤病辨治心法

1. 以脾约证为特征之大便秘结，同时伴有皮肤诸疾，且兼见皮肤枯燥、皮疹干燥、脱屑等阴血不足，肌肤失于濡润表现，可考虑使用本方。

2. 常用于慢性荨麻疹、湿疹、慢性剥脱性唇炎等皮肤病。

（三）医案实录

慢性荨麻疹（麻子仁丸合桂枝茯苓丸）

周某，男性，62岁，2005年7月8日初诊。身起风团瘙痒2个月。曾

数次就医治疗，服抗过敏西药能控制，停药又再复发。现见形体壮实，精神可，皮肤枯燥，大便常干结，三四日一行，但腹无所苦，有前列腺肥大史，夜尿次数多而色清，口不干，喜温饮。舌有瘀斑，苔中白厚微黄，脉左细右弦。

长期大便干而腹无所苦，结合体质状态无明显虚象，此麻子仁丸方证；舌有瘀斑，此瘀血见症，桂枝茯苓丸适应之。故两方相合化裁：火麻仁 15g，枳实 5g，熟大黄 5g，川厚朴 5g，杏仁 10g，桂枝 9g，茯苓 10g，白芍 10g，桃仁 10g，牡丹皮 10g，荆芥 10g，蝉蜕 9g，3 剂。

二诊：药后风团瘙痒均减轻，夜尿次数减少，便秘已好转。

前方继服 5 剂，风团未再发作，大便已正常。

【按】中医治病，不仅考虑病，更考虑得病之人。患者之体质状态，出现各种之证候，均须综合考虑，纳入辨证中去，而不能仅着眼于皮肤科症状。本案患者长期便秘而无所苦，舌有瘀斑等，皆是辨证眼目，它反映出患者当时之体质状态。若从此着眼，调整其状态恢复至正常，则常常可以得到不治皮而皮病得愈的效果。

三、小陷胸汤

【组成】黄连一两　半夏（洗）半升　瓜蒌（大者）一枚

【用法】上三味，以水六升，先煮瓜蒌，取三升，去滓；内诸药，煮取二升，去滓，分温三服。

【方解】本方为治小结胸之主方。方中黄连苦寒，清热除烦；半夏辛温，逐痰饮，散结气；二味并用，辛开苦降，善治水热互结之证；配伍苦寒清热、开胸散结之瓜蒌，则其效更著。故治阳明里热证之水与热结，凝滞成痰，留于膈上之小结胸见胸胁胀满、心下按之则痛、脉浮滑者。

（一）方证辨证要点

1. 本方证属阳明病证。
2. 见胸胁胀满、心下按之痛、心烦满，或伴咳嗽痰黄、大便秘结者。
3. 舌质红，苔黄厚，脉浮滑而数。

（二）皮肤病辨治心法

1. 带状疱疹见胸胁疼痛、烦满、舌红、苔黄厚腻、便秘、脉滑之阳明里热者，可考虑本方治之，止痛效果甚佳。

2. 其他如结节囊肿性痤疮毛囊周围炎、疖、痈、粉瘤并感染等皮肤病，均有使用本方之机会。

（三）医案实录

带状疱疹（小陷胸汤）

罗某，男性，57 岁，2006 年 11 月 18 日初诊。1 个月前出现右侧头面部起成簇水疱、疼痛甚，伴发热。外院诊断为带状疱疹，给予西药抗病毒、止痛等治疗后水疱消失，但仍疼痛剧烈，彻夜难眠，伴局部麻木、绷紧感，心烦，口干口苦，大便干，小便黄，舌红，苔黄厚腻，脉沉滑。

此阳明里热盛，痰热凝滞胸膈，宜清热除烦、宽胸散结止痛，予小陷胸汤加味：瓜蒌 40g，黄连 9g，法半夏 10g，酒大黄 10g，白芷 10g，川芎 10g，白附子 6g，僵蚕 15g，全蝎 6g，蜈蚣 2 条，地龙 10g，红花 10g，4 剂。

二诊：药后右侧头面部疼痛明显减轻，麻木亦减少，大便已畅，口干苦减轻，心烦减。舌边红，苔中黄厚微腻，脉沉细滑。上方继服 4 剂。

三诊：局部疼痛已基本消失，伴轻微瘙痒，无麻木。舌边暗红，苔黄厚腻已退，脉沉细滑弦。

前方略做调整，继服 4 剂痊愈。

【按】患者虽疼痛在头面，然心烦、口干苦、便干、尿黄、舌红、苔黄腻、脉滑等均提示有痰热凝结于胸膈之象，故以小陷胸汤清热除烦、宽胸散结为治。因病久痛剧，方中加入“芎芷散”以活血散风止痛；加白附子、僵蚕、全蝎、蜈蚣、地龙等化痰通络止痛。诸药合用，止痛力强，故见效甚速。

第四章　白虎汤类方

一、白虎汤（附：白虎加人参汤）

【组成】知母六两　石膏（碎）一斤　甘草（炙）二两　粳米六合

【用法】上四味，以水一斗，煮米熟，汤成去滓，温服一升，日三服。

【方解】石膏，《本经》谓“味辛，微寒。主治中风寒热……惊喘，口干舌焦不能息”。知母，“味苦，寒。主治消渴热中”。可见二者均有清热除烦的作用，本方取之相须为用，加强清热的作用；甘草、粳米和中养胃，以免知母、石膏寒凉太过伤胃。故本方为治阳明热证而见高热、自汗出、谵语者。

（一）方证辨证要点

1. 本方证属阳明病证。

2. 阳明里热炽盛，但尚未结成腑实，表现为表里俱热的各证候，如高热、自汗出、心烦、口渴、脉滑数有力等。其中以发热（或恶热）、汗出、烦渴为其辨证“眼目”。

3. 若出现大汗、大烦渴不解、脉洪大者，当及时加入人参，即为白虎加人参汤方证。白虎汤热盛津液耗损尚不严重，若津液耗损甚者，不仅伤津，而且耗气，加人参甘寒养胃，益气生津（《本经》谓人参“味甘，微寒”）。此为二方证之区别要点。

4. 若见白虎汤诸症，又见微恶风、脉浮，或见身疼、骨节烦痛等太阳表证，可用白虎加桂枝汤（详见白虎加桂枝汤条）。

（二）皮肤病辨治心法

1. 本方在皮肤科中应用非常广泛，加减药味用治多种红斑丘疹或发热性皮肤病，疗效良好。如荨麻疹、药疹、湿疹剧痒、日晒伤、日光性皮炎、烧烫伤、麻疹、丹毒、红皮病、银屑病、红斑狼疮、皮肌炎等各种皮肤病急性发作时，本方适用。

2. 急性发作之皮肤病疹色鲜红弥漫，多见血分之热，本方多与清热凉血药合并使用；又常兼夹风邪、湿邪等，亦常与疏风药、利湿药等合并加减。

（三）医案实录

1. 荨麻疹样型药疹（白虎汤）

李某，女性，52 岁，2006 年 8 月 3 日初诊。全身起红斑疹风团瘙痒 1 天来诊。发病前因猫抓伤，打狂犬疫苗针后出现。现全身泛发红斑疹，风团，瘙痒，皮肤灼热而赤。口干，小便黄，舌暗红，苔白，脉弦滑稍数。

患者体实不虚，起病急骤，肤热而赤，口干，小便黄，脉滑数，皆阳明里热见症，故予白虎汤加味：生石膏 30g，知母 15g，甘草 10g，生地黄 20g，牡丹皮 10g，赤芍 15g，金银花 10g，连翘 10g，淡竹叶 10g，苍术 10g，红花 5g，2 剂。

外用炉甘石洗剂外搽。

二诊：药后皮疹全部消失，瘙痒轻微。舌暗红，苔白，脉沉弦。

前方知母减为 10g，红花增为 10g，继服 3 剂而愈。

【按】本案实取用朱仁康老中医经验方“皮炎汤”[①]加减，朱老治疗药物性皮炎、接触性皮炎，创制“皮炎汤”一方。此方由银翘散、白虎汤、犀角地黄汤三方化裁而出，取生石膏、知母、甘草以清阳明气分热盛为主，兼以牡丹皮、生地黄、赤芍顾及营血分，次取金银花、连翘辛凉宣透，使邪透达外出。一方而卫、气、营、血各有兼顾，实经验良方。而从六经辨证来看，此皆属阳明病。

---

① 中国中医研究院广安门医院．朱仁康临床经验集．北京：人民卫生出版社，1979：129，238.

2. 日晒伤（白虎汤）

陈某，男性，19岁，2005年8月10日来诊。日晒后肩背皮肤红斑、水疱疼痛1天。患者昨天下午于海滨游泳，暴晒过度。晨起发现肩背部皮肤发红灼热而痛，活动肩背上肢即痛剧，自用万花油外涂不能缓解，故来诊。

体质壮实，无寒热，自觉肩背部灼热疼痛，口干饮冷，小便黄。查：肩背皮肤弥漫性红斑，稍肿胀，肿胀处数个小水疱，疱壁紧张。舌红，苔薄黄，脉滑稍数。

四诊合参，此日光暴晒、热毒外侵所致之日晒疮，现口干、肤灼、小便黄、脉滑数，乃阳明热盛之白虎汤方证。处方：生石膏60g，知母15g，甘草10g，金银花10g，连翘10g，生地黄20g，牡丹皮10g，赤芍10g，山栀子10g，木通6g，3剂。

外用氧化锌油外涂。

二诊：药后皮疹疼痛明显减轻，未再服药。

【按】本案取大剂白虎汤清阳明里热，加金银花、连翘、山栀子清热解毒，透邪；牡丹皮、生地黄、赤芍凉血；木通利小便，使热从小便出。

二、白虎加桂枝汤

【组成】知母六两　甘草（炙）二两　石膏一斤　粳米二合　桂枝（去皮）三两

【用法】上锉，每五钱，水一盏半，煎至八分，去滓，温服，汗出愈。

【方解】本方即白虎汤再加桂枝，白虎汤清阳明里热；加桂枝兼以解表。故治太阳、阳明合病之温疟，无寒但热、骨节疼烦、时呕者。

（一）方证辨证要点

1. 本方证属太阳、阳明合病证。

2. 既有阳明气分热甚之白虎汤证，症见身热、口渴、脉洪大或滑数等，又见太阳表证未解而见身疼、骨节疼烦等。

3. 从方后注云“温服，汗出愈”，可知本方应用时当无汗或汗出不明显，与白虎汤之大汗出有别。故本方为解表、清里两治之法。

（二）皮肤病辨治心法

1. 皮肤病中急性湿疹、荨麻疹、药疹、日光性皮炎等各类急性皮炎，皮疹色鲜红，局部充血明显，干燥无明显渗液，剧痒，若伴发热（或不发热），口渴明显，无汗或汗出不显者，本方可试用。

2. 本方中桂枝为解表，有时可不用桂枝，而以荆芥、浮萍、薄荷之类疏风透表，亦大致符合本方义，临床更为常用。

（三）医案实录

麻疹猩红热样型药疹（白虎加桂枝汤）

罗某，男性，30岁，2006年2月26日初诊。全身密集红斑疹瘙痒2天，发热1天来诊。发病前曾服三七粉剂、牛黄解毒丸等药物。发病后自服氯雷他定未效。现体温38.5℃，无恶寒，无汗出，心烦，口干多饮，小便黄，大便可，舌边红，苔薄黄，脉浮滑稍数。查：面、颈、躯干、四肢见密集鲜红斑疹，肤温高，干燥无渗液。

四诊合参，此服药不慎而中药毒，毒热内蕴外发，而出现全身密集鲜红斑疹。治当清热解毒，佐以辛凉宣透，透邪外出，予白虎加桂枝汤化裁：知母10g，生石膏60g，薄荷（后下）3g，荆芥10g，赤芍15g，牡丹皮10g，生地黄30g，金银花15g，连翘10g，竹叶15g，茜根10g，紫草20g，甘草5g，1剂。

同时给予清开灵30mL静脉滴注以加强清阳明里热之力。

外用炉甘石洗剂。

次日再诊，发热已退，体温36.8℃，全身皮疹明显变淡，轻痒，咽痛，舌红，苔薄黄，脉滑稍数。

表邪已尽，前方去荆芥、薄荷，加水牛角30g，丹参10g，玄参30g，麦冬15g，以加强清热利咽之力，2剂。

药尽而愈。

【按】本案因服药不慎，误中药毒，毒热内蕴外发，而遍身密集鲜红斑疹，治当以白虎汤清阳明毒热。若患者皮疹干燥无汗出者，可以佐少许辛凉宣透之品，以利于毒热之外出。因桂枝辛温，故改用荆芥、薄荷、金银花、连翘等清宣透邪，使表里两解，故病速愈。

三、竹叶石膏汤

【组成】竹叶二把　石膏一斤　半夏（洗）半升　麦门冬（去心）一升　人参二两　甘草（炙）二两　粳米半升

【用法】上七味，以水一斗，煮取六升，去滓；内粳米，煮米熟，汤成去米，温服一升，日三服。

【方解】竹叶，《本经》谓“味苦，平，主治咳逆上气”，《别录》谓“主胸中痰热”，与石膏共用以清阳明之余热；人参、麦冬益气养阴、生津止渴；半夏降逆止呕；粳米、甘草益气和中。故本方治阳明病余热未清，而气阴两伤之咳逆、烦渴、虚羸少气者。

（一）方证辨证要点

1. 本方证属阳明病证。

2. “伤寒解后”，即热性病的恢复期，余热未清而气阴已伤，表现身热不高、多汗、唇干咽燥、心烦口渴、咳逆痰黏、少气、消瘦等症。

3. 舌嫩红少苔，舌面干燥少津，脉多虚数。

（二）皮肤病辨治心法

系统性红斑狼疮、红皮病、脓疱性银屑病、药疹、重度日晒伤等各种发热性皮肤病，后期邪热未尽而气阴两伤时，此方多用。

（三）医案实录

多形性红斑？药疹？（竹叶石膏汤）

林某，女性，28岁，2008年9月3日初诊。全身泛发红斑疹瘙痒2天，呈多形性红斑样皮疹，否认发病前服药史。皮肤科门诊疑诊：多形性红斑？过敏性皮炎？给予中西药治疗未效，下午出现发热，夜来急诊。现发热，体温38.9℃，无恶寒，咽痛甚，口干，咳嗽，痰色黄。查：咽红充血，双扁桃体Ⅱ度肿大，有黄白脓点。血常规：WBC 13.5×10^9/L，舌红，苔黄，脉细滑数。

四诊合参，此阳明热盛，给予养阴清肺汤加减：生地黄 30g，玄参 20g，麦冬 10g，浙贝母 10g，牡丹皮 12g，赤芍 20g，薄荷 6g，金银花 10g，连翘 20g，1 剂。

二诊：药后发热即退，咽痛明显减轻。但全身泛发大片鲜红色斑疹较昨增多，且弥漫融合至全身，身稍肿胀，瘙痒甚。稍咳嗽，口稍干，舌尖红，苔薄白黄，脉细滑数略弦。

前方加白鲜皮 30g，2 剂。

三诊：药后好转，皮疹颜色明显转暗，但在红斑上出现许多较密集细小脓疱，形似脓疱性银屑病皮疹状，但无鳞屑。瘙痒减轻，舌边红，苔黄略干，脉滑稍数。复查血常规：WBC 10.9×10^9/L。

身起密集小脓疱，为热毒蕴滞于肌肤之象；但舌苔偏干，脉细，有伤阴之虞。故改予竹叶石膏汤合黄连解毒汤加减：竹叶 20g，生石膏 30g，党参 10g，麦冬 10g，法半夏 12g，黄连 6g，黄芩 10g，黄柏 12g，山栀子 10g，白鲜皮 30g，牡丹皮 12g，甘草 6g，3 剂。

四诊：药后好转很多，大片红斑及密集脓疱消退，遗留色素沉着，干燥，全身现糠秕状细屑脱落，瘙痒基本消失。仅手足部少许鲜红斑疹未消，稍肿胀，瘙痒。舌红，苔薄微黄，脉滑弦。复查血常规：正常。

邪毒未尽，改予皮炎汤加减：金银花 20g，连翘 10g，竹叶 10g，知母 10g，生石膏 30g，牡丹皮 12g，赤芍 10g，生地黄 20g，车前子 10g，白鲜皮 30g，甘草 6g，3 剂。药尽即愈。

【按】本案初诊高热，但无恶寒，为无表证，乃阳明里热盛。因咽痛甚，故选用养阴清肺汤加减[①]，服 1 剂而咽痛基本消失。二诊时全身皮疹虽见增多弥漫遍身，继服 2 剂即见好转。后又见红斑上起密集小脓疱，故三诊时改予黄连解毒汤合竹叶石膏汤加减以清热解毒、益气养阴，服 3 剂基本平息。最后以皮炎汤收工。患者高热、血象高、遍身皮疹，病势虽急，中医药仍可得捷效。

① 以养阴清肺汤治疗咽喉肿痛之经验，得自谈灵钧中医师的《咽喉疾患与养阴清肺汤》。谈氏经验，使用养阴清肺汤主治喉科疾患（包括急性扁桃体炎、咽峡炎、化脓性扁桃体炎等），治愈率达 90% 以上。临床验证，只要符合里热证者，确实效佳。详见刘尚义．南方医话．北京：北京科学技术出版社，2006：594–596.

第五章　下瘀血汤类方

一、抵当汤（附：抵当丸、下瘀血汤）

【组成】水蛭（熬）三十个　虻虫（去翅足，熬）三十个　桃仁（去皮尖）二十个　大黄（酒洗）三两

【用法】上四味，以水五升，煮取三升，去滓，温服一升，不去更服。

【方解】水蛭，《本经》谓其“味咸，平。主逐恶血，瘀血，月闭，破血瘕，积聚，无子，利水道”。虻虫，《本经》称“蜚虻”，谓其“味苦，微寒。主逐瘀血，破下血积，坚痞，癥瘕，寒热，通利血脉及九窍”。二者皆具很强的活血破瘀作用，配合桃仁、大黄，更具逐血通瘀之力。故治阳明病瘀血结于下焦之少腹硬满，小便自利，其人发狂或如狂者。

（一）方证辨证要点

1. 本方证属阳明病证，兼瘀血结于下焦。

2. 其人发狂，或如狂，狂躁不安，或善忘；少腹硬满而痛，触之有硬块；大便干结，或下黑便，小便自利；或身有黄疸；或女子经水不利、闭经等。

3. 舌质紫暗，有瘀点或瘀斑，舌底脉络迂曲，脉沉涩或沉结有力。

4. 本方与抵当丸、下瘀血汤、桃核承气汤、桂枝茯苓丸，皆治下焦瘀血证，但有轻重缓急之不同。大抵而言，本方证最重最急，故“其人发狂”、少腹硬满而痛；抵当丸次之，故改丸药缓攻；下瘀血汤再次之，少腹硬满而痛，而不发狂；桃核承气汤再次之，虽见“其人如狂”，但瘀血内结尚轻浅；

而桂枝茯苓丸为最缓，乃腹内“癥痼害”，宜缓消而不宜急攻下。故轻重缓急不同，宜斟酌选用。

（二）皮肤病辨治心法

1. 各种出血性皮肤病，如过敏性紫癜、血小板减少性紫癜、皮肤血管炎、SLE（系统性红斑狼疮）等，本方有适用之机会。

2. 各种顽固性皮肤病诸疾，如顽固性慢性湿疹、瘀滞性皮炎、神经性皮炎、银屑病、结节性痒疹、脉管炎，或干燥综合征、硬皮病等。若有上述瘀血见症者，临床常与其他方合方加减使用。

（三）医案实录

下焦瘀血证（抵当汤、抵当丸）

钟某，女性，18 岁，2007 年 2 月 22 日初诊。病史 10 余年，缘于 4 岁时患腹泻住院，血便不止，各种治疗无效，最后以丙种球蛋白针治愈。自此后即发左腹部皮肤及深部虫咬样发作，似痒非痒、似痛非痛，牵扯至大腿，难以忍受。发作时局部皮肤发红，稍肿，肤温增高。稳定时腹部皮肤发红渐消，遗留糠秕状脱屑及色素沉着，皮肤粗糙。平均每月即发作 1 次，每次持续 1 天，每次伴大便秘结，每食高蛋白食物即容易诱发，经前亦多易发作。曾就诊于内科、妇科、皮肤科、血液科、急诊科等各科，经肠镜、彩超、MR 等各项无异常发现，诊断不明。皮肤科某教授曾考虑荨麻疹？ 10 岁左右曾在某老中医处服药 1 年多，基本未再发作。近 2 年来再次发作频繁，近日加重，发作时虫噬状难以忍受，其人如狂，烦躁不安，夜寐不宁，大便不通，每每看急诊以安定剂、解痉剂、抗过敏剂等处理之。

今经血液科某教授介绍来诊。形体瘦弱，肤白无华，疲倦，怕冷怕热，四逆。平素痛经甚，经色暗，血块多，大便干。查：左少腹部一处皮肤稍发红，伴色素沉着，粗糙脱屑，按压皮下深处可扪及条索状硬物，轻压痛，局部肤温略高。左大腿部一处皮肤发红，伴色素沉着斑。舌偏淡紫，苔薄润，脉沉弦涩，稍数。

四诊合参，当属下焦瘀血证。以其发作时烦躁不安，如狂，大抵符合抵当汤方证。然患者体弱畏寒，能受此峻下之剂否？因思攻补兼施，然又虑及补能恋邪，思虑再三，决以抵当汤试之。因无虻虫，故去之：水蛭 6g，大黄 15g，桃仁 10g，1 剂。

服后未出现腹泻，亦无其他不适。此药力不逮，宜加量与之：水蛭 15g，酒大黄 20g，桃仁 15g，2 剂。

服后腹泻 10 次，黄色质稀便，然精神转佳，食纳正常。

遂改方为丸：水蛭 45g，酒大黄 60g，桃仁 45g，上药研细末，每服 3g，每日 1 次。

半个月后左少腹条索状肿物缩小变软，无压痛，局部发热色素沉着均消失，皮肤光滑，虫噬样症状未发作。疲倦明显，怕冷，四逆，稍有头痛，现将近经期，舌淡紫，苔薄白，脉沉细略弦。

停服前药，改方益气养血，活血行气为法，处以当归补血汤、四君子汤、少腹逐瘀汤化裁：黄芪 30g，当归 15g，白芍 20g，党参 15g，白术 10g，桂枝 10g，陈皮 10g，川芎 5g，桃仁 10g，乌药 10g，五灵脂 15g，醋延胡索 10g，川楝子 10g，小茴香 10g，木香 10g，甘草 3g，10 剂。

此次经前未见虫噬样症状发作，顺利度过，且痛经明显减轻，左少腹条索状物进一步缩小，深压时略有疼痛。

四逆明显，改以当归四逆汤、四逆汤、当归补血汤加减以益气温阳散寒，活血通经：熟附子 30g，黄芪 45g，当归 10g，桂枝 15g，赤芍 10g，大枣 60g，细辛 6g，川木通 5g，通草 5g，干姜 10g，炙甘草 10g，酒大黄 3g，水蛭（研末冲兑）3g，炮山甲（研末冲兑）3g。

此方加减服 1 个月停药。后偶有月经不调前来调治，常以当归补血汤、当归芍药散、四逆汤化裁。观察半年内曾有 2 次小发作，均持续时间很短，不到 1 小时即消失。又观察 3 年余，仅有 1 次轻微发作。查：左少腹条索状物柔软缩小很多，但一直存在，未能全部消退。

2011 年 7 月再次前来调理月经，问及此病，未再发作。

【按】此案颇奇，症状发作奇特，西医学诊断一直未明，而中医通过四诊合参，诊断是明确的，即下焦瘀血证。此瘀血缘于 4 岁时腹泻便血，虽得治愈，然瘀血内结于下焦，郁久而化热。一遇触机，如食高蛋白饮食，或经期将至，瘀热即受触动而上冲犯脑，出现剧烈发作之少腹部虫噬状莫名症状、烦躁如狂、大便干结、痛经等，此皆瘀热所致也，触诊扪之少腹部条索状硬物者，亦是多年内结之瘀血稽留不去之证据。故瘀血不去，其病难愈。初诊时虑其体弱不胜攻下，思虑再三，决定仍当先下瘀血。故选方先以抵当汤峻下瘀血，再以抵当丸缓图建功，后以益气活血、温阳散寒通经诸法攻补兼施，最后获得显效。

曹颖甫在《经方实验录》中曾载一案，读来深有同感，今录之如下：余尝诊一周姓少女，住小南门，年约十八九，经事三月未行，面色萎黄，少腹微胀，证似干劳血初起。因嘱其吞服大黄䗪虫丸，每服三钱，日三次，尽月可愈。自是之后，遂不复来，意其差矣。越三月，忽一中年妇人扶一女子来请医。顾视此女，面颊以下几瘦不成人，背驼腹胀，两手自按，呻吟不绝。余怪而问之，病已至此，何不早治？妇泣而告曰：此吾女也，三月之前，曾就诊于先生，先生令服丸药，今腹胀加，四肢日削，背骨突出，经仍不行，故再求诊！余闻而骇然，深悔前药之误。然病已奄奄，尤不能不一尽心力。第察其情状，皮骨仅存，少腹胀硬，重按痛益甚。此瘀积内结，不攻其瘀，病焉能除？又虑其元气已伤，恐不胜攻，思先补之。然补能恋邪，尤为不可。于是决以抵当汤予之。虻虫一钱，水蛭一钱，大黄五钱，桃仁五十粒。明日母女复偕来，知女下黑瘀甚多，胀减痛平。唯脉虚甚，不宜再下，乃以生地黄、黄芪、当归、潞党、川芎、白芍、陈皮、茺蔚子活血行气，导其瘀积。一剂之后，遂不复来。后六年，值于途，已生子，年四五岁矣。[1]

二、桂枝茯苓丸方证

【组成】桂枝　茯苓　牡丹皮（去心）　桃仁（去皮尖，熬）　芍药各等份

【用法】上五味，末之，炼蜜和丸，如兔屎大，每日食前服一丸。不知，加至三丸。

【方解】方中桂枝温通经脉，合茯苓利水饮、降冲逆；桃仁、牡丹皮、芍药活血化瘀，消癥散结；芍药兼缓腹中拘急。炼蜜为丸服意在不求猛攻，而求缓消。

① 曹颖甫．经方实验录．上海：上海科学技术出版社，1979：81-82.

（一）方证辨证要点

1. 本方证属阳明病证。

2. 久有瘀血而非急迫者，皮肤呈瘀血性、腹内或有肿块、少腹痛、按压痛有定处，或下血色暗；妇女月经色暗、夹血块；舌质暗、有瘀点或瘀斑、脉涩；体质偏强壮，形体不虚。出现以上瘀血症状者，不问男女老少皆可应用。

3. 瘀血证主要见于下焦，以及由下焦瘀血上冲出现的如眩晕、头痛、肩胛酸痛、动悸、耳鸣等各种症状，此多见于中年妇女。

4. 本方与当归芍药散同具有祛瘀血作用，后者体质偏虚寒，兼夹水饮证较突出；本方体质偏实。临床亦常有体质介于二方之间者，常二方合用之。

日本汉方中将此二方做了较形象的鉴别，可参考："（桂枝茯苓丸）妇人为肥胖而颜色带红，多属女丈夫型，瘦型而色白、细腰的美人型，则多为当归芍药散证，两者的转移型和中间型，则宜用桂枝茯苓丸与当归芍药散的合方。"①

（二）皮肤病辨治心法

1. 本方为祛瘀血剂代表方，皮肤科临床应用非常广泛，几乎各类皮肤病均有使用之机会。如荨麻疹、湿疹、瘙痒症、银屑病、扁平苔藓、皮肤血管炎（变应性皮肤血管炎、过敏性紫癜、结节性红斑、荨麻疹性血管炎、色素性紫癜性皮炎等）、脉管炎性皮病、肉芽肿、硬皮病、红斑狼疮、干燥综合征等，凡有瘀血见症者，本方适用之。

2. 考察其瘀血证据者，一是局部皮肤显枯燥、肥厚、甲错，皮疹色暗红、浸润、瘀暗，因急性发作亦可出现鲜红、肤温高、瘙痒剧烈等特点；二是体表脉络青瘀、迂曲；三是舌多瘀斑、瘀点，舌底脉络迂曲暗黑；四是月经色暗、血块多、痛经等，皆瘀血证据。若体质不虚，其症不甚急迫者，不论何种皮肤病，皆可考虑本方。

3. 临床依据复杂之病机，本方常与其他经方、时方合用，极大地拓展了

---

① 矢数道明．温知堂汉方医案．台北：大众书局，1972：237.

本方证之适应范围，疗效非常。如与大柴胡汤、小柴胡汤、四逆散等合方使用；与麻黄剂如麻杏苡甘汤、麻杏石甘汤、葛根汤等合方使用；与苓桂剂如五苓散、苓桂术甘汤等合方使用；与附子剂如麻黄附子细辛汤、四逆汤、真武汤等合方使用。

（三）医案实录

1. 慢性荨麻疹（桂枝茯苓丸）

伍某，女性，51岁，2010年12月15日初诊。身起风团瘙痒发作2个月。前医以抗过敏西药及中药汤剂清热利湿止痒治疗未效。来诊时风团仍起，瘙痒时甚，口苦明显，稍口干，视其舌则瘀斑累累，上覆淡黄润苔，脉弦滑。月经经色暗黑有块。

此瘀血证非常突出，前医不察，仅以清热利湿剂漫投，自然无效。处以桂枝茯苓丸加味：桂枝15g，茯苓15g，桃仁15g，牡丹皮15g，赤芍15g，柴胡15g，黄芩15g，苍术10g，白鲜皮15g，生薏苡仁30g，甘草5g，7剂。

二诊：药后好转很多，风团基本不起，口苦减。前方加荆芥10g，继服7剂。

三诊：风团未再发作。近日感冒，咳嗽，干咳少痰。前方加法半夏15g，厚朴10g，苏子10g，白前10g，4剂。

四诊：咳嗽愈，风团无发作，舌体瘀斑有减，淡黄润苔退。患者盛赞其效，并介绍同伴前来看湿疹。

予二诊方再服5剂后停药。

【按】本案瘀血证据突出，故选用桂枝茯苓丸；口干苦，苔淡黄，此少阳阳明湿热，故加柴胡、黄芩、苍术、白鲜皮、生薏苡仁以清少阳阳明湿热，隐含大柴胡汤意。

2. 皮肤瘙痒症（桂枝茯苓丸合补阳还五汤、四君子汤）

刘某，男性，78岁，2004年8月4日初诊。双上肢皮肤瘙痒两年。外院给予多种内服及外用药膏治疗未效。现瘙痒甚，局部皮肤干燥，呈褐黑色稍肥厚苔藓样化，伴见搔痕、血痂。时感心跳加速，每周发作1～2次，气短疲倦，稍怕冷，寐欠佳，纳可，二便可。舌淡紫暗，苔润，脉弦细。

舌质紫暗，瘀血证突出；而心慌气短，怕冷，舌淡，脉细者，乃气血亏虚，心血不足。故此属气虚血瘀证，给予桂枝茯苓丸合补阳还五汤、四君子汤加减以益气活血，化瘀通络，润燥止痒：桂枝 18g，茯苓 15g，赤芍 15g，桃仁 10g，牡丹皮 10g，黄芪 20g，当归 10g，红花 6g，地龙 10g，党参 10g，白术 12g，白蒺藜 30g，首乌 30g，炙甘草 6g，4 剂。

二诊：药后瘙痒基本消失，肤色亦较前略转明亮光泽，心跳加速感较前减轻。

守方继服 10 余剂，诸症悉除。

【按】患者年老体弱，气血先亏，心失所养，故见怕冷、心慌、气短；血亏日久亦致瘀，瘀血阻络，血不荣肤，则皮疹肥厚甲错。故治以益气活血，化瘀通络，润燥止痒，以桂枝茯苓丸合补阳还五汤、四君子汤、定风丹（首乌、白蒺藜）化裁。对于心慌一症，方中已暗含桂枝甘草汤，《伤寒论》第 64 条云："发汗过多，其人叉手自冒心，心下悸，欲得按者，桂枝甘草汤主之。"桂枝甘草相合，辛甘温通，心阳得振，心悸得除。故此，则内科、皮肤科诸疾一并治之而愈。

很多顽固性皮肤病常有瘀血见症，如顽固性皮肤瘙痒、外阴瘙痒、肛周瘙痒，神经性皮炎、慢性湿疹等，皮疹干燥肥厚、苔藓样化，单纯养血润肤，难以建功，以本方活血化瘀，常收显效，历验颇多。临床多合方使用，如兼夹少阳阳明湿热者，合大柴胡汤；易焦虑紧张者，合柴胡加龙骨牡蛎汤；食欲不振者，合小柴胡汤；瘙痒剧烈，时流滋肿胀者，合麻杏苡甘汤；偏虚寒者，合当归芍药散；明显疲倦身重，舌淡暗，脉沉细者，合真武汤等。

3. 神经性皮炎（桂枝茯苓丸）

黄某，老年女性，2008 年 3 月 22 日初诊。尾骶、臀缝部肥厚性斑块瘙痒反复 1 年，夜间剧痒，久治不愈。平素怕冷，手足冷，但形体壮实，皮肤暗黑，大便偏干。舌暗瘀斑，苔厚微黄，脉弦滑。

此瘀血见症，给予桂枝茯苓丸加减：桂枝 10g，茯苓 15g，桃仁 10g，牡丹皮 10g，赤芍 10g，薏苡仁 60g，酒大黄 3g，6 剂。

外用梅花针局部叩刺，外搽消炎止痒霜。

二诊：药后瘙痒明显减轻，皮疹稍薄，大便通畅。

继服 12 剂。瘙痒消失，皮疹亦明显变薄光滑。

【按】形体壮实、皮肤暗黑、舌质瘀斑，是判断桂枝茯苓丸方证之要点。加大黄，既通便，又化瘀；加大剂薏苡仁，通络化湿以除“肌肤甲错”。

4. 结节性红斑（桂枝茯苓丸合四妙丸）

陈某，女性，73岁，2006年7月26日初诊。反复小腿发结节性红斑伴疼痛多年，此次再发10天，某医给予活血疏风利湿中药汤剂治疗，未效。既往头部有外伤史，长期睡眠差。形体壮实貌，肤色暗，口苦，夜间口干，夜间小便4～5次，大便可，舌偏暗，苔白厚，脉弦。查：双小腿散发数个鲜红色结节，部分呈暗红，压痛。

四诊合参，此瘀血夹湿热下注于小腿，痹阻脉络，不通则痛。故予桂枝茯苓丸合四妙丸以活血化瘀，通络止痛：桂枝10g，茯苓10g，桃仁10g，赤芍10g，牡丹皮10g，苍术15g，生薏苡仁40g，牛膝30g，黄柏10g，防己10g，5剂。

二诊：药后结节明显消退，疼痛基本消失。

前方加牡蛎30g，再服4剂，结节疼痛消失而愈。

【按】血管炎性皮肤病，多见瘀血证，辨治大致分两端，一是湿热瘀血阻络，本方合用四妙丸常用；二是寒湿瘀血阻络，当归四逆汤常用。然病机复杂，各又有虚实之不同，亦当依证选方化裁。可与“桂枝汤”“当归四逆汤”“附子汤”各条互参。

5. 线状扁平苔藓（桂枝茯苓丸合阳和汤）

曾某，女性，40岁，2005年10月14日初诊。右小腿后侧线状皮疹1年。曾在外院多次治疗，仍无明显好转。诊见：右小腿后侧暗红色扁平丘疹，排列成线状，境界清楚，上覆少许脱屑，自觉瘙痒。平素怕冷甚，易感冒，无汗，口稍干，多饮凉，月经常推后，痛经，经前皮疹瘙痒加重。舌偏暗红，苔根微黄，脉沉细。

四诊合参，此少阴病夹瘀。患者素体阳虚，营血不足，寒凝瘀阻，发为本病。治宜温阳补血，散寒通滞，活血通络，故予桂枝茯苓丸合阳和汤化裁：桂枝10g，茯苓15g，桃仁10g，赤芍15g，牡丹皮10g，麻黄7g，干姜6g，肉桂3g，鹿角霜30g，熟地黄50g，白芥子10g，当归10g，细辛3g，炙甘草5g，7剂。

二诊：药后皮疹瘙痒减，此次月经如期而来，且痛经消失，怕冷好转，有微汗出，口稍干，胃纳好转，睡眠易醒。前方减麻黄为 3g，7 剂。

三诊：皮疹基本平塌下去，轻痒。前方加白鲜皮 30g，3 剂。嘱做成水丸，每服 9g，每日 2 次。

四诊：1 个月后再诊，皮疹明显好转，已完全平塌，遗留淡褐色印痕。再予前方 4 剂，如前法做成水丸服用。后未来复诊。

2006 年 3 月 22 日，患者带同伴前来就医，诉早已停药。查其小腿，皮疹基本隐退不显。

【按】月经与舌象可以察知瘀血阻滞，此用桂枝茯苓丸之证据；而结合其平素体质状态，怕冷甚，易感冒，脉沉细，月经推后，说明其平素阳虚体质，营血亦不足，若外感寒邪，易致寒湿痹阻，营血凝滞，脉络不通，则发为皮肤苔藓。治以温阳补血、散寒通滞、活血通络，笔者选用了阳和汤合桂枝茯苓丸化裁。阳和汤源自《外科证治全生集》，是一张治疗阴疽的名方。方中以熟地黄、鹿角胶温阳补血，补肾助阳，以治其本，共为君药；以肉桂、干姜炭温通血脉，破阴散寒，为臣药；麻黄开玄府，散寒结，引邪外出；白芥子祛皮里膜外之寒痰湿滞，共为佐药，且二药辛温宣通，可令熟地黄、鹿角胶补而不滞；甘草调和诸药为使。诸药合用，补阳化阴，散寒通络，有如离照当空，阴霾自散，使筋骨、肌肉、血脉、皮里膜外凝聚之阴邪，尽皆散去，故以阳和名之。其组方之精到，疗效之确切，实堪比经方，为后世医家所推崇。笔者亦常用此方化裁治疗各类皮肤病，效果很好。

6. 痤疮（桂枝茯苓丸合当归芍药散）

李某，女性，22 岁，2007 年 8 月 3 日初诊。面部痤疮 1 个月。查：面部散在红色丘疹，部分脓疱，面部稍油腻。有痛经史，经色暗，血块，有宫颈炎史，白带多，月经推迟 1 周未至，少腹酸胀，疲劳，怕冷，四逆，便干，口干。舌体胖大，舌质偏暗，苔薄微黄，脉弦细。

四诊合参，此太阴、阳明合病，夹瘀夹饮，治宜养血活血，健脾利水，兼清湿热，予桂枝茯苓丸合当归芍药散加减：桂枝 10g，茯苓 10g，桃仁 10g，牡丹皮 10g，赤芍 10g，当归 10g，川芎 5g，白术 10g，泽泻 15g，生薏苡仁 30g，车前子 10g，7 剂。

二诊：药后好很多，面部丘疹明显减轻，脓疱消失，月经来潮，少腹酸胀消失。仍较疲劳，大便偏稀。

继服 7 剂，面部皮疹基本消退，月经干净，白带明显减少。

三诊：前方去车前子，加白芷10g，继服7剂巩固。

【按】患者长期慢性宫颈炎史、痛经史，此脾虚气血不足，寒湿久蕴，瘀血留滞所致，故见疲劳、怕冷、少腹酸痛、白带多，痛经等；寒湿蕴久化热，湿热上熏头面，则发面部痤疮；口干、便干、苔黄者，亦化热之象。综合四诊所得，其体质状态当介于桂枝茯苓丸和当归芍药散二方之间，故将二方合用之，以养血活血、健脾利水。因寒湿已有化热之势，故方中加生薏苡仁、车前子以兼清湿热。诸药合用，则皮肤科、妇科诸疾一并治疗得效，此中医治病之优势也。

7. 无汗症（桂枝茯苓丸合三仁汤）

谭某，女性，54岁，2007年8月10日初诊。全身皮肤无汗5年。患者自2002年胆囊息肉行胆囊摘除术后，出现全身皮肤无汗，皮肤火烧样热感，入夏天热时更甚，仅头颈部少许汗出，非常难受，多次就医无效。以前很喜欢跳舞，现在根本不敢运动。形体偏壮实，精神可，口干不苦，稍有甜味，常口腔溃疡。舌淡红略暗，苔白腻微黄，脉细滑。

术后瘀血夹湿邪阻塞经络，阳气闭阻不得外越，故发体热无汗。治当活血通络、宣肺透表、芳香化湿，则阳气畅行无阻，汗自得泄，故予桂枝茯苓丸合三仁汤加减：桂枝10g，茯苓10g，桃仁10g，牡丹皮10g，赤芍10g，生薏苡仁20g，杏仁10g，白豆蔻6g，砂仁6g，法半夏10g，羌活10g，木通5g，厚朴5g，陈皮10g，5剂。

二诊：药后皮肤火烧感稍减，但尚无汗出，口中甜味减轻，口腔溃疡少许发作，前方加肉桂3g，桔梗10g，玄参10g，通草5g，5剂。

药后自感非常舒服，口甜消失，口腔溃疡愈合，皮肤微有汗出。继续守方服6剂。

三诊：好转很多，上身至大腿部均有汗出，运动后汗出通畅。守方继服7剂巩固之。

2008年3月以他病前来求诊，汗出正常，一直无反复。

【按】患者术后内有瘀血未去，又兼感受湿邪，阻塞经络，导致毛窍闭塞，阳气闭阻，不得外越而发体热无汗。故取三仁汤以芳香化湿，宣肺透表，合用桂枝茯苓丸以活血通络，经络得通，毛窍开张，畅汗得泄也。

笔者跟师李振华教授时，曾以此案请教李老，李老闻后甚为赞许，且示其曾治类似案例2则，观其案中患者皆于阳光下活动即体温升高，皮肤无汗，头晕乏力，舌苔白腻，李师以藿香正气散合九味羌活汤化裁以辛温透表，芳香燥湿，皆得痊愈，疗效良好。[①]其辨证之精准，用方选药之精到，实堪师法。

8. 带状疱疹后遗神经痛（桂枝茯苓丸合荆防败毒散）

覃某，女性，67岁，2011年1月15日初诊。3年前右上肢曾发水疱疼痛，外院诊断带状疱疹，给予中西药治疗后水疱疼痛消失而愈，然右上肢仍时有不适感。近10天来右上肢再发疼痛，以手指及腕部疼痛明显，伴麻木感，夜间甚，痛不能寐。舌质暗红，舌体胖大，苔薄，脉弦。

四诊合参，此缘于3年前病虽得愈，然余邪并未尽去，瘀血阻滞经络，不通则痛，故时有上肢不适感。此次复感寒湿之邪，寒湿与瘀血相合，痹阻更甚，故再发疼痛，当属太阳病夹瘀、夹湿，治当散寒解表、活血除湿、通络止痛，方予桂枝茯苓丸合荆防败毒散加减：桂枝10g，茯苓10g，桃仁10g，赤芍10g，牡丹皮10g，荆芥10g，防风10g，川芎10g，羌活10g，独活10g，柴胡10g，前胡10g，枳壳10g，桔梗10g，生薏苡仁15g，炙甘草6g，7剂。

二诊：药后效果很好，述服3剂即疼痛明显减轻。然再服4剂，疼痛又反复，但仍较初时痛减。考虑此寒湿痹阻甚，药力有所不逮，前方加细辛3g，以搜剔经络中寒湿之邪，6剂。

三诊：药后疼痛基本消失，麻木亦减。

前方再连服12剂，诸症全消。

【按】荆防败毒散治疗因寒湿痹阻所致之肢体疼痛者，疗效很好。如曾治彭某，右拇指关节连及前臂牵扯疼痛半年，多次求医治疗无效，以本方数剂而愈。对于带状疱疹后遗神经痛，笔者常以桂枝茯苓丸（偏虚者，用当归芍药散）与荆防败毒散合方使用，效果很好。若阳虚陷入少阴者，宜真武汤合荆防败毒散。

三、桃核承气汤

【组成】桃仁（去皮尖）五十个　大黄四两　桂枝（去皮）二两　甘草（炙）二两　芒硝二两

① 郭淑云，李郑生．李振华医案医论集．北京：人民卫生出版社，2008：265-267.

【用法】上五味，以水七升，煮取二升半，去滓，内芒硝，更上火微沸，下火。先食温服五合，日三服，当微利。

【方解】本方是由调胃承气汤加桃仁、桂枝组成。方中桃仁活血破瘀，大黄泄热通腑逐瘀，为主药；配伍桂枝通利血脉，且降冲逆；芒硝软坚散结、泄热通便；甘草调和诸药。故治阳明病热结膀胱、其人如狂、少腹急结之瘀血见症者。

（一）方证辨证要点

1. 本方证属阳明病证。

2. 有瘀血见症且急迫者。少腹拘急疼痛，多呈刺痛、拒按，大便干结；或下血紫黑瘀暗，夹血块；舌质紫暗，瘀点或瘀斑，脉沉涩或沉实有力。

3. 因瘀血上冲犯脑而见精神神智方面改变，精神亢奋不安、如狂。

4. 与桂枝茯苓丸同为祛瘀血剂，二者之别在于一动一静，一急一缓，当细心体会。

（二）皮肤病辨治心法

1. 各种皮肤病如带状疱疹急性期、湿疹、荨麻疹急性发作、系统性红斑狼疮、胃肠型过敏性紫癜等，有瘀血见症且急迫者，或伴疼痛拒按、大便秘结；或伴腹痛、下血紫黑；或伴精神不安、烦躁等，均有适证使用之机会。

2. 体质强壮，形体不虚；肤色多偏暗；精神不安、烦躁症状突出；皮肤病严重，呈急迫状态。

3. 舌有瘀血征象，如暗紫、暗红，舌底脉络迂曲；脉多沉涩。

（三）医案实录

1. 带状疱疹（桃核承气汤合大柴胡汤、瓜蒌散）

黄某，男性，48 岁，2006 年 5 月 12 日初诊。近日熬夜加班多，于 5 天前突发右侧头部疼痛剧烈，自服芬必得不能缓解，次日局部皮肤出现红色丘疱疹、水疱，并延至眼眶部。西医给予阿昔洛韦、泼尼松、扶他林等以抗病毒，止痛治疗 3 天，效果不佳，因疼痛剧烈来诊。

形体壮实，声高气粗，面色暗红，右侧头皮延及眼眶部带状成簇水疱，部分浑浊成脓疱，疼痛剧烈，烦躁甚，口干苦，大便3日未行，小便黄，舌暗红，苔根黄厚，脉弦滑，稍数。

四诊合参，此少阳、阳明合病，夹瘀，治以清热通腑、活血止痛，方用桃核承气汤合大柴胡汤、瓜蒌散加减：桃仁15g，桂枝10g，酒大黄12g，芒硝（后下）20g，柴胡20g，黄芩15g，法半夏10g，枳实10g，赤芍15g，全瓜蒌30g，桔梗15g，红花5g，甘草6g，3剂。

二诊：药后好很多，诉疼痛减轻大半，头皮水疱基本干涸结痂，大便已畅，烦躁、口干苦减，黄厚苔减。前方调整剂量，芒硝减为10g，酒大黄减为5g，加川芎15g，白芷10g，继服4剂。

三诊：头部水疱均结痂干燥，诉疼痛已减轻八九成，黄厚苔明显减。前方去桃核承气汤，调整如下：桃仁15g，柴胡15g，黄芩10g，法半夏10g，枳实10g，赤芍15g，全瓜蒌30g，桔梗20g，红花5g，白芷10g，川芎15g，甘草6g，4剂。

药后疼痛消失而愈。

【按】带状疱疹急性发作，若平素体质壮实者，多出现少阳、阳明两经合并证候。本案来诊时见形体壮实，声高气粗，口干便结，其体实可知。故治当清泻少阳、阳明两经郁热，活血通腑止痛，选用大柴胡汤合桃核承气汤化裁。方中加入瓜蒌散（《医旨绪余》）以清热散结止痛；加桔梗散结止痛（《本经》谓桔梗治“胸胁痛如刀刺”）。二诊后加入川芎、白芷，此即古方“芎芷散”（《古今医鉴》），治偏正头风其效若神，笔者治头面部带状疱疹神经痛，常于辨证方中加入此二味，疗效甚好。

2. 湿疹（桃核承气汤）

邝某，女性，40岁，2007年2月2日初诊。近5天来，无明显诱因突然出现头面、躯干、四肢泛发红斑、丘疹，蔓延遍身，势如燎原，瘙痒剧烈，烦躁甚。正值经期，经色暗，量少，稍腹痛，大便不爽。视其形体壮实，肤色较暗，皮肤干燥，唇暗，口稍干，舌暗红瘀斑，苔白，脉弦稍数。

四诊合参，此太阳、阳明合病，夹瘀。因久有瘀血内阻，此次突外感风热之邪，两邪相搏，而成瘀热内结，故发全身皮疹弥漫，瘙痒剧烈；又正值经期，瘀血内结，阻滞不通，则经暗量少，腹痛。治当活血通腑，清热疏表，予桃核承气汤加味：桃仁10g，桂枝15g，酒大黄6g，芒硝（后下）

10g，炙甘草15g，金银花15g，连翘15g，2剂。

二诊：药后经下较多瘀血块，大便日行3次，皮疹瘙痒明显减轻，烦躁亦明显减，皮肤干燥。改予桂枝茯苓丸合温清饮化裁：当归10g，川芎5g，赤芍10g，生地黄15g，黄连6g，黄芩10g，黄柏10g，桃仁10g，牡丹皮10g，桂枝10g，茯苓10g，生薏苡仁15g，连翘15g，山栀子10g，荆芥10g，4剂。

三诊：药后皮疹基本消失，仍有轻痒，再服4剂而愈。

【按】患者久有瘀血阻滞于内，观其月经及皮肤、舌象可知。此次虽外感风热之邪，医师通常仅以疏风清热之药见皮治皮，或可收效，亦难速效，且易致经来不畅，此非治本之法。笔者以桃核承气汤活血通腑，下其瘀血，仅以金银花、连翘辛凉疏透，稍解太阳风热之邪。则在里之瘀血、瘀热，在表之风热，一并解去。瘀血得去，新血自生，则月经畅通，皮肤干燥得润，此标本皆治之法也。

四、大黄䗪虫丸

【组成】大黄（蒸）十分　黄芩二两　甘草三两　桃仁一升　杏仁一升　芍药四两　干地黄十两　干漆一两　虻虫一升　水蛭百枚　蛴螬一升　䗪虫半升

【用法】上十二味，末之，炼蜜和丸，小豆大，酒饮服五丸，日三服。

【方解】䗪虫，《本经》谓其“味咸，寒。主治……血积癥瘕，破坚，下血闭”，与大黄共为君药，破血逐瘀，搜剔血积；又配入水蛭、蛴螬、虻虫、干漆、桃仁等诸活血祛瘀药，加强祛瘀血之力；同时重用地黄及芍药、甘草、杏仁、白蜜等养血补虚之品，使祛瘀血而不伤正，邪去而正复；而黄芩、大黄性苦寒兼清瘀热。炼蜜为丸，以图峻药缓投，缓缓建功之义。故治阳明病之阴血不足，瘀热久闭，内有干血，五劳虚极羸瘦、肌肤甲错、两目暗黑者。

（一）方证辨证要点

1. 本方证属阳明病证。阴血不足，瘀热久闭，内有干血。

2. 见形体消瘦，肌肤甲错，两目暗黑；舌质紫暗，瘀斑，脉见细涩或细数。

3. 本方证虚实夹杂，虚在阴血亏耗甚，实在瘀血与热两端。

4. 当绝无虚寒或寒饮之表现，如畏寒、四逆、肤白、舌淡、舌体胖大、苔白润、白滑等证候。

（二）皮肤病辨治心法

1. 因条文中“肌肤甲错，两目暗黑”之启示，本方常用来治疗如鱼鳞病、银屑病、顽固性皮肤瘙痒症，以及面部的黑眼圈、黄褐斑、面部色素沉着斑等皮肤病。

2. 其他如血小板减少性紫癜、过敏性紫癜、聚合性痤疮亦有适用之机会。

（三）医案实录

黑眼圈（大黄䗪虫丸）

李某，女性，41岁，2009年4月27日初诊。工作及家庭事务繁忙，长期熬夜，又嗜烟，日久双眼圈发黑，要求调理。

见其形体偏瘦，肤色偏暗，面部皮肤粗糙，眼圈明显发黑。经来量少色紫暗，无痛经，精神食纳均可，大便偏干，口干，舌质偏暗，脉沉细。

嘱服成药大黄䗪虫丸。

1个月后复诊，黑眼圈明显消退，面色亦较前光彩很多。此次经来量增，仍色暗有块。

嘱前药再服1个月。

【按】本案患者因过度操劳，又熬夜嗜烟，导致阴血暗耗，久而留瘀，故见眼圈发黑，肤色暗而粗糙，经来量少色暗。瘀久化热，更伤阴血，三者互相影响，而成阴虚、血瘀、瘀热虚实夹杂之证。幸患者精神、食纳均好，调理较易，予服大黄䗪虫丸，1个月而见显效。

第六章　泻心汤类方

一、泻心汤

【组成】大黄二两　黄连一两　黄芩一两

【用法】上三味，以水三升，煮取一升，顿服之。

【方解】方中以大黄为主药，非专于攻下，而是取其苦寒泻火之功。并伍以苦寒解热除烦的黄连、黄芩，则清热泻火、解毒燥湿之功尤著。故本方为治阳明里热诸火热炽盛之证，如吐血、衄血等。方名泻心汤者，以心属火故也。

（一）方证辨证要点

1. 本方证属阳明病证。

2. 阳明里热甚，体质实，声高气粗，症见吐血、衄血而面红、心烦、便干者，或其他属实火炽盛诸症。

3. 本方与大黄黄连泻心汤方证鉴别在于，后者不入煎，仅以麻沸汤渍之服，取其气而不取其味也，泻火力弱，但专解心下痞；而本方入煎，气味均厚重，泻火力强，一切实火炽盛者皆可用之。

（二）皮肤病辨治心法

1. 本方使用非常广泛，多种皮肤病如急性荨麻疹、湿疹、痈疖、蜂窝织炎、痤疮、酒糟鼻、脓疱疮、脓疱性银屑病、天疱疮、红斑狼疮等属实热炽盛而便干者，均有适证使用之机会。

临床使用时常以本方为基本方，根据病情辨证加减药味，常收佳效。如急性湿疹发作剧烈，肿胀、流滋、剧痒，若病属实，本方常加味金银花、连翘、白鲜皮、地肤子等。[1]

2. 本方又可由内服转为外用，如《肘后方》云："恶疮三十年不愈者，大黄黄芩黄连各三两为散，洗疮净，粉之，日三，无不愈。"此变经方内服而为外用之先例。事实上，本方中 3 味药后世外科医家常取之外用，配方制成各种外用制剂，用于皮外科临床，治疗水火烫伤、痈、疖、丹毒、脓疱疮及一切肿毒等，具有良好的清热解毒、祛湿消肿效果。[2]

（三）医案实录

1. 聚合型痤疮（泻心汤）

朱某，男性，23 岁，2007 年 1 月 30 日初诊。面部生痤疮多年，反复发作，近 2 个月来痤疮愈加严重。现面部泛发红色丘疹、脓疱，以及部分较大之暗红色囊肿、结节，时流脓血水。形体壮实，平素大便易干结，口干，舌偏红，苔薄黄腻，脉弦滑。

四诊合参，此阳明热盛，热毒内蕴，故发面部丘疹、脓疱，治宜清泻阳明热毒，予泻心汤加味：黄连 6g，黄芩 10g，酒大黄 10g，苍术 10g，陈皮 15g，茯苓 10g，蒲公英 30g，重楼 10g，白芷 5g，川芎 3g，银花藤 30g，7 剂。

外用三黄洗剂外搽。

二诊：药后面部脓疱明显消退，囊肿、结节亦明显变平塌。前方加皂角刺 5g，以透脓散结，7 剂。

三诊：面部丘疹大部分消退，无新发，囊肿、结节基本平塌，遗留暗红

---

① 郭长贵老中医擅用本方加味治疗湿毒疡（类似急性湿疹），屡用屡效。郭氏经验，"临证可加入金银花、连翘清热解毒，猪苓、地肤子、白鲜皮利湿止痒。组方中大黄通便，猪苓利尿，使湿热从二便分消，有对皮损色红、剧痒、渗水多的患者，能迅速遏止病势，一般二三剂即使水干痒止"。见史宇广，单书健．当代名医临证精华·皮肤病专辑．北京：中医古籍出版社，1997：33.

② 如朱仁康老中医的"四黄膏"（黄连、黄芩、土大黄、黄柏、芙蓉叶、泽兰叶）、"四黄散"（大黄、黄柏、雄黄、硫黄），见《朱仁康临床经验集》，北京：人民卫生出版社，1979:274，279. 赵炳南老中医的"普连膏"（黄连、黄柏）、"祛湿药粉"（黄芩、黄连、黄柏、槟榔），见《赵炳南临床经验集》，北京：人民卫生出版社，1976：316，305.

色瘢痕。前方去白芷、川芎、皂角刺，加三棱10g，莪术10g，活血化瘀以消瘢痕，14剂。

【按】患者饮食不节，嗜食辛辣厚味，面生痤疮多年，又因未妥善处理，日趋严重，而成丘疹、脓疱、结节、囊肿，时流脓血水之聚合性痤疮。观其形体壮实，舌红，苔黄腻，脉弦滑，可知其证属实，乃阳明热盛，热毒内蕴，熏蒸颜面所致，故取泻心汤以清泻阳明热毒，并加蒲公英、重楼、银花藤加强清热解毒消疮之力。其中重楼一味，别名七叶一枝花，“味苦，微寒”（《本经》），能消“痈疮……去蛇毒”（《本经》），清热解毒，息风定惊，治疔疖痈疽，其功甚伟。故谚云：“七叶一枝花，深山是我家，痈疽如遇着，一似手拈拿。”本案取治面痤，实大材小用，然功效亦著；加白芷、川芎者，散面部阳明风热、消肿排脓，白芷并能“去面皯疵瘢”（《日华子本草》）；因舌苔厚腻，故加苍术、陈皮以和胃燥湿，兼顾脾胃。

2. 面部皮炎（泻心汤合栀子柏皮汤）

潘某，女性，63岁，2006年7月12日初诊。面部突起红斑，伴瘙痒、刺痛2天。外院治疗未效，反而加重。

诊见：面部红斑灼热，稍肿胀，自感瘙痒、刺痛。形体丰腴，但肤色粗糙而暗。有高血压病史10余年，长期服降压药，但血压控制不稳定。平素怕冷，足冷，每日感血热上冲头面，口黏，大便正常，舌瘀暗，苔厚腻微黄，脉沉。

四诊合参，此阳明里热上冲，故见面部红斑、灼热、痒痛，治当清泻阳明里热，予泻心汤、栀子柏皮汤化裁：黄连9g，黄芩10g，熟大黄5g，黄柏10g，山栀子10g，1剂。

二诊：药后面部颜色稍减退，灼热感减，面干燥明显，口黏好转，舌质瘀暗，舌苔微黄腻。

改以温清饮加减：黄连9g，黄芩10g，黄柏10g，山栀子10g，当归10g，川芎5g，生地黄20g，赤芍10g，荆芥10g，连翘10g，生薏苡仁20g，茵陈蒿20g，2剂。

三诊：面部红斑颜色转暗，渐退，伴糠秕状脱屑，瘙痒刺痛明显减，血热上冲感未再发作。

前方再服3剂，诸症消。

【按】本案患者长期高血压病史，虽服降压药，但控制不稳定，常感血热上冲头面，形体丰腴壮实。此阳明里实热证，里热上冲，故热在上而面赤灼热，其下偏寒，故自感怕冷，足冷，此非阳虚之冷，不可用温药沸腾其热，当釜底抽薪，直折火势，故处以泻心汤合栀子柏皮汤。药后热势得减，面干燥突出，此热蕴日久，阴血耗伤，前方加四物汤以养血润肤，合方则为后世名方"温清饮"（《万病回春》），适应于热盛阴血耗伤之皮肤病，多见皮肤黑褐色，枯燥如涩纸状，而形体不虚者（辨证要点详见第二章第六"麻杏苡甘汤"条下慢性湿疹案）。

服药后患者自感血热上冲一症未再发作，惜未前后测量血压对照，当血压亦有所下降。高血压而体质壮实、心烦躁、面部常潮红、舌红苔黄者，本方常用之。故此案虽治皮病，实则内科、皮肤科病一并同治矣。

二、附子泻心汤

【组成】大黄二两　黄连一两　黄芩一两　附子（炮，去皮，破，别煮取汁）一枚

【用法】上四味，切三味，以麻沸汤二升渍之，须臾绞去滓，内附子汁，分温再服。

【方解】本方由泻心汤加附子而成。泻心汤仅以麻沸汤渍之而不入煎，取其专解心下痞；附子温阳扶正，解其恶寒汗出。二者相合，寒热并治，邪正兼顾，故治心下痞而陷于阴证，呈阳明、太阴合病之寒热错杂者。

（一）方证辨证要点

1. 本方证属阳明、太阴合病证。

2. 症见心下痞，而恶寒、汗出者。

3. 若改本方煎煮法，不以麻沸汤渍而入煎，则泄热之力增强，可以扩大本方治疗范围。大致既现前述泻心汤之热证，如吐血、衄血、心烦、面红、便干，又现阳虚寒盛之附子证，如恶寒、肢冷、小便清长、脉沉细弱，或洪数无力等，本方可适用。

（二）皮肤病辨治心法

1. 本方可作为各种实热性皮肤病因过用寒凉药而陷于阴证之救误之方。寒凉药过用，一则邪热未尽，二则正气已伤，此方寒热并治，邪正兼顾，恰为对应之方。

2. 颜面部之痤疮、脂溢性皮炎、痈、疖等，呈上热下寒之势，本方适证用之。

3. 以上使用若入煎剂，不必定以心下痞为应用目标，为活用法。若大便不干者，可去大黄。

（三）医案实录

痤疮、脂溢性皮炎（附子泻心汤、栀子柏皮汤）

杨某，男性，22 岁。面部痤疮、脂溢性皮炎反复多年。平素怕冷，体弱，易汗出。面部红色丘疹、小脓疱、红斑、脱屑，面油腻甚。舌稍红，苔黄厚，脉弦细。

四诊合参，此阳明、太阴合病，成寒热错杂之势，故予附子泻心汤、栀子柏皮汤加减以清阳明热，温太阴寒：熟附子 3g，黄连 6g，黄芩 10g，炒栀子 10g，黄柏 10g，薄荷（后下）5g，白花蛇舌草 30g，4 剂。

外搽三黄洗剂。

二诊：药后明显好转，脓疱消失，丘疹、红斑减。前方继服 14 剂。

三诊：丘疹、红斑均消，遗留陈旧性暗红色瘢痕。前方中去薄荷、白花蛇舌草，加郁金 10g，莪术 10g，生薏苡仁 20g，服 7 剂巩固。

【按】患者面部丘疹、脓疱、油腻，舌红、苔黄厚，皆阳明里热见症；而平素体弱、怕冷、易汗出者，又现太阴虚寒也。治当两者兼顾，故予附子泻心汤温阳扶正、清热解毒。而少量附子振奋阳气，亦有助于鼓邪外出，加强黄芩、黄连清热消疮之功。稍佐薄荷以泄热透表；加白花蛇舌草“甘微酸，性寒”，能“清热散瘀，消痈解毒”（《泉州本草》）。此药为民间草药，对痈肿疔疮、肠痈、痢疾、毒蛇咬伤，均有很好的疗效。

三、半夏泻心汤

【组成】半夏（洗）半升　黄芩三两　干姜三两　人参三两　甘草（炙）三两　黄连一两　大枣（擘）十二枚

【用法】上七味，以水一斗，煮取六升，去滓；再煎取三升，温服一升，日三服。须大陷胸汤者，方用前第二法。一方用半夏一升。

【方解】本方以黄芩、黄连苦寒降泄，除热而止利；半夏、干姜辛温燥热，逐饮而止呕，二者相合，辛开苦降，寒热并调，清上温下，以调和脾胃。又以人参、甘草、大枣益气和中，补胃气之虚。故本方治少阳、太阴合病表现为上热下寒、寒热错杂，症见呕而肠鸣、心下痞硬，或下利者。

（一）方证辨证要点

1. 本方证属少阳、太阴合病证。

半表半里的阴证，常表现为上热下寒、寒热错杂证，但并非皆是厥阴证。本方原治小柴胡汤证因误下而致痞证。邪在少阳，法当和解，然误用下法，则中气受损而陷入阴证。少阳而陷入阴证，以冯世纶之观点，乃半表半里之阴证，当为厥阴。[①] 然笔者临床反复体会，此半表半里阴证，当为少阳、太阴合病。理由详见本书“绪论”部分。

2. 辨证之最大眼目在“心下痞”，其次为恶心、呕吐、纳少，或腹中雷鸣、下利；因饮停胃中，故常见胃内振水音；舌苔多薄黄腻，或黄白；脉多弦细，或沉弦细。

（二）皮肤病辨治心法

1. 本方于痤疮、脂溢性皮炎、酒渣鼻适用之机会较多。痤疮面部红色丘疹、脓疱、结节，油腻甚，为上热之表现，若又表现脾胃虚弱，常便稀、心下痞、嗳气者，可考虑用之。根据症情常合用小柴胡汤、温胆汤，或当归芍药散、附子泻心汤等。

---

① 冯世纶，张长恩．解读张仲景医学——伤寒六经方证直解．北京：人民军医出版社，2006：411-414.

2. 其他皮肤病如荨麻疹、湿疹、结节性痒疹、神经性皮炎等，若兼见上热下寒之口干苦、舌苔黄腻、呕而肠鸣、心下痞硬，或下利者。不妨抛开皮病而先治此证，常收不治皮而皮病自愈的效果。此中关键，在于对整体观念的动态把握，即某个时空辨证点上出现某方证，但当选其适宜之方，而不为病名所囿。古今医家亦多有类似验案。[①]

（三）医案实录

1. 结节性痒疹（半夏泻心汤）

何某，男性，63岁，2009年3月27日初诊。躯干四肢散发暗红色结节样丘疹，瘙痒10余年。10余年来病情时轻时重，久治无效，常自行购买各类激素药膏外搽以应付一时之剧痒。

诊见：躯干四肢散在暗红色半球形隆起，粗糙坚硬，瘙痒剧烈，因搔抓而见皮肤破溃、抓痕、血痂，夜间瘙痒难寐。有慢性胃肠炎史多年，胃纳欠佳，口干，心下痞胀，纳差，饮食稍有不慎即腹泻，时又大便干。舌暗红，苔白，脉弦。

四诊合参，此上热下寒之少阳、太阴合病，治当清上温下，予半夏泻心汤加味：法半夏10g，黄连3g，黄芩10g，党参10g，干姜9g，大枣30g，炙甘草9g，全蝎7g，威灵仙10g，枳壳10g，白鲜皮30g，7剂。

外用消炎止痒霜。

二诊：药后瘙痒明显减轻，心下痞减轻，感胸闷，手麻。

前方加厚朴10g，白鲜皮改用15g，枳壳改枳实10g，5剂。

三诊：瘙痒进一步减，心下痞、胸闷皆消，皮肤结节稍有平塌消退。前方加皂角刺10g，7剂。

四诊：瘙痒基本消失，结节亦明显见平塌，皮肤显光滑，胃纳很好。再予前方10剂巩固之。

【按】从西医学观点来看，患者有慢性胃肠炎，平素胃纳欠佳，心下痞胀，饮食不慎即腹泻，时大便干。没有足够证据认为与皮肤结节性痒疹病有

① 如日本汉方家大塚敬节曾治一例45岁妇女，自2个月前为荨麻疹所苦恼，鸠尾部出现风疹块，且渐次加重。用十味败毒汤、桂枝茯苓丸、白虎加桂枝汤无效，针对胃泛酸和心下痞，与黄连解毒汤显著好转，20日即痊愈。此即据证用方，不囿于皮病之典型验案。详见矢数道明.临床应用汉方处方解说.北京：人民卫生出版社，1983：45-46.

关系，故西医学治疗亦是分而治之，即皮肤科管皮肤科的，内科管内科的，各不相干。但以中医的整体观认为，人体是一个整体系统，其内在的各脏腑器官之间及与皮肤体表是有紧密联系的，其生理病理都是互相影响的，故治疗上必须把握其内在联系而考量、审度之。故中医治病常常是一人身上各科不同之病，却能用一方而统摄之、痊愈之，其关键要诀就在于中医的整体辨证观。本案即是一例，综合其症状分析之，乃少阳之热又见脾胃之虚寒，故既见心下痞、口干、大便干，又见纳差，饮食不慎即便泻。热蕴皮肤，不得宣泄，则瘙痒剧烈时阵发性加剧，脾虚日久，气血不足，皮肤失于濡养则皮肤粗糙，皮疹结节坚硬肥厚。故治疗用半夏泻心汤辛开苦降清少阳热，温太阴脾，使肝脾得调，气血得生。针对皮疾仅仅用白鲜皮、全蝎、威灵仙通络止痒，不尽治皮而皮疾得愈，而胃肠诸不适亦得缓解。

2. 慢性荨麻疹（半夏泻心汤）

徐某，男性，58岁，2010年11月22日初诊。身起风团瘙痒1个月。外院治疗未效。有慢性肠炎史，一直内科服药治疗，时好时坏，饮食不慎即大便稀而泻，胃胀，痞满不适，时嗳气，口稍干。舌暗，苔白厚微黄，脉沉细弦。

四诊合参，此上热下寒之少阳、太阴合病，给予半夏泻心汤加减：黄芩10g，黄连3g，法半夏15g，党参10g，干姜10g，大枣20g，炙甘草10g，荆芥10g，防风10g，生薏苡仁30g，白鲜皮15g。7剂。

二诊：药后好很多，风团基本不发作，胃胀、嗳气亦明显减轻，然停药半个月后又有少许发作。嘱前方再服7剂。

三诊：风团未发作。胃胀、嗳气基本消失，继服7剂巩固。

【按】此案与前案有类似之处，既有皮肤病表现，又有内科疾患诸证候，治疗时是否需要结合起来考虑？回答是肯定的，原因即在于人是一个整体，而中医辨证论治必须始终贯穿整体观念这一原则。所以，一个看似是治胃肠病的方剂却也能治好荨麻疹，即在于此。当然，具体辨证论治时，整体与局部，孰轻孰重、孰主孰次、孰先孰后，又当依据病情具体考虑，而并非“眉毛胡子一把抓”，毫无轻重缓急、先后主次之分。这需要医者扎实的中医功底及丰富的临证经验。此案以半夏泻心汤清上温下、调肝运脾，虽治心下痞为主，然对皮肤病亦当有益。仅少佐荆芥、防风疏风宣表；因苔厚微黄，故再加生薏苡仁、白鲜皮以清热利湿。诸药合用，则内科、皮肤诸疾皆一并得调。

西方医学直到20世纪90年代才开始发现肠胃疾病与荨麻疹存在一些关系。认为在幽门螺杆菌导致免疫应答及皮肤病的关系中，估计是感染增加了胃黏膜血管的渗透性，机体与食物变应原接触机会增多；慢性感染刺激免疫系统后，释放炎症介质，增加了皮肤血管系统对血管渗透性促进因子的敏感性，导致荨麻疹的发生。① 这说明了越是复杂的疾病，越需要整体观来进行分析与处理，强调各脏腑的相互联系性，而不是人为地分割分科，把人体切割成不可逾越的片段式整体。当然，中医不可能如西医那样，在微观下寻找荨麻疹与胃肠疾病的必然联系，但并不妨碍中医在宏观下寻找到二者之间的联系。确切地说，是在中医的整体观指导下，发现两个疾病的症状显示相同或相近的病机，故能够用一个方剂处理好两个疾病。

四、甘草泻心汤（附：生姜泻心汤）

【组成】甘草（炙）四两　黄芩三两　干姜三两　半夏（洗）半升　大枣（擘）十二枚　黄连一两　人参三两

【用法】上六味，以水一斗，煮取六升，去滓；再煎取三升。温服一升，日三服。

【方解】本方由半夏泻心汤增量甘草而成。甘草能补中气、缓急迫，故本方为治疗半夏泻心汤而中气更虚而急迫者。

（一）方证辨证要点

1. 本方证属少阳、太阴合病证。

2. 治半夏泻心汤证而中气更虚者。症见或口腔糜烂、肠鸣下利、前后二阴溃疡；或虽无下利，但自觉心烦不安之神经症状者。

3. 半夏泻心汤、生姜泻心汤、甘草泻心汤，三方都是辛开苦降、寒热并投、消补并用的和剂。所用药物也大致相同，所治都属半表半里的阴证、寒

① 刘青峰，曾抗．幽门螺杆菌致免疫应答及与皮肤病的关系，皮肤性病诊疗学杂志，2010，8：17.

热错杂、虚实错杂，主症也都为心下痞、呕逆、肠鸣、下利，故三方使用常多迷惑之处。其主要区别在于：半夏泻心汤以心下痞为著；生姜泻心汤以嗳气、食臭较著；甘草泻心汤以下利更剧，完谷不化，人更虚弱，并有心烦不安、心情不佳、焦虑等神经精神症状为著。

（二）皮肤病辨治心法

1. 最常用于狐惑病的治疗，《金匮要略》中狐惑的描述，类似西医学的白塞病，亦名口 – 眼 – 生殖器综合征，表现眼部病变及口腔黏膜、生殖器的溃疡。本方适证用之有极佳的近期效果。

2. 复发性阿弗他口腔溃疡、口腔黏膜扁平苔藓、天疱疮、老年性类天疱疮等，常有适用本方之机会。

3. 本方主以大量炙甘草，炙甘草和中缓急，对于缓和急迫、解除心烦、安定情绪有一定效果。某些与神经精神相关的皮肤病如拔毛癖、咬甲癖、人工皮炎、皮神经痛等，可考虑适证用之，有时能收意外之效。

（三）医案实录

1. 慢性荨麻疹（甘草泻心汤合桂枝汤）

许某，男性，35 岁，2007 年 12 月 3 日初诊。荨麻疹病史 8 年，常反复发作，吹风即发作，平素易恶风、汗出，易疲倦、腹泻，常口腔溃疡。近 1 个月风团发作频繁，外院治疗未改善。口腔内发数个溃疡，疼痛。舌淡红，苔白，根部微黄腻，脉沉细略弦。

四诊合参，此少阳、太阴合病，予甘草泻心汤合桂枝汤加减：炙甘草 20g，黄芩 10g，黄连 3g，干姜 10g，党参 10g，法半夏 10g，桂枝 10g，白芍 10g，大枣 20g，生姜 10g，防风 10g，7 剂。

二诊：药后风团已消，未再发作。口腔溃疡亦消，夜间口干苦明显。

前方去桂枝汤，继服 7 剂巩固。后风团及口腔溃疡均未再发。

【按】口腔溃疡疼痛、苔根黄腻，是上有热；疲倦、腹泻，此下有寒热。故呈上热下寒之证，结合四诊，可知属于甘草泻心汤方证。又患者平素恶风、易汗出，此太阳表虚见症。曹颖甫曰："桂枝汤外证治太阳，内证治太阴。”[1] 故合用桂枝汤以太阳、太阴两治，药后见效明显。

二诊时风团已消，口腔溃疡消失，而见夜间口干苦，此少阳胆热仍未尽去，故去桂枝汤之温，单用甘草泻心汤以清少阳胆热、温太阴脾寒。

2. 药疹？白塞病？（甘草泻心汤）

唐某，男性，44岁。眼周、面、唇、阴部暗红斑，伴口腔、阴部溃疡反复2年多。已发作8次，平均3～4个月即发作1次，每次均相同部位发作，自诉发作前无任何服药史及特殊食物史。曾多次外院治疗，考虑：过敏？白塞病？此次于3天前再发作，眼周、面颊、唇、龟头、阴囊部暗红斑，伴瘙痒。口腔、阴部各数个绿豆至黄豆大小溃疡，疼痛，下唇稍肿、麻木，眼结膜未见明显异常。口稍干，舌偏暗，苔白，中根部黄微腻，脉弦细。

四诊合参，此属上热下寒之少阳、太阴合病，给予甘草泻心汤：炙甘草30g，黄芩12g，黄连8g，法半夏12g，干姜12g，大枣6枚，党参12g，4剂。

二诊：药后效果很好，皮疹全消，余无不适。

原方继服7剂巩固。

【**按**】此案西医诊断不明，从其皮疹及发作特点看，有似固定型药疹，然患者否认发病前服药史。口腔、外阴溃疡，有似白塞病（不完全型），皆不能确定。从中医来看，有似狐惑病。结合舌脉，考虑寒热错杂之少阳、太阴合病，故选用甘草泻心汤原方，未做一药加减，而收速效，服4剂而愈。本病易反复，故愈后应坚持服药巩固，惜患者未再复诊。

3. 红斑型天疱疮（甘草泻心汤）

易某，男性，58岁，2011年4月1日初诊。胸背散在红斑、水疱3周，外院疑诊：红斑性天疱疮。行免疫荧光检查结果尚未回报，医生给予昆仙胶囊、美能口服，外用激素药膏外搽。部分水疱干涸，但仍有新发水疱。今来诊，见胸、背部散在数处红斑、水疱，尼氏征阳性。面色少华，肤色偏暗欠光泽，稍疲倦，口干，舌体胖大，舌质暗，苔薄根腻，脉弦。

嘱停用内服、外用西药。

四诊合参，皮肤发红斑、水疱，口干，舌体大、苔腻，大致属湿热证；脉弦，考虑在少阳；疲倦，形体偏虚，面色少华，太阴里虚证。综合而言，

---

① 曹颖甫．经方实验录．上海：上海科学技术出版社，1979：9.

考虑虚实寒热错杂之少阳、太阴合病，故予甘草泻心汤加味：黄连 6g，黄芩 10g，法半夏 15g，党参 10g，干姜 5g，白鲜皮 20g，炙甘草 20g，大枣 20g，淡竹叶 10g，地肤子 15g，7 剂。

二诊：药后新发之水疱已干涸结痂。但近日去做按摩 1 次，左肩背部按摩后新发一红斑水疱，已破溃现糜烂面。

前方加苍术 10g，泽泻 15g，以加强健脾化湿之力，7 剂。

三诊：原有皮疹皆干涸结痂，未出现新发皮疹，外院检查结果确诊为红斑性天疱疮。近日口干明显，多饮。前方加猪苓 10g，茯苓 10g，桂枝 10g，取五苓散意以化气行水，7 剂。

四诊：病情稳定，无新发皮疹，口干亦减轻。

前方去桂枝，处方稍做调整，前后服用 20 余剂。至 7 月 11 日复诊时，病情一直稳定，无新发皮疹。

嘱守方隔日服 1 剂巩固。

【按】天疱疮属少见皮肤病，是一种自身免疫性疾病。以皮肤上出现松弛型大疱，尼氏征阳性，常伴有黏膜损害等为临床特征。临床常分为寻常型、落叶型、红斑型和增殖型。本病治疗难度大，预后较差，即使在皮质类固醇应用后，天疱疮死亡率有了显著下降，但仍达 22.5%。[①] 红斑型天疱疮相对比较良性，预后较好。

本案经外院免疫荧光检查确诊为红斑型天疱疮，初予激素药膏外搽，昆仙胶囊、美能内服，不能控制病情，仍有新发水疱出现。来诊时嘱停用西药，以中药汤剂甘草泻心汤加减。方中黄芩、黄连、白鲜皮、地肤子、淡竹叶清热利湿；党参、干姜、炙甘草、大枣健脾补虚；后再增入苍术、茯苓、泽泻、猪苓等以加强利湿之力。经治后水疱渐干涸结痂，未再出现新发水疱而临床治愈。

但本病顽固易反复，故不宜骤停药物，仍需连续服药以巩固疗效。

4. 口腔黏膜扁平苔藓（甘草泻心汤合桂枝茯苓丸）

李某，女性，51 岁，2009 年 6 月初诊。患口腔颊黏膜处溃烂疼痛半年多，外院经病理检查确诊：口腔黏膜扁平苔藓。给予激素意可贴外用，雷公藤内服等治疗，效果欠佳，经人介绍来诊。左侧口腔颊黏膜及齿龈部位一稍

---

① 赵辨 . 临床皮肤病学 . 南京：江苏科学技术出版社，2001：802.

硬之斑块，上覆网状银白色细屑，周缘红晕明显，稍肿，少许糜烂，疼痛较甚，稍进食热辣干物疼痛更甚。形体偏瘦，肤色偏暗，精神状态可，口干稍苦，舌边尖略红，舌质偏暗，有瘀点，苔根黄厚，脉细弦。

四诊合参，从患者体质来看，属稍偏虚体质，可考虑在太阴；口干苦、舌边尖红，苔根黄厚，提示里有热，或湿热；结合脉弦细来看，考虑热在少阳；舌质偏暗，瘀点，考虑兼夹瘀血。综合分析，当属于少阳、太阴合病，夹瘀血。故给予甘草泻心汤合桂枝茯苓丸加减：炙甘草 45g，法半夏 10g，党参 10g，黄连 5g，黄芩 10g，干姜 9g，大枣 20g，茯苓 10g，桃仁 10g，赤芍 10g，牡丹皮 10g，红花 5g，淡竹叶 15g，丹参 15g，苦参 10g，7 剂。

嘱外用蜂胶适量，含于口腔糜烂处，每日 3 次。

药后疼痛明显减轻，黏膜红肿稍减。

后以此方加减调整，服用 5 个多月，痊愈而停药。2011 年 5 月其家人来诊，问及此事，谓病愈后一直未见复发。

【按】扁平苔藓是一种原因不明的慢性或亚急性炎症性皮肤病。皮损常为紫红色多角形扁平丘疹，常有口腔黏膜损害。据统计，50% 的皮肤扁平苔藓患者可伴有口腔黏膜的损害，而 25% 的口腔黏膜扁平苔藓患者有皮肤损害。有 0.4% ～ 5.6% 的口腔扁平苔藓会癌变，癌变可能与长期吸烟、酵母菌感染等因素有关。但也有认为扁平苔藓与肿瘤之间并无内在联系，目前学者对此认识尚无一致。[①]

本案发病半年多，西药治疗效果欠佳。中医辨证考虑少阳肝胆湿热，太阴脾寒，兼夹瘀血，给予甘草泻心汤合桂枝茯苓丸加减，取得较好的效果。临床观察，口腔黏膜扁平苔藓出现此方证的机会很多，临床根据具体证候适当加减，如湿热甚者加苦参、青蒿、白鲜皮清热利湿；心火偏盛加淡竹叶、山栀子清降心火；血瘀明显者加桃仁、红花、丹参、莪术活血化瘀；个别后期阴虚者加玄参、麦冬、石斛、山茱萸、青蒿滋阴降火。治疗数例，皆取得较好的效果。

采用蜂胶外用治疗口腔扁平苔藓，乃取法陈树森老中医经验。陈老以蜂胶治疗口腔黏膜白斑病获得显效，认为蜂胶有消炎、止痛和较好的软化角化组织作用。外用能治疗多种皮肤病，如鸡眼、胼胝、寻常疣、皮肤真菌病、

① 赵辨．临床皮肤病学．南京：江苏科学技术出版社，2001：782–784.

扁平疣、皮肤结核等。[1]笔者借以移治口腔扁平苔癣，经治数例，发现亦有一定效果。

5. 拔毛癖（甘草泻心汤）

陈某，男性，10岁，2005年8月1日初诊。患拔毛癖2年，屡教不改，家长为之无奈，曾就医诊治无效。现见前额近发际部位斑状脱发，边界呈不规则状。形体肥胖，平素易走神，余无明显不适。舌淡红，苔薄，脉细。

处以甘草泻心汤：黄连3g，黄芩7g，法半夏7g，党参7g，干姜3g，炙甘草15g，大枣3枚，7剂。

外用乌发生发酊（院内自制药）。

二诊：家长诉未再见其拔毛发，脱发处有细小绒毛生长。遂守前方7剂巩固。

后一直未见再复诊。至2006年1月20日因他病来诊时，见毛发已长丰满，而拔毛癖早已戒除。

【按】拔毛癖，西医学归属于神经精神障碍类皮肤病，指反复地不能克制拔除自己毛发的冲动行为。此病儿童患病率是成人的7倍，女性患病率是男性的2.5倍，学龄前男孩更易患病。发病原因不十分明确，家庭动力学因素可能是其发病和使症状持续的因素。治疗上轻者给予心理咨询有效，严重者需配合药物治疗，如与抑郁症有关则配合抗抑郁药物，皮肤科、儿科、精神科医师合作对提高疗效至关重要。[2]

中医如何看待此病？《金匮要略·百合狐惑阴阳毒病脉证治》第10条："狐惑之为病，状如伤寒，默默欲眠，目不得闭，卧起不安，蚀于喉为惑，蚀于阴为狐，不欲饮食，恶闻食臭，其面目乍赤、乍黑、乍白，蚀于上部则声嗄，甘草泻心汤主之。"狐惑之病，形色善变，可见面、目、喉、阴等处病变，颇类似西医学的白塞病，临床依证使用甘草泻心汤治疗可获得满意的近期疗效。但若仅仅将狐惑病等同于白塞病则谬矣。从条文中可以看出，"默默欲眠，目不得闭，卧起不安"等症，均为精神神志方面改变。那么，本方能否同时调治精神神志方面的疾患？回答是肯定的。在日本汉方中，常将此方治疗神经精神障碍方面疾患，如神经衰弱、不眠症、神经症、梦游症

---

① 陈树森．陈树森医疗经验集萃．北京：人民军医出版社，1989：25–29.

② 赵辨．临床皮肤病学．南京：江苏科学技术出版社，2001：713–714.

等，效果良好。[①]

现录日本汉方医案一则，据中神琴溪《生生堂治验》中载：近江之国大津人来此，与先生秘语。其云，余15岁独生女，已经订婚，患有奇病。每日夜间，家人入睡后，则暗自起床，翩翩起舞，余偷观之，舞姿各式各样，随曲调变换而舞。时间一到即止，入床就寝，次日早晨，照常起床，如一般人而无异常。即使与其提起此事，亦毫无记忆。祭狐仙与祈祷等均无用。唯恐婆家得知退婚，故前来请先生医治。先生听后，认为此证即狐惑病。诊察之后，予甘草泻心汤，数日此奇病治愈，平安结婚，已生小孩。[②]

观此医案，足见日本汉方医家之巧思神运，他们正是根据条文中“目不得闭，卧起不安”“状如伤寒，默默欲眠”等启发，而大胆地拓展经方适用范围，移治神经精神障碍方面疾病取得了成功，值得学习。

笔者当时亦是受汉方医案之启发，处以甘草泻心汤，不意取得很好的效果。但并非就此认为是治拔毛癖的专方。曾有一家长通过网络搜索见到本案，遂“依葫芦画瓢”地将此方治其小儿拔毛癖，结果无效。可见，具体病患，必须具体辨证，想专病专方，疗效很难稳定。

五、三物黄芩汤

【组成】黄芩一两　苦参二两　干地黄四两

【用法】上三味，以水六升，煮取二升，温服一升，多吐下虫。

【方解】干地黄，《本经》谓“味甘，寒……逐血痹，填骨髓，长肌肉”，为一甘寒清滋强壮药。干地黄、黄芩、苦参三物均有解热除烦的作用，但黄芩、苦参苦寒燥湿，有伤阴血之弊。而此用干地黄量独大，一则滋阴养血除烦，二则防黄芩、苦参之过于苦寒燥湿伤阴。故本方为治外邪已解，血虚有热，四肢烦热甚之阳明里虚热证。

---

① 矢数道明．临床应用汉方处方解说．北京：人民卫生出版社，1983：355.

② 矢数道明．临床应用汉方处方解说．北京：人民卫生出版社，1983：356-357. 有一案，亦颇有趣，录之：一妇人不知柜中有猫，而加盖。2～3日后掀盖时，猫因饥饿而张牙舞爪，盯着妇女冲出。因过度惊恐，而患奇病，从起居动作直至发声，均酷似猫（此即着魔）。先生朋友清水先生因听了先生上述之话，予甘草泻心汤，此病亦愈。细玩此案，则甘草泻心汤之治亦明矣。

（一）方证辨证要点

1. 本方证属阳明病证。

2. 阳明里虚热证，因阴血不足，血分有热而致手足烦热剧甚、心烦者。

3. “手足心烦热”一症非常突出，为此方辨证之眼目，且“烦热”之程度非常严重，以致患者难以忍受。

4. “手足烦热”为患者自觉症状，并非他觉之局部肤温增高，宜注意。

5. 此方须与黄连阿胶汤、温经汤等方证相鉴别。后者亦常有手足烦热表现，但其烦热严重程度都不及本方，黄连阿胶汤以心烦不得眠为主证，且滋补偏多，清泻之力不及此方；温经汤虽亦有血虚而烦热之证，但病机关键仍是里虚寒证，兼夹瘀血。

（二）皮肤病辨治心法

1. 无论何种皮肤病，以“手足心烦热”剧甚为突出之目标，均可考虑本方证之机会。常见如湿疹、荨麻疹、进行性红斑角化症、银屑病、红斑肢痛症等。

2. 依据方中各药之作用，苦参、黄芩清热燥湿止痒，生地黄清热凉血，活用本方于湿疹、荨麻疹、接触性皮炎、脂溢性皮炎、痤疮、药疹、银屑病、天疱疮、疱疹样皮炎等皮肤病急性发作时瘙痒剧烈者有效。则不必囿于必须具备“手足心烦热”之证据。

（三）医案实录

1. 足底发热（三物黄芩汤）

梁某，女性，31 岁，2005 年 3 月 29 日初诊。自觉双足底发热 10 个月，冷天亦需伸足于被窝外方觉舒服，外院多次治疗未效。查其足部外观无异常，口干，二便可，长期睡眠差，舌偏暗红，苔薄，脉细弦。

依据其“足底烦热”一症甚为突出，而予三物黄芩汤。考虑长期失眠、心烦，改黄芩为黄连似更佳。故处方：生地黄 30g，苦参 15g，黄连 9g，3 剂。

二诊：足热感迅即好转，睡眠亦稍好转，但觉药苦难饮。遂仍改以黄芩，药方减量与之：生地黄 12g，苦参 7g，黄芩 7g，4 剂。

三诊：足底热感明显减轻，夜间可以不伸出被窝外，睡眠稍好转。

再予 6 剂巩固而愈。

【按】此案方证之依据就在于抓住其“足底烦热”一症，此烦热甚为严重，以致患者连冬天亦需伸足于被窝外方觉舒服。失眠、心烦亦是辨证之依据，然无失眠证据亦可。舌脉不一定有参考价值。黄煌教授列其方证证据中，“唇舌干燥，口渴欲饮，舌质红而少津”，[1] 未必定见。

2. 慢性湿疹（三物黄芩汤合柴胡加龙骨牡蛎汤）

唐某，男性，42 岁，2010 年 5 月 2 日初诊。躯干、四肢起皮疹瘙痒反复 4 年，近日再发作加重。有青霉素过敏史。前医给予中西药治疗，仍见新发皮疹不断出现。现见躯干、四肢散在暗红色斑疹。形体偏胖，显壮实，微怕冷，口干，易急躁，思维不清晰感，大便干结，长期睡眠差，胃纳尚可。另有一突出之症状是手足心热明显，即使冬季亦需手足伸出被窝外方觉舒服。舌淡红，舌体略胖大，苔白，脉弦。

四诊合参，此少阳、阳明合病，给予三物黄芩汤合柴胡加龙骨牡蛎汤化裁：柴胡 15g，黄芩 10g，党参 10g，法半夏 15g，龙骨 30g，牡蛎 30g，磁石 30g，大黄 15g，生地黄 30g，苦参 10g，桂枝 10g，茯苓 15g，大枣 30g，生姜 15g，地肤子 15g，蛇床子 10g，5 剂。

外搽消炎止痒霜。

二诊：药后皮疹瘙痒均减轻，手足心热亦减。前方继服 7 剂。

三诊：皮疹瘙痒明显减轻，红斑疹基本消退。手足心热消失，睡眠略见好转，自感思维较前清晰些。

前方再予 7 剂，未见再来复诊。

【按】四诊合参，患者易急躁、焦虑、思维不清晰感，失眠、口干、大便秘结，皆提示柴胡加龙骨牡蛎汤方证特点（结合形体体质、舌脉，可排除桂枝加龙骨牡蛎汤、半夏厚朴汤等其他方证）；又兼有“手足心热甚”一突出症状，故将柴胡加龙骨牡蛎汤与三物黄芩汤两方相合，仅加地肤子、蛇床子等药以对应其皮肤瘙痒。似未专治其皮，而皮疾得治。二诊时皮疹瘙痒即见减轻，获得显效。此方证对应之神奇也！

---

① 黄煌．经方 100 首．南京：江苏科学技术出版社，2005：339.

3. **慢性荨麻疹？荨麻疹性血管炎？（三物黄芩汤）**

郭某，女性，66 岁，2008 年 10 月 23 日初诊。全身泛发红色风团瘙痒 1 年多。风团消后遗留褐色色素沉着，外院治疗仍反复。舌暗红，苔薄，脉沉。

初诊时笔者考虑为太阳、阳明合病，风热久郁，予朱仁康验方乌蛇祛风汤以搜风清热止痒，服 5 剂。

二诊：前药未效，仍起风团瘙痒甚，口干，且诉一突出之症状，长期足心热甚。舌稍红偏暗，苔净，脉沉细。足心热甚，此阴虚血热所致，病在阳明，与太阳无涉，故改予三物黄芩汤加味：生地黄 30g，黄芩 10g，苦参 5g，丹参 10g，地骨皮 10g，4 剂。

三诊：风团明显消退，躯干部遗留少许色素沉着，无瘙痒。双下肢多量色素沉着斑，并起红斑、斑丘疹，瘙痒，足心热好转。前方加牡丹皮 10g，4 剂。

四诊：暗红色色素沉着斑明显消退，风团少起，舌苔仍少，脉沉细。

前方继服 5 剂，风团消失未再发作，遗留之色素斑亦基本退尽。

【按】本案西医诊断考虑慢性荨麻疹，然其风团消退缓慢，消后遗留色素沉着斑，疑似荨麻疹性血管炎。因未做补体及皮肤病理活检等相关检查，暂疑诊。

初诊时考虑风热郁表，为太阳、阳明合病，因风团发作日久，非一般疏风清热方药能解，故选用朱仁康经验方乌蛇祛风汤[①]以搜风清热止痒，然服后未效。二诊患者诉一突出之症状：足心热甚。此症一出现，当足以推翻一诊时的判断。由此可知中医临床辨证论治，必须全面搜集患者所有信息，若有遗漏，很可能因此而导致辨证失误。当然，全面的信息搜集后，对信息的判断、筛选、处理亦至关重要。本案因足心热甚，当考虑内有阴虚血热的病机存在，血热蕴于肌肤，不得宣泄，亦可发风团瘙痒，并非外来之风热郁表所致。故予三物黄芩汤以滋阴养血、清热止痒，加牡丹参、地骨皮加强滋阴凉血之力，药后见效甚速。三诊时再加牡丹皮，配合丹参佐以凉血活血。全方

① 中医研究院广安门医院．朱仁康临床经验集．北京：人民卫生出版社，1979：118，237-238.

未见一味疏风止痒药，而瘙痒得除，可见，并非所有瘙痒皆风所致，临证必须详辨。

4. 银屑病（三物黄芩汤合桂枝茯苓丸、温清饮）

潘某，男性，68岁，2005年8月26日初诊。患银屑病多年，久治不愈。现见躯干、四肢泛发大片暗红色斑，上覆厚层银白色鳞屑，鳞屑干燥异常，轻微搔抓即片片脱落，瘙痒甚。形体壮实，面色暗红，皮肤偏暗而干燥，纳、寐可，口干稍苦，舌偏暗红，苔稍黄根厚，脉弦细。

四诊合参，此属阳明病，兼阴虚、血瘀，给予三物黄芩汤合桂枝茯苓丸、温清饮化裁：生地黄30g，苦参10g，黄芩10g，黄连6g，黄柏10g，山栀子10g，当归10g，赤芍15g，川芎5g，桂枝10g，茯苓10g，桃仁10g，牡丹皮10g，阿胶（烊化）10g，7剂。

外用硫黄软膏外搽。

二诊：服药后略有好转，鳞屑稍减少，瘙痒略减。前方加乌梢蛇20g，白鲜皮30g以搜风清热止痒，10剂。

三诊：好转非常明显，躯干部皮疹已消失，四肢皮疹亦基本消退，遗留陈旧性暗红色斑，双小腿近足部陈旧性呈结节状暗红色斑块尚未消，瘙痒轻微，余无不适。

继守方14剂巩固之。

【按】本案其形体壮实不虚，口干稍苦，面色暗红，皮肤偏暗而干燥，皮疹枯燥甚，可知其乃素有阳明蕴热，不得宣泄，久而耗伤营阴，肌肤失养，化燥生风，发为白疕。故治当既清阳明蕴热，又滋养营阴不足，两相兼顾，故选用三物黄芩汤、温清饮合方化裁。又皮疹色暗红、舌偏暗，瘀血证显，故合用桂枝茯苓丸。患者虽未见“手足心热甚”之突出症状，然从其皮疹枯燥状态，可知营阴耗伤之甚，故亦可选用三物黄芩汤。二诊时皮疹略减，瘙痒仍甚，方中加入乌梢蛇，其性味“甘，平”(《药性论》)，功能搜风、通络，“主诸风瘙瘾疹，疥癣，皮肤不仁，顽痹诸风”(《开宝本草》)；再加入一味白鲜皮，其性味“苦，寒”(《本经》)，能“治一切疥癞、恶风、疥癣、杨梅、诸疮热毒”(《本草原始》)，配合全方而共奏养血润燥、清热化瘀、搜风止痒之功，故药后见效明显，皮疹瘙痒迅速缓解。

六、黄连阿胶汤

【组成】黄连四两　黄芩二两　芍药二两　鸡子黄二枚　阿胶三两

【用法】上五味，以水六升，先煮三物，取二升，去滓；内胶烊尽，小冷；内鸡子黄，搅令相得。温服七合，日三服。

【方解】方中黄连、黄芩泄热除烦；芍药、阿胶、鸡子黄滋阴养血。五味合用，共奏滋阴降火、安神除烦之功。故本方为治少阴、阳明合病之虚热甚而心中烦、不得眠，或失血、便脓血者。

（一）方证辨证要点

1. 本方证属少阴、阳明合病证。

2. 适应于虚性之热性病证，以心中烦、不得寐之虚性亢奋为辨证眼目；舌质多红而少苔、无苔，脉细数。

3. 可以看成为泻心汤证之虚者，既有泻心汤之阳明热证，又有陷于少阴之极虚证。表现为各种急性热性病证后期阴血耗伤，或渐呈慢性虚性经过，以手足心热、心烦、不得寐为特点者。

4. 移治久痢后之便脓血呈虚热状态者。

（二）皮肤病辨治心法

1. 各种皮肤病如湿疹、进行性指掌角化症、掌跖脓疱病、银屑病、红皮病等反复日久呈慢性经过，邪热未尽而阴血耗伤，肌肤不荣而呈现皮疹红赤、枯燥、脱屑，瘙痒，心烦，夜不能寐者，本方适用机会较多。

2. 颜面部之皮病如脂溢性皮炎、敏感性皮炎、激素依赖性皮炎、光化性皮炎等日久不愈，皮疹呈枯燥状态者，本方常有良好的效果。

其使用之目标，日本汉方家大塚敬节曾总结道：“本方目标：发疹主要见于颜面，隆起程度低而不甚显著。用指抚摸，有些粗糙，略带赤色且干燥，很少作痒，有糠状皮屑脱落，风吹或日照晒则恶化者。”有一定的参考价值。

（三）医案实录

1. 慢性湿疹（黄连阿胶汤）

胡某，女性，50岁，2005年1月14日初诊。面、颈部及四肢散发红斑疹，瘙痒反复2年。以面颈部皮疹为甚，伴干燥，脱屑。曾就医以外搽激素等药膏，初有效，后效欠佳。口干，二便可。舌暗红，苔薄，脉细。

初诊时见皮疹干燥、脱屑，形体不虚，考虑热盛伤阴，予温清饮加减，3剂。

外搽羌月软膏，药后不应。

二诊：仔细询问证候，知其常面有潮红、烘热感，且长期夜寐不宁，心烦。症、舌、脉相参，此阳明、少阴合病，乃心火亢盛，肾水不足，心肾不交，故长期失眠、心烦、面部烘热也。又因阴血长期耗伤，不能荣养肌肤，则皮疹干燥、脱屑而痒，故知此乃黄连阿胶汤证。

处方：黄连9g，黄芩7g，赤芍10g，阿胶（烊化）10g，鸡子黄1枚，3剂。

三诊：药后面部红斑疹明显消退，瘙痒消失。患者当晚睡眠变得异常之好，诉睡到次日天大亮方醒。

遂继服前方5剂。药后皮疹瘙痒全消，睡眠很好，亦无心烦。

【按】《伤寒论》第303条："少阴病，得之二三日以上，心中烦，不得卧，黄连阿胶汤主之。"为治疗邪入少阴，灼伤阴血，邪热扰心，而致失眠心烦。方中黄连泻心火，黄芩善泻里热，二者配合泄滞于心胸中之郁热；芍药散恶血，活化血分滞涩；阿胶益血润燥；最妙在于加鸡子黄一味，活血而除烦热，润燥而濡肌肤。诸药协和，能散心胸之热，而除心中之烦。临床中治疗长期失眠而阴血亏耗，心火亢盛，心中烦扰甚效。然笔者将此方移治皮肤诸疾，也取得良好的疗效。

《伤寒论》少阴病篇中的黄连阿胶汤所治病机为邪入少阴，灼伤阴血，邪热扰心，而致心烦失眠。以黄连阿胶汤治疗面赤能否取效，关键在于诊察其内在病机是否一致。黄连阿胶汤反映的病机关键是机体内的阴血耗伤，心火亢盛。外在的证候表现既可以是心烦失眠，也可以是体表皮肤因阴血耗伤无以濡润的枯燥、瘙痒、红斑。所以虽然表象证候多样，而内在病机一致，同样能收效，此即中医的“异病同治”。黄连阿胶汤不但治疗失眠效佳，而且移治皮肤科有关诸疾亦收良效。内科、皮肤科症虽不同，然其病机一也，方证相合，故能收效。临床体会应用此方时，应注意以下几点：

（1）抓住病机，方证对应。黄连阿胶汤反映的病机关键是机体内的阴血耗伤，心火亢盛。那么外在的证候表现呢？既可以是心烦失眠，也可以是体表皮肤因阴血耗伤无以濡润的枯燥、瘙痒、红斑。所以虽然表象证候多样，而内在病机一致，故能收效矣。即此方应用于皮病中之经验总结也。

（2）注意黄连用量。黄连阿胶汤主药是黄连，泻心火力著。黄芩只起相使之用，故黄连量应大于黄芩量。原方即黄连量倍于黄芩。

（3）注意煎服之法。本方煎服法是：先入黄连、黄芩、芍药三味，煎取汁，趁热纳阿胶烊尽，待药水凉至不烫手时，冲入一个鸡蛋黄，搅匀，分两次温服。鸡蛋黄切莫烫成蛋花，否则无效。笔者临床每开此方时，必详细交代患者如何煎服。不然，方虽好方，煎服不得法，必至无功。

2. 面部过敏性皮炎（黄连阿胶汤合桂枝茯苓丸）

黄某，女性，36岁，2005年4月28日初诊。面部起红斑瘙痒1周，外院给予西药治疗瘙痒减，但红斑未消。长期睡眠差，心烦，此次月经9天始净，血块多，色暗，舌暗红，瘀斑，苔微黄，脉细。

四诊合参，患者长期失眠，心烦，脉细，为阴血耗伤，心火偏亢之象；又经来血块多，色暗，舌暗红，有瘀斑，兼夹瘀血。故予黄连阿胶汤合桂枝茯苓丸：黄连9g，黄芩7g，白芍10g，阿胶10g，鸡子黄2枚，桂枝9g，茯苓12g，桃仁9g，牡丹皮9g，2剂。

外搽复方蛇脂软膏。

二诊：药后明显好转，红斑基本消退，瘙痒消失，睡眠亦明显好转。

继予6剂巩固。

【按】此案有个有趣之处，患者诉第一剂时将阿胶放入药水中再煎一阵，服后当晚多梦纷纭，第二剂遂先将阿胶烊化，再加入药水中，则当晚入睡极佳，次日有睡不醒之感，一夜无梦。此现象是否与阿胶加入方法有关？抑或因患者兼夹瘀血，服用祛瘀血剂导致邪正剧争而致呢？不得而知，有待临床继续观察验证。

另，方中桂枝若易以肉桂更佳，桂枝温通性偏燥，虑其更伤阴血；肉桂能引虚火归于下原，于病更恰切。

3. 手部皲裂性湿疹（黄连阿胶汤）

江某，女性，75岁，2004年12月2日初诊。双手脱皮、皲裂3个月来诊。伴有轻度瘙痒。自擦派瑞松、尿素软膏等药未效。稍口干，睡眠尚可，稍手心热感。查：双手指掌脱皮，轻度肥厚，干燥皲裂。舌淡红偏暗，苔薄，脉细弦。

患者一般情况可，无特别可资辨证之信息。但见其年老体偏瘦，皮肤偏暗而干燥，无怕冷，精神好，手指掌皮肤脱皮皲裂，呈枯燥状态，且感手心时热。故考虑应有阴血亏耗之病机存在，暂予黄连阿胶汤一试：黄连9g，黄芩8g，赤芍10g，阿胶12g，鸡子黄1枚，5剂。并详嘱煎服之法。

药后未再复诊。

20余日后，谓服前药，尽剂而愈。

【按】本案患者睡眠可，无心烦，可资辨证的信息很少。仅手指掌局部脱皮、干燥、皲裂。但经仔细四诊，仍有蛛丝马迹可寻。如年老体偏瘦，皮肤偏暗而干燥，无怕冷，精神好，手指掌皮肤脱皮皲裂，呈枯燥状态，且感手心时热等，若综合分析之，可得出有阴血耗伤之病机存在，阴血耗伤，肌肤失养，故皮肤干燥、皲裂、脱屑。阴血耗伤则虚火无制，虽不甚严重至失眠、心烦之地步，但从手心热亦可知，故仍处以黄连阿胶汤有效。

4. 银屑病（黄连阿胶汤合桂枝茯苓丸）

邹某，女性，40余岁，2005年7月9日初诊。银屑病史10余年。去年直肠癌行手术治疗后，每届经期前10天开始即感心烦躁甚，且皮疹瘙痒加重，月经血块多而色黑，无痛经，睡眠差，口干稍苦。头皮、躯干、四肢散发暗红斑，上覆厚层鳞屑，干燥瘙痒，舌暗红，苔根微黄厚，脉细稍数。

患者皮疹干燥明显，结合长期失眠、经前烦躁、口干、脉细数诸症，考虑阳明有热，但日久已耗伤阴血，少阴肾水已不足；同时，经来血块多而色暗黑，舌质暗红，兼有瘀血见症。故治当清阳明之热，又当滋阴补肾，兼活血化瘀。予黄连阿胶汤合桂枝茯苓丸：黄连9g，黄芩7g，阿胶12g，鸡子黄2枚，赤芍12g，桂枝10g，桃仁10g，牡丹皮10g，茯苓10g，7剂。

外搽肤必润（院内自制药）以润肤止痒。

二诊：药后厚层鳞屑明显减少，红斑颜色变淡。现将近经期，亦无明显心烦，睡眠见好转，口干稍苦。

口干苦未减，前方再加生石膏40g，加强清阳明热之力，7剂。

三诊：药后部分皮疹消退，遗留色素沉着。月经按时来潮，下黑色瘀块甚多，无心烦躁，睡眠佳。

继予14剂，未再复诊。

【按】患者皮疹干燥明显，结合长期失眠，经前烦躁，口干，脉细数诸症，考虑阳明有热，但日久已耗伤阴血；同时，经来血块多而色暗黑，舌质暗红，兼有瘀血见症。故予黄连阿胶汤合桂枝茯苓丸，既清阳明之热，又滋阴降火，润肤止痒，兼活血化瘀调经，此一方而兼治神经科、妇科、皮肤科三科之病。中医之整体观应用，由此可见一斑！

5. 带状疱疹后遗神经痛（黄连阿胶汤合四逆汤、引火汤）

吴某，女性，80岁，2007年9月13日初诊。2个月前突发右侧头部起带状成簇水疱，头痛剧烈。外院诊断为带状疱疹。经中西药治疗后，水疱消退，但仍头痛甚。既往有耳鸣病史40年，一直未愈；常舌衄及手指掌皮下出血30余年，多方检查未发现原因，亦一直未愈；高血压病史10余年，一直服用氨氯地平、倍他乐克等控制血压，尚控制正常；长期失眠20余年，每晚需服安定2片入睡，但睡眠仍差。

现右侧头痛甚，头怕风，头晕，身怕冷，胸闷、心慌，活动气促，面色苍白无华，手足冷，下肢乏力，胃纳尚可，夜间小便3～4次，大便可，口干特甚，多饮喜暖水。舌面干燥异常，毫无舌苔，舌有裂纹，稍进食干燥食物或硬物即舌痛、舌衄，脉细稍数，无力。

证候多而杂乱，初看似乎无从下手，然从六经梳理，可得清晰之思路。患者面色无华、形寒肢冷、疲倦乏力、喜温饮暖、夜尿频多、脉无力，皆少阴阳衰之象；然阴阳乃互根互用，阳衰日久焉有阴不虚衰之理？故口干舌燥、舌干裂纹、甚则舌衄、肌衄、失眠耳鸣等，皆肾阴虚衰，不能潜敛元阳，所谓“水浅不养龙”，而致龙雷之火上奔外越也！从六经来看，此亦是少阴热化证。热化者，从少阳、阳明热化也。故此证当属厥阴病，给予黄连阿胶汤合四逆汤、引火汤化裁：炒黄连3g，白芍10g，阿胶10g，鸡子黄1枚，熟附子30g，干姜9g，龙骨30g，牡蛎30g，磁石30g，酸枣仁20g，熟地黄30g，巴戟天15g，五味子5g，肉桂2g，牛膝10g，2剂。

外用制马钱子5g，甘草3g，白醋浸泡后外搽痛处。

药后诉右侧头痛减轻三成，口干稍减轻，口中略有湿润感，头晕消失，下肢乏力明显好转。诉药后第一晚睡眠特别好，第二晚遂自行减安定为1片，睡眠又转差。舌脉同前。

药已中的，效不更方，前方再予5剂。

药后诉右侧头痛已减轻八成，但局部瘙痒较甚，怕冷明显好转，精神好转，口干舌干亦见好转。因事停药3周，口干舌干又增，故于10月11日再来就诊。

仍效不更方，继服5剂。药后头痛及瘙痒消失，余症均有不同程度好转，继续服药调治。

后又间断来诊多次，失眠及口干、舌衄等症皆有明显改善，唯耳鸣一症改善不明显。

【按】本案基础疾病较多，有高血压、失眠、不明原因耳鸣、皮下出血、舌衄等病史，且年已八十高龄。此次带状疱疹经中西医诊治后，现仍头痛剧烈难忍，自诉证候繁多。临床如何着手辨证？是考验中医辨证能力所在。若仅从带状疱疹后期活血化瘀一途着手，着重行气活血止痛，自然无功而返。

中医之优势在于整体观念。诸多证候，西医涉及心血管、神经、血液、耳鼻喉、皮肤等各科，临床亦分科而治。但在中医师眼里，当全部纳入辨证思维中进行考虑，此是中医不同于西医的根本所在。

本案从六经梳理，思路清晰明了。患者面色无华、形寒肢冷、疲倦乏力、喜温饮暖、夜尿频多、脉无力，皆少阴阳衰之象；然阴阳乃互根互用，阳衰日久焉有阴不虚衰之理？故日久阴阳皆衰。《内经》云："阴平阳秘，精神乃治。"阳主动，阴主静，阴衰不能制阳，则虚阳偏亢。故见患者口干舌燥、舌干红裂纹，甚则舌衄、肌衄、失眠耳鸣等证候。从六经来看，即是少阴热化证，热化者，从少阳、阳明热化也。

笔者临床反复体会，少阴阳衰，若热化者，可从太阳热化（但一般很少见，除非经过药物治疗外转太阳）。也可从阳明热化，有两种情况：热化不甚者，仍以少阴为主，如通脉四逆汤、通脉四逆加猪胆汁汤方证（故二方证皆可见"身反不恶寒，其人面色赤"等阳热之象）；热化盛者，以阳明见症为主，如黄连阿胶汤方证（故全然见阳热之象，但实为虚性之阳热象）。亦有从少阳热化者，实为厥阴病，乌梅丸方证是也。而临床多见者从少阳、阳明热化，亦当属厥阴病。[①] 本案即属此例。

若从五行藏象来看，本案之厥阴病（少阴而现少阳、阳明热化证），即所谓肾（或命门）元阳虚衰，相火上炎，龙雷之火上奔之证。故六经也好，五行藏象也好，其理一也！

故本案取黄连阿胶汤合四逆汤、引火汤化裁，以温阳补肾，振奋颓衰，滋阴降火，导龙入海。虽不直接止痛，而疼痛得止，此所谓“治病必求于本”也！

七、葛根芩连汤

【组成】葛根半斤　甘草（炙）二两　黄芩三两　黄连三两

【用法】上四味，以水八升，先煮葛根，减二升，内诸药，煮取二升，去滓，分温再服。

【方解】葛根，《本经》谓“味甘，平。主治消渴，身大热”。本方重用葛根解太阳肌表之热，表解则里自和；葛根又能内清阳明之热，故为太阳、阳明两经之药；配伍黄芩、黄连清阳明肠胃之热，热清则利自止；甘草缓急迫、调和诸药。故本方为治太阳、阳明合病之热性下利而兼表证者。

（一）方证辨证要点

1. 本方证属太阳、阳明合病证。

2. 症见下利、汗出、微恶寒或不恶寒，而脉浮或浮滑数者。

3. 下利当热臭，此为辨证关键，亦是与葛根汤治太阳、阳明合病下利之区别要点。可伴肛门灼热、口渴、尿黄等里实热见症。

（二）皮肤病辨治心法

1. 麻疹、水痘、丹毒、痈疖等感染性皮肤病急性发作时，伴发热、下

---

① 笔者六经观点，包括少阴热化证及厥阴病观点，请详参本书“绪论”。祝味菊“六经五段论”中少阴到厥阴，再到逆转，转太阳、少阳、阳明，个中玄机，若能仔细参悟，亦可得笔者之结论。见祝味菊口述，陈苏生整理，农汉才点校．伤寒质难．福州：福建科学技术出版社，2005.

利、口渴、脉浮滑者，可考虑本方证。

2. 颜面部的痤疮、毛囊炎、酒渣鼻、脂溢性皮炎、日光性皮炎、慢性光化性皮炎、银屑病等常有适证使用之机会。

（三）医案实录

痤疮（葛根芩连汤）

杨某，男性，24 岁，2008 年 9 月 28 日初诊。面部生痤疮反复多年。面部散在较密集之红色丘疹、结节，时起脓疱，面油腻明显，口干，舌质红，舌苔稍黄，脉弦滑。

四诊合参，此属太阳、阳明合病，予葛根芩连汤加减：葛根 20g，黄芩 10g，黄连 6g，金银花 20g，连翘 15g，薄荷 6g，白芷 10g，浙贝母 10g，甘草 6g，8 剂。

二诊：药后面部红色丘疹明显减轻，脓疱减少。舌边红，苔净，脉弦。前方加玄参 15g，以养阴清热，7 剂。外治同前。

三诊：药后皮疹明显好转，丘疹、脓疱基本消失，结节亦平塌很多，油腻减。前方稍做调整，继续巩固治疗。

【按】本案患面部痤疮，鲜红色丘疹、脓疱、结节，面油，结合口干，舌红，苔黄，脉弦滑，皆阳明热盛之象，故治当内清阳明之热。《内经》云："火郁者发之。"对于头面部之痤疮，除清热解毒外，当酌加轻清宣透之品发越之，使火邪从外而散。故本案选用葛根芩连汤，方中黄连、黄芩苦寒能清阳明里热，葛根甘平能解肌透表。酌加金银花、连翘、薄荷、白芷清热透表，浙贝母清热散结。诸药合用，则使太阳、阳明之邪两解而愈。

第七章　甘草汤类方

一、甘草汤（附：苦酒汤、半夏散及汤）

【组成】甘草二两

【用法】上一味，以水三升，煮取一升半，去滓，温服七合，日再服。

【方解】甘草,《本经》谓其:“味甘，平。主治五脏六腑寒热邪气，坚筋骨，长肌肉，倍力，金疮，尰，解毒。”故能除寒热、解毒、止痛、补中。本方取其止痛、缓急迫之能以解咽痛。

（一）方证辨证要点

1. 本方证属阳明病证。

2. 外感初起，无寒热，仅咽痛急迫，而无其他不适者，本方主之；若服后疼痛不愈，其症较重者，可予桔梗汤治之；若咽痛甚，又兼见咽肿生疮、音哑、声不出者，苦酒汤主之；若兼见外感表证如鼻塞、流涕者，则半夏散及汤主之。四方皆治咽痛，然各有区别。咽痛不可发汗，故外感初起之咽痛,《伤寒论》置之于少阴篇，冠之“少阴病”，然实非少阴病。

3. 凡咽喉、食道、胃肠、肛门、皮肤、黏膜等出现急迫性疼痛者。

（二）皮肤病辨治心法

1. 口腔黏膜溃疡疼痛，本方含漱有效。

2. 外阴、肛周反复发作之剧烈瘙痒，本方水煎湿敷外洗，有很好的止痒效果。

3. 水火烫伤之水疱、糜烂、疼痛；或带状疱疹局部水疱、疼痛；或外阴肿痛，本方水煎湿敷有效。

（三）医案实录

外阴瘙痒症（甘草汤）

梁某，女性，29 岁，2011 年 6 月 24 日初诊。患外阴瘙痒 1 年余。时轻时重，严重时瘙痒无度，甚至影响睡眠，情绪不好时瘙痒有加重但并不明显，自诉瘙痒处外观无异常，平时白带正常。曾在妇科门诊就诊，查：外阴、阴道正常，宫颈光滑，分泌物量少，色清。且反复查白带常规，BV 菌均正常。经妇科治疗 3 个月无明显效果，今来诊。形体中等偏瘦，肤色白，四逆，面色少华，平素怕冷，略感疲劳，纳寐可，口干明显，余无不适。舌边尖略红，舌质偏暗，舌苔白，脉弦细。

患者除外阴瘙痒外，无明显可供辨证之症状。然从四诊信息可以看出患者之体质状态，应属当归芍药散合小柴胡汤之体质，故予二方合方加减：当归 10g，川芎 10g，白芍 10g，白术 15g，茯苓 15g，泽泻 15g，柴胡 10g，黄芩 10g，党参 10g，大枣 20g，枳壳 10g，法半夏 10g，地肤子 15g，炙甘草 6g，7 剂。

另予单味甘草 50g，水煎外洗，日 2 次。

二诊：服药及甘草煎剂外洗后，外阴瘙痒明显好转。口干仍明显。内服方中再加天花粉 10g，酌以清热生津。外洗法同前。

患者反映若停用甘草汤外洗数日，则瘙痒控制欠佳。

继续治疗 3 个月，即未再反复。

【按】甘草，《本经》谓："味甘，平。主治五脏六腑寒热邪气，坚筋骨，长肌肉，倍力，金疮，尰，解毒。"可见其有多方面的特能。以甘草一味成方，《得效方》中曰"独圣散"，能解药毒、虫毒、毒虫蛇诸毒；《锦囊秘录》曰"国老膏"，治一切痈疽将发，预期服之，则能消肿逐毒，使毒气不内攻，其效不可具述；《外台秘要》曰"近效一方"，能疗赤白痢，日数十行，不问老少。日本汉方家汤本求真一语中的："悉皆由治急迫之能也。"[1] 故凡各种急迫之疼痛、瘙痒、吐泻、中毒等，皆可以甘草汤治疗。笔者临床体会，凡外

① 汤本求真．皇汉医学．北京：中国中医药出版社，2007：203.

阴、肛周之反复顽固性瘙痒，干燥而无渗液流者，甘草汤水煎外敷外洗，亦有相当疗效。此亦其缓解急迫之特能也。

二、桔梗汤（附：排脓汤、排脓散）

【组成】桔梗一两　甘草二两

【用法】上二味，以水三升，煮取一升，去滓，分温再服。

【方解】桔梗，《本经》谓："味辛，微温。主治胸胁痛如刀刺，腹满，肠鸣幽幽。"可知其有排脓、止胸胁痛的特能；甘草能缓急迫、止痛，二者相合，故治少阴咽痛，及肺痈之咳吐脓痰，或胸痛者。

（一）方证辨证要点

1. 本方证属阳明病证。

2. 外感初起之咽痛，《伤寒论》置之于少阴篇，冠之"少阴病"，然实非少阴病。本方治咽痛较甘草汤为重，故不瘥者，本方主之。

3. 肺痈之咳吐脓痰，或胸痛者。

（二）皮肤病辨治心法

1. 以桔梗能治"胸胁痛如刀刺"之特能，常将此方移治带状疱疹神经痛有良效。且不仅限于胸胁部位，其他各部位之疼痛亦可用之。桔梗用量宜大，其效方显，一般可用至 15 ～ 30g 以上。

2. 桔梗辛散苦泄，排脓、散结、止痛效果佳。本方加生姜、大枣即为排脓汤；去甘草，加枳实、芍药、鸡子黄，即为排脓散。故痤疮、毛囊炎、头手部之疖疔、甲沟炎等均可适证使用本方，或排脓汤、排脓散有效。[①]

（三）医案实录

带状疱疹（桔梗汤合芍药甘草汤、瓜蒌散）

黄某，男性，47 岁，2006 年 8 月 24 日初诊。起病 5 天，右臀至大腿外侧出现大片带状成簇水疱，疼痛剧烈。外院以西药抗病毒、止痛等治疗，无

① 任诚．日本汉方医学皮肤病治疗辑要．北京：学苑出版社，2009：35-39.

明显改善。精神食纳尚可，口苦稍干，二便可，舌偏暗，苔中白厚，脉沉弦细。有高血压、冠心病、心肌梗死、糖尿病病史。

四诊合参，精神神色可，疼痛剧烈，属实证；口苦稍干，脉沉弦细，综合考虑，当属少阳、阳明合病，予桔梗汤合芍药甘草汤、瓜蒌散加味：桔梗30g，甘草20g，白芍60g，瓜蒌60g，红花10g，全蝎7g，蜈蚣2条，苍术15g，茯苓15g，2剂。

外用紫金锭醋调外敷；甘草3g，制马钱子5g，白醋50mL浸泡后外搽痛处。

二诊：2剂后，疼痛减轻，水疱渐干涸。前方加牛膝30g，全蝎加至9g，再服2剂，疼痛若失。

守方继服3剂而愈。

【按】桔梗汤中桔梗一味，《本经》谓其“主胸胁痛如刀刺”，《本草经疏》亦谓：“伤寒邪结胸胁，则痛如刀刺，（桔梗）辛散升发，苦泄甘和，则邪解而气和，诸证自退矣。”可知桔梗性味辛、苦，具有散邪解毒通利之功，凡邪结胸胁之痛，皆可用之取效。笔者常在带状疱疹辨证方药中，加桔梗一味，确有效验。

三、芍药甘草汤（附：芍药甘草附子汤）

【组成】白芍药四两　甘草（炙）四两

【用法】上二味，以水三升，煮取一升五合，去滓，分温再服。

【方解】芍药，《本经》谓：“味苦，平。主治邪气腹痛，除血痹，破坚积，寒热，疝瘕，止痛，利小便，益气。”可见芍药善除腹痛及其他疼痛；甘草“味甘，平。主治五脏六腑寒热邪气，坚筋骨，长肌肉，倍力”。《别录》称：“甘草温中下气……通经脉，利血气，解百毒。”可知甘草能补中益气、温中、解毒。二者配伍使用，能温中养血，缓急止痛。故本方为治疗太阴里虚之脚挛急，或腹挛痛者。

（一）方证辨证要点

1. 本方证属太阴病证。

2. 以出现强烈而急迫性肌肉挛急与疼痛为辨证眼目。此挛急疼痛“不仅限于四肢之肌肉，而且用于腹直肌、胃、肠、支气管、胆囊、输尿管等平滑肌挛急亦宜”。①

3. 若出现恶寒、脉微弱之阳虚寒证，宜加附子即芍药甘草附子汤。

（二）皮肤病辨治心法

1. 因具良好的缓解急迫性肌肉挛急与疼痛特能，常合方用于治疗带状疱疹神经痛，效果很好。若阳虚见症明显者，宜芍药甘草附子汤。

2. 用于缓解挛急疼痛时，芍药量宜大，常在 30g 以上，剧烈疼痛者可用至 60 ～ 120g。甘草之量，原方比例与芍药 1 ∶ 1，笔者常遵刘渡舟经验，以芍药量的一半为宜。②

（三）医案实录

带状疱疹（芍药甘草汤合瓜蒌散）

朱某，男性，42 岁，2005 年 6 月 16 日初诊。右下肢起带状成簇水疱，疼痛 10 天。外院予抗病毒、止痛、营养神经等治疗后，水疱有所收敛，但疼痛丝毫未减。现见局部水疱干涸，疼痛甚，夜间痛醒，彻夜难眠。舌淡红，苔白，脉沉细。

脉虽见沉细，但未见患者疲倦、欲寐等少阴证。予芍药甘草汤合瓜蒌散：白芍 40g，甘草 20g，全瓜蒌 40g，红花 7g，茯苓 15g，苍术 15g，6 剂。

另以马钱子 3g，甘草 3g，白醋 50mL 浸泡后外搽痛处，次数不拘。

二诊：患者诉服药 3 剂，疼痛即全消。

【按】《伤寒论》第 29 条曰：“伤寒脉浮……脚挛急……若厥愈足温者，更作芍药甘草汤与之，其脚即伸。”可知芍药甘草汤治脚挛急或腹挛痛，其效如响，故别名又谓去杖汤，谓药尽即可弃杖而行，盛赞其功也。

瓜蒌散详见“桂枝加葛根汤”条“带状疱疹”案。笔者临床常用芍药甘草汤合瓜蒌散治疗带状疱疹神经痛，效果很好。

---

① 矢数道明．临床应用汉方处方解说．北京：人民卫生出版社，1983：177.

② 陈明．刘渡舟伤寒临证指要．北京：学苑出版社，2000：37.

第八章　柴胡汤类方

一、小柴胡汤

【组成】柴胡半斤　黄芩三两　人参三两　甘草（炙）三两　生姜（切）三两　大枣（擘）十二枚　半夏（洗）半升

【用法】上七味，以水一斗二升，煮取六升，去滓，再煎取三升，温服一升，日三服。

【方解】本方为和解少阳之代表方。邪入半表半里之少阳，既不能用汗法解表，也难以用下法攻里，唯以和解一法，使“上焦得通，津液得下，胃气因和，身濈然汗出而解”。方中柴胡，《本经》谓：“苦，平。主治心腹，去胃肠中结气，饮食积聚，寒热邪气，推陈致新。”可知柴胡能除寒热邪气，解胸胁苦满，为方中主药；佐以黄芩除热止烦；半夏、生姜兼逐痰饮、止呕吐；又以人参、大枣、炙甘草扶正补虚，振奋胃气。诸药合用，和解少阳，使邪不内传，直从外而解。

（一）方证辨证要点

1. 本方证属少阳病证。

2. 应着重领会小柴胡汤方证病机。《伤寒论》第97条：“血弱、气尽，腠理开，邪气因入，与正气相搏，结于胁下。正邪纷争，往来寒热，休作有时，嘿嘿不欲饮食，脏腑相连，其痛必下，邪高痛下，故使呕也，小柴胡汤主之。”此即小柴胡汤方证病机。由于“血弱，气尽，腠理开”，正气抗力不济，邪气已突破太阳表之藩篱而入里。但正气又并非过于虚衰，乃奋力抗邪，正邪纷争，而停留于半表半里之少阳部位，形成少阳证。此时，不宜用太阳之汗法，亦不宜用阳明之清法与下法，只能以扶正祛邪之和解法，此宜小柴胡汤主之（故小柴胡汤亦称“三禁汤”，乃禁汗、吐、下三法之谓）。[①] 徐灵胎谓“小柴胡汤之妙在人参”，一语道出小柴胡汤病机关键。

3. 抓住小柴胡汤四大主症：往来寒热、胸胁苦满、嘿嘿不欲饮食、心烦喜呕。此为小柴胡汤方证辨证之眼目。

往来寒热，即恶寒和发热交替出现。而临床有此典型之往来寒热并非多见。常见患者先恶寒甚，需添衣加被，测体温慢慢升高，待升至较高热度时，患者恶寒消失，反觉恶热，而去衣减被，如此反复；亦有长期低热不退或周期性出现低热者，皆可类比看作往来寒热考虑。

胸胁苦满，即胸胁苦于满之意。然须正确理解“胸胁苦满”的特定含义。汤本求真认为：“胸胁苦满义有二，一谓他觉的证候，触诊时觉肋骨弓里面有抵抗物，一谓自觉的证候……云肋骨弓下部有填满之自觉而困闷也。”[②] 即胸胁苦满证当包括自觉的胸胁部胀满不适，也包括医者的检查体征所得，方为准确。具体检查方法是“使病者仰卧，医以指头自肋骨弓下沿前胸壁里面向胸腔按抚压上之际，触知一种之抵抗物，并同时有压痛，是即胸胁苦满证也”。[③]

嘿嘿不欲饮食，即精神默默、郁闷，情绪低落状，而无食欲。

心烦喜呕，指心中烦躁而时时欲呕。

以上四大主症，可以全见，则辨证不难。然仲景提出“有柴胡证，但见一症便是，不必悉具”，就是说四大主症不必悉数具备，但见一症，伴有或不伴有七个或然症中之一二，即可断定小柴胡汤证。然具体临床运用时，有时常使用排除法，譬如排除三阴证，再排除太阳证、阳明证，最后确定少阳小柴胡汤证。

4. 小柴胡汤证有其特定之体质，在应用于内伤杂病时，抓住小柴胡汤证

① 故小柴胡汤亦称“三禁汤”，即禁汗、吐、下三法，此根据少阳篇条文中“不可发汗，发汗则谵语”“不可吐下，吐下则悸而惊”总结而来。但仅限于邪在少阳而言，若有兼夹合并之邪，则应以和解少阳为主，兼用汗、下之法。如柴胡桂枝汤，为和解兼汗之法；大柴胡汤，为和解兼下法等。

② 汤本求真. 皇汉医学. 北京：中国中医药出版社，2007：143-144.

③ 汤本求真. 皇汉医学. 北京：中国中医药出版社，2007：144.

之体质特征，可扩大小柴胡汤应用范围。日本汉方家之经验可以参考，如矢数道明总结道："本方有其适应体质，故能改善其特有体质。即身体一般较瘦或筋骨质，所谓易患结核病之倾向，其特征为脉既有力，腹壁又紧张，胸胁苦满，上腹角狭窄，为本方证特有之疾患，用本方能改善其体质……用于体质改善时，不宜局限于往来寒热、呕吐等，胸胁苦满症状不甚明显者，亦可用之。"①

（二）皮肤科辨治心法

1. 本方应用非常广泛。常用治各种发热性皮肤病，疗效确切。包括病毒、细菌等感染性发热性皮肤病，如水痘、麻疹、风疹、手足口病、带状疱疹、丹毒、蜂窝织炎、痈、疖等；其他如荨麻疹、湿疹、血管炎类如急性发热性嗜中性皮病、荨麻疹性血管炎、白塞病等，以及红皮病、脓疱性银屑病、SLE 等病程中出现的发热，都有适证使用的机会。辨证要点为往来寒热、口苦、心烦喜呕、食欲不振、胸胁苦满、舌苔白等。

在上述证候基础上，若出现口舌干燥者，为兼入阳明，可加石膏。

若兼太阳表邪未解而汗出、恶风、肢节疼痛者，以小柴胡汤合用桂枝汤，即柴胡桂枝汤（详见柴胡桂枝汤条）。

若兼见恶寒、无汗者，以小柴胡汤合用葛根汤之机会尤多。②

注意方中各药剂量比例，柴胡量应大，且柴胡与人参、甘草之比为 8∶3 的比例关系，解热效果才好。③

2. 对于反复发作之变态反应性皮肤病如荨麻疹、湿疹皮炎等，小柴胡汤常有使用之机会。

3. 各种病毒疣类皮肤病如扁平疣、寻常疣、传染性软疣、尖锐湿疣等常依证用之效佳。

---

① 矢数道明．临床应用汉方处方解说．北京：人民卫生出版社，1983. 国内南京中医药大学黄煌教授受日本汉方影响较深，在《伤寒论》方证和药证方面做了很多切合临床实用的总结性工作，对经方的临床普及颇有益处。他亦总结有"柴胡体质"，可参考其著作《经方的魅力——黄煌谈中医》。

② 冯世纶．经方传真．北京：中国中医药出版社，1994：212.

③ 陈明．刘渡舟伤寒临证指要．北京：学苑出版社，1998：143. 刘渡舟亦强调："此方的剂量，柴胡大于人参、甘草一倍以上方能发挥解热作用；若误把人参、甘草的剂量大于柴胡以上，或剂量等同，则不能达到治疗目的。用此方时务须注意这一点。"

4. 依据少阳经循行部位之考虑，如颈、腋部、阴部、股沟部位之癣、湿疹、带状疱疹、大汗腺炎、毛囊炎、痈、疖等均有使用之机会。

5. 凡各类皮肤病，依据小柴胡汤之体质特征，能扩大小柴胡汤适应范围。笔者临床体会到，小儿现小柴胡汤证体质者尤多，其体质特征为：体质消瘦、筋骨质，易感冒、咽痛、扁桃体发炎，常扪及两侧颈淋巴结肿大，头汗多、鼻根部发青、食纳不佳、咽干、口苦、好动、脾气大、睡眠不熟、大便偏干等。遇此体质给予小柴胡汤加减，多能奏效。

6. 合方使用。柴胡剂的合方机会非常之多，也非常之灵活。如兼有太阳表证者，可合方麻黄剂、桂枝剂等；兼有阳明里证者，可合方白虎汤、承气汤、小陷胸汤、茵陈蒿汤等；兼有少阴证者，可合方麻黄附子细辛汤等；兼有太阴证者，可合方四逆、理中等；兼有厥阴证者，可合方甘草泻心汤等；兼有水饮证者，可合方苓桂枣甘汤、五苓散、猪苓汤等；兼有瘀血证者，可合方当归芍药散、桂枝茯苓丸等。此与经方之合方，同时，也多与后世时方合并使用，如合方四物汤、升降散、平胃散、越鞠丸、藿香正气散等。

完全可以说，柴胡剂及合方是否运用得得心应手，决定了临床运用经方辨治皮肤病的能力。故欲活用经方，必当于此处多下功夫。

（三）医案实录

1. 成人水痘高热（小柴胡汤）

李某，女性，20 岁，2006 年 1 月 13 日晚初诊。发热 4 天，身起水疱 2 天来诊。外院诊断：成人水痘，给予清开灵针静脉滴注及西药治疗未效。体温升至 39.5℃，病情加重，由急诊转来诊治。

现见头面、躯干、四肢散发多量丘疹、水疱，部分结痂。精神差，疲乏困倦，时寒时热，汗出，头晕，咽痛咽干，口干苦，纳少，二便可。舌淡红，苔薄白，脉弦细数。

四诊合参，此少阳阳明合病，给予小柴胡汤加味：柴胡 24g，法半夏 12g，党参 10g，大枣 10g，生石膏 60g，桔梗 12g，炙甘草 6g，生姜 6g，1 剂。

嘱患者当即开水冲服，门诊留观。

1 小时后再诊，发热减退，测体温 38.6℃，患者自觉精神好转，头晕、咽干咽痛稍减。

继予前方1剂，嘱次日煎服。

次日再诊，发热已退，测体温36.7℃，诸症均减。前方略做调整，再服4剂而愈。

【按】本案初起寒热，病在太阳表，而用寒凉清里之清开灵，应属误治。据笔者临床观察，成人水痘初起类似感冒症状，伴见身起丘疹、水疱。经中、西医不恰当治疗后多转为少阳小柴胡汤方证。症见时寒热（时有体温39℃以上之高热），口咽干或苦，咽痛，乏力，纳差，脉弦等症，此典型少阳小柴胡汤证也，以小柴胡汤即可应手起效。亦有呈三阳合病者，病由太阳未罢入少阳，又兼阳明之热，可见恶风（或寒）、项强痛、口渴、心烦、舌红苔黄等。三阳合病，治在少阳，而忌汗、吐、下诸法，仍以小柴胡汤为主取效。临床可略做加减，如项强痛加葛根，口渴烦躁加生石膏，咽痛甚加桔梗，咳嗽咳痰加前胡、杏仁、橘红等。切忌堆砌大队苦寒清热解毒之板蓝根、蒲公英诸药，虽谓能抗病毒，实则中药西用，于病无补。

小柴胡汤治疗各种外感病发热，对证用之皆有良效。即使如甲流一类，2009年底笔者曾治多例，其中一家五口人家尽数感染，出现发热、肌肉痛、咳嗽、胸痛等症，均以小柴胡汤加石膏等迅速治愈。甲流有谓属于中医“瘟疫”范畴，然亦可出现小柴胡汤方证，对证用之效果良好。谁谓《伤寒论》方只治伤寒不治温病耶？

另，中药免煎颗粒剂省却煎煮过程，即冲即服，对于部分急重患者，既能保留中医辨证开方灵活之优势，又能较快速地给药，不失为一种比较好的中药剂型，经临床试用观察，效果尚可。

2. 银屑病红皮病高热（小柴胡汤合葛根汤）

彭某，男性，57岁。以反复全身红斑脱屑10年，加重并发热2周入院。患者10年前，于头部生疮，破溃后流脓，随后皮肤生红斑，上被银白色鳞屑，无痒痛，病情反复发作，并逐渐扩展到头部、小腿、大腿及胸背。一直外院治疗（具体不详），2007年9月20日在外院住院治疗颈椎病期间，皮疹发展至全身，出现弥漫性潮红、浸润、渗液，大量脱屑，同时伴发热、时恶寒，转入皮肤科，予能量支持，静脉滴注清开灵、丹参，及骁悉、希舒美抗感染及抑制免疫等，中药克比奇及汤剂泻火解毒、滋阴凉血等治疗。全身皮损未见好转，持续发热，最高体温 38.9℃。于 10 月 10 日收入皮肤科病房。入院后仍发热，最高体温 39.5℃，血常规示血小板高。辨证为火毒夹湿夹瘀，处方以犀角地黄汤加减：水牛角 30g，生地黄 20g，牡丹皮 15g，玄参 20g，鱼腥草 20g，金银花 15g，麦冬 15g，土茯苓 25g，紫草 10g，竹叶 10g，连翘 15g，赤芍 15g，蒲公英 20g，甘草 5g。同时以葡萄糖酸钙针、维生素 C 针静脉滴注减轻外周血管通透性，益宝世灵抗感染，骁悉抑制免疫，奥美拉唑抑酸，阿维 A 胶囊调节皮肤角化功能，丹参针凉血活血，益智健脾胶囊健脾益阴。经上述处理患者仍高热不退，体温在 38.4℃～ 39.5℃波动。

至笔者 11 日值夜班时，体温又升至 39.0℃，时有恶寒，一直无汗，口稍干，不多饮，小便稍黄。因 2 周前外院每日用灌肠法退热致大便稀，现大便 2 日未行，精神可，高热时稍感体倦，纳尚可。查：头面全身弥漫性红斑、肿胀，伴大量叶片状脱屑，肤温高，扪之灼热。足背、足踝轻微水肿。舌淡红，略暗，苔中白厚，脉弦数。

四诊合参，此太阳、少阳、阳明合病。高热而恶寒、无汗，邪在太阳之表实也；口干、脉数，渐入阳明也；体倦、脉弦，邪在少阳也。故予小柴胡汤合葛根汤加减：柴胡 30g，黄芩 10g，党参 10g，法半夏 12g，麻黄 9g，桂枝 12g，赤芍 10g，葛根 30g，石膏 60g，紫草 10g，蜂房 30g，土茯苓 30g，大枣 10g，炙甘草 6g，生姜 9g，1 剂。

当晚 8 时 40 分服药，至 11 时，体温即降至 37.5℃，次晨体温 36.7℃，体温正常。且全身红斑迅速而明显地减退，面部红斑基本消退，肿胀亦明显减轻。连续 2 周的高热、皮疹不退，仅以中药 1 剂而热退疹消，后未再发热。

1 年后患者又发红皮病，于 2009 年 1 月 2 日再次住院，入院后，1 月 5 日至 15 日高热不退。查：头面全身弥漫性红斑、肿胀、脱屑，足肿，每日晚 7 ～ 9 点开始发热，伴恶寒重，需加厚被覆盖，至夜间 11 ～ 12 点发热达到 39℃以上，恶寒渐减，给予布洛芬后汗出热退，每日如此反复。稍感体倦，纳可，舌略暗红，苔中白厚，脉弦细数无力。

笔者诊察后，仍处方以小柴胡汤合葛根汤加味（处方大致同前）。并嘱在患者出现恶寒发热时服药，但主管医生未遵嘱，于下午 3 时患者未出现寒热时即服完中药，故当晚仍发高热。

次日晚，患者再次发高热，笔者立即予小柴胡汤合葛根汤加味：柴胡30g，黄芩10g，党参10g，葛根20g，麻黄12g，桂枝12g，白芍10g，法半夏12g，苍术10g，白术10g，淮山药20g，砂仁6g，土茯苓30g，蜂房15g，生姜9g，大枣10g，炙甘草9g，1剂。

服后热退疹减，此后未再发热。

【按】一般认为，很多红皮病性、脓疱性银屑病急性期，出现高热不退、红斑、脱屑，应是血热毒盛，治宜清热、解毒、凉血，常用犀角地黄汤、清营汤之类，然临床效果往往不佳。笔者曾治多例红皮病性、脓疱性银屑病高热不退患者，大多以小柴胡汤合葛根汤加味，往往一诊而热退疹减，不再反复。此并非标新立异，实辨证论治使然。此类患者，若细观症、舌、脉：高热却仍伴有恶寒，口干而并不甚，渴饮并不喜冷，略显疲倦，舌并不鲜红或红绛而反见淡红或暗红，苔不黄燥而反见白苔或白厚、白黄厚有津，脉不滑数有力而反见细弦数。如此种种，实无一点气血两燔或入营入血分之证据，又何敢动用清营汤、犀角地黄汤、清热解毒诸方？若仅以斑红弥漫、肤热如灼、势若燎原之局部皮损来断定，抛却整体诸症，势必导致辨证结果的偏差，治疗结果的无效。此案即属太阳、阳明、少阳三阳合病，虽高热，而仍恶寒、无汗，太阳表实仍未解；体倦、脉弦细，邪入少阳；口干、脉数，兼入阳明。《伤寒论》少阳篇曰："伤寒脉弦细，头痛发热者，属少阳。"此案即以少阳证为主，兼太阳、阳明合病，故法宜治少阳为主，以小柴胡汤合葛根汤加石膏诸药。方证对应，方能如鼓应桴。

使用小柴胡汤与葛根汤合方时，有几点值得注意：

一是必须在患者正发寒热时服药，若在两次发热间隙服用，效果不佳甚或无效。本案即如此，笔者处方完后曾做叮嘱，但主管医生未遵嘱给药，结果当晚仍发高热。次晚寒热再作时，立即处方用药，其热即退。可见，服药时机的选择很重要。

二是对于已误用过寒凉药物，表邪郁闭甚深的病例，非大剂量麻黄解表难以得畅汗，但此时临床常难以把握麻、桂具体剂量。故常在一日内，予本方1～2剂，甚至3剂，方始得透汗，但过汗后也会出现一些意外。如曾治1例红皮病高热2周不退，前医已多次误用清开灵及犀角地黄汤等寒凉药物，患者仍高热、恶寒、无汗。笔者下午值班时，予本方1剂（其中柴胡24g，麻黄 12g），未见发汗，数小时后服第 2 剂，仍未见有汗，但患者自觉服此方舒服。至晚间 11 点多，断定仍是本方证，之所以不能见汗，乃之前寒凉药物误用太过，表邪郁闭甚深，需大剂透表方能得汗，遂予服第 3 剂（即于 9 小时内服用柴胡 72g，麻黄 36g），服后，终得畅汗，体温遂见松动。次晨交接班时，见接班医师正为患者导尿。问其因，患者答曰：昨晚药后大汗出，甚为舒适。高热已退，现体温正常，然晨起感腹胀，尿闭不出。此发汗太过伤及津液之故。《伤寒论》第 58 条云："凡病若发汗，若吐，若下若亡血，亡津液，阴阳自和者，必自愈。"第 59 条云："大下之后，复发汗，小便不利者，亡津液故也。勿治之，得小便利，必自愈。"故遇此情形，不必使用利尿药，以免更伤津液。若尿闭胀急者，可用葱白炒热加麝香少许敷脐部，即得小便利。

三是应辨清楚有汗还是无汗。有汗与无汗，似乎很容易区别，然临床辨别清楚并非如此容易。常见患者高热，医生给予布洛芬等解热西药，患者得汗出，热退，然不久其热又升，此时若继用中药，该使用麻黄剂，还是用桂枝剂？因为麻黄剂治无汗、桂枝剂治有汗，此为《伤寒论》太阳表证之定式。且《伤寒论》第 57 条有云："伤寒发汗已解，半日许复烦，脉浮数者，可更发汗，宜桂枝汤。"即若予麻黄剂等药发汗解表以后，如果半日后再发热，脉浮数者，可以再发汗，但不能再用麻黄剂等峻猛发汗，而应该用桂枝剂类继之。所以很多临床医师因见前药已得汗出，而不敢再用麻黄剂发汗，因此而延误病情。这就涉及临床上对有汗与无汗的正确理解。西药解热发汗药不同于中药麻黄剂发汗，服后虽汗出，热减或退，但只要再次发热当时有恶寒、无汗，即可用麻黄剂，而不论之前药之汗出与否。如曾治 1 例 8 个月大婴儿，高热至 40℃。急诊医生给予头孢类抗生素、布洛芬及 2 种中成药治疗。服布洛芬后，很快得畅汗热减，然不久热又上升，再服布洛芬，再汗出热减，然热又再升，一夜而如是者三。次日上午仍高热如故，体温 39.8℃。详问后，给予小柴胡汤合葛根汤加石膏。患儿母见方中有麻黄 10g，惧前已服西药布洛芬，每次都得汗出，再用麻黄发汗，会致虚脱。笔者安慰其但用无妨。11 时许服药，下午 2 时热减至 38℃，下午 5 时体温即恢复正常，患儿嬉笑如常，当晚及次日未再发热，病愈。

小柴胡汤合用葛根汤治疗高热，不论内儿科之感冒、支气管炎、肺炎，或皮肤科的病毒疹、药疹、丹毒、红皮病等，适证使用之机会尤多，临床屡用屡验，堪称经典合方，切不可等闲视之。

3. 颜面丹毒高热（小柴胡汤合葛根汤）

朱某，女性，50岁，2007年9月15日初诊。右侧面部红肿疼痛伴高热3天。3天前无明显诱因出现右侧面部红肿热痛，伴发热。外院考虑：带状疱疹，给予地塞米松、抗病毒药等静脉滴注治疗未效，症状加重，出现高热、呕吐、腹泻，于晚10点半来急诊求治。现见高热，体温39.5℃，右侧头面焮红灼痛，肿大如斗，精神差，痛苦呻吟，恶寒、无汗、欲呕、小便不黄，乏力，口不干稍苦，不多饮，舌淡红，苔中黄稍干，脉细弦数。查：整个右侧面部连及耳部明显红赤如丹，肿胀如斗，并连及左侧面部、眼眶亦肿胀，未见水疱、脓疱及溃烂，颈淋巴结肿大、压痛。考虑：颜面丹毒。

四诊合参，此属三阳合病，急予小柴胡汤合葛根汤：柴胡30g，党参10g，黄芩10g，法半夏12g，葛根30g，麻黄12g，桂枝12g，生石膏60g，大青叶15g，赤芍10g，桔梗12g，生姜9g，甘草9g，2剂。

另用四黄散水调外敷红肿处。

病情急重，势如燎原，稍不慎即有败血症之虞，按西医原则应予有效足量之抗生素治疗。然笔者自信纯中药能迅速控制病情，遂向患者及家属详细解释。为取得信任，亲自为其配药冲药，患者非常感激。然家属仍将信将疑，坚持至少要上吊针，故再予5%葡萄糖注射液500mL加入维生素C注射液3g、维生素B_6注射液0.1g、10%氯化钾注射液10mL静脉滴注以支持。

晚11时体温升至39.8℃，开始服药，至凌晨1时30分，体温39.6℃，凌晨2时，体温39.3℃，体温下降缓慢，但患者感服药后头面肿痛渐减，人觉得舒服些。嘱再服中药第2剂。

至凌晨3时，患者全身得畅汗透衣，自感神清气爽，疼痛若失，体温顺利下降至38.2℃。次日7时体温37.2℃，脉搏82次/分。头面红肿灼热疼痛减轻很多。诉昨夜呕吐5次，腹泻3次，量少，但呕、泻后精神好转。

再拟两方，嘱一日内服完。

方一：柴胡24g，黄芩10g，法半夏12g，赤芍10g，白芷6g，党参10g，羌活10g，连翘10g，生石膏30g，葛根30g，桂枝6g，板蓝根15g，大枣20g，生姜9g，甘草6g。1剂。嘱上午水煎服。

方二：柴胡15g，黄芩10g，法半夏10g，赤芍10g，板蓝根15g，连翘10g，陈皮10g，僵蚕10g，薄荷5g，甘草5g。1剂。嘱下午水煎服。

当天晚上患者未再发热，然面部红肿疼痛较白天有所加重，遂又来急诊求治。值班医生仅给予0.9%氯化钠注射液加入抗生素锋泰灵针4.5g静脉滴注1次。

第三日，患者右侧面部、额部红肿，局部肤温偏高，左侧面、耳部红肿部分消退。因头痛仍较明显，患者不愿往来奔波，遂收入住院治疗半个月。出院时头面部仍觉肿胀，发红发热，易烦躁，口苦稍干，吹空调怕冷，舌稍红，苔根白厚，脉细弦。

四诊合参，考虑少阳阳明合病，肝郁化火，上冲头面，故头面红肿疼痛，治以清肝泻火，给予丹栀逍遥散加减：当归10g，赤芍10g，柴胡10g，茯苓15g，白术10g，薄荷5g，牡丹皮10g，山栀子10g，菊花15g，石决明30g，钩藤15g，夏枯草15g，甘草5g。此方加减共服用12剂，诸症全消而愈。后头面丹毒一直未复发。

【按】此案诊断头面丹毒，然前医误诊，给予激素等药误治，病情加重，高热焮痛，势如燎原，稍不慎即有败血症之虞。此时单纯用中医能否迅速截断扭转病势？实践证实是可以的。然很多临床中医师多选择放弃纯中医救治，而更愿意在足量有效的西医抗生素“保驾护航”下开出中药。在这样的强有力的西医“护航”下的中西医结合，中医处方的开与不开，中医辨证的准确与不准确，已经变得不重要了，然而直接产生的结果是中医疗效的衰落。这样的中西医结合是否恰当，中医人士可以思考。

此案四诊合参，属三阳合病，以恶寒、无汗，邪在太阳而表实；精神差、乏力、欲呕、口苦、脉细弦，邪入少阳；头面焮红灼痛，肿大如斗，苔黄、脉数，邪入阳明，故治当以和解少阳为主，兼发汗解太阳表实，又清阳明里热，予小柴胡汤合葛根汤，加大剂生石膏、大青叶以清阳明热；加桔梗以散结消肿、利咽。当晚连服2剂，终得畅汗热退，脉静神清。虽次日面部红肿灼痛略有反复，然终未再发热。经住院治疗后，后期仍有少阳郁火上冲之象，故给予丹栀逍遥散加味以清肝泻火解郁，病得痊愈。

4. 复发性丹毒（小柴胡汤合四妙丸、五神汤、肾气丸）

卢某，男性，75岁，2011年3月3日初诊。双足背红肿疼痛3天。于去年3月出现类似发作，当地医院给予抗生素头孢曲松静脉滴注等治愈。当年11月份再次发作，又给予抗生素治疗半个多月方愈。因有足癣，后又服用抗真菌药治疗，足癣仍反复发作。3天前，双足背再发红肿疼痛，右足红肿甚。伴寒热，疲倦，心慌，口干稍苦，纳尚可，二便可。舌淡红，苔白根厚，脉弦。

四诊合参，此少阳肝胆湿热下注所致，给予小柴胡汤合四妙丸、五神汤加减：柴胡30g，黄芩15g，法半夏15g，党参10g，大枣20g，生姜10g，炙甘草9g，苍术15g，黄柏15g，牛膝15g，生薏苡仁30g，连翘15g，紫花地丁30g，车前子（包煎）15g，车前草20g，4剂。

外用四黄散（院内自制药），水调外敷。

二诊：药后寒热已退，精神好转。局部红肿疼痛明显减轻，现双足背稍肿，大便不畅。前方柴胡减量至20g，加泽泻15g，枳壳10g，4剂。

三诊：红肿疼痛完全消退，局部略有麻木感。患者平素腰酸，夜间口干，小便频数，2～4次/夜，脉弦而两尺沉细。

考虑高年肾虚，改予肾气丸合四妙丸加减以温阳补肾，兼利下焦湿热。处方：熟附子5g，桂枝6g，山茱萸10g，山药20g，生地黄30g，牡丹皮10g，茯苓15g，泽泻20g，苍术15g，牛膝15g，生薏苡仁30g，黄柏10g。

患者连服2周，诸恙悉平。

【按】本案初起寒热，口干苦，脉弦，结合局部红肿疼痛诸症，辨证属少阳、阳明合病，选用小柴胡汤合四妙丸、五神汤加减。药后寒热退，红肿疼痛明显减，肾虚诸症突显，故三诊时改为肾气丸加减温阳补肾，以期巩固。

5. 药疹？病毒疹？（小柴胡汤合葛根汤，小柴胡汤合桂枝加葛根汤）

杨某，男性，36岁，2007年2月11日初诊。发热1周，身起皮疹2天前来急诊。1周前无明显诱因出现发热，伴感冒症状，自服数种感冒药（具体不详），发热未退，反而加重，2天前出现全身起红斑疹，瘙痒。现见高热，体温39.4℃，稍恶寒，无汗，头痛，精神欠佳，口稍干，咽痛甚。查：全身泛发红色斑疹，色鲜红。舌边尖略红，苔淡黄，脉弦稍数。

诊断考虑：①药疹？②病毒疹？

四诊合参，此三阳合病，高热、恶寒、无汗、头痛，太阳表实也；咽痛、精神欠佳、脉弦，邪在少阳也；口干、脉数，邪入阳明也。故予小柴胡汤合葛根汤加减：柴胡30g，黄芩10g，法半夏10g，葛根30g，麻黄10g，桂枝10g，羌活5g，白芍10g，大枣30g，生姜10g，生石膏45g，甘草6g，桔梗10g，2剂。

嘱当晚及次日上午各服1剂。

次晨再诊，汗出热退，体温37.1℃，精神好转，皮疹颜色转淡，咽痛减，舌稍红，苔白微黄，脉细弦。

汗出热减，太阳表实已解，改以小柴胡汤合桂枝加葛根汤化裁：柴胡25g，黄芩10g，法半夏12g，葛根30g，赤芍10g，生石膏30g，桔梗10g，大枣30g，甘草6g，生姜10g，牡丹皮10g，桂枝10g，2剂。

药后即疹消痊愈。

【按】本案四诊合参，仍属三阳合病，治以和解少阳为主，兼解太阳表、清阳明热，以小柴胡汤合葛根汤，加生石膏清阳明热；加桔梗治咽痛；少佐羌活，配合麻黄解表，兼治头痛。药后汗出热退，诸症均减，去葛根汤，而以桂枝加葛根汤继之，此《伤寒论》之定法，即57条所谓："伤寒发汗已解，半日许复烦，脉浮数者，可更发汗，宜桂枝汤。"

6. 手足口病（小柴胡汤合五苓散）

朱某，女性，11岁，2008年10月22日初诊。以口腔、手足及大腿部起水疱1周来诊。外院曾给予药物（不详）治疗无改善。现身无寒热，稍体倦、纳少，咽痛，口干饮水，二便可。查：口腔颊部散在小溃疡，周缘稍红晕；手、足背、侧缘，以及大腿近臀部见散在米粒至绿豆大小水疱，疱壁薄，疱液清。舌略暗红，苔白，脉细弦，稍数。

四诊合参，此少阳夹饮证，予小柴胡汤和解少阳，五苓散利饮。药用：柴胡20g，黄芩10g，茯苓10g，法半夏10g，太子参15g，泽泻10g，猪苓10g，连翘10g，桔梗10g，甘草5g，生姜9g，2剂。

二诊：好转，水疱干涸收敛，咽痛消，精神好转，小腿略感疲倦。

上方去猪苓，再服3剂而愈。

【按】患者虽无寒热，然体倦、纳少、咽痛、脉弦细，皆少阳见症，故予小柴胡汤；散在水疱乃水饮见症，故合并五苓散；加桔梗利咽；加连翘清热。方证对应，故见效甚速。

7. 急性荨麻疹（小柴胡汤）

朱某，女性，21岁，2005年9月10日初诊。以全身起风团瘙痒10天来诊。初起时伴发寒热，查血象高。前医给予抗生素、抗过敏药物治疗后寒热退，但风团瘙痒无改善。易医再诊，仍未见效。现仍全身起鲜红色风团，瘙痒甚，咽干，口苦，微汗出，无寒热。舌尖略红，苔微黄，脉细弦。

四诊合参，当属少阳证，予小柴胡汤加味：柴胡15g，黄芩10g，党参10g，法半夏10g，大枣30g，甘草6g，生姜10g，牡丹皮10g，赤芍10g，蝉蜕6g，3剂。

二诊：前药后风团基本不起，口仍干苦。前方加生石膏30g，4剂。

药后风团未再发作。

【按】患者初起发寒热、风团瘙痒，此邪在太阳。前医治疗后寒热退，太阳表解，然终未尽解，且更进一步而入少阳，观咽干、口苦、脉弦细可知。故属少阳小柴胡汤证，佐加牡丹皮、赤芍兼以凉血消疹；稍加少量蝉蜕轻清宣透，以解太阳未尽之邪。药后好转很多，风团基本不再发作，口干苦仍在，考虑兼有阳明之热，故酌加生石膏以清热止渴。药后即愈。

8. 急性荨麻疹（小柴胡汤合藿香正气散）

余某，男性，64岁，2005年6月30日初诊。全身泛发红色风团瘙痒6天来诊。前医以清热利湿、疏风止痒中药不效。现全身仍起大片红色风团，部分呈暗红色，互相融合，背部尤甚。伴发热、恶寒，咽干口苦，二便可。舌暗紫，苔白厚腻稍黄，脉浮细，左脉浮弦。

予小柴胡汤加味：柴胡20g，法半夏12g，党参10g，炙甘草6g，黄芩10g，大枣15g，生石膏45g，苍术10g，茯苓15g，2剂。

外用炉甘石洗剂。

二诊：药后背部暗红斑消失，原风团均消，时新发风团但较前减少。发热、恶寒已退，无口干苦，二便可。舌暗紫，黄白厚腻苔未退，脉沉细略弦。患者谓此苔由来已久，从未消退过。

笔者思此少阳湿浊久蕴，黏腻不解，单用小柴胡汤恐不能解其黏腻之湿邪也。故经方与时方接轨，与小柴胡汤合用芳香化浊之藿香正气散加减：柴胡20g，法半夏12g，党参10g，炙甘草6g，黄芩10g，大枣15g，藿香10g，大腹皮10g，苏叶5g，桔梗6g，陈皮10g，茯苓15g，苍术15g，川厚朴

10g，白芷 6g，神曲 10g。3 剂。

三诊：药后大效，风团瘙痒均明显减轻，黄白厚腻苔亦稍有消退。舌面略干，有伤津之象。前方去陈皮、川厚朴、神曲，加牡丹皮 10g，蝉蜕 9g，生石膏 45g，3 剂。

四诊：风团基本不起，瘙痒轻微，厚腻苔已消退大半，口略干。

守前方 5 剂，风团未再起。

【按】患者寒热、口苦、咽干、脉弦，故以小柴胡汤对应，2 剂而热退疹减。但其黄白厚腻苔不退，二诊时适证加入藿香正气散以芳香化浊，醒脾运湿，解少阳黏腻难退之湿邪。药后厚腻苔霍然而退，且风团亦消。

此案合用藿香正气散法，为笔者观刘渡舟医案后"依葫芦画瓢"而得。刘氏经验：凡临床见到各种感染性疾患而舌苔白腻难褪者，则先予藿香正气散而多有神验。[1] 笔者临床亦证实，不仅感染性疾患，一切疾患若舌苔白腻难化，此湿热蕴郁，如油入面，交结不开所致，取藿香正气散芳香化浊、醒脾运湿，确有佳效。故经方、时方，刘氏认为"它们同气连枝而有内在联系，应当有机地互相结合，则能加强疗效。"[1] 此论甚为得当。考仲景以降，历代名医辈出，如孙思邈、朱丹溪、叶天士、吴鞠通等;《伤寒论》以后，各家方书亦蔚然大观，如《备急千金要方》《本事方》《太平惠民和剂局方》等，都给后世留下无数卓效之"时方"。临床选方，不可心存成见，厚"经方"薄"时方"，非经方不用，唾时方而弃，全以服务临床辨证论治为目的。对于病机复杂而经方难以尽对应者，不妨合用对应之时方，往往能收意外之效。本书中较多此类案例，学者可细悟之。

藿香正气散化腻苔法可与"葛根汤"条中"痤疮、脂溢性皮炎"案相参。

9. 慢性荨麻疹（小柴胡合茵陈蒿汤）

李某，男性，54 岁，2005 年 7 月 7 日初诊。患慢性荨麻疹，近半年来反复身起风团瘙痒，多次就医服药，服西药能控制，停药即发作。现风团瘙痒时起，发作时心烦躁，口干苦，汗出，二便可，舌偏暗红，苔薄黄根腻，脉弦细。

予小柴胡汤合茵陈蒿汤：柴胡 15g，法半夏 10g，太子参 15g，黄芩

---

① 刘渡舟．刘渡舟伤寒临证指要．北京：学苑出版社，2000.

10g，茵陈蒿 30g，山栀子 10g，大黄 3g，大枣 20g，生姜 10g，甘草 6g，4 剂。

二诊：药后风团瘙痒均减轻，大便稍稀。继服 5 剂，风团瘙痒消。

【按】患者口苦、脉弦细，属小柴胡汤证；然心烦、口干、苔黄腻，已见瘀热在里之阳明湿热证，故合用茵陈蒿汤。服药得效，此合方之妙也。

10. 慢性荨麻疹（小柴胡合升降散）

何某，男性，25 岁，2007 年 2 月 2 日初诊。身起风团瘙痒 5 月，外院中西药治疗仍反复，无明显改善。来诊时全身风团瘙痒，发作时怕冷，无汗，烦躁，肤热，口稍干，舌偏暗，苔薄微腻，脉浮弦。

发作时恶寒、无汗、烦躁、口干，此太阳、阳明合病，予葛根汤加石膏：葛根 30g，麻黄 9g，桂枝 15g，白芍 15g，石膏 30g，防风 15g，路路通 10g，甘草 5g，大枣 30g，生姜 10g，5 剂。

药后风团消失，复诊时转他医，给予西药地氯雷他定、转移因子胶囊及中药内服，风团又再发。故三诊时予一诊时葛根汤汤方 5 剂。

药后好转，但停药后不久风团又再发，但较前减轻。口干苦，大便结，舌偏暗红，苔白，脉弦细。改予小柴胡汤合升降散加减：柴胡 15g，法半夏 10g，黄芩 10g，蝉蜕 12g，僵蚕 10g，酒大黄 10g，姜黄 10g，乌蛇 15g，徐长卿 15g，白鲜皮 30g，甘草 5g，7 剂。

药后风团瘙痒消失，继服 4 剂巩固。后随访未再发作。

【按】升降散乃清代杨栗山《伤寒温疫条辨》中的名方。功能升清降浊、散风清热，治瘟疫表里三焦大热。皮肤科常移用治疗荨麻疹急性发作之表里热盛者，常有卓效。此案与小柴胡汤接轨合用，实治太阳、少阳、阳明三阳合病之证。笔者临床发现，小儿慢性荨麻疹急性发作，偏虚者，多柴胡桂枝汤方证；偏实者，多小柴胡汤合升降散方证。

11. 慢性荨麻疹（小柴胡汤合五苓散）

甘某，男性，39 岁，2009 年 8 月 11 日初诊。慢性荨麻疹反复发作 9 年。近来发作频繁，此起彼伏。形体偏瘦，口干稍苦，二便可，舌胖大，舌质淡红，苔淡黄厚，脉细弦。

此属少阳夹饮证，予小柴胡汤合五苓散加味：柴胡 10g，黄芩 10g，法半夏 10g，党参 10g，大枣 30g，茯苓 15g，泽泻 15g，苍术 10g，桂枝 9g，薏苡仁 20g，地肤子 15g，豨莶草 30g，生姜 10g，甘草 3g，7 剂。

外用路路通 60g，蝉蜕 50g，外洗。

二诊：药后风团瘙痒即未再发作。继服 7 剂巩固。

【按】舌体胖大、苔腻，有夹饮之证据，故合用五苓散。

12. 慢性荨麻疹（小柴胡汤合桂枝茯苓丸）

李某，女性，39 岁，2009 年 3 月 4 日初诊。身起风团瘙痒半年，外院治疗仍反复发作甚。睡眠差，多梦烦躁，口干苦，舌瘀暗明显，舌边尖红，略有齿印，苔白，脉弦。

四诊合参，此属少阳夹瘀之证，予小柴胡汤合桂枝茯苓丸加味：柴胡 15g，黄芩 10g，法半夏 10g，大枣 20g，桂枝 10g，茯苓 15g，桃仁 10g，牡丹皮 10g，赤芍 10g，薏苡仁 30g，连翘 10g，荆芥 10g，生姜 10g，甘草 5g，5 剂。

二诊：药后风团减少，瘙痒减，烦躁及睡眠均好转，口干减，舌瘀暗，苔薄，脉沉弦。前方加丹参 15g，7 剂。

三诊：白天已无风团发作，夜间风团起但减少。舌体稍胖大，瘀斑，苔薄，脉弦。前方去丹参，加厚朴 10g，苍术 10g，7 剂。

四诊：好转很多，夜间风团发作减少，寐仍欠安，稍烦躁。改以柴胡加龙骨牡蛎汤合桂枝茯苓丸化裁：柴胡 15g，黄芩 10g，法半夏 10g，桂枝 10g，茯苓 15g，桃仁 10g，牡丹皮 10g，龙骨 30g，牡蛎 30g。赤芍 10g，7 剂。

风团未再发作，夜寐得安。

【按】舌质瘀暗明显，有瘀血之证据，故合用桂枝茯苓丸。从以上荨麻疹诸案可知，不论急性、慢性荨麻疹，小柴胡汤使用机会非常多。不仅荨麻疹，凡湿疹、异位性皮炎等过敏性皮炎类，依据其发病具有“休作有时”之特点，均有用到小柴胡汤的机会。然而，准确选用小柴胡汤并非易事，仲景言：有柴胡证，但见一证便是，不必悉具。关键点须落在“有柴胡证”上，否则，但见一证便用，往往无效。

另外，临床合病、并病、兼夹等病机在临床上尤为多见，必须合方使用方能对应复杂之病机。前案中小柴胡汤合用五苓散、桂枝茯苓丸、茵陈蒿汤、藿香正气散、升降散等，皆合方使用之范例，读者宜细悟之。

13. 扁平疣（小柴胡汤）

熊某，女性，2007年12月12日初诊。面部起淡褐色扁平丘疹5年，渐增多，曾数次治疗未见效果。现面部累累百余颗，并手臂部亦散在十数颗。平素月经提前，现经将来潮，时感寒热，腹痛甚，伴腹胀，腰酸，疲劳，口干苦，烦躁，手心热，汗出，胃纳尚可，舌淡红，有瘀斑，苔薄，脉沉细弦。

四诊合参，此少阳、阳明合病，夹瘀。给予小柴胡汤加味：柴胡15g，太子参20g，法半夏10g，大枣30g，夏枯草20g，郁金10g，香附10g，五灵脂15g，甘草5g，生姜10g，6剂。

二诊：服药2剂，月经适来，腹痛明显减轻，面部扁平疣稍变薄，色减淡，时痒。前方加黄芪10g，当归10g，陈皮5g，7剂。

三诊：服完前药，扁平疣即全部脱落，且烦躁、疲倦、手心热诸症亦明显好转。

守方7剂巩固。

【按】患者就诊时正值月经将来，不适甚多。其症时感寒热、疲倦、口苦，脉弦细，即见少阳小柴胡汤方证。此少阳肝胆气郁不畅，郁而化热之象，又兼夹瘀血阻滞。故取小柴胡汤和解少阳、疏利肝胆，加夏枯草清泻肝火；郁金、香附、五灵脂行气活血、化瘀通经。药后月经畅行，腹痛得除，诸症均减。经后虑其血亏，酌加当归补血汤以顾气血。整个治疗过程似乎全在调经，未顾及扁平疣，而扁平疣却能迅速脱落，关键仍在于辨证。

14. 寻常疣（小柴胡汤合桂枝茯苓丸）

张某，女性，73岁，2009年7月13日初诊。手部寻常疣赘多年。曾行中西药及激光治疗多次，手部仍有多处赘生疣体。形体偏瘦，面色偏暗不华，口苦，纳可，二便正常，舌淡红，舌质暗，苔白，脉沉细弦。

四诊合参，此少阳夹瘀证，予小柴胡汤合桂枝茯苓丸加味：柴胡15g，黄芩10g，法半夏10g，党参10g，大枣20g，桂枝10g，茯苓15g，桃仁10g，赤芍10g，莪术15g，炙甘草6g，生姜10g，7剂。

二诊：药后疣体即全部脱落。继服7剂巩固。

【按】此案辨证，重点在细致考察到了患者符合小柴胡汤体质及桂枝茯苓丸体质，两方合用，即见疗效。可见，并非一定要使用板蓝根、紫草、败酱草、马齿苋、蒲公英、薏苡仁等一大堆抗病毒药才能治疗病毒疣。须知，病毒疣之所以扎根于人体肤表，盘踞经年，顽固不去，乃因人体体质之改变，产生了适合其滋生盘踞的土壤。要治疗它，是改善人体体质，破坏病毒扎根之土壤，还是仅仅用些抑制病毒的中药？何者更具智慧，当显而易见。

15. 带状疱疹后遗神经痛（小柴胡汤合五苓散、瓜蒌散）

黄某，女性，69岁，2009年7月24日初诊。患带状疱疹4个月，有高血压史。前医以中西药及理疗等诸法治疗，水疱虽消，而疼痛并无改善。现右胸背部仍疼痛，夜间为甚，伴精神差，疲劳，纳食欠佳，口干苦，大便干，小便少，舌体胖大，舌质暗红，苔稍黄，脉沉弦。

四诊合参，此属少阳夹饮，予小柴胡汤合五苓散、瓜蒌散：柴胡15g，黄芩10g，法半夏10g，党参10g，桂枝10g，茯苓10g，泽泻10g，猪苓10g，白术15g，大枣30g，瓜蒌30g，红花5g，生姜10g，炙甘草6g，4剂。

二诊：药后精神好转，疼痛减轻，大便通畅，小便增多，纳增，口干苦减。继服4剂。

三诊：好很多，疼痛减轻多半，仍觉疲劳，舌体胖大略暗，苔微黄，脉沉细弦。疼痛虽减，仍觉疲倦，此阳气不振，改予真武汤温阳补虚、振奋阳气，合用瓜蒌散、芍药甘草汤：熟附子30g，瓜蒌30g，桔梗30g，红花5g，苍术10g，茯苓10g，白芍30g，炙甘草15g，5剂。

四诊：疼痛减轻7成多，大便偏稀，胃纳仍稍欠佳。前方加干姜15g，厚朴15g，4剂。

五诊：疼痛已很轻微，疲倦明显好转，大便正常，胃纳好转。继予9剂巩固之。

【按】初诊时四诊合参，辨证当在少阳，此肝胆气郁，不通则痛，故见胸背疼痛、口苦、脉弦；肝气犯胃，胃不和则疲倦、纳差；脾胃不振，饮邪滋生，则见小便少、舌体胖大，故主以小柴胡汤合五苓散。药后诸症均减，仍觉疲倦（此疲倦多有沉重困倦感），当责之少阴阳衰不振，故改予真武汤温阳振颓、健脾行水，则少阴阳气得振，而病得愈。

16. 玫瑰糠疹（小柴胡汤）

何某，女性，28岁，2007年10月23日初诊。近3周来于躯干、四肢散发椭圆形大小不一红斑，上覆糠秕样细小鳞屑，瘙痒。刮取皮屑做真菌检查：阴性。近来感头晕，乏力，时欲呕，但否认妊娠。舌淡红，苔白，脉弦。

柴胡 10g，黄芩 10g，法半夏 10g，党参 10g，大枣 20g，赤芍 10g，牡丹皮 10g，白蒺藜 15g，荆芥 10g，当归 10g，生姜 10g，甘草 5g，4 剂。

外搽消炎止痒霜。

二诊：药后皮疹变淡，口苦、欲呕均消，头晕、乏力好转。

继服 4 剂，皮疹全消。

【按】玫瑰糠疹是一种常见的炎症性皮肤病，本病主要症状是皮肤上发生椭圆形淡红色斑片，上覆糠秕样鳞屑，好发于躯干及四肢的近侧端，自觉瘙痒。发病原因不明，与病毒感染、过敏等原因均未被证实。类似中医所说的“风热疮”“风癣”等病，如《外科正宗·顽癣第七十六》云：“风癣如云朵，皮肤娇嫩，抓之则起白屑。”[①] 多认为系血分蕴热，化燥生风所致。然临床应以个体化辨证为当。

此案除皮疹外，尚有头晕、乏力、欲呕、脉弦等少阳小柴胡汤方证，故辨证治疗时应以局部皮疹与整体证候合参，以小柴胡汤调整其整体，酌加当归、牡丹皮、赤芍凉血消斑；白蒺藜、荆芥疏风止痒，以顾及局部皮疹。如此则能达到“整体得调疹得平”的效果。

17. 臀部疖肿（小柴胡汤合透脓散）

黄某，男性，20 岁，2006 年 1 月 16 日初诊。臀部长数个疖肿，红肿疼痛 2 周，自用鱼石脂软膏外搽未见效果。1 天前部分疖肿破溃出脓，其余依然红肿疼痛。观其体质偏瘦，面色稍青白无华，纳可，二便正常，舌淡红，苔薄白，脉弦。

四诊合参，此属少阳、阳明合病，治当扶正祛邪，益气活血托毒，给予小柴胡汤合透脓散化裁：柴胡 15g，太子参 15g，法半夏 10g，黄芩 10g，金银花 20g，当归 10g，川芎 5g，皂角刺 5g，生姜 10g，大枣 4 枚，甘草 5g，3 剂。

---

① 陈实功，著；刘忠恕，张若兰，点校．外科正宗．天津：天津科学技术出版社，2000：275.

外用四黄膏（院内自制药）。

二诊：药后疖肿全消，破溃处亦愈合。前方去皂角刺，加黄芪 10g，陈皮 5g，5 剂而愈。

【按】此案患者除局部疖肿外，似乎“无证可辨”，选用经方更勉为其难。其实不然，所谓“无证可辨”者，都是临床望、闻、问、切四诊收集信息的能力欠缺。若望诊技术熟练，本患者小柴胡汤证体质显而易见。再结合外科疮疡消、托、补三期用药治法，选用透脓散益气活血、透托邪毒。两者相合，经方与时方接轨，可达理想之疗效。

18. 糠秕孢子菌性蜂窝织炎（小柴胡汤合消瘰散、透脓散，小建中汤）

余某，男性，7 岁，2010 年 5 月 2 日初诊。两侧后枕部红肿、脓头伴疼痛 2 周。发病前曾发热，热退后出现上症。查：两侧后枕部红肿，左侧较大，约 5cm×6cm 大小，右侧较小，约 3cm×3cm 大小，红肿区内多个见脓头，稍压之即有脓液溢出，压痛。两侧颈部各数个淋巴结肿大，累累如串珠。患儿形体消瘦，精神欠佳，鼻根隐隐泛青，纳差，夜间盗汗，口干，易烦躁，大便偏干。舌淡红，苔根白厚，脉细弦。真菌镜检报告：大量真菌（有孢子，无菌丝）。

此患者一望而知为小柴胡体质，结合颈部淋巴结累累如串珠，故予小柴胡汤合消瘰散加减：柴胡 15g，黄芩 10g，法半夏 10g，太子参 15g，大枣 20g，金银花 25g，牡蛎 15g，连翘 10g，浙贝母 10g，生姜 10g，甘草 6g，5 剂。

外用皮肤康洗液外洗，外搽四黄膏（院内自制药）。

二诊：药后精神好转，大便畅，纳增。局部红肿稍减，脓液减少，局部瘙痒明显。前方加紫花地丁 10g，苦参 5g，7 剂。

三诊：药后红肿面积略有扩大，但脓液稍减，自汗稍减。

前方加透脓散化裁：柴胡 15g，黄芩 10g，法半夏 15g，党参 10g，大枣 30g，牡蛎 30g，浙贝母 10g，黄芪 60g，当归 10g，川芎 5g，玄参 10g，夏枯草 30g，皂角刺 10g，生姜 10g，甘草 6g，7 剂。

四诊：药后好很多，红肿明显消退，脓头脓液基本消失，精神明显好转，自汗明显减少，纳增，颈淋巴结亦明显缩小。

前方再加桔梗 10g 以散结排脓，7 剂。

五诊：药后红肿脓液全消，无疼痛。前方黄芪减为45g，皂角刺减为5g，夏枯草减为15g，继服7剂巩固。

六诊：痊愈，局部遗留瘢痕，部分毛发未生长，纳增但仍欠佳。给予小建中汤善后调理体质。

4个月后患儿再来求治感冒，见毛发已生长丰满。

【按】本案患儿头皮部蜂窝织炎，检查见大量糠秕孢子菌感染。西药多用伊曲康唑类抗真菌药。然单用中药治疗能否达到同样甚或更好效果？回答是肯定的。患儿形体消瘦，精神欠佳，鼻根隐隐泛青，纳差，夜间盗汗，口干，易烦躁，大便偏干，诸症正符合小柴胡汤体质特点；结合其颈部淋巴结累累如串珠，故合用消瘰散。加金银花、连翘加强清热散结之力。后期再合用透脓散，取大剂量黄芪托毒排脓、生肌敛疮。经过1个月的治疗不但痈疡得愈，且患儿体质更胜于以前。另治一例患儿类似病证，外院给予抗真菌西药内服、外用，2个月余未愈，来诊后除外用抗真菌药膏未停外，内服中药汤剂，亦1个月治愈。可见中药治疗此类真菌感染，对证用药，疗效不俗。

19. 痤疮（小柴胡汤）

丁某，女性，28岁，2005年8月6日初诊。面部痤疮反复1年多，时起红色丘疹、小脓疱。现两颊、额部散在数十个鲜红色丘疹，部分小脓疱，面部稍油腻。诉常晨起口苦，余无明显不适。舌稍红，苔薄，脉弦细。

口苦，脉弦，考虑少阳小柴胡汤证，故予小柴胡汤加味：柴胡15g，黄芩10g，法半夏10g，太子参20g，大枣20g，生姜10g，甘草5g，连翘10g，荆芥10g，生薏苡仁30g，生地黄10g，牡丹皮10g，赤芍10g，7剂。

二诊：药后鲜红色丘疹明显减退，部分脓疱消退，口苦亦明显减轻。继服7剂。

后未再复诊，数月后介绍其兄前来看痤疮，知其痤疮已愈，且未再反复。

【按】此案可供方证辨证之信息亦不多，然抓住晨起口苦、脉弦细，结合患者体质状态，辨证小柴胡汤证亦非难事。

依据多年临床观察，年轻女性痤疮患者，常现当归芍药散方证，据证加减化裁，效果很好。亦有当归芍药散合小柴胡汤方证（详见第十二章“当归芍药散”条）。

二、柴胡桂枝汤

【组成】桂枝（去皮）一两　黄芩一两半　人参一两半　甘草（炙）一两　半夏（洗）二合半　芍药一两半　大枣（擘）六枚　生姜（切）一两半　柴胡四两

【用法】上九味，以水七升，煮取三升，去滓，温服一升。本云人参汤，作如桂枝法，加半夏、柴胡、黄芩，复如柴胡法。今用人参作半剂。

【方解】此即柴胡桂枝各半汤，故治二方证的合并者。

（一）方证辨证要点

1. 本方证属太阳、少阳合病证。

2. 柴胡汤证与桂枝汤证同时并见者。

（二）皮肤病辨治心法

1. 各类皮肤病当小柴胡汤证与桂枝汤证同时并见者，可适证选用。常用于带状疱疹、水痘、手足口病、麻疹、荨麻疹、湿疹、斑秃、手足多汗症、银屑病、系统性红斑狼疮等。

2. 小儿反复发作之慢性荨麻疹，属柴胡桂枝汤方证机会尤多，宜注意。辨证要点在于考察小柴胡证体质及表虚证体质两个方面。

3. 一些瘙痒症、痒疹、人工皮炎、皮神经痛等与神经精神有关的皮肤病，有适用本方的机会。

4. 大塚敬节曾谓："紫斑病（过敏性紫癜）为了止血的目的常用芎归胶艾汤、黄连解毒汤、温清饮、黄土汤等方剂治疗，但是都不如柴胡桂枝汤的疗效显著。"[①] 临床验证确实如此。但若有下肢肿胀、舌胖大、苔滑润等水饮表现，以小柴胡汤合五苓散为宜，切不可胶柱鼓瑟。

（三）医案实录

1. 带状疱疹（柴胡桂枝汤）

吴某，女性，54岁，2006年7月10日初诊。患带状疱疹后遗神经痛已

① 任诚．日本汉方医学皮肤病治疗辑要．北京：学苑出版社，2009：82.

1年半。先后于多家医院求治，无明显改善。现左胸胁、左肩背部疼痛，左上肢疼痛、麻木不适，口不干，纳可，夜寐尚可，舌稍红，苔薄，脉沉细。

初诊时辨证考虑肝阴不足，气郁血燥而痛，予一贯煎加减，服3剂，无变化。

二诊：改予傅青主治肩痛方化裁：当归30g，白芍60g，柴胡10g，茯苓10g，秦艽7g，羌活7g，陈皮5g，法半夏10g，熟附子5g，白芥子6g，桃仁10g，红花10g，蜈蚣2条，全蝎7g，桔梗15g，前后服14剂，左上肢及肩臂疼痛、麻木明显减轻，但左胸胁、左背部疼痛仍无明显改善。

三诊：患者形体瘦小，神情郁郁，言多琐碎。左胸、胁、背间疼痛，时胀痛、刺痛，有走窜。

此少阳枢机不利，肝气郁结，不通则痛，遂改予柴胡桂枝汤加减：柴胡10g，黄芩10g，党参10g，法半夏10g，桂枝10g，白芍10g，炙甘草5g，延胡索30g，五灵脂15g，川楝子5g，生姜3片，2剂。

服后疼痛大减，再守方加减7剂。1个月后以过敏性皮炎来诊，知前症已愈。

【按】《伤寒论》第146条曰："伤寒六七日，发热，微恶寒，支节烦疼，微呕，心下支结，外证未去者，柴胡桂枝汤主之。"此方为发表和里兼施之剂，为治太阳、少阳两感之虚证。用于杂病，实则有补脾胃、和表里、通三焦、升津液、和阴阳之功效。又《金匮要略·腹满寒疝宿食病脉证治》附方(二)："《外台》柴胡桂枝汤，治心腹卒中痛者。"《类聚方广义》亦曰："又治疝家腰腹拘急，痛连胸胁。"可见柴胡桂枝汤之治肢节烦疼、心腹、胸胁诸痛，大要在于其具和解少阳枢机之能。少阳枢机不利，肝气郁结，气血违和，故见情志不舒，胸胁背间疼痛，或胀，或走窜。本方舒肝、调气，兼和血脉，故用之得效。

2. 慢性荨麻疹（柴胡桂枝汤）

徐某，男性，11岁，2009年8月20日初诊。患慢性荨麻疹4月。近4个月来身起红色风团，瘙痒，服氯雷他定等抗过敏西药及中药汤剂，发作仍频。形体偏瘦，面色青白，平素易感冒咳嗽，好动，易怒，手足汗多，怕冷明显，二便调，口干，舌淡红，苔薄白，脉弦细。

四诊合参，此太阳、少阳合病，予柴胡桂枝汤加减：柴胡12g，黄芩

7g，法半夏 8g，太子参 10g，桂枝 7g，白芍 9g，五味子 7g，荆芥 9g，白蒺藜 10g，钩藤 10g，防风 7g，大枣 4 枚，甘草 3g，生姜 6g，7 剂。

二诊：服药后好很多，风团瘙痒基本不再发作。但昨日食鸡肉后又突然复发。继予前方 14 剂。

三诊：药后偶有少许风团发作，继予 15 剂巩固之。

【按】四诊中望诊很重要，《内经》曰：望而知之谓之神。很多辨证信息是通过望诊而得的。患者形体偏瘦，面色青白无华，鼻根发青，好动，易怒，为较典型之少阳小柴胡汤证体质；结合汗出、易感冒、怕冷等证据，考虑太阳表虚之桂枝汤证。故此太阳、少阳两感之证，予柴胡桂枝汤。若以脏腑辨证言之，即属脾虚肝旺一类证也。酌加五味子、钩藤，以养肝平肝息风；荆芥、防风、白蒺藜疏风止痒。诸药合用，方证对应，故见效甚速。

若纳差、苔白厚，尚可加二陈平胃健脾、和胃、化痰湿；烦躁、夜寐辗转不宁，可加钩藤、珍珠母平肝、潜镇、安神；若面色白无华、手足冷、易躁，可合用抑肝散[①]以抑肝、扶脾、养血等，此笔者临床常用之加减法。小儿慢性荨麻疹常见此方证，故录出以供参考。

3. 斑秃（柴胡桂枝汤、甘麦大枣汤）

连某，男性，40 岁，2005 年 4 月 28 日初诊。患斑秃 3 个月。头皮 3 处大小不一之斑秃区，最大者约 4cm×5cm。平素情志抑郁，精神不振，睡眠差，易疲倦，易汗出，恶风，口干稍苦，纳尚可，舌略暗，苔白，脉细弦。

四诊合参，汗出、恶风，太阳表虚；口苦、脉弦，少阳证；故属太阳、少阳合病，予柴胡桂枝汤加龙骨、牡蛎等化裁：柴胡 12g，法半夏 10g，党参 10g，黄芩 9g，桂枝 10g，白芍 10g，生龙骨 20g，生牡蛎 20g，浮小麦 30g，生姜 10g，大枣 6 枚，炙甘草 5g，6 剂。

二诊：药后诉精神好转很多，睡眠亦见好转，仍汗出。前方加重龙牡（各）30g，加浮小麦 45g，合大枣、甘草仿甘麦大枣汤意，加白芍 15g，10 剂。

三诊：汗出减少，已见细小毛发生长。继续服药，未再复诊。

半年后因他病来诊，见毛发已生长丰满。

【按】四诊合参，此少阳肝胆气郁，失于条畅，故见神情郁郁，精神不振，口干稍苦，脉弦；又兼太阳表虚之汗出、恶风等症，故以小柴胡汤、桂

① 抑肝散，方出《保婴撮要》，药用：白术、茯苓、当归、川芎、钩藤、柴胡、甘草。

枝汤两方相合，和解表里、调和营卫、疏肝解郁。肝郁久化热，易扰心神，则口干，睡眠不安，加龙骨、牡蛎以潜镇安神。药后诸症得减，汗出仍多，重加龙骨、牡蛎以收摄敛汗；加白芍合营柔肝；加浮小麦合大枣、甘草为仿甘麦大枣汤意，以清心敛汗，养心安神。药后虚汗减少，睡眠已佳，且毛发亦见生长。

日本汉方家大塚敬节，曾以小柴胡加牡蛎治疗圆形斑秃多例，早则1个月，晚则1年半治愈。且观察到，若去掉柴胡，头发生长则不良，新发不再长。若再加入柴胡，则新发再长。[①]此甚有趣，笔者思索此与柴胡与牡蛎配伍之妙有关。考现代医家中，论柴胡与牡蛎配伍之至为精到而具新意者，陈苏生老中医也。在陈氏常用的药对当中，最常用者即柴胡与牡蛎同用。陈氏认为，两药配伍，一升一降，一散一收，既具有双向性之调节作用，又具有同相性的协和作用。对于一切免疫性失调所致的疾病，无论其为肝炎、肾炎、风湿热、红斑狼疮、过敏性哮喘等皆用之。斑秃目前发病原因并不清楚，可能与精神过度紧张和机体劳累有关，但更可能存在自身免疫的发病机理。[②]所以在斑秃治疗中，常辨证加入柴胡、牡蛎一对药，当具有协和的调节免疫失调作用，使毛发生长，不可忽视。

4. 手足多汗症（柴胡桂枝汤）

曾某，女孩，2006年6月19日初诊。从小手足汗多，伸手可见汗出津津，伴头汗亦多。形体瘦弱，精神欠佳，恶风，胃纳较差，口苦，且平素易感冒。查：扁桃体Ⅱ度肿大，舌淡红，苔白，脉细弦。

四诊合参，体弱、汗出、恶风，太阳表虚桂枝证也；口苦、脉弦细、纳少，少阳小柴胡证也。故予柴胡桂枝汤加减：柴胡7g，法半夏6g，黄芩5g，党参5g，桂枝5g，白芍9g，炙甘草3g，大枣10g，生姜6g，7剂。

外用：荆芥10g，防风10g，枯矾（冲入）10g，葛根30g。水煎泡手足，洗后以乌贼骨粉擦手足。

二诊：药后手足头汗均减少，精神好转，纳稍增。近日稍见咳嗽，前方加桔梗5g，陈皮5g，3剂。

三诊：药后咳嗽消，精神、胃纳均明显好转。去桔梗，加煅龙骨（先

① 矢数道明．临床应用汉方处方解说．北京：人民卫生出版社，1983：208-209.
② 赵辨．临床皮肤病学．南京：江苏科学技术出版社，2001：947.

煎）15g，煅牡蛎（先煎）15g，再服 7 剂。

四诊：好转很多，汗出明显减少。守方 7 剂巩固。

【按】患儿亦典型之柴胡桂枝汤体质，故治疗亦从调整其体质着手，后期加入煅龙骨、煅牡蛎潜镇敛汗，服后手足头汗明显减少，精神、食纳皆有改善。若能小剂量多服时日，必能改善其瘦弱体质状态而见强壮。

另：方中外用枯矾、葛根水煎，收摄敛汗，此人所共知；然荆芥、防风乃辛温发汗解表药，外用何能治手足多汗症？此非笔者之经验，乃观《许履和外科医案医话集》所得。许氏书中记载：此方载于《幸福杂志》百病秘方专刊，能治手足腋窝及臀部多汗。许氏认为，方中荆芥、防风、乌贼骨粉，一散一敛，与玉屏风散之取义相似，一为外用，一为内服，有异曲同工、殊途同归之妙。[①] 此解释似有牵强之嫌。笔者认为，若无更恰当之中医解释，无如将其作为经验单方使用更合适。如著名老中医干祖望在治疗过敏性鼻炎中常加入蝉蜕、干地龙二药有效。然其认为，据现代药理发现，这两药有很好的脱敏作用。但以现有中医理论来解释，尚难接轨，只能作为验方、单方目之，也未为不可。[②] 这种实事求是态度，于中医有益。

5. 银屑病（柴胡桂枝汤）

黄某，男性，41 岁，2005 年 3 月 26 日初诊。患银屑病多年，皮疹反复发作。近来再发四肢、躯干点滴状红斑，上覆银白色鳞屑，轻痒。门诊曾以中西药治疗 1 个月，无改善。患者体瘦，面色无华，平素微怕冷，因皮疹多年未愈而情绪抑郁，口干，口苦，舌质稍红，苔薄微黄，脉细弦。

四诊合参，当属太阳、少阳合病，兼入阳明，予柴胡桂枝汤加味：柴胡 12g，党参 12g，黄芩 10g，法半夏 10g，桂枝 10g，白芍 10g，大枣 20g，生石膏 30g，生姜 10g，炙甘草 5g，4 剂。

外用消炎止痒洗剂，外搽羌月软膏（含有羌活、月见草等）。

二诊：药后部分皮疹隐退，继予 7 剂。

---

① 徐福松．许履和外科医案医话集．南京：江苏科学技术出版社，1980：356-357.

② 干祖望．干祖望经验集．北京：人民卫生出版社，2000：166. 读干氏之书，俯拾可见其洋溢的实事求是的严谨学术精神，如很多单纯性的局限性耳鼻喉疾患，若舌脉无参考价值，干氏皆一一指出，而不故弄玄虚，强加解释；又如对慢性鼻炎的认识，干氏“丢掉中医的一套而采用西医的，因为西医的解释入情入理。但治疗手段，坚持着百分之百的中医中药，因为这个治法比西医高明”等。此种实事求是对待中医的态度，正是现今中医学术界、临床界所欠缺的。

三诊：皮疹颜色明显消退，口干、怕冷等症消失，前方加苍术 10g，茯苓 12g，7 剂。

四诊：药后大部分皮疹消退。前方去石膏，继服 7 剂。

后未再复诊。

【按】本案以望诊为主考察其属小柴胡汤体质，兼见易怕冷恶风、微汗出，此太阳表虚证，故合用桂枝汤；口干，加石膏。全方似不治皮而皮疹得退，实得方证对应之趣。

三、大柴胡汤

【组成】柴胡半斤　黄芩三两　芍药三两　半夏（洗）半升　生姜（切）五两　枳实（炙）四枚　大枣（擘）十二枚

【用法】上七味，以水一斗二升，煮取六升，去滓再煎，温服一升，日三服。一方，加大黄二两；若不加，恐不为大柴胡汤。

【方解】本方由小柴胡汤去人参、甘草，合小承气汤去厚朴加芍药组成，合而为治少阳、阳明合病之方。方中仍以柴胡、黄芩和解少阳；然因病已并于阳明，故以大黄、枳实以泻下热结；心下满痛，故以芍药、大枣缓急止痛；胃气上逆而呕恶，配半夏、生姜以和胃止呕。故本方为治少阳、阳明合病之往来寒热、呕恶不止、郁郁微烦、心下痞硬、腹满胀痛者。

（一）方证辨证要点

1. 本方证属少阳、阳明合病证。

2. 既见少阳诸症，如往来寒热、胸胁苦满、呕恶等；又见阳明诸症，如腹胀满痛拒按、大便秘结，或协热下利等。二者相合，为大柴胡汤证。

（二）皮肤病辨治心法

1. 大柴胡汤在皮肤科中应用亦相当广泛，凡小柴胡汤所治之皮肤病种均可适用于大柴胡汤，关键在于辨其虚实。

2. 大柴胡汤适应之体质多壮实，特别是现代文明社会的“三高症”（高血压、高血脂、高血糖）、肥胖症患者，腹部膨满，按之有抵抗感，多现大柴胡汤证。考《伤寒论》以柴胡名方的共有六方，依其体质之由实到虚排列为：大柴胡汤、柴胡加龙骨牡蛎汤、柴胡加芒硝汤、小柴胡汤、柴胡桂枝汤、柴胡桂枝干姜汤。临床辨其虚实，当细心体会。

3. 应用大柴胡汤时，合方机会亦很多，如兼水饮时合方五苓散；兼血虚水盛时合方当归芍药散；兼瘀血时合方桂枝茯苓丸；兼下焦蓄血时合方桃核承气汤；兼脾胃痰湿时合方平胃散；兼阳明湿热时合方茵陈蒿汤等，皆可随证取用。

（三）医案实录

1. 带状疱疹（大柴胡汤合桂枝茯苓丸）

伍某，男性，40岁，2008年9月13日初诊。患右侧胸背部带状疱疹后疼痛8个月。多方求治，中西药物及针灸、拔罐、放血诸法用尽，仍右腋下疼痛，时阵发性加剧。查其体格壮实貌，腹肌紧张，纳寐正常，稍口干口苦，大便可。舌质偏暗红，舌下脉络暗黑而粗，苔根稍黄厚，脉弦有力。

四诊合参，体格壮实、腹肌紧张、口干苦、脉弦，柴胡证而偏实者；舌质暗红、舌下脉络暗黑而粗，瘀血证。

故予大柴胡汤合桂枝茯苓丸加减：柴胡15g，黄芩10g，法半夏10g，枳实10g，赤芍15g，桃仁10g，桂枝10g。7剂。

二诊：药后效果非常好，疼痛消失。故自行停药，然3天后又稍有反复，遂再来复诊。

继予上方10剂巩固之，痊愈。

【按】本案用药普通寻常，然8个月顽疾迅速得愈，关键在于方证对应。大柴胡汤与桂枝茯苓丸之合方临床应用非常广泛，宜注意。

2. 急性荨麻疹（大柴胡汤）

丁某，男性，34岁，2008年11月13日初诊。全身风团瘙痒10余天。前医给予地氯雷他定、左西替利嗪、头孢克洛缓释片，以及中药汤剂等治疗未效，仍起风团瘙痒，故前来求治。

体质壮实貌，身起红色风团，此起彼伏，瘙痒剧烈，感上腹部堵塞感，按之紧张抵抗，口干，大便稍干。舌质略暗红，苔白厚，中黄，脉沉弦。

四诊合参，此属少阳、阳明合病，治宜和解少阳、清泻阳明，予大柴胡汤加味：柴胡15g，枳实10g，黄芩10g，赤芍10g，大枣30g，酒大黄15g，法半夏10g，生姜10g，地肤子10g，6剂。

二诊：药后好很多，风团大部分消退未再发作，仅手背部少许新发小风团，瘙痒不甚，大便已畅，舌边略暗红，苔中黄厚腻，脉沉弦。

少阳、阳明之热稍解，而湿浊纠结难去。前方去生姜、大枣、大黄，加苍术、佩兰、石菖蒲芳香化湿：柴胡15g，枳实10g，黄芩10g，赤芍10g，法半夏10g，地肤子10g，苍术10g，佩兰10g，石菖蒲10g，7剂。

服后风团即未再发作。

【按】患者体质壮实，上腹部痞满紧张，口干，便干，苔黄，脉弦等，皆大柴胡汤见症，故依证而处大柴胡汤，加地肤子能“去皮肤中积热，除皮肤外湿痒”(《本草原始》)。药后风团基本消退，因见苔中黄厚腻，此湿热蕴郁不去，故二诊时加入苍术、佩兰、石菖蒲能芳香醒脾化湿，湿去则风自去，服后则风团未再发作。

3. 慢性荨麻疹（大柴胡汤合平胃散）

何某，男性，38岁，2009年7月24日初诊。皮肤起风团瘙痒反复2个月余，服中西药皆未见效。形体壮实貌，胃不适，时胃脘胀闷，纳欠佳，大便偏干，舌偏红，苔淡黄厚，脉弦滑。

四诊合参，此少阳、阳明合病，又兼太阴脾失健运、胃气不和，故处以大柴胡汤合平胃散加减：柴胡15g，枳实10g，赤芍15g，酒大黄5g，法半夏10g，大枣30g，生姜10g，黄芩10g，苍术10g，厚朴10g，陈皮15g，浮萍15g，地肤子20g，白鲜皮20g，8剂。

8月底以他病再来诊时，诉前药服后风团即消，至今未再发作。

【按】本案患者形体壮实，心下胀满，属大柴胡汤方证；因兼胃脘胀而食纳欠佳，故合用平胃散以行气和胃，燥湿运脾；酌加浮萍、白鲜皮、地肤子疏风清热、利湿止痒，药后皮疹即消，未再反复。然慢性荨麻疹一诊而愈者，临床不多见。

4. 药疹（大柴胡汤合五苓散）

黄某，男性，37岁，2006年7月11日初诊。2个月前因确诊为肺结核，给予异烟肼、利福平、吡嗪酰胺、链霉素四联抗结核治疗。1周前出现全身泛发皮疹瘙痒。外院考虑：药疹，停用抗结核药物，给予开瑞坦、苯海拉明针等抗过敏药治疗，未效。

形体壮实，全身泛发红斑、丘疹、大小水疱、肿胀，瘙痒剧烈，因搔抓而流滋淋漓。口干稍苦，二便可，舌质红偏暗，苔白黄而厚，脉弦稍数。

四诊合参，其形体当属大柴胡汤体质；皮疹肿胀流滋，水湿之邪盛，五苓散主之，故予大柴胡汤合五苓散化裁：柴胡20g，黄芩10g，法半夏10g，枳实10g，赤芍15g，酒大黄3g，大枣30g，生姜10g，猪苓15g，茯苓15g，泽泻20g，苍术15g，桂枝10g，白鲜皮30g，地肤子15g，2剂。

外用消炎止痒洗剂（院内自制药）外洗，渗液、流滋处以氧化锌油外涂、无渗液处以三黄洗剂（院内自制药）外搽。

二诊：好转很多，肿胀、水疱消退，红斑、丘疹减，瘙痒减轻，无新发皮疹出现，前方继服4剂。

三诊：水疱全消，全身皮肤已变干燥，伴较多糠秕状脱屑。但3天前突然再次出现皮肤散发红斑、斑丘疹，瘙痒有增，口不干苦，舌稍红，苔根白厚，脉弦。前方柴胡减为15g，去桂枝、酒大黄，加生地黄15g，荆芥10g，防风10g，2剂。

四诊：躯干红斑疹已消，四肢尚见散在之红斑疹，瘙痒减。原消退之皮疹处遗留淡褐色色素沉着，双手部皮疹消后稍脱屑、干燥。改予十味败毒散加减：荆芥10g，防风10g，柴胡10g，独活10g，川芎10g，茯苓15g，白鲜皮30g，桔梗10g，连翘15g，生薏苡仁30g，生姜10g，甘草5g，4剂。

外搽消炎止痒霜、肤必润（均为院内自制药）。

药后皮疹瘙痒全消而愈。

【按】本案初起皮疹泛发全身，抗过敏西药未能控制，中医依据其体质状态给予大柴胡汤。因肿胀、水疱、流滋明显，合方使用五苓散，皆全方照录。仅加白鲜皮、地肤子加强清热利湿止痒力度。服药后皮疹得以迅速控制。三诊时稍有反复，再发红斑疹，故加入荆芥、防风、生地黄以疏风透疹。四诊后皮疹大部分消退，改以十味败毒散疏风解表、利湿止痒而愈。

十味败毒散为日本汉方家华冈青洲的经验名方。何谓败毒？《医方考》曰："培其正气，散其邪毒，故曰败毒。"考古今医籍曾有多个以"败毒"命名之方剂，如人参败毒散（宋《太平惠民和剂局方》、宋·钱乙《小儿药证直诀》）；加味败毒散（宋·陈言《三因极一病证方论》；宋·《海上方》）；

连翘败毒散（明·龚信《古今医鉴》）；消风败毒散（明·龚廷贤《万病回春》）；清瘟败毒散（清·余师愚《疫疹一得》）；荆防败毒散（明·张时彻《摄生众妙方》）等。诸败毒散用药亦多相类，常以荆芥、防风、羌活、独活解表透邪；柴胡、桔梗、枳壳、川芎等升降气机；热盛配黄芩、黄连、金银花、连翘泻火解毒；少佐补虚培正如人参等。用治伤寒时气、瘟疫、疮疖痈疽初起等皆有卓效。如荆防败毒散治"疮肿初起，恶寒发热"（《摄生众妙方》）；人参败毒散治"万历丙戌春，余寓大梁属瘟疫大作，士民多毙其症，闾巷相染，甚至灭门。其症头疼身痛、憎寒壮热……其虚弱者，余先以人参败毒散，轻者即愈"。（《万病回春》）；消风败毒散治"梅毒、天疱疮初起"（《万病回春》）；清瘟败毒散治"疫证初起，恶寒发热，头痛如劈，烦躁谵语……"（《疫疹一得》）等，形成颇有特色的一类"败毒散"群方。

十味败毒散由《万病回春》之荆防败毒散去前胡、薄荷、连翘、枳壳、金银花5味，加樱皮而成。此方在皮肤科使用非常广泛，对于此方之适应目标，矢数道明曾总结道：以小柴胡汤之适应体征，神经质，胸胁苦满，易引起反复化脓性疖肿病、变态反应性湿疹、荨麻疹等为其目标。[①] 著名老中医岳美中教授谓此方"对于疮疖体质，则以改善体质为目的用之。对于湿疹，亦常有卓效。由于疮疖毒气内攻所致之肾炎，亦可服用"。[②] 笔者临床体会，相对于荆防败毒散而言，本方适应之皮疹较轻，病程较久。皮疹急性发作剧烈时，本方并非所宜，而以荆防败毒散效果更好。对反复发作之湿疹、疮疖、荨麻疹，本方以改善体质为目的，长期服用（一般1～3个月）可获得较好效果。

5. 慢性湿疹（大柴胡汤合桂枝茯苓丸）

折某，男性，37岁，2009年9月2日初诊。颈、胸、腰部及双股沟、阴囊部起红斑疹瘙痒反复4年。多家医院求治均明显改善。来诊时见上述部位起红色斑、丘疹，部分呈轻度苔藓样变，脱屑。阴囊部明显肥厚，呈枯树皮样外观。形体壮实，一身拘紧感，心下有抵抗感，口稍干，不苦，二便可，舌苔黄厚，舌质瘀暗，脉弦滑。

① 矢数道明．临床应用汉方处方解说．北京：人民卫生出版社，1983：184. 十味败毒散具体药味是：柴胡、独活、樱皮、防风、桔梗、川芎、茯苓、荆芥、甘草、生姜。

② 陈可冀．岳美中医学文集．北京：中国中医药出版社，2000：420. 岳美中认为，若无樱皮，可用白鲜皮代替。

四诊合参，此属少阳、阳明合病夹瘀证，予大柴胡汤合桂枝茯苓丸加减：柴胡 15g，黄芩 10g，枳实 10g，法半夏 12g，赤芍 15g，大枣 20g，桂枝 10g，茯苓 15g，桃仁 10g，牡丹皮 10g，苍术 10g，地肤子 20g，土茯苓 30g，7 剂。

外用皮肤康洗液外洗，三黄洗剂外搽，阴囊部位以消炎止痒霜外搽。

二诊：药后好转很多，瘙痒明显减轻。诉服此方人最为轻松，一身拘紧感顿消，黄厚苔减，脉滑略弦。药已中的，守前方继服 7 剂。

三诊：药后瘙痒消失，皮疹基本消退，阴囊树皮样肥厚皮疹大为改观，嘱继服前方以求巩固，7 剂。后未再来复诊。

【按】形体壮实，心下抵抗感，舌苔黄厚，脉弦，皆少阳、阳明合病之大柴胡汤见症；舌质暗，舌面瘀斑，瘀血证亦明显，故合方桂枝茯苓丸。酌加苍术、土茯苓、地肤子以利湿止痒。

男性体质壮实之顽固性慢性湿疹、阴囊湿疹患者，本合方使用机会非常多，效果很好，宜注意。

6. 扁平疣（大柴胡汤合桂枝茯苓丸）

刘某，男性，24 岁，2009 年 6 月 2 日初诊。面部扁平疣 1 年多。曾就医数次未效，到处打听愈病良方。近 1 个月来皮疹有增多，上肢亦见新发。查：面部较密集散在数十颗淡褐色扁平丘疹，前臂皮肤散在数颗类似皮疹。形体壮实，肤色偏暗，属筋肉紧张型体质。舌偏暗红，苔根稍黄，脉沉弦。

柴胡 25g，枳实 10g，黄芩 10g，法半夏 10g，白芍 10g，大枣 30g，桂枝 10g，桃仁 10g，茯苓 15g，生姜 10g，10 剂。

外用：菊花 60g，白芷 30g，苍耳子 30g，苍术 30g，木贼 15g，10 剂，水煎后外洗疣体。

二诊：药后皮疹即全部脱落，患者异常惊喜。守方 7 剂巩固。

【按】扁平疣难治，有时又易治。说难治是很多扁平疣患者求医多年，难以见效，说易治是临床亦常见不少久治不愈的患者服药数剂，疣体即见脱落而愈，本案即是。以临床经验所见，扁平疣辨治以柴胡剂与祛瘀血剂合方多见，如大柴胡汤、四逆散、小柴胡汤分别与桂枝茯苓丸、当归芍药散等合方。故临床必须辨清两方之方证体质，方能奏效。

7. 脂溢性皮炎、痤疮（大柴胡汤合泻心汤、左金丸）

易某，女性，46岁，2005年3月30日初诊。面部患脂溢性皮炎、痤疮反复半年多，曾服西药治疗1个多月，效果欠佳。有胃病史，口苦甚，大便偏干，时反酸、烧心。体质较壮实，面部油腻，起红斑，伴糠秕样细屑，红色丘疹、少许脓疱及小结节，舌偏暗红，苔根黄腻，脉沉弦细。

四诊合参，此属少阳、阳明合病，予大柴胡汤合左金丸：柴胡12g，枳实10g，黄芩10g，法半夏15g，白芍10g，大枣20g，大黄3g，生姜10g，黄连6g，吴茱萸3g，5剂。

外搽三黄洗剂。

二诊：药后皮疹好转，红斑、丘疹颜色减轻，时痒，胃脘反酸、烧心明显好转，口苦减，大便通畅。前方加荆芥10g，连翘10g。5剂。

三诊：面部皮疹渐消，时轻痒。反酸、烧心基本消失，口苦明显减轻，稍口干。前方加葛根15g，生石膏30g，5剂。服后皮疹瘙痒基本消失。

【按】本案虽前来求治面部脂溢性皮炎、痤疮，然胃脘不适诸症亦非常突出。故辨证时不应仅局限面部皮疹，而应结合整体综合调理。四诊合参，患者体质壮实，口干苦，大便干，面部起红色皮疹，舌苔黄腻，皆少阳、阳明合病之大柴胡汤见症；而反酸、烧心明显，乃少阳肝火犯胃，故加左金丸以清肝泻火，降逆和胃。药后不仅胃脘不适明显好转，面部皮疹亦见减轻，达到“整体得调疹得平”的效果。

8. 斑疹伤寒（大柴胡汤合泻心汤）

陈某，男性，50岁，2006年6月26日初诊。身起皮疹瘙痒5天，高热1天来诊。5天前出现头面、躯干、四肢散发红斑疹、水疱，瘙痒。昨日出现发热，现体温39℃，无恶寒，无咳嗽、胸痛。上周五曾腹痛腹泻1次，现大便3日未行。精神差，头痛，口干稍苦，舌偏暗红，苔根淡黄厚，脉弦数。自诉数日前有虫叮咬史。查：右耳下、躯干、双下肢数个暗红色斑疹，下肢皮疹有融合，压之不褪色，上有水疱，中心见焦痂样物。考虑：皮疹高热查因（恙虫病？斑疹伤寒？）。血常规：WBC 11.3×10^9/L，稍偏高；外斐反应需2日后出结果，故暂予中药治疗。

四诊合参，高热、无恶寒、口干苦、大便结、苔根淡黄厚、脉弦数，皆提示此少阳、阳明合病，治疗当清少阳、阳明两经之热毒，予大柴胡汤合泻心汤化裁：柴胡 25g，枳实 10g，黄芩 10g，法半夏 10g，大黄 5g，白芍 10g，黄连 6g，黄柏 10g，生姜 10g，甘草 7g，1 剂。

外用参柏洗液外洗，氧化锌油外涂。

次日再诊，发热已退，体温 36.9℃，大便已通畅，头痛消失，精神转佳，暗红斑颜色稍减退，水疱稍消，结痂，略渗液，仍痒。前方加地肤子 15g，白鲜皮 15g，1 剂。

第 3 日再诊，无发热，局部皮疹同前，双小腿略肿胀。外斐反应报告：OX2 1∶40，OX19 1∶160，OXK 1∶80。综合考虑，恙虫病一般 OXK 升高明显，患者 OX19 效价达 1∶160，诊断地方性斑疹伤寒可能性大。因属传染病，嘱转传染科予四环素治疗。

【按】本案斑疹伤寒可能性大，但得区分流行性斑疹伤寒、地方性斑疹伤寒，以及与恙虫病的鉴别。根据临床症状及外斐反应结果，本案地方性斑疹伤寒可能性大。本案属传染病，故后嘱转传染科治疗。但在外斐反应报告未出来之前，中药治疗非常有效，1 剂而高热退，病情好转，还在于方证对应。

四、柴胡加龙骨牡蛎汤

【组成】柴胡四两　龙骨一两半　黄芩一两半　生姜（切）一两半　铅丹一两半　人参一两半　桂枝（去皮）一两半　茯苓一两半　半夏（洗）二合半　大黄二两　牡蛎（熬）一两半　大枣（擘）六枚

【用法】上十二味，以水八升，煮取四升，内大黄，切如棋子，更煮一两沸，去滓，温服一升。本云柴胡汤，今加龙骨等。

【方解】本方由小柴胡汤去甘草，加桂枝、茯苓、龙骨、牡蛎、大黄、铅丹而成。以小柴胡汤治其胸胁苦满；加桂枝治其气上冲；加茯苓利其小便；加大黄泻其胃热而止谵语；加龙骨、牡蛎、铅丹镇静安神治其烦惊。故本方治小柴胡汤证而具气冲心悸、二便不利、烦惊不安甚则谵语者。

（一）方证辨证要点

1. 本方证属少阳、阳明合病证。

2. 有柴胡证，较之大柴胡汤体质偏虚（但并未虚至小柴胡汤之筋骨质，相反，往往亦可见到类似大柴胡汤证之实满体型），胸胁苦满；有水饮证，身重，舌体多偏胖大，苔白厚、黄厚腻等；最具特征的是必有神经精神方面症状，表现在“行为、情感、言语、思维、感觉、意识、注意与记忆、睡眠等方面的障碍，以及癫痫、震颤、头痛、耳鸣、肌紧张等神经系统的病变”，[①] 所以常见患者言语语速快而杂乱、焦虑、紧张、易惊、烦躁、胡思乱想、失眠、多梦、记忆力减退、头痛、耳鸣、甚则狂躁等多方面神经精神症状，为辨证之大眼目。

3. 须与桂枝加龙骨牡蛎汤方证相鉴别。二者均有神经精神方面症状，而本方证表现更为严重。体质方面，桂枝加龙骨牡蛎汤体质更虚，表现为桂枝汤体质，即易自汗出、恶风、肤白瘦弱体质；本方证为体质偏实中夹虚，有时甚至接近于大柴胡汤之壮实体质，然必有夹虚之证据可凭。

4. 本方有夹饮之病机不可忽视。因内有水饮，故“身重，小便不利，难以转侧”，临床虽未必见如此重之水饮证据，而舌体胖大、舌苔苔白厚最为常见。

5. 方中大黄可依据精神症状之轻重与大便秘结与否决定用量之多少及用与不用；铅丹有毒，现今使用较少，诸家经验认为或可用生铁落、磁石等代替。

（二）皮肤病辨治心法

1. 本方适用于诸多皮肤病，如慢性荨麻疹、慢性湿疹、皮肤瘙痒症、斑秃、黄褐斑、黑变病、扁平苔藓、银屑病等皮肤病。临床使用时不必拘泥于病名及皮疹形态，但见符合上述之本方证者，皆可用之有良效。

2. 与神经精神障碍相关性皮肤病如神经性皮炎、结节性痒疹、人工皮炎、拔毛癖、疾病恐怖症、皮痛等，本方适证用之，可获意外之效。

（三）医案实录

1. 慢性荨麻疹（柴胡加龙骨牡蛎汤合平胃散）

刘某，男性，41 岁，2005 年 6 月 9 日初诊。患慢性荨麻疹 2 年多，反复发作。近 3 个月发作剧烈，外院给予中、西药亦未能控制，经人介绍来诊。

---

① 黄煌．经方 100 首．南京：江苏科学技术出版社，2005：125.

形体显壮实，体偏胖，全身起红色风团，此起彼伏，瘙痒甚，痒甚烦躁。诉平素工作繁忙，精神压力大，常感疲倦、焦虑、睡眠差，常胃不适，胃胀，嗳气，口干，晨起口苦，大便干。舌体偏胖大，边齿印，舌苔白，中根淡黄厚腻，脉弦。

四诊合参，焦虑、烦躁、情绪不稳、口苦、脉弦，少阳见症；口干、烦躁、苔黄，阳明见症；疲倦、胃不适、舌体胖大、齿印、苔腻，太阴见症，夹湿阻。综合考虑，此属少阳、阳明、太阴合病。故予柴胡加龙骨牡蛎汤合平胃散加减：柴胡 15g，黄芩 10g，法半夏 12g，党参 10g，大枣 20g，酒大黄 6g，桂枝 10g，茯苓 10g，生龙骨（先煎）30g，生牡蛎（先煎）30g，枳壳 10g，陈皮 10g，苍术 12g，厚朴 10g，生薏苡仁 30g，白鲜皮 30g，荆芥 10g，5 剂。

嘱停服以前中西药。

二诊：风团瘙痒明显减轻，且精神好转，疲劳感减轻，无以前那么紧张、焦虑，睡眠明显好转，胃胀、嗳气稍减。

前方加减，连续服药 1 个月余，风团未再发作而愈，余症亦明显好转。

【按】慢性荨麻疹，单凭局部皮疹难以辨出准确的证，必须结合整体证候。本案整体证候突出，经条分缕析，不难得出少阳、阳明、太阴合病证。结合方证认识，不难选择柴胡加龙骨牡蛎汤、平胃散二方。

2. 皮肤瘙痒症（柴胡加龙骨牡蛎汤）

邓某，男性，42 岁，2006 年 6 月 21 日初诊。腰部、外阴部皮肤瘙痒，反复发作 5 年，多方治疗未效。伴平素腰酸，头晕，情绪低落，一身重，下肢无力，手足麻木，口干，二便可。查：形体显壮实，局部未见原发皮疹，阴囊皮肤粗糙，轻度肥厚，干燥。舌体胖大，边尖稍红，苔薄根腻，脉弦。

初诊考虑瘙痒日久，阴血不荣，肌肤失养，又兼湿蕴，遂给予朱仁康经验方“滋阴除湿汤”加减：生地黄 20g，玄参 15g，茯苓 10g，丹参 15g，白鲜皮 30g，泽泻 15g，当归 10g，蛇床子 15g，5 剂。

外用参柏洗液兑水稀释外洗，消炎止痒霜（院内自制药）外搽。

二诊：服药未效，仍觉瘙痒依旧，仅睡眠略有好转。感一身痛，沉重，下肢无力，手足麻木等，自述细节症状甚多，语速较快，观其神情亦显抑郁。综合分析，此属柴胡加龙骨牡蛎汤证也。

故改方：柴胡 15g，党参 10g，黄芩 10g，法半夏 10g，茯苓 30g，大枣 30g，桂枝 10g，酒大黄 5g，龙骨 30g，牡蛎 30g，生姜 10g，7 剂。

三诊：药后瘙痒减轻，精神及心情亦好转。舌稍红，苔薄黄，脉滑弦。

前方再加石菖蒲 10g，黄连 9g，7 剂。

四诊：瘙痒已消，其余诸多细节不适亦消除，仅感头皮稍痛。前方去黄连，继服 7 剂巩固。

【按】本案初诊时以常规思维辨证，考虑瘙痒日久，阴血亏耗，不荣肌肤，兼夹湿蕴，故见皮疹干燥肥厚，舌苔腻。选用滋阴除湿汤治疗未效。二诊时重视其情志方面的叙述，发现诸多细节症状不适，皆因情志抑郁焦虑所致，符合柴胡加龙骨牡蛎汤方证特征，故改方治疗而愈。

3. **扁平苔藓（柴胡加龙骨牡蛎汤合桂枝茯苓丸）**

毛某，男性，34 岁，2005 年 7 月 4 日初诊。躯干部泛发红斑、鳞屑伴瘙痒 20 天，当地卫生院治疗未效。其皮疹泛发于胸、腹、背，呈椭圆形、不融合之密集暗红色斑，部分呈紫黑色斑，伴上覆鳞屑。细问病史，诉自觉神智混沌不清感 10 余年，亦曾服药治疗数次，未有效果。长期失眠，遇事易心慌、激动，冷汗出，胃纳可，二便可，易疲劳。舌体胖大，舌稍暗红，苔中黄厚，脉沉细，右脉弦。

四诊合参，此少阳、阳明合病，兼夹饮邪、瘀血，予柴胡加龙骨牡蛎汤合桂枝茯苓丸：柴胡 15g，法半夏 10g，党参 10g，桂枝 10g，黄芩 10g，茯苓 30g，大枣 4 枚，桃仁 10g，白芍 10g，牡丹皮 10g，生龙骨 30g，生牡蛎 30g，生姜 10g，7 剂。

同时，行皮肤病理活检，结果报告符合扁平苔藓。

二诊：药后瘙痒明显减轻，皮疹暂无明显变化，但神智混沌不清感明显好转，睡眠好转，疲倦感消失。

前方已中的，继服 7 剂。

三诊：瘙痒消失，心情轻松愉快，皮疹稍减变薄，颜色变淡。

因路途遥远，嘱带药回去坚持服用，后未见再来复诊。

【按】本案为一有效病例，但若患者能坚持服药，应可得痊愈之佳效。临床证实中医治疗扁平苔藓效果良好。

笔者临床体会，扁平苔藓中医辨证常从瘀血论之，因有瘀血之证据。治疗上，偏实者，以桂枝茯苓丸剂，偏虚者，以当归芍药散剂，而合用柴胡剂之机会尤多。偏实者，合用大柴胡汤剂，偏虚者，合用小柴胡汤剂。伴有明显神经精神方面障碍者，合用柴胡加龙骨牡蛎汤。

4. 斑秃（柴胡加龙骨牡蛎汤）

梁某，男性，52岁，2008年5月9日初诊。1年前曾出现头皮数处斑状脱发，经中西药治疗基本痊愈。近1周来无明显诱因，又出现头发大量脱落。现见头皮数十处大小不一之斑秃区，约占1/3头皮面积。形体壮实貌，舌稍红，苔稍黄，脉弦。

考虑头发突然脱落，当风邪乘虚侵袭毛窍所致，选用神应养真丹加减以养血祛风生发：当归10g，侧柏叶15g，黄芩10g，桑叶10g，天麻10g，羌活10g，木瓜5g，菟丝子15g，何首乌20g，防风5g。

外用乌发生发酊。

上方加减服至6月13日。未再脱发，前部头皮斑秃区有细小绒毛生长。继服至7月11日，新发生长缓慢，洗头时稍有稀疏脱发，睡眠可，舌稍红，苔薄微腻，脉弦。

已服药2个月，见效甚缓，概因方未全切合病机。遂细观其情形，形体显壮实，无明显萎弱之貌，虽语声爽朗，而亦显焦虑之色，诊脉得弦。综合分析，属少阳、阳明合病之柴胡加龙骨牡蛎汤方证。

遂改方：柴胡20g，龙骨30g，牡蛎30g，法半夏10g，黄芩10g，党参10g，茯苓30g，桂枝10g，大枣30g，骨碎补30g，白芷5g，生姜10g，7剂。

服后明显见效，各斑秃区均有细小绒毛生长出。

继服至7月25日，各斑秃区毛发生长良好，毛发变黑，部分斑秃区已长丰满成正常毛发，左后头皮有一新脱发区约3.5cm×2.5cm。

再服至9月5日，旧脱发区毛发已全部生长丰满，左后头皮之新脱发区毛发亦见生长。至10月7日，脱发区毛发全部长齐而停药。

1年后以他病来诊，头发乌黑而丰满，未再脱发。

【按】本案初诊时考虑头发突然脱落，属风邪乘虚而入，侵袭毛窍所致，当养血补益肝肾以生发，疏风以驱外邪。然服药2个月，见效缓慢。再诊时从其神色形态综合考虑，虚弱表现并不明显，情志焦虑方面略显突出，故改以柴胡加龙骨牡蛎汤而获得显著效果，守方连服3个月毛发完全长出而丰满。故但见脱发即养血补肝肾，很容易落入套方套药之窠臼，心无成见，细察病机，随证用方才是活法。

5. 瑞尔黑变病（柴胡加龙骨牡蛎汤，当归芍药散合四物汤、四逆散）

李某，女性，30岁，2008年6月25日初诊。面部弥漫性黑斑2年，曾外院服中西药治疗无改善，渐渐扩大至颈部。形体稍偏瘦，面部弥漫性黑斑，延至颈部，边界不清，面色无华。平素易紧张，焦虑，睡眠欠佳，梦多，口干，疲倦，怕冷，舌淡红，苔稍黄，脉弦细。

四诊合参，此少阳、阳明合病，处方以柴胡加龙骨牡蛎汤加减，柴胡15g，黄芩10g，法半夏10g，太子参20g，沙参20g，大枣30g，生姜10g，龙骨30g，牡蛎30g，桂枝10g，茯苓15g，炙甘草6g，7剂。

二诊：药后黑斑明显减淡，精神好转，睡眠仍欠佳，前方加酸枣仁20g，继服7剂。

三诊：黑斑进一步消退，睡眠较前好转。守方加减服至9月9日，仅下巴两侧轻微黑斑隐现，余黑斑全消。精神好转，睡眠改善，平素月经量少，舌淡红，苔白，脉细弦。

改以当归芍药散合四物汤、四逆散化裁，养血利水，疏肝解郁：当归10g，白芍10g，柴胡10g，茯苓15g，白术10g，郁金10g，泽泻10g，桂枝5g，甘草3g，川芎5g，熟地黄15g，14剂巩固。

【按】本案患者紧张、焦虑、失眠，与少阳肝胆郁结，疏泄不利有关；口干、苔黄属阳明有热，故属少阳、阳明合病，予柴胡加龙骨牡蛎汤。因其热不甚，大便不结，故去大黄。加太子参、沙参、甘草，配伍生姜、大枣等甘润之品而补中和胃扶其虚。睡眠梦多，加酸枣仁养心安神。服后诸症改善，黑斑减退，并逐渐消失，后期改以当归芍药散、四物汤、四逆散化裁养血利水，疏肝解郁以巩固疗效。

观前后处方，前者偏治其实，后者偏治其虚，先实而后虚，次第不乱。

6. 银屑病（柴胡加龙骨牡蛎汤，四逆汤合桂枝甘草龙骨牡蛎汤）

肖某，女性，36岁，2009年8月7日初诊。银屑病史多年，并患狂躁、抑郁症病史有年，一直服相关药物治疗，控制不太稳定。

来诊时见躯干、四肢多发红斑、鳞屑，瘙痒不明显。长期睡眠差，手心热，头脑不清晰，头痛，疲倦明显，心情抑郁，时有自杀倾向，时又狂躁，经前狂躁明显，月经量多，血块多，色紫黑。怕冷，时又怕热，心慌憋闷，舌体胖大，舌质紫暗，有瘀斑，脉弦。

以滋阴降火中药治疗，特色疗法中心以普通针刺，以及皮针、电针、皮内针、微针等治疗，无甚改善。

四诊合参，此属少阳、阳明合病，兼夹水饮，并瘀血内阻，给予柴胡加龙骨牡蛎汤，加红花、莪术、柴胡 15g，党参 10g，黄芩 10g，龙骨 30g，牡蛎 30g，桂枝 15g，茯苓 30g，酒大黄 20g，红花 5g，莪术 30g，5 剂。

服药后心情好转，睡眠好转，人感轻松，皮疹颜色较前变红，鳞屑稍有增厚。前方加桃仁 10g，7 剂。

诸症稍有反复，情绪又见低落，心情抑郁，悒悒不乐。改以四逆汤合桂枝甘草龙骨牡蛎汤加减：熟附子 60g，干姜 30g，炙甘草 30g，肉桂（后下）15g，龙骨 30g，牡蛎 30g，酸枣仁 20g，茯苓 15g，5 剂。

药后情绪好转，皮疹颜色稍减，手心热消失。但时烦躁，睡眠欠佳，头脑不清晰感。《难经》云："重阴必癫，重阳必狂。"患者既见情绪低落、心情抑郁、悒悒不乐等阴证，又见时烦躁、失眠、经前狂躁等阳证。故治疗既扶阳抑阴，又潜阳泻火，予四逆汤、柴胡加龙骨牡蛎汤合方化裁：熟附子 60g，干姜 30g，炙甘草 30g，肉桂（后下）15g，龙骨 60g，牡蛎 60g，莪术 30g，酒大黄 15g，柴胡 25g，赤芍 30g，5 剂。

药后精神好转很多，睡眠好转，手心热已完全消失。皮疹颜色减，变薄。大便日行 4 ～ 5 次，质稀。前方酒大黄减为 5g，8 剂。

药后皮疹明显减轻，精神明显好转，心情好转，思维较前清晰。经来月经量较多，经行通畅而无血块，怕冷好转。

前方调整剂量：熟附子 20g，干姜 10g，炙甘草 10g，肉桂（后下）6g，龙骨 60g，牡蛎 60g，莪术 45g，柴胡 30g，赤芍 30g，酒大黄 3g，生薏苡仁 20g，10 剂。

此方服至 10 月中旬，病情明显好转，皮疹基本消失，现情绪稳定，思维清晰，睡眠尚可，未再有狂躁、自杀等念头。

2010 年 5 月，患者再来复诊。诉停药后不久，皮疹稍有反复。现躯干、四肢散发少许红斑、鳞屑，疲倦，口干稍苦。

继续服药巩固。

【按】本案患者除银屑病皮疹外，尚患有狂躁、抑郁，出现诸多全身的不适症状。中医一贯强调“整体观念”，故辨证时必须局部皮疹与整体证候相参，方能达到治病又治人、治标又治本的目的。故在中医“整体观念”的指导下，是不必强行人为分科的。不同科的疾病能否合并治之，关键取决于当下证的状态及医者所采取的治疗策略，能合并而治即可合并治之。

著名中医精神病专家周康教授常用大剂四逆汤治疗精神病属阴证者，用柴胡加龙骨牡蛎汤治疗精神病属阳证者。[①] 本案阴证、阳证同见，故将两方合并使用，取得较好的效果。

7. 结节性痒疹（柴胡加龙骨牡蛎汤和全蝎方）

黄某，男性，56 岁，2010 年 12 月 3 日初诊。四肢发结节性痒疹 4 年多，多方求治未效。形体壮实貌，口干稍苦，瘙痒剧烈难忍，烦躁，口干苦，大便稍干，寐欠佳。查：四肢伸侧多发半球形坚硬之结节性丘疹，呈暗褐色，肥厚粗糙，伴见脱屑、抓痕、血痂。舌暗红，苔白厚，脉沉细弦。

四诊合参，此少阳、阳明合病，给予柴胡加龙骨牡蛎汤和全蝎方加减：柴胡 15g，黄芩 10g，法半夏 15g，生龙骨（先煎）30g，生牡蛎（先煎）30g，桂枝 10g，茯苓 15g，白鲜皮 15g，苦参 10g，威灵仙 10g，全蝎 6g，皂角刺 10g，白蒺藜 15g，炒枳壳 5g，7 剂。

外用参柏洗液外洗患处；消炎止痒霜（院内自制药）外搽。

二诊：药后瘙痒稍减，夜间仍痒甚。前方加熟大黄 15g，7 剂。

三诊：瘙痒再减，结节较前平塌，夜间仍痒较甚，皮疹干燥。前方去熟大黄、苦参、白蒺藜、炒枳壳，加生薏苡仁 60g，连翘 30g，桃仁 10g，牡丹皮 10g，赤芍 10g，7 剂。

四诊：瘙痒减轻大半，结节明显较前平塌。前方增皂角刺 15g，威灵仙 15g，白鲜皮 20g，7 剂。继续治疗。

【按】形体偏壮实、口干苦、大便干，似属大柴胡汤证，但患者焦虑、烦躁明显，仍考虑给予柴胡加龙骨牡蛎汤。因体质不虚，去人参、大枣等养正之品。全蝎方为赵炳南老中医经验方，该方功能息风止痒、除湿解毒，对

① 史宇广，单书健．当代名医临证精华·癫狂病专辑．北京：中医古籍出版社，1992：1-13.

于各种顽固性瘙痒性皮肤病效果很好，[①]临床常用。但必须注意本方适合体质偏实者，体虚之人慎用。

8. 人工皮炎（柴胡加龙骨牡蛎汤）

谭某，男性，30岁，2010年6月8日初诊。面、颈、胸部皮肤糜烂、血痂，瘙痒疼痛反复多年。多次就医皆考虑湿疹皮炎类诊断，给予抗过敏、消炎等治疗毫无效果。来诊时观其神色形态，断定其有神经精神方面之问题，皮疹乃自行搔抓所致。细问之，果如所料。患者自诉常睡眠差，头胀，思维杂乱混沌，杂念多，忧虑，易紧张，感全身发热与清凉交替，无心慌，口干口苦。前医皆忽略患者之所苦，仅着眼其皮疹而考虑湿疹样皮炎，故久治不效。舌偏暗，苔淡黄，脉弦。

四诊合参，此属少阳、阳明合病，给予柴胡加龙骨牡蛎汤加减：柴胡15g，黄芩10g，法半夏15g，茯苓15g，桂枝10g，龙骨30g，牡蛎30g，党参10g，大枣30g，生姜10g，莪术15g，10剂。

二诊：患者未能及时复诊，直至8月23日，再次前来，诸症如前。再予前方加延胡索30g，夜交藤60g，川芎5g，7剂。并嘱咐患者坚持复诊，病情能愈。

三诊：药后头胀减轻，思维稍清晰，但仍有新抓出之皮疹。前方加石菖蒲10g，龙齿15g，酸枣仁15g，7剂。

后又未及时复诊。直至12月23日，患者前来，诉期间求治其他医生，效果不佳，因曾服笔者处方有效，故再来复诊。现上症皆存在，此病重药轻，故需大剂重投，调整处方：柴胡25g，黄芩15g，法半夏30g，牡蛎60g，龙骨60g，茯苓30g，莪术30g，赤芍30g，熟大黄20g，延胡索30g，桂枝15g，7剂。

药后自诉头脑清醒很多，杂念较前减少，头胀减轻。药能中机，守前方加熟附子30g，干姜20g，合四逆汤意，服10剂。

再诊，诸症均有减轻，且未再见新发皮疹，但睡眠仍欠佳。前方增量附子至60g，干姜30g，去黄芩、延胡索、桂枝、熟大黄，加肉桂20g，大黄20g，7剂。

其后3个月，患者又间断前来复诊2次，服药14剂，附子加至90g，并

① 北京中医医院．赵炳南临床经验集．北京：人民卫生出版社，1975：283-285.

加入灵磁石 30g，酸枣仁 30g。服后睡眠稍有改善，头脑清醒很多，而面部未再出现抓破之皮疹。

【按】本案可与前“银屑病”案互相参看。

9. **外阴瘙痒症、阴道炎（柴胡加龙骨牡蛎汤合四逆汤，小青龙汤，麻黄附子细辛汤合真武汤）**

廖某，女性，47 岁，2010 年 11 月 3 日初诊。诉外阴瘙痒灼热不适，伴分泌物多半年余来诊。自 6 月始间断在门诊求治，前医体查：外阴成片淡红斑，粗糙，苔藓样变。考虑：外阴皮炎。先后给予盐酸依匹斯汀片、盐酸西替利嗪片、复方甘草酸苷片、赛庚啶片、胸腺肽片、酮替芬片、复合维生素 B 片，中成药萆薢分清丸、花蛇解痒胶囊等内服，外用香莲外洗液外洗，香莲散外搽，中药汤剂养阴疏肝、疏风止痒等法治疗半年，未明显改善。

现阴痒如前，感局部灼热，不能行走，一行走即瘙痒、灼热加重，非常痛苦。但察其神色形态，见其焦虑貌，言语思路不清，断其病因乃神经精神因素方面居多。细问之，果然如此，平素易焦虑，思维杂乱不清，头胀不适。舌体稍胖大，舌质偏暗，舌苔淡黄，脉沉细弦。

四诊合参，此少阳、阳明、太阴合病，予柴胡加龙骨牡蛎汤合四逆汤加减：柴胡 25g，龙骨 60g，牡蛎 60g，赤芍 15g，莪术 30g，熟附子 30g，肉桂（后下）10g，熟大黄 20g，茯苓 30g，7 剂。

二诊：诉服前方 1 剂，即感阴痒灼热不适全消，行走无碍，能上街逛一上午亦无不适感。近日出现感冒，鼻塞，喷嚏，清涕多，口稍干，无汗，无咽痛。

此外寒内饮，予小青龙汤：麻黄 6g，桂枝 10g，白芍 10g，干姜 10g，细辛 5g，法半夏 20g，五味子 10g，炙甘草 6g，1 剂。

三诊：药后鼻塞、喷嚏、流清涕诸症全消。但昨夜间出现低热，稍喘。既往有哮喘史。疲倦，口淡明显，汗出不明显，舌质淡暗，舌体稍胖大，苔淡黄根厚，脉沉细弦。

疲倦明显，已陷入少阴，故改方予麻黄附子细辛汤合真武汤：麻黄 6g，熟附子 20g，细辛 3g，白术 15g，茯苓 20g，白芍 10g，生姜 15g，2 剂。

四诊：药后精神振奋，低热退，不喘。外阴瘙痒、灼热未发作，行走无碍。继予初诊方巩固治疗，7 剂。

五诊：精神好很多，头胀消失，自感思路清晰很多，心情愉快。此时，方告知医生谓10余年前曾患精神病（具体不详），经治已愈。

继予前方14剂，巩固治疗。

【按】本案亦可与前“银屑病”“人工皮炎”相参看。由此可悟出柴胡加龙骨牡蛎汤方证应用要点，以及与四逆汤合方应用要点。

五、四逆散

【组成】甘草（炙） 枳实（擘，水渍，炙干） 柴胡 芍药

【用法】上四味，各十分，捣筛，白饮和服方寸匕，日三服。咳者，加五味子、干姜各五分，并主下利；悸者，加桂枝五分；小便不利者，加茯苓五分；腹中痛者，加附子一枚，炮令坼；泄利下重者，先以水五升，煮薤白三升，煮取三升，去滓，以散三方寸匕，内汤中，煮取一升半，分温再服。

【方解】《本经》谓柴胡“主治心腹，去胃肠中结气，饮食积聚，寒热邪气”；枳实“除寒热，热结”。二药皆能除寒热，破积滞，为解热、行气药。柴胡主胸胁苦满，枳实主心下痞满，二者相须为用；芍药“主治邪气腹痛……破坚积，寒热，疝瘕，止痛”，具有止痛之特能，配合甘草之缓急、止痛作用加强。四药相合，故治少阳证之气郁四逆、胸胁苦满、心下痞、腹挛痛、泄利下重者。

（一）方证辨证要点

1. 本方证属少阳病证，非少阴证。

《伤寒论》条文冠之以“少阴病”者，有以下二义：“其一，原本少阴病，今传入半表半里而转属少阳也；其二，由于热壅气郁，血行受阻，因致脉微细、四逆、形似少阴病的外观，因以少阴病冠之，教人加意鉴别也。”[①]

本方证之四逆须与四逆汤之四逆相鉴别。本方证之四逆，一般不过肘膝，为阳气郁阻不通所致，形体偏实并无虚象；而四逆汤之四逆，常过肘膝，且伴有精神困顿、欲寐、小便清长、下利清谷等阳虚内寒表现。

---

① 冯世纶．经方传真．北京：中国中医药出版社，1994：217.

2. 本方证之主证为四逆，余五个或然证。然验之临床，仅以四逆为辨证眼目，则难以熟练运用好本方证。从本方药味组成看，各药均以行气消滞破结为主治，故本方证亦当以着眼于气郁、气滞为目标。故举凡因气郁、气滞而导致之胸胁苦满、腹痛、下利、咳逆、心悸等均有用本方证之机会，而不必拘泥于四逆之有无。

3. 本方之体质虚实，当介于大、小柴胡汤之间。因无小柴胡汤之虚，故不用参、枣；无大柴胡汤之实而不用大黄。大体而言，“凡形似大柴胡汤证、不呕且不可下者，大都宜用本方”。

（二）皮肤病辨治心法

1. 具有本方证体质特征者，不论何种皮肤病种、皮损表现，均可适用本方，或与其他方合方，应用范围极为广泛。常用于如痤疮、慢性荨麻疹、皮肤划痕症、慢性湿疹、特应性皮炎、顽固性瘙痒症、手足汗症、扁平疣，以及反复发作的毛囊炎、疔疖等。

2. 与祛瘀血剂合方的机会尤多，如偏虚者合方当归芍药散；偏实者合方桂枝茯苓丸等。

（三）医案实录

1. 慢性荨麻疹（四逆散合当归芍药散）

巩某，女性，27岁。身起风团瘙痒半年，久治不愈，夜间多发，心烦气躁。偏于虚弱之体质，面色无华，口干苦，二便可，舌体胖大，舌质暗，边齿印，苔润滑，脉细弦。

四诊合参，此少阳、太阴合病，兼夹水饮、瘀血，给予四逆散合当归芍药散加减：柴胡10g，枳实10g，白芍10g，当归10g，川芎10g，茯苓10g，泽泻15g，白术10g，荆芥10g，白蒺藜15g，地肤子15g，甘草6g，7剂。

二诊：药后风团瘙痒明显减轻，现仅夜间起一点风团。前方加路路通15g，继服7剂。服后风团瘙痒消失而愈。

【按】四诊合参，患者体质虚弱，面色无华，舌体胖大，苔滑润，脉细，属太阴血虚水盛之当归芍药散证；心烦气躁，口干苦，此少阳气郁之四逆散证。故合方而治。酌加荆芥、白蒺藜、地肤子、路路通等疏风止痒之品。

2. 慢性荨麻疹（四逆散合桂枝茯苓丸）

吴某，女性，25岁，2007年12月11日初诊。患慢性荨麻疹，1年来反复发作，服抗过敏西药能缓解，然停药即发，再服效果欠佳，多方治疗仍发作频繁。近来发作甚，全身起风团，瘙痒，双手部瘙痒尤甚，非抓破出血不能解痒。其形体偏实，肤色略暗，自诉怕冷，手足冷，易烦躁。舌质偏暗红，苔薄，脉弦稍数。

四诊合参，此少阳病夹瘀，给予四逆散合桂枝茯苓丸加减：枳实10g，白芍10g，柴胡10g，桂枝10g，茯苓10g，桃仁10g，牡丹皮10g，荆芥10g，蝉蜕9g，白蒺藜15g，炙甘草10g，4剂。

二诊：服后双手部瘙痒明显减轻，身起风团瘙痒亦减少。

药已中的，守方再进，服7剂，风团瘙痒全消。

带药7剂巩固。

【按】皮肤诸疾之所以反复发作，皆与其整体体质失调有关，绝非仅仅局部之皮肤障碍，故见痒而止痒，见风团而消风，不是治本之法。从整体出发，调整内在失衡之体质，往往可以达到不治皮而皮疾愈的目的。本案体质偏实不虚，故一切养血疏风之法皆不可施。又烦躁，四逆，舌暗，脉弦，气郁血瘀之象明显，故处方四逆散合桂枝茯苓丸。结合皮肤风团瘙痒，酌加荆芥、蝉蜕、白蒺藜以疏风止痒。整体与局部结合考虑，既调整整体，又兼顾局部，故见效甚速。

3. 皮肤划痕症（四逆散合桂枝茯苓丸）

刘某，女性，32岁，2004年12月9日初诊。皮肤瘙痒，抓之起条索状物反复5年。多方中西药治疗罔效。皮肤划痕症阳性，平素怕冷，四逆，月经延后，色暗血块，痛经，小便黄，不明原因的尿道刺痛已半年，亦多方治疗未效。舌暗红，苔薄，脉细弦。查尿常规：WBC 2～4个/HP，余无异常。

四诊合参，此少阳气郁，枢机不利，而兼瘀血，故给予四逆散合桂枝茯苓丸加减：枳实12g，白芍12g，赤芍12g，柴胡12g，甘草12g，桂枝10g，茯苓30g，桔梗30g，牡丹皮9g，桃仁15g。

二诊：药后见效甚速，身痒抓起条即消失，皮肤划痕症（–），仅头、颈、耳部尚有轻痒。尿道刺痛亦明显好转。昨日月经来潮，量少，但无痛经，近日稍有感冒咳嗽咳痰，前方去白芍虑其敛阴，加益母草15g，香附

10g，以行气活血调经，加杏仁 12g，川厚朴 9g，以宣肺止咳，4 剂。

三诊：药后瘙痒全部消失，咳嗽消，且困扰半年之久的尿道刺痛亦彻底消失。前方减桔梗至 15g，加大枣 4 枚，10 剂巩固之。

【按】皮肤划痕症属于特殊类型的荨麻疹，可与其他类型的荨麻疹同时存在，治疗难度较大，易反复。四诊合参，本案之少阳枢机不利，气郁、气滞病机非常突出。四逆、痛经、小便刺痛，脉弦，皆气机阻滞，阳气不能畅行之象。气滞则血瘀，故经来色暗有血块。故治当行气解郁，活血化瘀，予四逆散合桂枝茯苓丸加减。

患者小便刺痛半年，多治未效。考其因，前医或多从湿热论治，此误也。此气机郁滞所致，故辨证选用四逆散以行气解郁、舒畅气机。特别是方中加用大量桔梗、茯苓，茯苓下行利水，桔梗升提散结，二药一升一降，助四逆散以调畅气机，故小便得愈。此范中林老中医方药经验①，临床验证非常有效。

4. 汗疱疹、手足多汗症（四逆散合六味地黄汤）

陈某，男性，18 岁，2005 年 8 月 19 日初诊。手足部发水疱瘙痒反复多年来诊，每年春夏季节，即发作手足部起深在小水疱，瘙痒。同时，从小手足多汗，严重时可见掌面滴水，紧张时尤甚，伴手足厥冷，烦恼多年而无有效办法。舌淡红，苔薄，脉细弦。

四诊合参，此为少阳枢机不利，阳为阴郁，治当解郁通阳，且以“壮水之主，以制阳光”。予四逆散合六味地黄汤加减：枳实 10g，白芍 10g，柴胡 10g，炙甘草 10g，山茱萸 10g，生地黄 15g，淮山药 10g，茯苓 10g，泽泻 10g，牡丹皮 10g，7 剂，水煎服。

外用荆芥 30g，防风 30g，水煎外洗。另予乌贼骨粉擦手足。

二诊：服药后手足已温，且干燥无汗出，双手脱皮，不痒，无新发水疱。

继守前方 14 剂巩固。

【按】手足多汗症属局限性多汗症，常有家族史，从小发病，青春期加重，治疗难度较大。患者多伴有手足湿冷，而身无怕冷，精神紧张时手足汗

---

① 范中林医案整理小组 . 范中林六经辨证医案选 . 沈阳：辽宁科学技术出版社，1984：150–155.

出加重，符合四逆散证特点，故以四逆散治之。但四逆散仅能解郁通阳，阳气通后，需阴以为继，使阴阳恢复平衡，方为治本之法，故合用滋阴之六味地黄汤。此法取自刘渡舟临证经验。[①] 亦有单用六味地黄汤取效者，如许履和经验。[②] 两家经验不同，实所治证型有异，互相参看自明。

另，以荆芥、防风煎水外洗治疗手足多汗症，亦取自许履和老中医经验。[②] 笔者临床常用之。但有有效者，有无效者。后读《串雅全书》发现一方：黄芪一两，葛根一两，荆芥三钱，水煎熏洗。[③] 临床试用似较前方有效，今一并录于此，以供参考。

5. 带状疱疹（四逆散合四逆汤）

高某，男性，76 岁，2011 年 6 月 21 日初诊。患带状疱疹后遗神经痛 2 年多。患者于 2009 年 4 月发作右胸背部起水疱疼痛，门诊医生先后给予西药丽珠风、新癀片、多塞平、甲钴胺、维生素 B_1 等抗病毒、止痛、抗焦虑、营养神经，中药汤剂清热解毒、行气止痛、活血化瘀等治疗 2 个多月。水疱已消失，而疼痛未能缓解。后又去外院多方治疗，疼痛始终未治愈，今来诊。右胸背及腰部仍疼痛，呈隐痛，阵发性加剧，疼痛部位见带状瘢痕、色素沉着。形体偏瘦，肤色略暗，神情郁郁，精神可，怕冷，四逆，稍疲倦，胃纳欠佳，舌质暗，舌苔白，脉沉细而弦。

查其体貌，神情郁郁，且四逆明显，脉弦，考虑少阳阳郁之四逆散证；疲倦、脉沉细，病情日久不愈，考虑病久阳虚正气不足。

综合分析，属少阳、少阴合病，予四逆散合四逆汤加减：熟附子 30g，柴胡 15g，白芍 20g，枳实 15g，炙甘草 15g，刘寄奴 30g，全蝎 6g，生薏苡仁 30g，7 剂。

二诊：药后疼痛稍有减轻，胃纳亦稍增。前方加入瓜蒌 30g，红花 5g，7 剂。

三诊：但服后疼痛有反复。遂去瓜蒌、红花，加入川芎 10g，以活血行气止痛，5 剂。

四诊：疼痛又稍减轻，此病重药轻，疑难痼疾非重剂不能攻克，前方增

① 刘渡舟，傅士垣．伤寒论诠解．天津：天津科学技术出版社，1983：174–175.
② 徐福松．许履和外科医案医话集．南京：江苏科学技术出版社，1980：356–357.
③（清）赵学敏．串雅全书．北京：中国中医药出版社，1998：196–197.

量附子、芍药，再加马钱子以加强通络止痛之功。处方：熟附子45g，柴胡15g，白芍20g，枳实15g，炙甘草15g，川芎10g，当归10g，制马钱子1g，刘寄奴15g，全蝎6g，生薏苡仁30g，4剂。

外用制马钱子5g，甘草3g，白醋2两，浸泡后外搽痛处。

五诊：患者终见笑容，诉服此方明显见效，疼痛至少减轻三分之一。药已中的，当击鼓再进，前方增量附子至60g，全蝎9g，5剂。

六诊：疼痛减轻大半。后守方再服10余剂，疼痛消失，2年顽疾终得痊愈。

【按】患者神情郁郁，四逆明显，脉弦，有气郁不畅之征象，故选用四逆散；结合病情日久不愈，疲倦、脉沉细，考虑病久正气不足，无以驱邪外出，故加入附子以扶正。更重要的是附子具有止痛的特能，《本经》谓其"味辛，温。主……金创，破癥坚积聚，血瘕，寒湿踒躄，拘挛膝痛，不能行步"。其止痛之力，非他药所及。故笔者常用于带状疱疹神经痛的治疗，一般用量在30～120g，个别顽固性疼痛者需要用至200g，效果非常显著。

本案中另一味较好的止痛药是马钱子。《本草原始》谓马钱子"味苦、寒，大毒"，功能散血热、止痛。常用治咽喉痹痛、痈疽肿毒、风痹疼痛、骨折、面瘫、重症肌无力等。著名老中医朱良春善用马钱子，他说：马钱子原则上可用于任何一类痹证，因其有宣通经隧、止痛消肿之长，而其用量又极小，不致损伤正气。[①] 笔者在带状疱疹后遗神经痛中，亦常用此药止痛，疗效非凡。临床经验，用散剂可从0.3g渐加至1g，入汤剂可用至1～1.5g，并无任何副作用。外用制马钱子5g、甘草3g，醋泡外搽，亦有一定的止痛效果。

6. 痤疮（四逆散，当归贝母苦参丸）

杜某，男性，22岁，2010年5月1日初诊。面部生痤疮已3年，近2个月来尤为严重，整个面部出现密集暗红色丘疹，很多脓疱，以及大的暗红色结节，面部油腻很重。形体中等，体质偏壮实，四逆，口稍苦，大便干结，舌淡红，苔根黄腻，脉弦。

从体质特征来看，体质偏实，四逆，口苦，脉弦，属四逆散方证；从局

① 朱步先，何绍奇．朱良春用药经验集（增订本）．长沙：湖南科学技术出版社，2000：41.

部皮疹来看，大量丘疹、脓疱、结节，面油腻甚，属湿热。

综合考虑，此属少阳、阳明合病。大便干结，有用大黄机会。是否就此改用大柴胡汤？但考虑患者四逆（手足冷）特征，仍用四逆散。故处方以四逆散加味：柴胡15g，枳实15g，白芍15g，生薏苡仁30g，败酱草30g，茵陈蒿20g，大黄3g，甘草6g，7剂。

三黄洗剂外搽。

二诊：药后效果很好，皮疹明显减轻，大便亦通畅。前方守方再进14剂。

三诊：脓疱基本消退，暗红色丘疹及结节明显平塌，但面部油腻仍较明显。前方加当归贝母苦参丸，调整处方：柴胡15g，枳实15g，赤芍15g，生薏苡仁30g，败酱草30g，浙贝母10g，当归15g，苦参10g，茯苓10g，泽泻15g，甘草6g，7剂。

四诊：丘疹、结节已平塌，遗留暗红色瘢痕，面部油腻明显减轻。前方加丹参20g，后期以活血消斑，服7剂巩固疗效。

【按】本案从体质特征来看，少阳病四逆散方证明显，结合局部皮疹特点，考虑阳明湿热证突出。两者结合，故辨证属少阳、阳明合病。加生薏苡仁、败酱草者，取薏苡附子败酱散去附子意；加茵陈蒿、大黄者，取茵陈蒿汤去山栀子意。三诊时面部油腻仍重，结节未消，故加当归贝母苦参丸以清阳明湿热，同时活血散结。笔者经验，对面痤疮结节、油腻重者，效果颇佳。

六、柴胡桂枝干姜汤

【组成】柴胡半斤　桂枝（去皮）三两　干姜二两　瓜蒌根四两　黄芩三两　牡蛎（熬）二两　甘草（炙）二两

【用法】上七味，以水一斗二升，煮取六升，去滓，再煎取三升，温服一升。日三服，初服微烦，复服汗出便愈。

【方解】本方由小柴胡汤变化而来。柴胡、黄芩解少阳往来之寒热、除烦；然不呕，故去半夏；因有微结，故去壅补之人参、大枣；瓜蒌根生津止渴；牡蛎咸能软结，敛而止渴。以上皆治之上热也。更加干姜、桂枝者，因其“发汗而复下之”，使由少阳而陷入阴证，即陷入太阴证。干姜、桂枝祛寒逐饮，治心下满微结、小便不利，治在下太阴之寒也；桂枝、甘草治气冲并兼和外。故本方为治上热下寒之少阳、太阴合病。

（一）方证辨证要点

1. 本方证属少阳、太阴合病证。

本方之六经归属，以前多半归为少阳病，夹饮。然以少阳病考量其方义，则“始终不得要领而委决不下”[①]。胡希恕对六经实质研究认为，少阳病之阴转，当在厥阴。胡氏弟子冯世伦教授经数十年摸索领悟，最后一锤定音：本方乃治疗半表半里阴证即厥阴病。[②]然笔者反复临床思考后，认为本方证当属少阳、太阴合（或并）病。当年陈慎吾所认为的“少阳又兼阴证机转”，阴转者，转入太阴也。临床中亦见符合本方证但更虚者，笔者常加附子。故认为，若入厥阴，当本方再加附子为是，单就本方证而言，应属少阳、太阴合（或并）病（详见本书“绪论”篇）。

2. 本方以治胸胁满微结而表现为上热下寒者，上热者，往来寒热、但头汗出、心烦、口渴诸症；下寒者，恶风、疲倦、小便不利、大便溏泄诸症。即使无胸胁满微结，亦可以上热下寒诸症而选择本方证。

（二）皮肤病辨治心法

1. 不论何种皮肤病、何种皮损，凡见太阴里虚寒证又见上热表现者，可考虑本方证。

2. 年轻女性面部痤疮、脂溢性皮炎患者，使用本方证机会较多，常合用当归芍药散。

3. 系统性红斑狼疮经长期激素治疗，常表现出本方证，临床对证用之，可迅速使皮损消退，改善症状。且坚持服用，各项狼疮指标多能转为正常。

4. 其他如荨麻疹、慢性湿疹、银屑病等，皆有使用机会。

---

① 陈明．刘渡舟伤寒临证指要．北京：学苑出版社，1998：160.
② 冯世纶，张长恩．解读张仲景医学．北京：人民军医出版社，2006：62.

（三）医案实录

1. 系统性红斑狼疮（柴胡桂枝干姜汤合当归芍药散）

杨某，女性，51岁，2005年5月13日初诊。系统性红斑狼疮（SLE）病史13年。一直在风湿科、内科等中西医治疗，病情较稳定，现服泼尼松用量10mg/d。但患者四肢关节痛、颈、背痛不能缓解已两年余。现双肘、腕、指关节及双膝、踝关节疼痛、颈、背痛。稍怕冷，纳可，口稍干不欲饮，饮则喜温，小便少。舌暗红苔白，脉沉细。处方柴胡桂枝干姜汤合当归芍药散加味：柴胡10g，桂枝9g，干姜4g，黄芩10g，甘草5g，花粉15g，牡蛎（先煎）20g，当归10g，白芍10g，川芎4g，茯苓15g，白术10g，泽泻10g，葛根12g，7剂。

患者服后感觉效果非常好，又自购药服12剂。药后明显好转，四肢关节及颈背痛基本消失，不觉怕冷，精神较佳，口干明显，舌暗红，苔中黄，脉细。前方加生石膏20g。

上方服至2005年7月15日。诉服后关节痛全消，无其他不适，精神佳。遂改泼尼松为5mg/d。前方去石膏，继服巩固。

【按】柴胡桂枝干姜汤见《伤寒论》第147条："伤寒五六日，已发汗而复下之，胸胁满微结，小便不利，渴而不呕，但头汗出，往来寒热，心烦者，此为未解也，柴胡桂枝干姜汤主之。"为治热郁少阳，枢机不利，又兼太阴脾寒，水饮内伏之病变。胡希恕以此方合当归芍药散治疗SLE属血虚水盛、邪郁少阳证者多有效。笔者临床观察，SLE经西药激素控制稳定后常现本方证，依证用药确有效验。

2. 慢性荨麻疹（柴胡桂枝干姜汤合当归芍药散）

谭某，女性，36岁，2009年8月22日初诊。身起风团瘙痒反复10余年，再发半年，服中西药控制不佳。诊见：形体偏瘦弱，疲劳，常头晕，月经来潮10余天仍淋沥不尽，怕冷，口干，大便干，舌体胖大，舌质暗红，苔薄，脉细弦。

四诊合参，此少阳、太阴合病，兼血虚水盛，给予柴胡桂枝干姜汤合当归芍药散加减：柴胡15g，黄芩10g，桂枝10g，干姜5g，花粉10g，龙骨30g，牡蛎30g，当归10g，川芎10g，赤芍10g，茯苓10，泽泻10g，白术

10g，白蒺藜15g，荆芥10g，炙甘草6g，7剂。

药后月经干净，风团瘙痒减，头晕、疲劳好转，大便通畅。前方加防风10g，继服7剂巩固，风团瘙痒未再发作。

【按】形体瘦弱，疲劳，怕冷，头晕，此太阴脾虚，气血不足之象，气不摄血则月经淋沥不尽。口干，大便干，脉弦，此少阳胆热之象。舌体胖大，兼夹水饮。故治当益气健脾，和解少阳，养血利水，予柴胡桂枝干姜汤合当归芍药散加减。酌加荆芥、白蒺藜疏风止痒。方证对应，见效甚速，不但风团瘙痒消失，且月经干净，疲劳、头晕等诸症亦明显改善。

3. 痤疮（柴胡桂枝干姜汤合当归芍药散）

区某，女性，32岁。面部痤疮反复发作，面部散发红色丘疹、小脓疱、结节。形体中等，肤色偏白，自感上半身燥热，下半身怕冷，睡眠较差，疲倦，口稍干，大便稀，四逆，纳可。舌质淡红，舌体胖大，舌苔白，脉弦细。

四诊合参，面部起丘疹、脓疱，上半身燥热，口干，属上热；下半身怕冷，疲倦，大便稀，属下寒。综合分析，考虑上热下寒，少阳、太阴合病之证，故予柴胡桂枝干姜汤：柴胡15g，桂枝10g，干姜10g，黄芩10g，牡蛎15g，龙骨15g，花粉10g，炙甘草6g，5剂。

二诊：药后上半身燥热、下半身怕冷好转，面部痤疮略减。昨日不慎感冒出现发热，体温38.2℃，伴头痛、腹痛、腰痛。今日发热自行消退，月经至，经色暗，稍腰腹痛。舌体大，舌质略暗，苔白，脉细弦。前方合用当归芍药散以养血利水：柴胡15g，桂枝10g，干姜10g，黄芩10g，牡蛎15g，龙骨15g，花粉10g，炙甘草6g，当归10g，川芎5g，白术10g，茯苓10g，泽泻10g，白芍15g，木香10g，川续断10g，薏苡仁15g，4剂。

三诊：上热下寒好很多，面部皮疹减，腰痛消。前方去川续断、木香、薏苡仁，加淫羊藿15g，菟丝子20g，佐以温阳补肾，7剂。

药后面部丘疹、脓疱已明显减轻，而上热下寒感觉基本消失，继服药巩固。

【按】本案上热下寒证候较典型，四诊合参，考虑少阳、太阴合病之柴胡桂枝干姜汤方证。二诊时因经水适来，故合用当归芍药散养血健脾利水，加木香以行气止痛，川续断、淫羊藿、菟丝子以补肾调经。

第九章 栀子汤类方

一、栀子豉汤（附：栀子甘草豉汤、栀子生姜豉汤、枳实栀子豉汤、栀子大黄汤）

【组成】栀子（擘）十四个 香豉（绵裹）四合

【用法】上二味，以水四升，先煮栀子，得二升半，内豉，煮取一升半，去滓，分为二服，温进一服，得吐者，止后服。

【方解】栀子，《本经》谓“味苦，寒。主治五内邪气，胃中热气”；豉，《别录》谓“味苦，寒，无毒。主伤寒头痛寒热，瘴气恶毒，烦躁满闷”。可知二药性味苦寒，具有清热泻火、解郁除烦的作用，合而治疗阳明病之热郁胸中而烦热、心中懊侬者。

（一）方证辨证要点

1. 本方证属阳明病证。

2. 以烦热、心中懊侬为辨证眼目，或不得眠；或心中窒；或心下结痛；或烦而按之心下濡；或饥不欲食，但头汗出等。

3. 以上若兼见虚怯少气者，栀子甘草豉汤主之；见呕逆者，栀子生姜豉汤主之；见心下胀满者，枳实栀子豉汤主之；见腹胀满、有宿食而大便难者，栀子大黄汤主之。

（二）皮肤病辨治心法

1. 皮肤病如荨麻疹、药疹、风疹、麻疹、水痘、带状疱疹等初起发热、心烦明显者，有适应本方之机会。临床应用常合方小柴胡汤、白虎汤或银翘散等。

2. 某些皮肤病反复发作，皮疹干燥而色鲜红，因瘙痒剧烈而烦躁甚，可使用本方，或与其他方合用。

3. 栀子能除“面赤酒疱皶鼻，白癞，赤癞，疮疡”（《本经》），故本方及栀子豉汤类方皆有用于颜面部痤疮、酒渣鼻、脂溢性皮炎、激素依赖性皮炎、接触性皮炎、日光性皮炎等皮病之机会。

（三）医案实录

面部接触性皮炎（栀子豉汤）

刘某，女性，26岁，2009年4月初诊。面部红斑瘙痒1天来诊。发病前因试用一种化妆品，涂后第二天，出现面部起红斑，瘙痒，自搽皮炎平未改善。现见面部红斑，灼热，稍肿胀，干燥无渗液，自觉有热气上冲面部，心烦，口稍干，不苦，舌边稍红，苔薄微黄，脉滑。

四诊合参，此阳明热郁于胸膈，并上扰头面，故发面部红肿，灼热，热气上冲。治宜宣透阳明郁热，予栀子豉汤加减：山栀子15g，淡豆豉10g，金银花10g，菊花10g，荆芥5g，甘草6g，2剂。

外用三黄洗剂（院内自制药）外搽。

二诊：红斑肿胀基本消退，瘙痒减，心烦明显减轻，热气上冲感消失。前方去淡豆豉，栀子减为10g，再服2剂而愈。

【按】本案患者面热发红而痒，心烦，口干，舌红，苔薄黄，诸症支持热郁阳明之判断，故予栀子豉汤，加金银花、菊花、荆芥皆以加强宣透郁热之作用，甘草调和诸药。

二、栀子厚朴汤

【组成】栀子（擘）十四个　厚朴（炙，去皮）四两　枳实（水浸，炙令黄）四枚

【用法】上三味，以水三升半，煮取一升半，去滓，分二服。温进一服，得吐者，止后服。

【方解】栀子解烦热，厚朴、枳实消胀满，三药协力，治阳明里热之心烦而腹胀满、卧不安者。

（一）方证辨证要点

1. 本方证属阳明病证。

2. 以心烦和腹胀满，或心下胀闷不适为辨证眼目。

3. 形体不虚，舌边尖红，苔黄或黄厚腻，脉滑或滑数。

（二）皮肤病辨治心法

1. 皮肤病但见胃腹胀满，心烦、情绪紧张等，可考虑本方，或合用他方治之。未必定见“卧不安”方使用。

2. 栀子能除上热，治“面赤酒疱皶鼻，白癞，赤癞，疮疡”（《本经》），故凡见颜面痤疮、酒渣鼻、脂溢性皮炎等有气郁而上热表现，多见舌边尖红，苔黄厚者，又可不必拘泥于胃腹胀满、心烦、情绪紧张等症出现，即可选此方。

（三）医案实录

1. 带状疱疹（栀子厚朴汤合瓜蒌散）

张某，男性，39岁，2010年5月25日初诊。因左上腹部发成簇水疱伴疼痛5天来诊。同时，有慢性胃炎20余年。来诊前外院诊断带状疱疹，给予抗病毒西药及清热利湿中药治疗无改善，反致胃脘部疼痛剧烈。现左上腹、腰部成簇水疱，疼痛剧烈，牵扯胃脘部亦胀闷疼痛难忍。心烦躁，口稍干，大便干结，舌质红偏暗，舌体偏胖大，边有齿印，苔根稍黄厚，脉弦紧。

四诊合参，疼痛剧烈、心烦、口干、便干、舌质红、苔根黄厚，脉弦紧，此属阳明里郁热证，当清热泻火、行气止痛，予栀子厚朴汤合瓜蒌散加减：栀子10g，厚朴10g，枳实10g，瓜蒌30g，红花5g，延胡索30g，川楝子10g，甘草5g，3剂。

外用紫金锭，研末以茶水调敷。

二诊：药后效果非常好，疼痛基本消失，且胃脘痛亦消失，稍有气上冲咽喉感，又旋即下降胃中，大便已畅。此服药后阳明里郁热得减，但太阴脾虚夹饮，饮邪上冲，胃失和降之象已显，故见舌体胖大、齿印，又见气上冲咽喉，复降入胃中等症。

前方去延胡索、川楝子，加重厚朴 15g，加白术 15g，茯苓 15g，以健脾和胃化饮，继服 4 剂而愈。

【按】本案虚实夹杂，初诊时以标实为主，症见疼痛剧烈、心烦、口干、便干、舌质红、苔根黄厚、脉弦紧等，此属阳明热郁，气滞不通则痛之象，故当清热泻火、行气止痛，予栀子厚朴汤合瓜蒌散加减。药后诸症明显好转，而太阴本虚之象已显。且前方寒凉伤中，亦致太阴脾虚更著，见舌体胖大、齿印，有气上冲咽喉等症。故二诊时加入白术、茯苓以健脾化饮。

2. 痤疮（栀子厚朴汤合当归贝母苦参丸）

陈某，男性，27 岁，2010 年 10 月 21 日初诊。面部痤疮反复多年来诊。现面部多发红色丘疹、脓疱及暗红色结节，面油腻明显。形体壮实，肤色偏暗，口干稍苦，胃纳可，小便黄，大便可，舌边尖红，苔黄厚根腻，脉滑带弦。

四诊合参，此阳明里湿热证，当以清阳明里湿热，予栀子厚朴汤合当归贝母苦参丸加减：栀子 10g，厚朴 10g，枳实 10g，当归 10g，苦参 10g，贝母 10g，蛇舌草 30g，连翘 15g，白芷 15g，生薏苡仁 20g，7 剂。

二诊：述服后效果非常好，丘疹、脓疱明显消退，暗红色结节亦见平塌，面油腻减。方已中的，继服 10 剂。

三诊：结节基本平塌，丘疹、脓疱消退，面部显光滑干净，略有少许新发红色丘疹，面油腻明显减轻，黄厚腻苔明显退。

前方去苦参、贝母，加丹参 30g，7 剂。

【按】本案患者虽未见胃腹胀满、心烦、卧不安等栀子厚朴汤方证眼目，但从舌边尖红、苔黄厚腻来看，阳明郁热在里之病机是一样的；且栀子能治“面赤酒疱皶鼻，白癞，赤癞，疮疡”（《本经》），故依然可以选用栀子厚朴汤。同时合用当归贝母苦参丸（使用依据可参看“当归贝母苦参丸”条）。方证对应，故效果良好。

从此案来看，活用经方关键在于抓病机，病机一致，才是方证对应，而并非简单的症状相符。

三、茵陈蒿汤

【组成】茵陈蒿六两　栀子（擘）十四枚　大黄（去皮）二两

【用法】上三味，以水一斗二升，先煮茵陈蒿，减六升；内二味，煮取三升，去滓，分三服。小便当利，尿如皂荚汁状，色正赤，一宿腹减，黄从小便去也。

【方解】茵陈蒿，《本经》谓“味苦，平。主治风湿寒热邪气，热结黄疸”。功能清热利湿，具有退黄疸之特能，本方以为主药。配合栀子以清热除烦、利小便、退黄疸；再伍以大黄清泻瘀热，荡涤肠胃热实，使湿热从大便去。故本方为治阳明湿热证，症见一身面目俱黄、烦躁、小便不利而大便难者。

（一）方证辨证要点

1. 本方证属阳明病证。

2. 身目俱黄、黄色鲜明（阳黄）、心烦、大便干、小便不利；兼腹胀脘痞、恶心欲呕、小便短赤、舌苔黄腻、脉滑数等湿热见症。

3. 本方及麻黄连翘赤小豆汤、栀子柏皮汤三方均治阳明湿热黄疸，其鉴别要点在于，麻黄连翘赤小豆汤适应于湿热黄疸而兼有表证者；栀子柏皮汤适应于“外无可汗之表证，内无可下之里证，故唯宜以栀子柏皮汤清之也”（《医宗金鉴》）；本方适应于湿热黄疸而兼具可下之阳明腑实证者。

4. 若无黄疸，而表现阳明湿热证，并因郁热而心胸烦闷、苦闷不安、失眠等，本方有很好的清泻郁热功用，故亦可考虑使用。

（二）皮肤病辨治心法

1. 荨麻疹使用本方之机会尤多。日汉方医屈均谓：“郁热型荨麻疹用本方，虽有个别例外，但大部分有效。”[①] 本方单独使用，或常与大、小柴胡剂合用为多；兼瘀血证明显者，亦可合方桂枝茯苓丸、桃核承气汤等。

2. 方中栀子能除“面赤酒疱皶鼻”（《本经》），故本方常用于颜面部的痤疮、酒渣鼻、脂溢性鼻炎等，辨证属阳明湿热者，单用此方或合用他方，均有很好效果。

3. 其他如带状疱疹、湿疹、皮肤癣病、大疱性皮病、皮肤瘙痒症等，有适证使用之机会。

---

① 矢数道明．临床应用汉方处方解说．北京：人民卫生出版社，1983：6.

（三）医案实录

1. 慢性荨麻疹（茵陈蒿汤合桂枝茯苓丸）

周某，男性，24 岁，2005 年 3 月 28 日初诊。身起风团瘙痒反复 5 个月。外院治疗仍反复。诊见：形体壮实，精神佳，身起红色风团起伏，时阵发性剧痒，烦躁，口干苦，二便可，舌暗红，有瘀斑，苔黄厚稍腻，脉弦。

四诊合参，此阳明病，夹湿热、瘀血，治以清热利湿，兼活血化瘀，予茵陈蒿汤合桂枝茯苓丸：茵陈蒿 30g，栀子 10g，大黄 3g，桂枝 9g，桃仁 9g，茯苓 15g，牡丹皮 9g，赤芍 10g，4 剂。

药后风团减少，瘙痒减轻。复诊时因笔者不出诊，乃转他医再诊。患者嫌笔者开方之药味太少，他医依其言而在前方基础上加防风 10g，白蒺藜 10g，14 剂，另开祛风止痒片（院内自制药，含中药乌梢蛇、当归，及西药赛庚啶等成分）。然服后事与愿违，风团又发增多，未服完药即来复诊。

查其症、舌、脉，仍判断属湿热夹瘀证，予一诊时方，仅加一味皂角刺 10g，7 剂。言药不在多，中病即足矣。

服药后风团瘙痒迅速缓解，再服 5 剂巩固。

【按】患者身起风团瘙痒，心烦，口干苦，苔黄厚腻，皆阳明湿热内盛，蕴于肌肤所致；舌见瘀斑，可知久有瘀血留滞，当一并祛除。故选方以茵陈蒿汤合桂枝茯苓丸，两方相合，未做一药增减，而疗效良好。二诊时患者嫌药味太少，他医投其所好增防风、白蒺藜两味祛风药，再添一种中成药（含有西药成分），然事与愿违，风团瘙痒再反复。究其原因，可能与中成药中乌梢蛇虫类药过敏有关，且成药中所含当归等药于证亦不对，故用之无效。三诊时，仅加一味皂角刺，其性味“辛，温”（《本草纲目》），能“泄血中风热风毒”（《本草汇言》），取用其穿透开泄之力，助邪外出。故服后诸恙悉平。

2. 带状疱疹（茵陈蒿汤）

黄某，男性，50 岁，2005 年 3 月 10 日初诊。患右胸胁部带状疱疹 6 天，外院治疗未效。现水疱不多，已基本干涸，但疼痛仍剧烈，夜寐不宁。舌红，苔黄厚，脉弦滑。

四诊合参，此热郁肝经，不得宣泄，故循肝经部位疼痛不已，故予瓜蒌散加味以清肝泄热：瓜蒌 40g，红花 7g，甘草 4g，板蓝根 18g，2 剂。

外用制马钱子 5g，甘草 5g，醋泡外搽。

二诊：疼痛略减。前方加川楝子12g，延胡索20g，以行气止痛，2剂。

三诊：诉疼痛仍甚，只减十分之二。遂细问病情，诉心烦甚，心胸区一片尤烦而苦闷，小便黄，大便可，舌红，苔黄厚微腻，脉弦。至此，笔者恍然大悟，此茵陈蒿汤证也！遂于上方去板蓝根、川楝子、延胡索，加茵陈蒿汤：瓜蒌40g，红花5g，茵陈蒿30g，栀子10g，大黄6g，甘草5g，2剂。

四诊：疼痛已减大半，且心烦已消，稍口干苦。舌稍红，黄厚腻苔已退，脉弦细。

湿热已退，脉弦细，肝阴不足略显，改以瓜蒌散合一贯煎加减，以清肝润燥、行气止痛：瓜蒌30g，红花5g，当归12g，麦冬12g，生地黄15g，川楝子12g，沙参12g，桔梗30g，甘草5g，6剂而愈。

【按】茵陈蒿汤治瘀热在里之方，热迫心胸故发烦闷甚，笔者初未曾注意，故循常规开出板蓝根、川楝子、延胡索之类套药，冀其能清热解毒、行气止痛，然其效不响。至三诊时，方细问出患者心胸区一片烦闷甚，尽管大便不结，仍属茵陈蒿汤证无疑！此案提示，问诊尤须详细，不然就会漏掉很多重要辨证信息。

因此方具解郁热烦闷之特能，汉方常以转治“胸中苦闷、不安、失眠等自主神经失调症”[①]，此活用仲景方也。不得不承认，在扩大经方适用范围，活用经方，经方合方灵活使用方面，汉方有丰富的临床实践及宝贵的经验积累，值得学习。在这点上，连近代国学大家章太炎亦感慨曰：“仲景若在，则必曰：吾道东矣！”当然，汉方只重方证对应，以致方病对应，不重视中医基础理论，不重视中医病机的探讨，又是其偏颇、错误之处，当力免之。

四诊后心烦消，黄厚腻苔已退，此湿浊得化，郁热得解。然舌仍红，脉细弦，热未尽，肝阴稍虚，改予瓜蒌散合一贯煎，去枸杞之滋腻，以清肝润燥，行气止痛；加大剂桔梗之苦平，散结止痛，能治“胸胁痛如刀刺”（《本经》）。

3. 中毒性红斑（茵陈蒿汤合凉血五花、五根汤）

郭某，男性，41岁，2005年7月14日初诊。全身泛发密集红斑融合，瘙痒1周来诊。发病前无服药史，述饮较多啤酒及进食荔枝后出现，既往无类似病史。外院治疗（具体用药不详）未效，皮疹继续扩大增多。现全身泛发暗红色斑，部分融合弥漫成片，红斑面积接近整个皮肤面积90%，稍肿

① 矢数道明．临床应用汉方处方解说．北京：人民卫生出版社，1983：5.

胀，瘙痒较甚，无寒热，精神可，口干，心烦，多饮，二便可，舌红，苔中黄腻，脉滑弦稍数。病情较重，建议住院治疗，患者拒绝。

四诊合参，此阳明血热证，夹湿热，治当清热利湿、凉血解毒。给予茵陈蒿汤合凉血五花、五根汤化裁：茵陈蒿 20g，山栀子 10g，大黄 3g，紫草 30g，板蓝根 10g，白茅根 30g，茜根 10g，红花 6g，金银花 10g，菊花 10g，凌霄花 10，赤芍 10g，牡丹皮 10g，2 剂。

外用消炎止痒洗剂（院内自制药）外洗。

二诊：药后红斑颜色减轻，转暗，部分消退，仍稍肿胀，瘙痒减，心烦消，口不干。舌暗红，苔微黄腻，脉滑弦。前方去山栀子、大黄，加知母 10g，苍术 10g、茯苓 15g，3 剂。

三诊：明显好转，红斑大部分消退，稍呈暗红色，皮肤大量糠秕状细屑脱落，干燥，轻痒。前方去板蓝根、白茅根，加太子参 20g，麦冬 15g，4 剂。

外用肤必润（院内自制药）。

四诊：红斑全部消退，少许细小脱屑。继服 3 剂痊愈。

【按】此案患者禀赋不耐，又因饮食不洁，饮啤酒及进食荔枝等辛热发物后，损伤脾胃，蕴热酿毒，外发肌肤，故突发全身弥漫性红斑，瘙痒。故治当清热解毒、凉血疏透，取凉血五花汤中金银花、菊花、红花、凌霄花解偏于上半身热毒，取凉血五根汤中紫草根、板蓝根、白茅根、茜根解偏于下半身热毒，配伍牡丹皮、生地黄加强凉血之力。患者舌苔中见黄腻，口干，心烦，皮疹稍肿胀，则血热中夹有湿热，故伍用茵陈蒿汤清热利湿，除烦。药后皮疹减，心烦消，黄腻苔减，皮疹仍稍肿胀，故方中加苍术、茯苓、知母以燥湿消水。知母，《本经》谓“味苦，寒。主治消渴热中，除邪气，肢体浮肿，下水”，可知其苦寒能清热，又能下水消肿。三诊时，皮疹基本消退，遂减去部分清热药味，加太子参、麦冬略顾阴分。方证对应，故见效迅速。

案中凉血五花汤及凉血五根汤皆赵炳南老中医经验方。[1]皮肤科最为常用，凡见各种红斑类皮肤病，如药疹、多形性红斑、玫瑰糠疹、丹毒、过敏性紫癜、盘状红斑狼疮等属风热、血热者，皆可加减使用。

---

① 凉血五花汤具体药味：红花、鸡冠花、凌霄花、玫瑰花、野菊花。凉血五根汤具体药味：白茅根、瓜蒌根、茜草根、紫草根、板蓝根。详见：北京中医医院 . 赵炳南临床经验集 . 北京：人民卫生出版社，1975：288.

第十章　附子汤类方

一、附子汤

【组成】附子（炮，去皮，破八片）二枚　茯苓三两　人参二两　白术四两　芍药三两

【用法】上五味，以水八升，煮取三升，去滓。温服一升，日三服。

【方解】方中重用附子温肾扶阳，祛寒止痛；配伍茯苓、白术健脾化饮；芍药和营止痛，并能制附子辛燥之性；佐以人参扶正补虚，配合附子加强除湿止痛之功。故本方治少阴病之阳虚寒饮甚，表现手足寒、身痛、骨节痛、脉沉者。

（一）方证辨证要点

1. 本方证属少阴病证。

2. 里虚寒饮，背恶寒，口中和；或身体痛，手足寒，骨节疼痛；舌苔白滑润，脉沉。

3. 本方与真武汤药味组成极为相似，差别仅在人参与生姜上，二者皆治阳虚水饮，鉴别要点在于后者重在温散祛水气，为太阳、少阴合病；前者重在温补除寒湿，为少阴病。二者一散一补，自有差别。

（二）皮肤病辨治心法

1. 本方附子用量大，止痛之力颇强，故凡阳虚寒饮之疼痛性皮肤病，如带状疱疹神经痛。其他如湿疹、银屑病、结节性红斑、变应性皮肤血管炎、

硬皮病等，若以阳虚寒饮适宜温补者，皆可适证使用。

2. 条文中“口中和”临床未必符合，常见少阴阳虚寒饮证亦见口渴，但渴不多饮。临床当以恶寒、手足寒、舌苔白滑润、脉沉等为辨证要点，故渴者仍可使用。

（三）医案实录

结节性红斑（附子汤合桂枝茯苓丸）

余某，女性，63岁，2010年5月4日初诊。双小腿散发结节性红斑1年多。自2009年4月至今，已易数医，先后给予泼尼松、氯诺昔康片、潘生丁、克拉霉素胶囊及中成药脉络舒通颗粒、血府逐瘀口服液、中药汤剂清热利湿、活血化瘀等药治疗1年多，仍未能控制稳定，不停有新发皮下红色结节出现，疼痛。既往有十二指肠溃疡史。现双小腿散在十数个鲜红及暗红色皮下结节，疼痛，行走疼痛加重。形体肥胖，精神困倦，易疲劳，怕热，汗出多，口时干，舌淡暗，苔剥，脉沉细。

四诊合参，此属少阴，乃因阳虚寒饮日久，郁而化热，脉络瘀阻，不通则痛，治当温阳化饮、活血通脉止痛，予附子汤合桂枝茯苓丸加减：熟附子30g，太子参30g，白术20g，茯苓30g，桂枝10g，桃仁10g，赤芍10g，牡丹皮10g，毛冬青45g，龙骨30g，牡蛎30g，7剂。

二诊：药后结节疼痛明显减轻，无新发皮疹，精神好转，疲劳好转，剥苔好转。前方加肉桂3g以引火归原，14剂。

三诊：药后疼痛消失，仅按压时稍痛，无新发皮疹，行走无碍。

后以上方加减再调治1个多月，未再复发。

【按】本案形体肥胖，面色虚浮无华，精神困倦，疲劳，舌淡暗，脉沉细，诸多信息提示，此乃少阴阳衰无火，寒饮内盛之证，当宜大剂扶阳化饮。前医不察，囿于结节性红斑（中医称为“瓜缠藤”）乃下焦湿热瘀阻之定见，而以清热利湿、活血化瘀之治法，前后治疗1年多，即使配合很多西药，亦不能控制病情。可知中医治病重在辨证，辨证准确与否，十分关键。

或问，患者怕热，汗多，口干，苔剥，非热而何？此不知阴阳互根互用之理也，阳衰则阴盛，此阴盛，乃死阴，常化为饮邪为患。而阳衰日久，真阴自然化生不足亦致亏少，真阴亏少又不能奉养元阳，而致虚阳常常上浮，或外越，古人喻之为“水浅不养龙”。虚阳不能敛藏于下焦命门，时时上浮，则出现怕热，汗多，口干，甚则全身燥热，口鼻冒火，鼻衄等看似一派火热之象，实则皆阳衰是根本。故治当亟亟大剂扶阳，直补命门真火，同时配以龙骨、牡蛎、磁石之类潜阳入阴，肉桂引火归原。此案之加龙骨、牡蛎，后又配入肉桂，即是此意。改人参以太子参者，一因人参价昂，二因患者苔剥，阴津亏少明显，太子参甘润平和，于益气中兼顾阴分。配伍桂枝茯苓丸、毛冬青，兼顾活血化瘀通脉。

二、四逆汤

【组成】甘草（炙）二两　干姜一两半　附子（生用，去皮，破八片）一枚

【用法】上三味，以水三升，煮取一升二合，去滓，分温再服。强人可大附子一枚、干姜三两。

【方解】本方主用大辛大温的生附子回阳救逆，振奋颓衰；配伍干姜温中散寒；佐炙甘草补土伏火，缓急调和。故治疗少阴病之里寒甚见厥逆、脉微弱者。

（一）方证辨证要点

1. 本方证属少阴病证。

2. 着重抓住阳虚阴盛之病机。以身冷、畏寒甚、四逆明显、疲倦甚、脉微弱为辨证眼目。

3. 除上述典型四逆证外，尚注意以下要点，如：舌质淡白，苔润有津；面色晦暗无光泽；神疲，恶寒，四肢清冷，口不渴，或渴而不思饮；或喜热饮；大便不结，或虽大便难而腹无所苦，或先硬后溏，夜尿多，脉弱等。[①]

4. 四逆汤扶阳振颓，适应于阳虚阴寒内盛之证。然病机复杂，往往阳虚日久，反于虚寒见症之中，又兼现“火热”象。此临床尤为常见，不可不明其理。如兼见：烦躁、内中燥热，甚或火热；头晕耳鸣、面热如烘、面赤如醉；口腔溃疡、牙龈肿痛；腰膝酸软，时发潮热；甚或反不畏寒而怕热、大

---

① 范中林医案整理小组．范中林六经辨证医案选．沈阳：辽宁科学技术出版社，1984：149.

汗出；口干多饮、甚则饮冷则舒；脉虚数，或洪大而无力，甚或弦劲搏指，却不耐重按等诸多“火热”之象。究其病机，乃阳虚阴寒内盛，逼阳于上或逼阳于外之真寒假热；或阳虚日久，阴阳皆虚而相格拒，浮阳不敛所致。此时，但见阳虚证候中又兼以上诸症之一二端者，亟宜温潜之法，以四逆汤配伍龙、牡、磁石等潜镇药，引火归原，导龙入海，方能既治病，又救人，得效甚捷。若不识病机，一见火热之象，即辨为热证，施用寒凉，则无如雪上添霜，戕伐残阳，危及性命，于无意间杀人矣，慎之！

（二）皮肤病辨治心法

1. 不论何种皮肤病、何种皮损，凡见身冷、畏寒甚、四逆、疲倦、脉微弱等里虚寒甚者，但当先急救之，本方主之。

2. 很多顽固性皮肤病，之所以反复发作或久治不愈，如顽固性的带状疱疹后遗神经痛、硬皮病、皮肤血管炎类，或顽固性湿疹、荨麻疹、银屑病等，常与人体阳气衰虚有关。所以温阳扶正，对于慢性顽固性皮肤病，具有重要的意义。温阳首选附子，以附子为主药的四逆汤常可依证选用之，或与他方合方治之。

3. 附子、乌头皆有良好的止痛作用，故《本经》谓其能治“金创……寒湿踒躄，拘挛，膝痛不能行走”。以附子止痛为目的，治疗如顽固性的带状疱疹后遗神经痛、银屑病关节痛等，常须超大剂量使用，临床用量可从30g加至120g，甚或更大，其功方显。只要认证准确，常获佳效。

4. 即使辨证准确，初用超大剂量之附子温阳，常出现一些不适反应，如出现：心中烦躁，鼻出黑血，喉干咽痛，目涩或赤，咳嗽痰多或黄，面目、周身或下肢一时性浮肿，或腹痛泄泻，或更加困倦等。范中林老中医认为，此并非药误，而是阳药运行，阴去阳升，邪消正长，从阴出阳之佳兆。[①] 临床亦称此现象为“排病反应”，是有一定道理的。如何判断为辨证用药之误还是“排病反应”之佳兆？笔者临床体会，当以必伴原发症状好转为判断之依据。若出现上述不适，亦有一定之解决办法，如于方中加入童子尿或葱

---

① 范中林医案整理小组.范中林六经辨证医案选.沈阳：辽宁科学技术出版社，1984：150.

白，或略做配伍调整。“火神派”唐步祺老中医常使用童子尿、葱白。[①] 恩师李可亦常用此法，笔者临床常用葱白甚效。

当然临床更多见的是服附子后较理想之反应：精神转佳，周身暖和，矢气多而通体舒畅。老年人常弦硬搏指躁动之脉象渐现柔和，而转为细弦、沉细脉，为阳归阴位，病现本象之脉。

（三）医案实录

1. 带状疱疹后遗神经痛（四逆汤）

陆某，男性，70 岁，2005 年 9 月 5 日初诊。有高血压、肺心病史。2 个月前因肺心病发作入院抢救，住院期间突患左腰腹部大片水疱，痛如火燎。经中西医药治疗 1 个月余，疼痛仍异常剧烈，日夜发作。痛甚时折腰缩腿，以头撞墙亦不可忍。虽曲马多等多种止痛药亦难求得数小时之舒适。疲倦乏力，面色晦暗无华，气促，时心慌。怕热，喜吹风扇及空调，尤喜冷风直吹痛处方觉稍舒适。口干多饮，喜冷饮，汗出多如水，夜尿多，3 ～ 4 次 / 晚，大便干结，需用手挖始通，胃纳少。查：左腹至后腰部呈带状暗红色斑及痂皮，有 2 处浅在溃疡约半个手掌大。舌质淡暗，苔中灰黑而润。切其脉，弦劲搏指而数，左脉稍细。

初诊时辨证考虑疼痛剧烈，乃邪郁肝脉，肝脉急而不得疏泄，故肝经循行处疼痛而作。予芍药甘草汤合瓜蒌散加味：白芍 60g，甘草 15g，全瓜蒌 40g，红花 7g，桔梗 20g，3 剂。

外用制马钱子 5g，甘草 5g，以醋浸泡 2 小时后外搽。

溃疡处以消炎油纱换药。

二诊：药后疼痛略有松动，汗出多明显减少，时心慌、气促，小便多，大便仍结。

三诊：前方再合麻子仁丸加减，大便已通畅。疼痛略缓，但仍剧烈异常，发作时疼痛难忍欲死，余症同前。

查其舌脉，断定此乃真寒假热证也！虽汗出、口干喜冷饮，喜吹冷风，脉弦数似属实热之象；然淡暗之舌，苔白中灰黑，满口津液而润，则非实热得以解释，必是其内阳虚真寒之象。且观其面，晦暗无华；见其形，动则喘

① 唐步祺．咳嗽之辨证论治．成都：巴蜀书社，2005：176.

促；查其汗液，清稀如水；检视前医处方，皆板蓝根、蒲公英、紫草等寒凉之药，但了无寸功。故阳虚真寒证明矣！遂处方以大剂四逆汤合芍药甘草汤、瓜蒌散加减：熟附子 30g，炙甘草 20g，芍药 60g，全瓜蒌 40g，苍术 15g，茯苓 15g，2 剂。

四诊：疼痛范围明显缩小，后腰疼痛缓，腹部仍甚，前方加台乌 30g，干姜 15g，2 剂。

五诊：病情反复，疼痛又剧烈，但自服此方后精神日渐转佳，不再气促、心慌，食纳增，二便正常，汗已收，渴饮减，且不再怕热吹风扇，唯疼痛难解。此病重药轻，非重剂不能见功，处方：熟附子 60g，干姜 30g，炙甘草 30g，芍药 60g，全瓜蒌 40g，苍术 15g，茯苓 15g，台乌 60g，桃仁 10g。

其后上方连续服用 20 余剂。至 2005 年 10 月 12 日，疼痛基本消失，偶有轻微针刺样痛，时阵发瘙痒，外搽马钱子、甘草醋剂能止。精神佳，无气促、心慌，血压稳定在 120 ～ 135/75 ～ 85mmHg（未再服降压药）。食纳好，二便通畅，淡暗之舌略现红润，苔白而润，脉弦而和缓。

【按】带状疱疹多谓因肝经湿热，或肝经火毒为患，常予龙胆泻肝汤、柴胡清肝汤诸方，以清泄肝经湿热、郁火为治。然笔者临床观察，此病实证、热证者虽多，而虚证、寒证者亦不少，而老年体弱者尤多虚证、寒证或虚实寒热夹杂证。考带状疱疹常发于年老体弱患者，或适逢过度劳累、感冒体虚，或常服他药抑制免疫力之时。邪气总由虚处而入，故《内经》云："正气存内，邪不可干；邪之所凑，其气必虚。"此其一也；其二，人之体有老少强弱之分，其少而强者，虽一时之虚而感邪，而体本不虚，邪从实化、热化，则龙胆泻肝汤、柴胡清肝汤自是对的之方；若老而弱者，机体不能奋起抗邪，必现虚证、寒证。此时若再过用寒凉，必戕伐正气，助纣为虐，于病无益。故人之体有老幼强弱，病之势有寒热虚实，只持一端，守其常，不知其变，往往误事。

本案患者因肺心病抢救期间发作带状疱疹，即使水疱累累，痛如火燎，亦不可不顾及正虚而滥用寒凉；况且本案表现虚实寒热夹杂之象，更显扑朔迷离，临证尤须详加诊察，细心辨证。后以大剂四逆汤而起阴寒沉痼，终使顽痛得减，病势得转，且心慌、气促等高血压、肺心病诸症亦一并消失，实

“治病求于本”之必然结果。

临床实践证实，现带状疱疹之适用附子证者，十逾七八，而带状疱疹后遗神经痛之适应附子证者，十逾八九。要在病机之把握，方药之配伍，详参本书其他相关案例自明。

2. 带状疱疹、糖尿病、肺气肿、肺心病（四逆汤）

郑某，男性，70岁，患右腰腹部带状疱疹20天，疼痛剧烈难忍。有糖尿病、肺气肿、肺心病病史，控制不佳。此次发作带状疱疹后，肺气肿症状亦加重，呼吸气促，不能平卧，咳喘有痰色白。现轮椅推来就诊，精神困顿，面色无神，咳喘，怕冷，疲倦，纳寐均差，大便干结数日未行，右腰腹部疼痛剧烈。舌体胖大，舌质紫暗、瘀斑，苔淡黄厚，脉弦硬搏指，但重按无力。

病情较重，嘱住院治疗，因无空床位而求门诊拟方。

综观症、舌、脉，明显少阴阳衰之象，兼夹瘀滞，故予四逆汤、真武汤、桃红四物汤合方化裁：熟附子30g，白术80g，茯苓10g，当归10g，桃仁15g，红花10g，制马钱子1g，前胡10g，厚朴10g，炒枳壳10g，炙甘草15g，4剂。

外用制马钱子5g，甘草3g，醋泡外搽止痛。

二诊：药后疼痛仍剧烈，但较前减轻许多，但气促甚，端坐呼吸，不能平卧未缓解，且潮热汗出多，喜风扇劲吹方舒，仍感疲倦甚，脉弦硬无力而数。此阳虚阴盛，格阳于外，不能自敛，宜亟亟温潜以防厥脱之变。

处以李可老中医验方破格救心汤化裁：熟附子60g，干姜30g，炙甘草45g，龙骨30g，牡蛎30g，活磁石30g，山茱萸45g，白芍60g，肉桂3g，瓜蒌仁30g，桃仁15g，3剂。

三诊：药后气促即缓，咳出较多黄白稠痰，潮热汗出明显减少，疼痛再减，大便已畅。

后以此方加减治疗1个多月，疼痛消失，气促咳喘全消，已能平卧。患者嬉笑如常，精神甚佳。

【按】患者带状疱疹神经痛属皮肤科疾病，既往有糖尿病、肺气肿、肺心病等内科病史，且来诊时内科疾病控制并不佳。以西医分科之观点，皮肤科医生只想办法止痛，完成自己分内之事即可。而以中医之观点则全然不可，中医两大基本原则之一就是“整体观念”，认为人体是一个有机的整体，各种疾病的出现只是人体失去阴阳平衡的外在表现而已，其内则密切联系，互相影响。而分科是人为的，仅仅是为了医学认识各种疾病方便而已。故治疗必须整体考虑，互相兼顾。本案除疱疹疼痛外，呼吸气促、不能平卧、咳喘、疲倦困顿，皆因少阴阳衰所致，故一方以统治之，予四逆汤、真武汤、桃红四物汤合方化裁以温阳扶正。二诊时阳衰未复，又出现大汗淋漓，有阳浮欲脱之象，故急以李可破格救心汤回阳救逆、潜阳固脱，药后气促、咳喘、汗出皆缓，疼痛亦减。加减再服1个月余，诸恙悉平，则内科、皮肤科诸疾一并治愈。

破格救心汤为恩师李可老中医积数十年临床实践而创制的一首回阳救逆方。方剂组成为：附子30～100～200g，干姜60g，炙甘草60g，高丽参（另煎浓汁兑服）10～30g，山茱萸60～120g，生龙牡粉、活磁石粉各30g，麝香（分次冲服）0.5g。① 此方在仲景先师四逆汤方基础上，破格重用附子、山茱萸，并增入人参、龙牡、磁石及麝香等。具有“扶正固脱、活血化瘀、开窍醒脑，复苏高级神经功能，从而救治呼吸循环衰竭，纠正全身衰竭状态，确有起死回生的神奇功效”。其中龙牡、磁石，恩师认为“龙牡二药，固肾摄精、收敛元气；活磁石吸纳上下，维系阴阳”，在回阳救逆中起非常重要之作用。笔者于内科咳喘、心衰、肿瘤晚期等诸病症中常用此方救治，多获显效，实为回阳救逆第一方。

不少老年皮肤病患者合并肺心病、心衰等内科疾患，当皮肤病与内科病皆非常严重时，必须两相兼顾，既要挽救其内科病，又要控制其皮肤病。故此方亦常有适用之机会。

3. 单纯疱疹（四逆汤合桂附理中汤）

罗某，女性，49岁，2010年12月3日初诊。右侧臀部患单纯疱疹2年多。曾就诊数医，予中西药治疗1年多未效（具体药物不详）。尚未绝经，每遇经期即复发。病虽小恙，但缠绵难愈，令人沮丧。今再发1天来诊。

形体稍胖，面色虚浮无华，怕冷，又时时感燥热，汗出，头晕，疲倦甚，下肢沉重乏力，稍食冷物即泻，睡眠欠佳，梦多。舌体胖大，舌质淡暗，苔薄微腻，脉沉细。

---

① 李可．李可老中医急危重症疑难病经验专辑．太原：山西科学技术出版社，2004：1-17.

四诊合参，头晕、疲倦、怕冷，脉沉细，皆里虚寒证；稍食冷物即泻，轻则太阴脾虚，重则及肾也；面色虚浮、下肢沉重、舌体胖大、苔薄腻，兼有水饮也。此太阴、少阴之脾肾阳虚，寒饮内停之象。燥热、汗出者，乃阳虚日久，虚热上浮所致，根本仍在阳虚。治当温阳扶正、温补脾肾、温化寒饮，稍佐温潜之法。故予四逆汤合桂附理中汤加减：熟附子 20g，干姜 10g，炙甘草 10g，白术 15g，党参 15g，龙骨 30g，牡蛎 30g，茯苓 20g，肉桂（后下）3g，7 剂。

二诊：药后精神转佳，感体力明显增强，臀部水疱已消。余症均明显好转。

前方再予 14 剂巩固。

2011 年 5 月以湿疹来诊，得知数月来臀部疱疹未再复发。

【按】单纯疱疹病虽小恙，但反复发作，一遇熬夜、劳累、经期或感冒等机体抵抗力下降时即复发。尤其发于生殖器部位，常常给患者背上沉重的心理包袱。而目前中西医皆无根治之办法，故治疗重点在于控制复发。本案四诊所见，一派太阴、少阴脾肾阳虚之象，故治疗以四逆汤、桂附理中汤温阳扶正补虚，配合龙骨、牡蛎以潜阳敛阴，使阳生阴长，阴平阳秘，正气存内，则复发不再矣。

4. 痤疮（四逆汤）

王某，女性，28 岁，2009 年 7 月 20 日初诊。面部痤疮反复发作来诊。患者形体肥胖，自觉疲累甚，胃不适，时胃胀胃痛，口干，但不多饮，大便干结，3 ～ 4 日一行。查：面部散在较多红色丘疹、白头粉刺，以及小脓疱。舌体胖大，舌质淡暗，苔白，脉沉细。

四诊合参，此太阴、少阴合病，治当以温阳扶正为大法，予四逆汤加味：熟附子 30g，干姜 10g，炙甘草 10g，龙骨 30g，牡蛎 30g，砂仁 15g，厚朴 15g，枳壳 10g，法半夏 15g，茯苓 15g，苍术 10g，7 剂。

二诊：药后面部红色丘疹减轻，脓疱消失，胃痛胃胀减，大便通畅，疲累好很多，精神振奋。

再以此方调整，连服 2 周。皮疹基本消退，无新发。精神好转很多，疲累感消失。

【按】痤疮虽为小恙，但若发作严重，或反复发作者，都会给患者带来很大的心理压力，故在皮肤科门诊，求治者众。

痤疮又称肺风粉刺，或谓与肺胃风热有关，治疗当清泄肺胃风热。然此其常也，临证多见非常之证。本案患者平素疲累甚，形体肥胖，舌体胖大，舌质淡暗，脉沉细，一派阳虚寒饮之象，又岂能仅用肺胃风热所能概括其病机？“治病必求于本”，本案病机根本在阳虚，治疗亦当扶阳补虚，而非清泄肺热，故选用四逆汤以扶其根本。面部生痤疮仅稍有上热之表现；口干，不多饮，乃饮邪内阻，津不上承；大便干结，乃脾阳不足，不能敷布津液；胃胀不适，乃中焦胃失和降。故酌加龙骨、牡蛎以潜阳敛阴，制其上热；加苍术、茯苓以健脾化饮，脾运得健，津液自和；加枳壳、厚朴、半夏、砂仁以行气和胃降逆。诸药合用，则既治痤疮小恙，又能愈其本衰。若仅见面痤之热，肆用寒凉，或可暂消面痤，而身体则更见虚衰。

5. 面部皮炎、复发性口腔溃疡（四逆汤合引火汤）

孙某，女性，41 岁。面部弥漫性潮红 1 年。伴干燥脱屑，灼热感，瘙痒甚。口腔溃疡反复发作数十年，经年累月发作无歇止。此次再发 1 周，满口溃疡，疼痛异常。大便常干结，口干但不敢饮冷，双膝受冷即酸痛。长期痛经，血块多，色暗黑。患者多方治疗未效，曾长期服激素治疗，现已停药，呈满月脸形。舌淡红略暗，苔薄，脉沉细。

四诊合参，此太阴、少阴肾阳不足，肾阴亏乏，龙雷之火上奔无制，故发面赤而热、口腔溃烂。予四逆汤合引火汤加减：熟附子（先煎）30g，干姜 30g，炙甘草 30g，熟地黄 60g，巴戟天 30g，麦冬 30g，天冬 30g，茯苓 30g，五味子 6g，肉桂（后下）5g，2 剂。

二诊：药后明显好转，面部潮红已基本消退，灼热感及脱屑明显减轻，稍瘙痒，口腔溃疡已不疼痛，部分愈合。

继予前方加量熟地黄 90g，炙甘草 60g，连服半个月，诸恙全消。

【按】《内经》云：“阴平阳秘，是为平人。”肾为先天之本，主一身元阴元阳，为水火之脏。水火相抱，阴平阳秘，则健康无恙。若年老病久，肾水亏乏，阴不抱阳，火失其制，常离位上奔，古人喻为“水浅不养龙”。此龙雷之火上奔无制，常发种种上热见症：如面赤而热、口腔溃烂、头痛、咽痛如灼等。治宜遵循“益火之源，以消阴翳；壮水之主，以制阳光”之大法。四逆汤合引火汤即其用也。

6. **脂溢性皮炎、扁平疣（四逆汤合封髓丹、二仙汤）**

杨某，女性。50岁，2010年4月28日初诊，面部淡红色斑，瘙痒反复7年。面部散发扁平丘疹多年，外院行病理活检，结果报告符合扁平疣。曾多次就医无改善。有更年期综合征表现，睡眠差，烦躁，心慌，口干苦，疲倦甚，时潮热汗出。舌淡暗，舌体胖大，苔薄，脉沉细弦。

四诊合参，此少阴阳衰，日久阴阳皆虚，心神不交之证，治当扶阳抑阴，引火归原，给予四逆汤合封髓丹、二仙汤化裁：熟附子30g，酸枣仁25g，龙骨30g，牡蛎30g，砂仁15g，黄柏20g，淫羊藿20g，仙茅10g，茯神20g，肉桂10g，7剂。

二诊：药后好很多，精神好转，睡眠转佳，口干苦减，疣体变淡变薄，面部红斑颜色稍减。继服前方7剂。

三诊：疣体完全脱落，面部红斑、瘙痒基本消失，余症明显改善，精神佳，睡眠基本正常，口干苦消失，潮热多汗亦明显减少。

前方减黄柏为15g，肉桂6g，继服10剂巩固。

【**按**】患者面部脂溢性皮炎反复多年，扁平疣亦多年不愈，又兼更年期综合征诸多不适表现。虽为数种疾病，西医因病因病机各不相同，治疗用药亦迥异。而中医辨证认为应皆与机体整体失调有关，通过调整整体之失调，即可达到异病同治、多病一方之目的。四诊合参，患者舌质淡暗，舌体胖大，脉沉细，疲倦甚，即“少阴病，脉微细，但欲寐”之状态，少阴阳衰，人体机能颓衰，故脉沉细，疲倦甚；肾阳虚衰，气化失司，肾水不能气化蒸腾，而成寒饮内盛，故见舌体胖大，舌质淡暗，脉沉弦；饮邪上泛凌心，则心慌。阳衰日久，阴亦亏耗，肾水不能上交心火，心火独亢则失眠、烦躁，重则潮热汗出，口干口苦。故此乃阴阳皆虚之病机，治当以附子、肉桂、二仙（仙茅、淫羊藿）大剂温补肾阳；又以封髓丹交通心肾，滋阴降火；龙骨、牡蛎潜阳敛阴，引火归原。诸药合用，则收阳生阴长，水火既济，诸恙皆愈之功效。

笔者临床发现，不少更年期综合征患者，出现失眠、烦躁、口干苦、潮热汗多、疲倦等诸症，多见阴阳两虚之病机，且以阳虚为根本，兼夹饮邪。阴虚乃阳虚日久所致，虚火皆是水不制火，虚阳浮越。故立法当从扶阳为根本，阳旺则水邪消，阳生则真阴长。若仅留意烦躁、口干苦、潮热等症状，忽略了其他症状与整体思维，以阴虚火旺而立滋阴降火之法，则愈滋阴水邪愈盛，愈降火虚火更旺。

7. 多形性日光疹？（四逆汤合潜阳丹、封髓丹、交泰丸）

黄某，女性，49岁，2009年5月来函求治。自诉于五六年前开始，每至夏日日晒后，出现上眼睑、眉骨、嘴角边、颈部出丘疹，瘙痒。外用药后即愈。今年则不然，病症来势汹汹，至今月余，毫无消退迹象，且日渐扩大增多。现面红肿，灼热，时有刺痒，干燥。以手摩之，细屑若糠。且颈部布满苔藓状丘疹，亦赤红、灼热、刺痒。体胖，平素常感疲倦，喜坐、懒动，有沉重感。自幼冬天怕冷，夏天怕热，稍动便觉头、面热气蒸腾，汗如雨下。喜吹风、空调。春秋二季，尤喜凉快，以觉四肢冰彻入骨为快。动辄亦大汗淋漓。好烦躁，喜多言，舌多津（信函中并附面部皮疹、舌苔照片）。

患者未见，从病史叙述来看，西医诊断考虑：多形性日光疹？中医辨证考虑，此阳虚不潜，蒸腾于外，浮越于上所致，故现以上诸症。

故回函处方以四逆汤合潜阳丹、封髓丹、交泰丸化裁：熟附子30g，干姜15g，甘草20g，生龟甲20g，砂仁15g，煅龙骨30g，煅牡蛎30g，知母10g，黄柏10g，黄连6g，肉桂3g。方中以附子温其阳，龟甲、知母滋其阴，又以龙骨、牡蛎、龟甲能潜镇上浮之虚阳，使引火归原，导龙入海，诸症自然得除。

患者服上方4剂后，面疹、出汗二症改善明显，面疹已好大半。嘱继服4剂巩固。

患者服完后，再次来信："现面部及双耳仅偶有刺痒，其他症状已消失。颈上半部皮疹消退较为明显；颈部下方消退缓慢，且边缘有零星疹生成，向下方蔓延。每天傍晚开始瘙痒，至次日上午消退。但程度有所减轻。"

此虚火尚未尽敛，仍需温潜。予下方：

熟附子20g，干姜10g，生龟甲10g，砂仁（后下）15g，炙甘草12g，黄柏10g，肉桂（后下）6g，牡丹皮10g，牛膝10g，巴戟天15g，淫羊藿15g，菟丝子15g，5剂。

患者服完后，来信云："我现在自觉身体状况很好。精力充沛，气色不错，胃口也好，二便正常，睡眠很好。"

【按】本案与上案病名虽不同，但中医病机相类，故立法处方相似，可互相参看。

8. 原发性血小板减少性紫癜（四逆汤、引火汤）

吴某，女性，51岁。原发性血小板减少性紫癜5年余。曾治疗4年余，血小板一直在40×10^9/L以下徘徊。2006年5月经人介绍来诊，来诊时皮肤散见瘀斑，牙龈出血，尤令人惊异者为自感燥热甚，胸内如有一火球，翻腾不已，时上窜头部。汗多怕热，肩颈部疼痛畏冷，舌偏暗红而绛，脉沉细无力。

此阳虚日久，浮阳不敛，龙雷之火上奔无制之象也。立即予引火汤引浮越之火下归肾元：熟地黄60g，巴戟天30g，天冬30g，麦冬30g，茯苓15g，五味子6g，肉桂（后下）3g，荆芥炭10g，茜根炭10g，生地炭10g。

服后燥热感迅速消退。后以此方加减，先后加过龟胶、鹿角胶、田七、琥珀末、补骨脂等温阳活血之品。至2006年11月复查血小板，已升至正常水平113×10^9/L。泼尼松也减量至7.25mg/d。

然2007年年初，患者未坚持服药，血小板又持续下降，最低降至17×10^9/L，皮肤牙龈偶有轻微出血，疲劳感又加重、胸内火球感虽一直未再出现，然头面部感燥热如火，汗出潮热，怕冷怕热，舌暗红，脉沉细微。泼尼松加量至20mg/d，效果不显。遂以温潜之法，于引火汤中加入大剂四逆汤挽衰退之阳，加灵磁石、龙骨潜纳浮游之火。

熟附子（由30g渐加至120g），炮姜炭60g，炙甘草60g，熟地黄90g，巴戟天30g，天冬30g，麦冬30g，茯苓15g，五味子6g，肉桂（后下）5g，黄芪30g，当归15g，白术15g，灵磁石（先煎）45g，龙骨（先煎）30g，炒黄连5g，酸枣仁25g，补骨脂20g，山茱萸30g，牛膝5g。

服后血小板迅速上升，5月11日复查血小板上升至180×10^9/L。精神佳，无皮肤、牙龈出血，热气上冲、头部冒火诸症亦消失。现泼尼松已减量至12.5mg/d，继续服药巩固。

后患者间断服药，血小板基本维持在（50～90）$\times10^9$/L，而皮肤、牙龈出血、燥热、汗出诸症皆消。泼尼松维持在2.5mg/d。

【按】所谓温潜法，是指温阳药与潜镇药同用。温阳药如附子、肉桂、干姜、蜀椒之属为主，从其性而伏其所主，潜镇药如三甲（牡蛎、鳖甲、龟甲）、磁石之属为辅，潜其阳而制其虚亢。适用于阳浮于上、上盛下虚之类的病证。

温潜法系民国时期著名中医祝味菊所创。然究其学术源头，乃出于《内经》。祝氏曾引《内经》之理论述之："经云：壮火食气，是亢潜之火也，非秘藏之火也。火气潜密，是谓少火。少火生气，所以生万物也，苟能秘藏，固多多益善也。"又说："阴平阳秘，是曰平人，盖阴不可盛，以平为度，阳不患多，其要在秘，诚千古不磨之论也。"祝氏从《内经》中参悟到，火气潜密，即是少火，对于浮越不潜之火，则应用温潜之法。祝氏认为："气虚而兴奋特甚者，宜与温潜之药，温以壮其怯，潜以平其逆，引火归原，导龙入海，此皆古之良法，不可因其外形之兴奋，而滥与清滋之药也。"①

温潜之法，首先实践于《伤寒论》。《伤寒论》中不少方证条文即此法的运用，如："伤寒脉浮，医以火迫劫之，亡阳，必惊狂，卧起不安者，桂枝去芍药加蜀漆牡蛎龙骨救逆汤主之。"《小品》云："虚弱浮热汗出者，除桂，加白薇、附子各三分，故曰二加龙骨汤。"皆以温阳之肉桂、附子配合潜镇之龙骨、牡蛎，治疗亡阳而致惊狂，卧起不安，或阳虚浮热汗出之症。可见，仲圣已开温潜法实践之先河。

近现代名医如郑钦安、祝味菊、徐小圃及李可等皆擅长此法。笔者曾收集恩师李可344张处方，大略统计，其中有使用附子处方298张，附子与三石（龙骨、牡蛎、磁石）、龟甲等潜镇药合用者62张，约占全部有附子处方的1/5，足证温潜法乃临床常用之法。

笔者体会，一些慢性顽固性皮肤病，当以整体辨证为主，故不论皮疹如何，若兼见烦躁、内中燥热，甚或火热、头晕耳鸣、面热如烘、面赤如醉、口腔溃疡、牙龈肿痛、腰膝酸软、时发潮热，两足发冷、双膝独冷、疲倦畏寒，甚或反不畏寒而怕热、大汗出、口干多饮，甚则饮冷则舒。舌淡暗、紫暗，脉沉细、虚数，或洪大无力，甚或弦劲搏指等诸多寒热错杂之证。究其病机，乃阳虚阴寒内盛，逼阳于上或逼阳于外之真寒假热，或阴阳皆虚而相格拒，浮阳不敛所致。故治必以温潜之法，温之壮之，潜之平之，引火归

① 招萼华.祝味菊医案经验集.上海：上海科学技术出版社，2007：58-62.

原，导龙入海。火气潜密，即是少火，阴平阳秘，以平为期。[①]

9. 干燥综合征（四逆汤合封髓丹、二仙汤、桂枝茯苓丸）

韩某，女性，67岁，2010年2月3日初诊。眼干口干便干20余年。曾外院确诊为干燥综合征，经治改善不明显。现眼干，口干，大便干，4日一行，常恶心，时呛水，腰酸，四逆，身怕冷，但气候稍热又怕热，时感燥热，汗多如水，寐差，小便可，舌紫暗，舌体胖大，舌边齿印，瘀点瘀斑，舌底脉络迂曲明显，脉弦硬，重按无力。

四诊合参，此属阳虚不潜，阴阳皆虚，瘀血阻络，治当扶阳抑阴，引火归原，活血化瘀，予四逆汤合封髓丹、二仙汤、桂枝茯苓丸化裁：熟附子45g，生龙骨30g，生牡蛎30g，灵磁石30g，生白术120g，桃仁10g，桂枝12g，茯苓30g，赤芍15g，牡丹皮10g，肉桂6g，巴戟天30g，仙茅10g，淫羊藿20g，砂仁20g，黄柏10g，炙甘草12g，7剂。

二诊：药后精神体力明显好转，头沉头晕减轻，眼干、口干稍减，燥热感减，稍恶心。前方加陈皮10g，丹参25g，7剂。

三诊：好转很多，精神更佳，睡眠好转，头晕已消，腰酸减，潮热多汗明显减轻，口眼干燥进一步减，大便通畅，日行1～2次正常，恶心、呛水消。前方继服7剂。

四诊：以上诸症均明显减轻。大便日行1次，眠安，心情畅快。前方去桂枝，改肉桂为10g；大便已正常，减白术为30g；加土鳖虫10g增强活血通络破瘀之力，7剂。

5月20日电话追访，患者已停药，诉眼干口干好转多半，夜间口干明显减轻，鼻干亦明显好转，潮热汗出基本消失，余症均有明显改善。

【按】此案与前两案病机亦相类似，可互相参看，但本案兼夹瘀血证尤为突出，故合用桂枝茯苓丸，并加丹参活血化瘀，后期更加土鳖虫以搜剔经络隧道中浊瘀死血。本案瘀血见症乃阳虚寒凝所致，治当温阳活血、化瘀通络。以温阳法、活血化瘀法治疗干燥综合征，并非标新立异，实乃四诊合参，病机如此，辨证如此，故立法处方不得不如此。仲景曰：观其脉证，知犯何逆，随证治之。实中医临证十二字真言，一刻不可忽也！

---

① 欧阳卫权．温潜法临床应用体会．新中医，2010，42（8）：149-150.

三、真武汤

【组成】茯苓三两　芍药三两　生姜（切）三两　白术二两　附子（炮，去皮，破八片）一枚

【用法】上五味，以水八升，煮取三升，去滓，温服七合。日三服。

【方解】本方为治本太阳表不解，心下有水气，误用汗法，大伤人阳气，而陷入少阴。方中以用附子温肾扶阳、振奋颓衰；白术、茯苓温中健脾、利水；芍药缓挛急、止腹痛；而以生姜温中、逐饮，兼解表散寒。诸药合用，治疗阳虚水盛而兼有表证者。

（一）方证辨证要点

1. 本方证属太阳、少阴合病证，夹饮。

2. 证候表现在阳虚与水饮内盛两端，如形寒畏冷、面㿠无华、倦怠欲寐、身重乏力、面浮肢肿、四肢沉重、小便不利、下利，舌淡暗、舌体胖大、齿印，苔白厚或白滑润，脉沉细等。若水饮上冲，可见心下悸，头眩，身瞤动，振振欲擗地。若兼夹表证，可见发热，四肢沉重疼痛等。

（二）皮肤病辨治心法

1. 本方在皮肤科应用非常广泛，如荨麻疹、湿疹、带状疱疹、瘙痒症、银屑病、皮肤血管炎等诸多皮肤病，均有适用之机会。临床辨证时，不论何种皮肤病，不论皮疹如何，但见以下之突出证候，如：形寒畏冷、面㿠无华、倦怠欲寐、身重乏力、面浮肢肿、四肢沉重、小便不利、舌淡暗、舌体胖大、苔白厚或白滑润、脉沉细等，均当考虑为阳虚水盛之真武汤证。不必因疹色鲜红，或肌肤灼热，或瘙痒、疼痛剧烈而一叶障目，或有所顾忌，不敢用此温热之剂。待阳气来复，“离照当空，阴霾四散”，不治皮而皮疹自消，不止痒、痛则痒痛皆除，且形寒畏冷、乏力倦怠诸症亦解。

2. 临床实践发现，更多见于本方证基础上，表现诸多与阳虚证相反证候，如：口干口燥，不恶寒反恶热，汗出如水，喜吹空调，甚或背热如灼，口鼻如冒火等貌似火热症状。此亦如前述之阳虚太过，浮阳不敛之象。故不

论皮疹如何，但当温之、潜之、收之、敛之，导龙入海，引火归原，于本方基础上配伍龙骨、牡蛎、磁石等介类潜降之品，万不可恣用寒凉，戕伐阳气，导致病情深重难救。

3. 以附子止痛为目的，如用于带状疱疹后遗神经痛的治疗。附子量必须大，常可用至100g以上，止痛效果极好。依据辨证或再加乌头，其效更显。

（三）医案实录

1. 带状疱疹（真武汤）

李某，男性，36岁，2007年6月16日初诊。1周前出现左胸胁部疼痛，继起红色小疹、水疱。医生给予西药抗病毒、止痛等处理，未见显效。现局部皮肤起带状成簇之丘疱疹、水疱，周缘红晕。疼痛剧烈，阵发性加重。口干口淡，不多饮，疲劳甚，小便少。舌淡暗、苔白，脉沉弦细。有糖尿病史多年，血糖控制不佳。

四诊合参，此少阴阳虚水饮之证，治当温阳化饮，给予真武汤：熟附子30g，茯苓50g，白术60g，白芍60g，干姜15g，桔梗20g，生薏苡仁30g，3剂。

外用入地金牛酊（院内自制药）外搽。

药后疼痛迅速缓解，自诉已减轻八九成，皮肤略痒。疲劳感明显改善，精神振奋，口干口淡减，小便通畅。

前方附子加量至60g，继服4剂即愈。

【按】舌淡暗、苔白，脉沉细，疲劳、口淡、小便不利，均少阴阳虚水饮之证。“有是证，用是药”，而不能囿于带状疱疹急性期定属“湿热”“热毒”一类先入为主的思维定式，或忌于六月夏日不敢使用温药，更不敢使用附子类温阳药。因证选用真武汤，结果效如桴鼓，由此可见辨证的重要性。

2. 泛发性带状疱疹（真武汤合四逆汤、五苓散）

余某，男性，58岁，2010年10月30日初诊。左腰腹部起带状成簇水疱，疼痛1周来诊。精神稍差，舌质暗红，舌苔白，脉弦细。

初诊时考虑体质尚可，无明显虚象，仅予常用之经验方瓜蒌散合桔梗汤加减：瓜蒌30g，红花5g，桔梗30g，苍术10g，茯苓10g，甘草5g，4剂。

外用紫金锭、新癀片茶水调敷。

二诊：药后病情未缓解，原皮损部位水疱未消减，反而增多，累累成片，有燎原之势，疼痛增剧，且于头面、颈、背、腹部散见小水疱，并出现发热。现体温 37.7℃，精神状态转为极差，面色虚浮无华，自感极度困倦，一身沉重，来诊时伏于诊桌，无力举头，纳差，舌体胖大，舌质淡暗，苔白，脉沉细无力。

患者极度困倦，一身沉重，舌体胖大，苔白，脉沉细无力，此少阴阳虚水饮重症，亟宜大剂四逆汤回阳救逆，真武汤温阳利水，五苓散利水解表，故三方合治之：熟附子 60g，干姜 30g，炙甘草 30g，苍术 15g，茯苓 15g，桂枝 15g，泽泻 25g，猪苓 15g，生薏苡仁 30g，桔梗 15g，3 剂。

嘱护士用无菌针将大水疱抽液后，外用药同前。

三诊：服前药后精神明显好转，疲倦、一身沉重明显减轻，发热已退，疼痛亦明显减轻，水疱大部分干涸结痂。此方证对应，其效即捷。

前方桔梗加至 30g，以散结止痛，继服 4 剂。

服药后疼痛减轻大半，患者嬉笑如常，水疱已干涸结痂。此后再予真武汤、柴胡桂枝汤加减，服药月余，疼痛完全消失而愈。

【按】泛发性带状疱疹多见于年老体弱者，病情较急重。本案平素并无大患，且初诊时亦未见明显衰弱之象，又因患者太多，疏于诊察，辨证用药欠准。二诊时病情急转直下，出现发热，水疱泛发，极度困倦，综合征舌脉，全然一派阳衰水饮之象。故急予真武汤合五苓散温阳扶正、利水解表而转危为安。临床证实，对于很多急重症，由于证候出现都很典型，反而容易辨证，对证下药，见效反而快捷。

3. 泛发性带状疱疹（真武汤合五苓散）

李某，男性，57 岁，2011 年 5 月 9 日初诊。患者于发病前，曾因感冒发热，外院给予西药静脉滴注等治疗 1 个月方愈。此次出现腰、背、臀等部位及上肢散发水疱疼痛 10 天。外院诊断：泛发性带状疱疹。给予抗病毒等治疗（具体用药未详）1 周，未改善。疼痛仍剧烈，瘙痒亦甚，且仍有新水疱出现。经人介绍前来求诊。现精神极差，面色虚浮无华，疲劳甚，欲寐，咽痛，纳食尚可，口干，大便干，舌质淡暗，舌苔淡黄厚腻，脉弦稍硬。

四诊合参，疲倦甚、欲寐、咽痛，少阴证，阳衰；身起水疱泛发、舌质淡暗、苔厚腻，水饮证；肾阳亏虚，不能蒸腾气化，津液亏耗，则口干、便干。治疗宜温阳利水，故予真武汤合五苓散加减：熟附子60g，白术30g，茯苓50g，赤芍30g，猪苓10g，泽泻15g，苍术10g，桂枝10g，生薏苡仁30g，白鲜皮20g，砂仁15g，2剂。

二诊：药后精神明显好转，面色渐有生气，疲倦减轻，咽痛消，大便通畅，疼痛、瘙痒减轻。

药已中的，守方再进，前方继服5剂。

因笔者出国讲学，患者转诊他医。皆守前方治疗，仅将附子减为10g，服药21剂，病情痊愈。

【按】此案较前案病情类似，但稍轻，故辨证用方差不多。皆以真武汤合五苓散加减治愈。

临床观察，目前50岁以上患带状疱疹者，急性期有70%～80%属于阳虚证，或兼夹阳虚证；后遗神经痛者几乎90%以上皆属阳虚证；50岁以下年轻患者亦有不少属于阳虚证。笔者临床多用四逆汤、真武汤、麻黄附子细辛汤、附子汤、大黄附子汤等温阳扶正方药加减治疗，效果甚佳。若执着于急性期就是湿热，后期就是瘀血，不详问证候、不细辨虚实，滥用苦寒清利、攻伐破气之品，非但见效不佳，更伤正气。

4. 慢性荨麻疹（真武汤）

欧某，女性，52岁，2006年1月20日初诊。慢性荨麻疹反复发作2个月，前医先后予开瑞坦、马来酸氯苯那敏、苯海拉明等抗过敏西药及中药汤剂治疗，控制不佳。至1月19日，风团发至遍身，瘙痒剧烈。急来急诊，给予地塞米松针、清开灵针静脉滴注及苯海拉明、维丁胶性钙等抗过敏治疗。当晚风团瘙痒稍缓，但次日又甚，现遍身起风团色红如云，皮肤灼热，瘙痒剧烈难耐。其素来怕冷，每至经期则背冷。面色倦怠无华，颜面轻度浮肿，疲劳感甚，手足冷，舌淡暗苔白润，脉沉细稍数。

四诊合参，此非热证，乃阳虚里寒，内有水饮，予真武汤加味：白术10g，熟附子5g，茯苓15g，白芍10g，干姜5g，生姜2片，4剂。

药后风团瘙痒全消，且怕冷疲劳诸症明显减轻。

守方继服9剂巩固。3月1日以其他不适来诊时，风团一直未发，且精神焕发，面部光泽许多。

【按】荨麻疹发作时风团鲜红，扪之灼热，瘙痒剧烈，见症多呈热象，故用凉药居多，或清热，或凉血。但并非所有荨麻疹均属热证，临床辨证需详查。前医不察，即用清开灵寒凉清里，未能得效。观患者长期怕冷，经期背冷甚，疲劳倦怠，面色无华而浮肿，少阴阳虚内饮之象十分明显，此时当抛开局部皮疹而从整体求治，故笔者改用真武汤而收迅速缓解之效。方中干姜、生姜同用，生姜主在散寒、逐饮；再加干姜配合附子温中扶阳力更强。方中无一味疏风清热止痒药，而隐疹得消，此整体与局部之辨证关系也！古人云："见痰非治痰，见血非治血，识得个中趣，方为医中杰。"此之谓也！

5. 急性荨麻疹（真武汤、附子理中汤）

杨某，女性，70岁，2009年4月8日初诊。近2周来无明显诱因，出现全身起风团，瘙痒甚。就诊西医，给予地塞米松、苯海拉明、钙剂、西替利嗪等抗过敏西药静脉滴注、口服治疗，控制不佳，仍发作。

来诊时见身起鲜红色风团，瘙痒时作。问及平素情况，谓平素怕冷，背冷，一身沉重，疲倦欲寐，不欲多动，夜间口干甚，如火烧样口舌干燥。视其舌体胖大，舌质淡暗，苔白，脉沉细弦。

四诊合参，此阳虚水饮内盛，虚阳不潜，予真武汤加减：熟附子15g，白术10g，茯苓20g，赤芍10g，干姜9g，防风10g，路路通15g，3剂。

二诊：药后风团即不再起，尤令患者惊喜者，夜间火烧样口舌干燥明显减轻，怕冷、背冷亦减轻，精神好转。上方继服5剂。

三诊：风团稍有新发，但发作不多，瘙痒不甚，大便偏稀。

改予附子理中汤加味以脾肾双补：熟附子30g，白术15g，干姜15g，党参20g，防风10g，路路通10g，牡蛎30g，龙骨30g，甘草15g，7剂。

四诊：风团偶起，瘙痒不甚，夜间口干已消。去路路通，加黄芪30g，当归10g，4剂。

经加减服至6月19日，风团未再复发而停药。

【按】本案怕冷，背冷，一身沉重，疲倦欲寐，舌淡暗，脉沉细，皆少阴阳衰之象。然夜间口舌干燥甚，如火烧样，则是虚阳不潜、虚火上扰所致。李时珍《濒湖脉学》中有"实宜凉泻虚温补"。此火即是虚火，不宜凉泻只宜温补。故以真武汤加减温阳补虚，加龙骨、牡蛎潜阳敛阴，不清火而虚火自消。后期更以大剂附子理中汤温补脾肾，大扶其正气以求固本，再增当归补血汤，使阴阳气血皆调，诸恙悉平。

6. 丘疹性荨麻疹（真武汤合五苓散、猪苓汤）

刘某，女性，52岁，2007年8月9日初诊。1周来躯干、四肢起红色风团样丘疹，瘙痒。自擦药膏未改善，不断新发皮疹，瘙痒甚剧。问及平素情况，谓平素口干甚，口中如冒火感，但不多饮，饮多则胃不适，小便少，不畅，时烦躁甚，睡眠很差，易汗出，怕热，但吹空调又觉怕冷，常膝痛、腰痛、足跟痛。舌暗红，舌体胖大，苔白，脉沉细。

笔者谓其皮疾乃小恙，注意家庭卫生，清洁打扫，避免蚊虫叮咬，配合用药即可控制。然身体诸多不适状态，亟须调理。

四诊合参，此亦阳虚不潜，当用温潜之法，以真武汤合龙骨、牡蛎温阳潜降；然患者饮多则胃不适，小便少，不畅，皆饮邪所致，故再合用五苓散、猪苓汤：熟附子30g，龙骨15g，牡蛎15g，猪苓15g，茯苓30g，泽泻20g，白术15g，桂枝10g，肉桂（后下）3g，滑石20g，阿胶（烊化）7g，防风10g，路路通10g，4剂。

三黄洗剂（院内自制药）外搽。

药后效果很好，以上诸症均明显好转。精神转佳，睡眠得安，口干大减，小便通畅无不适，瘙痒减，未再新发皮疹。

继服前方6剂，诸症均消。

【按】本案与上案病机相类似，亦是虚阳不潜所致，所不同者本案里饮更甚，里饮更夹虚热，则现小便不畅，口干冒火，烦躁失眠等诸症。故以真武汤温阳利水基础上，合方五苓散、猪苓汤，一助膀胱气化，通阳利水；二清热滋阴，育阴利水，加龙骨、牡蛎潜阳敛阴，仅稍酌防风、路路通疏风止痒。诸药合用，方证对应，故迅速见效。

7. 慢性湿疹（真武汤）

杨某，女性，43岁，2006年12月12日初诊。小腿散发红斑丘疹反复两年，久治不愈。现局部暗红斑、丘疹，皮疹干燥、脱屑，瘙痒。平素感疲劳甚，倦怠乏力，怕冷，口干苦，咽干。舌体胖大、舌质淡暗，苔白润，脉沉细。

予真武汤加减：熟附子（先煎）40g，干姜20g，苍术10g，茯苓20g，淫羊藿20g，砂仁（打碎后下）10g，3剂。

二诊：皮疹瘙痒减轻，精神好转，口干苦及咽干均减轻。继守方连服20

剂，诸恙全消，精神振奋。

【按】本案患者平素疲劳甚，倦怠乏力，怕冷，脉沉细，舌体胖大，苔白润，皆少阴阳虚见症，兼夹水湿；口干苦、咽干，非阳明里热盛，乃阳虚气不化津，津不上承所致。见此证情，不论是何皮疹，但予真武汤加减，皆可迅速得效。否则，见皮治皮，永无愈期。

8. 阴囊湿疹（大柴胡汤合桂枝茯苓丸，真武汤合四逆汤、桂枝加厚朴杏子汤）

汪某，男性，34 岁，2010 年 5 月 25 日初诊。患阴囊湿疹 8 年，时阵发性加剧，搔抓而流滋淋漓，夜间较甚，病情反复发作，久治不愈。来诊时见形体壮实，腹满而偏胖体质，舌质偏暗，舌体偏胖大，苔白微黄腻，脉沉弦。

初诊见其形体壮实，腹满强健，依据体质考虑似属大柴胡汤之实证；舌苔白黄腻者，中有湿浊，属平胃散方证。故处方以大柴胡汤合平胃散：柴胡 15g，黄芩 10g，法半夏 15g，枳实 10g，赤芍 10g，大枣 30g，生姜 15g，苍术 10g，厚朴 10g，陈皮 10g，白鲜皮 30g，牡丹皮 10g，皂角刺 10g，地肤子 15g，7 剂。

外用《外科正宗》中“蛇床子散”[①]：当归 30g，威灵仙 30g，苦参 30g，蛇床子 30g，7 剂，水煎外洗。

外搽消炎止痒霜。

二诊：药后无甚变化，顽固性瘙痒依旧。见舌质偏暗，考虑兼夹瘀血，当合用桂枝茯苓丸，改方：柴胡 15g，黄芩 10g，法半夏 15g，枳实 10g，赤芍 10g，大枣 30g，生姜 15g，苍术 10g，厚朴 10g，陈皮 10g，白鲜皮 30g，牡丹皮 10g，桂枝 10g，桃仁 10g，茯苓 15g，泽泻 15g，7 剂。

去外洗药，仅以消炎止痒霜外搽。

三诊：药后阴囊瘙痒略减，然夜间仍瘙痒剧烈。近日稍感冒，现咳嗽，少痰色白，自诉平素较疲倦，虽六月亦觉怕冷，现疲倦更甚。细查舌体胖大，舌质淡暗，苔白微腻，脉沉弦，重按无力。

至此，方知患者乃少阴阳虚证，急改予真武汤合四逆汤、桂枝加厚朴

---

① 陈实功．外科正宗．天津：天津科学技术出版社，1993：269–270. 方用：蛇床子、当归尾、威灵仙、苦参各五钱，水五碗，煎数滚入盆内，先熏，待温浸洗二次愈。治疗肾囊风湿热为患，疙瘩作痒，搔之作疼宜洗。笔者临床常用治阴囊湿疹、瘙痒多效。

杏子汤加减：熟附子30g，苍术15g，茯苓30g，赤芍10g，生姜15g，桂枝10g，厚朴15g，杏仁10g，干姜10g，大枣30g，炙甘草12g，7剂。

四诊：药后精神好转，疲倦减，阴囊瘙痒则明显减轻，仍稍有干咳，咽痒。前方加五味子10g，继服9剂。

五诊：精神转佳，疲倦感基本消失，阴囊瘙痒进一步减轻，咳嗽消失，胃纳欠佳。前方去杏仁、五味子，加陈皮10g，蛇床子15g，地肤子20g，7剂。

1个月后患者再次来诊，诉前药服后阴囊瘙痒已消失，未再发作。今前来要求治白癜风。

【按】本案初诊时观其体质壮实貌，腹满而体胖，以为大柴胡汤实证，岂知药后未得效。后患感冒小恙，即觉疲倦甚，怕冷，舌质转淡暗，舌体胖大，苔白腻，一派阳虚水饮真武汤方证跃然而出。可知前之望诊判断失误，古人云：至虚有盛候。多见于病情危重阶段，常现与病机相反之症。观现今不少中青年人，因长期高强度工作，加班熬夜，生活不规律，不注意养生调摄，好吹空调饮冷，暴饮暴食，缺乏运动，貌似体质强壮，往往外强中干，体质亏虚得很，一遇小恙，及疲倦困顿不堪，原形毕露。医者对此种体质状态当细心体察，四诊合参，方不致失误。

9. 多形性日光疹（真武汤、桂枝加龙骨牡蛎汤）

关某，女性，49岁，2007年5月11日初诊。面、颈、臂部等暴露部位皮疹瘙痒2个月，日晒加重。外院诊断：多形性日光疹。皆以清热化湿中药及西药治疗无效。现面、颈、双上肢暴露部位发红斑、丘疹，稍有脱屑，自觉瘙痒。平素感疲劳特甚，闭眼稍觉舒适，怕热，易汗出，但吹空调又怕冷，口干，但多饮温，小便多，大便稀如水样，日1次。舌淡，苔白如雪，中略淡黄而润，脉沉细。患者有精神病史（具体不详），寡言少语，一直服盐酸苯海索等西药。

四诊合参，此少阴阳衰夹饮，治当温阳利水，真武汤加减：熟附子45g，土炒白术15g，茯苓30g，炒薏苡仁30g，干姜9g，淫羊藿20g，巴戟天15g，益智仁15g，泽泻10g，肉桂6g，3剂。

二诊：药后皮疹明显消退，瘙痒明显减轻，精神好转，疲劳感好转，大便不稀，日1次，小便正常，口干多饮、汗出等症减轻，仍觉怕热，纳寐转佳，舌淡，苔白，脉沉细。

前方附子加至 60g，再加磁石 45g，牡蛎 30g，以温阳潜降，4 剂。

三诊：药后诸症均消失，精神振奋，较前活跃很多，言语增多，愿与人交流。前方再将附子加至 90g，茯苓 50g，白术 30g，7 剂，巩固疗效。

【按】患者疲劳特甚，闭眼稍觉舒适，脉沉细，正是“但欲寐”之少阴病；小便利、下利、舌淡、苔白，乃阳虚水饮见症，故用真武汤温阳利水，加干姜、淫羊藿、巴戟天、益智仁加强温阳补肾之力。然患者又见怕热、易汗出、口干诸“热象”，此非真热也！乃虚阳不潜，浮越于上之假热，故加肉桂、磁石、牡蛎等药潜摄浮阳、引火归原。

本案患者除皮肤疾患外，尚有精神病史。从证候看，属中医癫证范畴。《难经·十二难》云：“重阴者癫，重阳者狂。”说明阴阳失调在癫狂发病中具有重要意义，也说明癫狂常以阴证、阳证大体划分。“重阴者癫”，此类患者多精神萎靡，行止懒散，动作迟缓，兴趣索然，寡言少语，孤独不群，思维贫乏，情感淡漠等。《金匮要略·百合狐惑阴阳毒病脉证治》云：“症见于阴者，以阳法救之。”说明此类阴证当以辛热壮阳之剂治疗。著名中医精神病专家周康教授常用超大剂量附子治疗精神方面疾患属阴证者，获得很好的疗效。① 笔者师其法，曾治数例皆获显效。如治中年女性钟某，患抑郁症八九年，曾服过多种抗抑郁药，仍思维迟钝，不清晰，对事物无兴趣，给予四逆汤、真武汤加龙骨、牡蛎、肉桂等化裁，附子自 30g 加至 120g，维持服用 1 个多月，精神好很多，头脑清醒，思维清晰，心情轻快，并停服了克忧果。又治一男性少年精神分裂症患者，服用抗精神病药物控制不佳，日日独卧于家中，并见上述诸阴证，给予四逆汤加味，附子加至 150g，维持服用 3 个多月。精神大为好转，言语对答正常，并要求上班。可见癫证属阴证者，以超大剂量附子为主的四逆汤、真武汤等加减治疗有效。本案亦是如此，皮肤疾愈，且精神疾患亦见好转，此中医异病同治之妙。

10. 老年性皮肤瘙痒症（真武汤）

莫某，男性，67 岁，2006 年 3 月 20 日初诊。周身皮肤瘙痒反复 3 个月，

---

① 史宇广，单书健．当代名医临证精华·癫狂病专辑．北京：中医古籍出版社，1992：1–13．或邢斌．危症难病倚附子：现代名医运用附子经验荟萃．上海：上海中医药大学出版社，2006：394–406．

尤其肛周瘙痒甚。服中西药皆无明显改善，夜间瘙痒较甚，经介绍来诊。形体偏瘦，皮肤偏暗而干燥，平素怕冷，疲倦，舌体偏胖大，舌质淡暗，苔白润水滑，脉沉细略弦。

四诊合参，此少阴阳虚水盛，予真武汤加减：熟附子6g，白术10g，茯苓10g，白芍10g，生姜3片，羌活5g，防风7g，3剂。

外用甘草30g，水煎外洗肛周。

二诊：药后瘙痒明显减轻，怕冷好转。

前方增损再服6剂，瘙痒即消。

【按】本案四诊合参，疲倦，怕冷，舌体胖大，苔水滑，脉沉细，皆提示阳虚水饮证，故选用真武汤加减。然或谓患者体瘦，皮肤枯燥，为何不考虑阴血不足，肌肤失于濡养，而用养血滋阴润燥之法？此先入为主之思维定式误导也！殊不知血虚可致皮肤枯燥，水饮内停亦可致肌肤失于濡养而枯燥，个中机理，当宜深思。

甘草汤水煎外用治疗外阴、肛周瘙痒症疗效甚佳，详细参看“甘草汤”条。

11. 荨麻疹性血管炎（真武汤）

黄某，男性，51岁，2009年3月30日初诊。全身起风团肿胀2天。2天前于过度疲劳后，突然发作全身起大小不一风团，伴肿胀，四肢明显，一身痛，自感发热。自服止痛片发热有退，但一身痛不止，痛甚冷汗。疲劳甚，稍恶寒，大便3日未行，小便少，口稍干。舌质淡暗，边齿印，苔白，中根部黄褐而厚，脉沉细无力。长期吸烟史。检查：补体正常；C-反应蛋白360mg/L；血沉25mm/h；类风湿因子、抗“O”均正常；血常规：WBC 13.5×10^{9}/L，N 84.4%，RBC 5.84×10^{12}/L，Hb 177g/L。尿常规：正常。

四诊合参，患者疲倦甚，脉沉细无力，为少阴阳衰；一身痛，汗出，恶寒，为太阳表虚；全身稍肿胀，四肢明显，舌苔白，为内有水饮；苔根部黄厚，乃嗜烟日久，水湿受熏灼化热，其本仍是阳虚寒湿；大便3日不行，乃中焦脾弱，津液不行。故本病当属太阳、少阴合病，治当温阳解表，兼健脾利水。予真武汤：熟附子30g，白术90g，茯苓25g，赤芍15g，生姜15g，3剂。

二诊：服药后恶寒、疲劳明显好转，精神好转，大便已畅，全身风团消退大半，遗留色素沉着，肢体肿胀疼痛仍明显。今日复查血常规：WBC $10.87 \times 10^9/L$，N 正常，Hb 正常。舌淡暗，边齿印，苔中根黄厚明显减，脉沉细。

以大剂附子及茯苓、白术温补脾肾后，阳气得复，故疲倦、恶寒明显好转，风团消退，大便亦因脾运得司而通畅。肢体仍肿胀疼痛明显，舌质淡暗，此水饮、瘀血之邪未得祛，前方加重活血利水之品：熟附子 30g，白术 60g，茯苓 25g，赤芍 15g，生姜 20g，桃仁 20g，丹参 30g，延胡索 15g，车前子 30g，泽泻 15g，毛冬青 45g，6 剂。

三诊：服药后好很多，全身肿胀及风团全部消退，现仅足部麻木，足冷，行走稍痛而不利。舌淡暗，苔根仍黄厚腻，脉沉细。

阳气渐复，故诸症明显好转。寒饮、瘀血尚未尽消，宜温阳活血、健脾化饮之剂再进，前方调整：熟附子 60g，白术 60g，茯苓 25g，赤芍 15g，干姜 20g，桃仁 15g，当归 10g，延胡索 15g，泽泻 15g，毛冬青 45g，苍术 15g，桂枝 30g。

后以此方加减再调治二十余剂，诸症全消而愈，精神体力更胜于病前。

【按】荨麻疹性血管炎以风团持续 24 小时以上，伴发热、关节痛、血沉快及低补体血症为特点。本案虽补体正常，但根据临床表现，血沉等可以确诊。西医抗组胺药物无效，常首选皮质类固醇治疗。

中医辨证论治，本案阳虚水饮证十分明显，病在少阴，兼太阳表虚。故初诊时以真武汤全方，不做任何加减，服药 3 剂，诸症好转大半。后根据病情再加入车前子、泽泻加强利水之力；延胡索、丹参、桃仁、毛冬青等活血化瘀，行气止痛。前后服药二十余剂，不仅皮病得愈，而精神体力更胜于病前。

12. 多汗症（真武汤合潜阳丹、桂枝汤）

陈某，女性，47 岁。全身怕冷、汗出 1 年。起病于 2008 年春节雪灾天气。全身怕冷奇甚，即使至 7 ～ 8 月之夏月亦如此，身与头以多层棉被、毛衣、毛巾包裹，仍觉冷风飕飕，稍有微风带过即感寒冷不堪忍受，而扪其四肢皮肤却并不冷。不断汗流如水，需日换内衣 6 ～ 7 次。疲倦欲寐，口干喜温，但不敢饮多，饮多则汗出更甚，不思纳，小便略淡黄，量不多，大便干结费力。有腰椎间盘突出症，腰痛，站立较困难，喜卧床。有严重的双下肢深静脉栓塞，小腿及足肿胀，压之凹陷。血压、血脂偏高。多方求医，曾某大医院住院治疗，考虑自主神经功能紊乱，予黄芪针、参麦（生脉）针及西药等治疗未效。后求治多家中西医，中医曾以中药附子、肉桂、鹿茸温阳，黄芪、龙骨、牡蛎、麻黄根固表敛汗，以及麦冬、西洋参、石斛养阴等诸法用尽，了无寸功。11月入针灸科住院20余天，亦未得效。经介绍来诊。

病情如前述。查其舌淡暗，舌体胖大，苔白根厚，脉左关滑大、弦硬搏指，重按减，右沉弦细数。

四诊合参，此太阴、少阴合病，阳虚水盛，且虚阳不敛，鼓动于外。《内经》曰："阴平阳秘，精神乃治。"现阳强而不能自秘，故应温之潜之，引阳入阴，使其密固而不妄动，当用温潜之法。而舌体胖大，下肢浮肿，小便不利，阳虚夹饮，气不化津，当用温阳利水法。

故予真武汤合潜阳丹加减：熟附子30g，茯苓20g，白术60g，炮姜15g，生龟甲15g，砂仁20g，生薏苡仁20g，炙甘草12g。

上方连服6剂，怕冷减轻大半，汗出减少三分之一。精神好转，食纳、二便转正常。

阳气得复，虚阳得潜，故诸症好转，现仍恶寒，汗出，乃太阳表虚，营卫失和，改以桂枝汤和阳益阴，调和营卫。

处方：桂枝45g，白芍45g，生姜30g，大枣12枚，炙甘草30g。

上方服3剂，汗出减轻一半以上。前方再加茯苓30g，生薏苡仁30g，连服9天。后以附桂理中汤加减收工，连服10余天，怕冷基本痊愈，后4天完全无汗出。

处方调整转治其静脉栓塞。

【按】本案之所以久治不效，在于前医皆见汗止汗，或认为汗出过多伤阴耗液，而滋阴敛汗，皆未洞察到本病之病机根本。亦有独辟蹊径考虑阳虚者，然处方以附子、肉桂、鹿茸等温燥之品，徒耗其阴，而不知温潜之妙法也。可见医理不明，处方用药如盲猫捕鼠，或"广络原野，希冀一二"，堆砌药物之侥幸心理也。亦可知中医实非经验医学，持某一经验而愈某病，实非中医大道。

13. 扁平疣（真武汤合四逆汤）

何某，女性，28岁，2010年10月16日初诊。面部长扁平疣8年，久治不愈，经介绍来诊。面色无华，肤色白，平素怕冷，四逆，腰酸，易疲倦。曾有慢性肠炎病史，大便常干结。舌体稍胖大，舌质暗，苔薄，脉沉细弦。

初诊见其面色虚浮无华，怕冷，四逆，考虑血虚水盛之当归芍药散证，病在太阴，属里虚证。故处以当归芍药散加减：当归 10g，川芎 5g，茯苓 15g，白术 60g，泽泻 15g，炒枳壳 10g，生薏苡仁 20g，7 剂。

二诊：服前药稍腹胀，大便稍通，面部疣体未脱落，仍腰酸、怕冷、四逆、疲倦明显。舌体胖大，偏暗，苔薄腻，脉沉细弦。

四诊合参，此当属阳虚水盛，病少阴，其里虚证当比太阴更进一步。故改方予真武汤合四逆汤加减：熟附子 30g，白术 30g，茯苓 50g，白芍 20g，生姜 20g，干姜 20g，炙甘草 15g，生薏苡仁 45g，桂枝 20g，7 剂。

三诊：药后效果非常好，疣体全部脱落，仅遗留淡褐色印痕。

继予前方 14 剂巩固。

【按】笔者临床观察发现，年轻女性扁平疣患者，以当归芍药散，或当归芍药散合柴胡剂机会较多，因其体质多属于当归芍药散方证体质。其主要特征是：整体体质偏弱，虽肤色白嫩但欠光彩，面色偏浮肿而无华，苍白或萎黄；较怕冷，手足易冷，常嫌空调温度过低；或常有头晕、心慌；或月经不调，前后不定期，或经量偏少、偏多而色淡，或痛经；舌多胖大、边齿印、苔白润、白腻等。本案患者证候表现类似上述情况，故初诊时予当归芍药散加味。然药后并未得效。二诊时见其诉腰酸、怕冷、四逆、疲倦等症尤为突出，此非仅仅血虚水盛，乃已至阳虚水盛之少阴病格局。故改方以真武汤合四逆汤温阳利水，加桂枝通阳化气行水，加生薏苡仁淡渗利水。药后见效神速，疣体迅速脱落。

少阴之里虚当比太阴更进一步。故祝味菊“六经五段论”[①] 将太阴、少阴合为一段，都考虑为里虚证，只是后者严重于前者，是非常符合临床的。辨证时当依据证候考察其里虚之严重程度。本案初诊辨证之偏差，当以为车鉴！

---

① 祝味菊，口述；陈苏生，整理；农汉才，点校．伤寒质难．福州：福建科学技术出版社，2005:97–100. 祝氏以正邪交争强弱对比过程之“五段”来解释“六经”，名之“六经五段论”。他认为：疾病之来，引起体工之反应，不出五种阶段。太阳之为病，正气因受邪激而开始合度之抵抗也；阳明之为病，元气偾张，机能旺盛，而抵抗太过也；少阳之为病，抗能时断时续，邪机屡进屡退，抵抗之力未能长相继也；太阴、少阴之为病，正气懦怯全体或局部之抵抗不足也；厥阴之为病，正邪相搏，存亡危急之秋，体工最后之反抗也。

14. 成人水痘（真武汤合小柴胡汤，半夏散及汤，附子理中汤）

杨某，女性，27 岁，2011 年 4 月 6 日初诊。皮肤散发丘疹、水疱 3 天，外院给予西药抗病毒、抗感染治疗 2 天，效果欠佳，仍有新发水疱。现无发热，但恶寒、汗出，头痛，一身肢体疼痛，精神很差，疲倦甚，口干口苦，咽痛甚，诉服西药后大便稀，欲呕，纳差，舌体胖大，舌质暗，苔中淡黄稍厚，脉细弦无力。

恶寒、头痛，一身疼痛，此太阳表邪未解；有汗出，为太阳表虚证；但患者疲倦甚，已陷入少阴；口干苦，咽痛，欲呕，纳差，此邪在少阳。

综合舌、脉、症，考虑属太阳、少阳、少阴合病，予真武汤合小柴胡汤加减：熟附子 20g，苍术 15g，茯苓 20g，赤芍 15g，生姜 15g，柴胡 25g，黄芩 10g，法半夏 15g，党参 10g，大枣 25g，桔梗 15g，生薏苡仁 20g，炙甘草 10g，2 剂。

二诊：药后精神明显好转，头痛、身痛消失，疲倦好转，咽痛减但仍痛甚，纳增，口干苦减，但腹泻加重，今日腹泻 5 次。

前方去小柴胡汤，因咽痛仍甚，加入半夏散及汤治其咽痛，处方调整如下：熟附子 30g，白术 20g，茯苓 30g，车前子（包煎）20g，生半夏 20g，桔梗 15g，桂枝 15g，生姜 15g，炙甘草 10g，2 剂。

三诊：腹泻、咽痛已愈，水疱已干涸消退，精神、食纳皆好转，改以附子理中汤巩固之，处方：熟附子 30g，党参 20g，白术 20g，干姜 15g，砂仁（后下）15g，茯苓 30g，炙甘草 15g，4 剂。

【按】本案患者虽年轻，平素亦无大患，但来诊时即见少阴证。主要表现在精神很差，疲倦甚及脉细无力方面，故辨证时不可不察。其次，恶寒、头痛、一身疼痛、汗出，为太阳表虚证；口干苦、咽痛、欲呕、纳差、脉细弦，为少阳证。故综合考虑，当属太阳、少阳、少阴合病。故予真武汤合小柴胡汤加减治疗。

15. 银屑病（真武汤）

刘某，女性，32 岁，2010 年 6 月 13 日初诊。患银屑病 4 年多，头皮、躯干、四肢散发红斑、鳞屑，冬重夏轻。但近 1 年多来已无明显季节性，夏季亦发作。一直中西药治疗，西药曾予阿维 A、复方甘草酸苷片、奥能软膏等内服、外搽，中药以清热解毒、凉血活血方药内服，皮疹曾一度明显好转，但不久即反复。现已停服阿维A 3个月，皮疹不断新发，故来诊。形体略偏胖，肤色偏白，怕吹空调，平素易疲倦，感下肢沉重不愿多动，四逆，纳寐可，大便稍偏干。头皮、躯干、四肢均散在红斑、鳞屑，瘙痒不甚。舌体明显胖大，舌边齿印，舌质略暗，舌苔白厚而滑润，脉沉细。

四诊合参，患者疲倦、下肢沉重、四逆、舌体胖大、苔白厚润、脉沉细，皆少阴阳虚水饮之证。虽见皮肤新发红斑、鳞屑，不可认为即是血热。故予真武汤加减以温阳利水，酌以辛温透表、散寒除湿，处方：熟附子30g，白术25g，茯苓30g，赤芍10g，生姜15g，羌活10g，防风10g，枳壳5g，10剂。

二诊：药后皮疹颜色明显变淡，鳞屑减少。精神明显好转，下肢沉重感减轻，大便通畅，口稍干。前方已中的，加生薏苡仁30g，再服14剂。

三诊：躯干皮疹基本消退，遗留色素沉着，四肢皮疹亦部分消退，精神振奋，四逆转温。前方调整，附子减为20g，加入当归10g，川芎5g，丹参20g，白芷10g。再服20余剂后，除头部少许皮疹未消退外，余皆消失无踪影。

后带药回老家巩固。

【按】患者虽不断新发红斑、鳞屑，属银屑病进展期，但中医并非就此辨为血热证。如此简单辨证，立法处方必出大错。前医用清热凉血之法无效，原因恐怕就在于此。整体与局部相结合辨证，应是中医皮肤科医生时刻牢记的观念。

从整体证候来看，患者疲倦、下肢沉重、四逆、舌体胖大、苔白厚润、脉沉细，明显少阴阳虚夹有水饮之证。再结合局部皮疹之红斑、鳞屑症状，就不可能得出血热或热毒内蕴之类的病机。因为整体都为阳虚证，又何来血分之热毒？此时，应该将整体、局部两类看似矛盾的证候用辨证方法统一起来进行考虑。此阳虚卫外不固，寒湿之邪侵袭，郁于肌表，不得宣泄，发为红斑、鳞屑所致。[①] 故立法当为温阳利水、散寒除湿，故选予真武汤加羌活、

---

① 朱雄华.孟河四家医集·马评外科证治全生集.南京：东南大学出版社，2006：615.书中曰："世人但知一概清火以解毒，殊不知毒即是寒，解寒而毒自化，清火而毒愈凝，况清凉之剂施于红肿痈疖，若遇阴寒险穴之疽，温补尚虞不及，安可妄行清解，反伤胃气，甚至阳和不振，难溃难消，毒攻内脏，可不畏欤？"所论虽指外科痈疽疮疡，而于皮肤科诸疾亦有借鉴。

防风之类辛温透表药。药后皮疹改善，口稍干，再加生薏苡仁之微寒，酌以清热利湿。最后，方加入当归、川芎、丹参之类补阴血之药，使之不直补阴，而“阳中求阴”，达到阳生阴长、阴阳平衡之妙。

16. 丹毒（真武汤合五苓散、桂枝茯苓丸、小柴胡汤）

卢某，男性，51 岁，2011 年 2 月 11 日初诊。发热 10 天，经外院西药治疗后热退。现汗多，微恶风，疲倦较甚，喉中痰多，口干，舌体胖大，舌苔厚，脉浮弦无力。经人介绍来诊，要求开方调理。

其疲倦甚，汗多，恶风，舌质淡暗，舌体胖大，脉浮弦无力，乃阳气亏衰、虚阳不潜之象，兼夹水饮。故予真武汤合五苓散加减：熟附子 20g，苍术 15g，茯苓 20g，龙骨 30g，牡蛎 30g，法半夏 20g，砂仁（后下）10g，桔梗 10g，猪苓 10g，泽泻 15g，桂枝 10g，生姜 15g，3 剂。

二诊：服前药 3 剂后，诸症明显好转，遂停药。但数日后再发热，现体温 38.5℃，汗出，口干，舌质淡暗，舌体胖大，苔厚，脉浮弦稍数，重按无力。前方去砂仁，再服 3 剂。

三诊：诉药后热退再作。此时患者始露出其双下肢、双小腿红肿灼热，部分呈瘀暗色，小腿肿胀疼痛甚，压之凹陷。口干口苦，稍咳，怕冷，无明显汗出，仍疲倦明显，纳差，小便少，口干苦，舌体胖大，苔黄厚，脉浮弦数，仍少阴阳虚水饮，但又兼少阳、阳明热盛，瘀血内阻。予真武汤、五苓散、桂枝茯苓丸、小柴胡汤合方加减：熟附子 20g，苍术 15g，茯苓 20g，赤芍 20g，猪苓 15g，泽泻 30g，桂枝 20g，桃仁 15g，牡丹皮 10g，知母 15g，柴胡 30g，黄芩 15g，生石膏 30g，法半夏 15g，炙甘草 9g，前胡 10g，生姜 10g，3 剂。

行下肢静脉彩超、肾功能检查。彩超回报：双下肢深静脉无明显异常；肾功能：正常。故诊断考虑：丹毒。惜未查血常规。

四诊：药后精神好转很多，下肢疼痛减轻 1/3 多，皮疹色转暗，仍压痛明显，纳增，口干苦减，小便转正常。昨晚发热最高到 38.9℃，未处理自行热退，今晨体温 37.5℃，黄厚苔退去很多，脉浮弦稍数。

精神好转，疲倦消，少阴阳衰得复，少阳、阳明湿热仍盛，改予小柴胡汤合四妙丸加减：柴胡 45g，黄芩 15g，法半夏 15g，党参 15g，大枣 20g，苍术 20g，黄柏 30g，川牛膝 30g，生薏苡仁 45g，车前子 20g，防己 15g，炙甘草 12g，生姜 15g，3 剂。

五诊：红肿范围缩小，精神、食纳皆已正常。正气已不虚，前方去党参、大枣，生姜，加忍冬藤 45g，紫花地丁 20g，丹参 30g，3 剂。

六诊：药后精神好，体温 36.7℃～37.4℃，小腿肿胀疼痛范围缩小 2/3。前方加乳香 10g，3 剂。

七诊：已无发热，小腿肿胀基本消退，遗留瘀暗色斑。前方去小柴胡汤，改方以四妙丸合五神汤加减：苍术 20g，黄柏 30g，川牛膝 30g，生薏苡仁 30g，甘草 10g，忍冬藤 45g，紫花地丁 30g，丹参 60g，乳香 10g，郁金 15g，车前草 30g，全蝎 9g，蜈蚣 3 条，3 剂。

八诊：好很多，疼痛亦基本消失，足踝部按压仍稍疼痛，行走久略肿痛，小腿瘀暗斑明显减退。

后以此方加减，再服半个月，痊愈，且运动完全无碍。

【按】本案初诊、二诊时，小腿红肿痛未出现或不甚，笔者亦未细察，见整体表现少阴阳虚水饮证，故予真武汤合五苓散加减。至三诊时双小腿红肿疼痛甚，始暴露真相，故合用小柴胡汤加石膏以清少阳、阳明之热。药后阳气得复，精神好转，局部小腿红肿痛尚未愈，再予小柴胡汤、四妙丸、五神汤等加减，重在清热解毒、利湿消肿、活血止痛。病情重，故药量亦重，则能迅速控制病情，终至痊愈。

四、大黄附子汤

【组成】大黄三两　附子（炮）三枚　细辛二两

【用法】上三味，以水五升，煮取二升，分温三服。若强人煮取二升半，分温三服，服后如人行四五里进一服。

【方解】寒实内结，以大黄泻下通便攻其里实；然阳虚内寒盛，故以大剂量附子温阳散寒，并配以细辛，使祛寒之力更著。故本方治太阴病之阳虚阴寒内盛，寒实内结之大便秘结、胁下偏痛者。

（一）方证辨证要点

1. 本方证属太阴病证，寒实内结。

2. 症见大便不通，胁腹偏痛，或见发热、恶寒，脉弦或弦紧者。

（二）皮肤病辨治心法

1. 一些顽固性皮肤病如慢性荨麻疹、慢性湿疹、异位性皮炎、皮肤淀粉样变、银屑病、蕈样肉芽肿，或恶性肿瘤致皮肤瘙痒等，常常瘙痒异常剧烈，对各种治疗方法均抵抗。考其证情，多本虚标实，虚实夹杂，既有寒湿瘀毒腑实蕴结于内，又有阳虚正衰无以逐邪于外。以本方为基础方进行加减，能收迅速顿挫病情、减轻症状之效。

2. 对于顽固性的带状疱疹神经痛，本方亦常用，止痛效果甚佳，且附子用量必须大，方能建功。

（三）医案实录

1. 带状疱疹后遗神经痛（大黄附子汤合新定白术汤、桔梗汤）

何某，女性，61 岁，2010 年 4 月 28 日初诊。患带状疱疹疼痛 1 个月多。初起于劳累后出现右腰臀及大腿部皮肤起水疱，疼痛如火燎。外院西医治疗后水疱已消，然疼痛仍剧烈，痛苦不堪。今来诊，见神情憔悴，面色倦怠，自感疲倦甚，口苦，大便干结费力，舌暗红，苔薄白，脉沉细。原有腰椎间盘突出，平素亦腰酸腰痛。

四诊合参，此太阴、少阴阳衰，故疲倦甚、脉沉细；又兼阳明郁热里实，故痛如火燎，口苦，大便干结。治当温阳散寒，攻下里实，给予大黄附子汤合新定白术汤化裁：熟附子 30g，细辛 9g，熟大黄 15g，白术 30g，杜仲 30g，黄柏 5g，酒川牛膝 15g，4 剂。

二诊：药后好很多，右腰臀部疼痛已消失，仅大腿后侧稍有疼痛，大便已畅，精神转佳。

近日咽痛明显，前方去新定白术汤，加桔梗汤。处方：熟附子 30g，细辛 9g，熟大黄 15g，黄柏 5g，酒川牛膝 15g，桔梗 30g，甘草 15g，4 剂。

三诊：药后疼痛完全消失，咽痛亦消。

前方继服3剂巩固。

【按】日本汉方家浅田宗伯曾谓："盖大黄附子为伍者，皆非寻常之证……凡顽固偏僻难拔者，皆涉于阴阳两端，故为非常之伍。附子与石膏为伍亦然。"[①] 大塚敬节亦有体会："大黄与石膏性寒，与附子性热共同配伍能驱逐顽固难治之疾，对寒热错杂难治之疾，常常用此法。"[②] 故对于各种顽固性、剧烈性证候，诸法无效时，涉及病机多在阴阳两个极端，如大寒大热、大虚大实等。治疗用药亦必以非常之配伍，或大寒大热相伍，或大补大泻相配，如附子与大黄之配伍，附子与石膏之配伍等，方能撬动顽症，拔动病根。大黄附子汤即是此类方剂，故辨证使用恰当，疗效非凡。

新定白术汤[③] 为治肾虚腰痛之良方，笔者常用于治疗腰椎间盘突出症之腰酸腰痛者，效果甚佳。本案患者平素有腰椎间盘突出，腰酸腰痛，故合用之，药后疼痛明显减轻。二诊因见咽痛，故去新定白术汤，加桔梗汤散结止痛。

2. 慢性荨麻疹（大黄附子汤合麻黄附子细辛汤、真武汤）

惠某，男性，58岁，2011年3月初诊。身起风团瘙痒1年多。近日突然现发作甚，全身起风团，瘙痒，夜间发作甚。而以手足部瘙痒尤为剧烈，起红色风团肿胀，瘙痒钻心，搔至出血不解。其形体显壮实，但疲劳甚，口不干，不怕冷，无汗。曾患直肠良性肿瘤，于2010年9月行手术切除术，直肠切除5cm长，术后一直大便难解，靠自用开塞露通便。西医谓直肠已部分切除，此种便难已不可逆。舌体胖大，苔白厚，脉沉弦。

四诊合参，患者虽显形体强壮，然外强中干，疲倦，无汗，大便难，舌体胖大、苔白厚，脉沉弦诸症，皆少阴阳虚，寒实内结所致。故治当温阳散寒，攻下寒实，予大黄附子汤合麻黄附子细辛汤、真武汤加减：熟附子30g，麻黄9g，细辛9g，白术30g，茯苓30g，白芍30g，酒大黄5g，枳壳10g，生姜20g，4剂。

二诊：药后风团瘙痒好转很多，手足部瘙痒则全部消失。大便得畅，仍觉疲倦。前方加路路通10g，7剂。

---

① 汤本求真．皇汉医学．北京：中国中医药出版社，2007：378.
② 矢数道明．临床应用汉方处方解说．北京：人民卫生出版社，1983：271.
③ 陈修园．医学从众录．太原：山西科学技术出版社，1996：114.

三诊：药后风团未再作，身感少许瘙痒。疲倦改善，排便又觉困难。前方白术加至90g，酒大黄加至6g，继服8剂。

风团瘙痒一直未作。继续调整处方转治其术后便秘，然服药只能得一时之效，患者遂未再复诊。

【按】患者虽显形体强壮，然身重疲倦乏力，无汗，舌体胖大、苔白厚，脉沉弦诸症，皆少阴、太阴阳虚，不能温煦，水饮内盛之证；术后大便难解日久，与手术伤其生理结构有关，亦与阳虚寒实内结有关。故不论皮疹如何，瘙痒如何，治当温阳散寒化饮，兼攻下寒实，予大黄附子汤合麻黄附子细辛汤、真武汤加减。药后果然效果甚佳，风团瘙痒消失，大便得畅。后转治其便难，终因手术后直肠生理结构破坏，只能得暂时之效。

3. 湿疹（大黄附子汤合真武汤）

李某，女性，44岁，2010年7月11日初诊。患湿疹10余年，以四肢多发，缠绵不愈，近十天来病情加重，双小腿弥漫性暗红斑、丘疹、水疱，轻度肿胀，糜烂流滋，瘙痒剧烈。形体偏胖，疲倦甚，汗出，怕冷怕热，口干，舌质偏暗，舌体稍胖大，苔薄微腻，脉沉细。

从局部皮疹情况来看，属阳明湿热证，宜清热利湿止痒为治。但从患者整体体质状况来看，少阴阳虚证突出，不可不考虑。

综合考虑，此属少阴、阳明合病，予大黄附子汤合真武汤化裁，处方：熟附子15g，大黄3g，苍术10g，茯苓10g，赤芍10g，苦参10g，大腹皮15g，牡丹皮10g，白鲜皮30g，海桐皮15g，海风藤30g，防风10g，5剂。

外用苦参汤[①]加减：菊花50g，苦参30g，黄柏30g，白芷15g，石菖蒲10g，蛇床子30g，地肤子30g，5剂，水煎湿敷患处。

二诊：药后好转很多，糜烂渗液已消退，肿胀减，皮疹变干燥，脱痂，瘙痒明显减轻。患者精神亦好转。前方去海风藤，加龙骨30g，牡蛎30g，合附子取温潜一法，使虚阳得潜。继服5剂。

外用方同前，5剂，水煎外洗。

三诊：精神好转很多，消退皮疹基本消退，局部皮肤已显光滑。但双手

---

① 高秉钧．疡科心得集．北京：中国中医药出版社，2000：143. 苦参汤，药用：苦参、蛇床子、白芷、金银花、野菊花、黄柏、地肤子、大菖蒲、猪胆汁。水煎外洗，治一切疥癞疯癣。笔者临床常用之，效佳。

部出现新发红色丘疹，瘙痒明显。

新发丘疹色红，考虑太阳风热在表。前方调整药物，去大黄附子汤，仍取真武汤温阳利湿，加牛蒡子、连翘、羌活、防风酌以疏风清热止痒。处方：熟附子 15g，苍术 10g，茯苓 15g，赤芍 10g，连翘 45g，牛蒡子 15g，羌活 10g，防风 10g，苦参 10g，龙骨 30g，牡蛎 30g，7 剂。

四诊：小腿皮疹已痊愈，手部皮疹瘙痒亦明显减轻，精神振奋。前方连翘减至 30g，继服 7 剂巩固。

【按】本案局部皮疹红斑、丘疹、水疱，肿胀，流滋，瘙痒剧烈，证属阳明湿热，宜清热利湿止痒；但从整体体质来看，患者疲倦甚，汗出，怕冷，脉沉细，分明属少阴阳虚；故治疗应两方面均兼顾，不可一味苦寒燥湿而戕伐正气，亦不可一味辛温扶阳而致皮疹燎原。故取大黄附子汤寒热并用，温阳清热两不误；真武汤温阳利水；增入苦参加强清热利湿之力；防风佐以疏透表邪；并多取大腹皮、牡丹皮、白鲜皮、海桐皮等皮类药以达“以皮走皮”之功；加海风藤引经，使药力直达下肢。诸药合用，则温阳扶正、清热利湿，两法并行而不悖，而顽疾得愈矣。

本法常用于顽固性皮肤病的治疗，宜注意！

4. 多形性日光疹（大黄附子汤合荆防败毒散、多皮饮）

陈某，女性，43 岁，2007 年 8 月 1 日初诊。面、颈、胸、臂等暴露部位起密集红斑、丘疹伴瘙痒 20 余天。外院注射服药（具体用药不详）后，皮疹稍减，但瘙痒仍剧烈，面、颈部瘙痒尤甚，夜间痒甚难寐，烦躁异常。平素天热时怕热甚，稍一吹空调又怕冷，疲倦，口不干，不欲饮，舌体略胖大，舌质淡暗，苔白厚，脉沉弦。

四诊合参，局部皮疹色红密集，瘙痒甚，舌体大，苔白厚，太阳风热夹湿证；疲倦，燥热，吹空调又怕冷，脉沉弦，少阴阳虚证，虚阳上浮不潜。故治疗当太阳、少阴两相兼顾，既疏风清热除湿，又温阳扶正、收摄浮阳。予大黄附子汤、荆防败毒散、多皮饮合方化裁：熟附子 15g，酒大黄 5g，龙骨 30g，牡蛎 30g，磁石 30g，荆芥 10g，防风 10g，羌活 10g，独活 10g，大腹皮 20g，茯苓皮 15g，白鲜皮 30g，地肤子 30g，苦参 10g，牡丹皮 5g，甘草 5g，3 剂。

二诊：药后效果很好，皮疹瘙痒顿时全消。

既往长期有双手指部湿疹，起小丘疱疹，时瘙痒，现双手部仍有瘙痒。前方加生薏苡仁 30g，嘱继服 4 剂巩固。

【按】本案与前案类似，只是证情较轻，故一诊而愈。需注意的是，中年妇女感身燥热异常，怕热，但一吹空调又怕冷，伴疲倦明显者，多是阳虚不潜。必须注意潜阳法的运用，以及潜阳法与其他法的合理配合运用，观此两案自明。

5. 皮肤淀粉样变（大黄附子汤合全蝎方）

黄某，男性，28 岁，2010 年 5 月 6 日初诊。患皮肤淀粉样变病史 3 年多，多方求治效果欠佳，今慕名来诊。颈、背部及四肢伸侧泛发大片半球形丘疹、结节，呈暗褐色，粗糙肥厚，干燥脱屑，伴见大量抓痕血痂。诉发病以来虽求医不断，但病情有增无减，瘙痒剧烈，夜间尤甚，痒不能寐，非常痛苦。形体壮实，皮肤粗糙暗黑，纳可，二便正常，偶有腰痛，口干不苦，舌质暗，苔白根厚，脉弦。

从整体体质来看，患者属实证无疑，且皮疹粗糙、肥厚、暗黑，此为顽湿瘀浊，稽留肌肤，日久不去。应予重药猛剂，方能撬动病根，使顽湿瘀浊得祛。但迁延日久之顽疾，必有正气虚衰之因由。重剂祛邪之际，不忘扶助正气。故予大黄附子汤合全蝎方加减：熟附子 20g，大黄 15g，细辛 3g，干姜 20g，肉桂 20g，槟榔 15g，芒硝（后下）15g，牵牛子 15g，白术 30g，茯苓 15g，莪术 15g，全蝎 6g，皂角刺 15g，白鲜皮 30g，苦参 15g，威灵仙 15g，7 剂。

二诊：药后瘙痒减轻，半球形肥厚性丘疹较前平塌，皮疹稍变薄。诉服药大便日泻 3 ～ 4 次，但感泻后一身轻快，精神挺好。

药已中的，守方再服 7 剂。

三诊：好转很多，瘙痒明显减轻，皮疹亦见明显改善。前方减量调整：熟附子 15g，大黄 15g，干姜 15g，肉桂 15g，槟榔 15g，芒硝（后下）15g，牵牛子 15g，白术 15g，茯苓 15g，莪术 15g，全蝎 6g，皂角刺 15g，白鲜皮 30g，苦参 10g，威灵仙 15g，连服 28 剂。

四诊：瘙痒基本消失，半球形丘疹基本平塌，部分消退，皮肤亦较前显得光滑润泽。

前方加乌梢蛇 15g，枳壳 10g，槟榔、芒硝、牵牛子皆减至 10g，28 剂。

五诊：瘙痒完全消失，皮疹明显平塌变薄，显光滑，但仍轻度肥厚粗糙，未恢复至正常皮肤。

继服药巩固。

【按】皮肤淀粉样变为淀粉样蛋白沉积于皮肤中的一种皮肤病。本案属于苔藓样皮肤淀粉样变，此型颇顽固，治疗棘手。

从整体体质及局部皮疹来看，本案属实证，为何仍用大剂附子、肉桂、干姜等温热阳药？一者，迁延日久之顽疾，必有正气虚衰之因由；二者，从皮疹暗黑粗糙肥厚、舌质暗、苔白根厚等症亦可看出，证属阴寒，宜用温药；三者，大剂槟榔、芒硝、大黄、牵牛子、苦参等泻邪之品，必伤正气，以附子、肉桂、干姜扶正，有祛邪而不伤正，扶正有助于祛邪之妙。

6. 湿疹样皮炎、肺癌（大黄附子汤合四逆汤、麻杏石甘汤、桃核承气汤）

黄某，男性，79岁。因咳嗽咳痰、胸痛9个月，活动后气促6个月，在美国当地医院经检查后确诊为：肺癌（小细胞癌，广泛期）。2010年1月回国后入住肿瘤科，经行放疗及对症处理后症状有所缓解。2010年3月出现全身皮肤多发暗红色斑丘疹，瘙痒。请皮肤科会诊后考虑：湿疹样皮炎。给予各种抗过敏西药及中药内、外治疗，皮疹瘙痒缓解不明显，邀笔者会诊。

现见皮疹瘙痒剧烈，干咳无痰，气促，胸痛，口干，食纳可，大小便可。查：精神较疲倦，形体消瘦，皮肤暗黑粗糙而致密。躯干、四肢散发暗红色斑、斑丘疹，无水疱、无渗液。舌质暗红，瘀斑点点，舌底脉络紫暗而迂曲，苔黄根厚，脉弦而有力，重按稍减。PET/CT（2009年12月）：①右上肺叶占位性病变，直径约5.3cm，考虑为恶性肿瘤；②双肺、纵隔、锁骨上窝多发转移灶和卫星灶及膈角后淋巴结转移。CT（2010年3月）：①右肺下叶背段肿块（大小约4.1cm×3.5cm），结合病史，符合肺癌，并右侧胸膜、纵隔及右肺门多发转移；②右侧少量胸腔积液；③少量腹水。

四诊合参，此乃虚实夹杂、本虚标实之复杂病机，属少阴、太阴、阳明合病，夹饮夹瘀，既有阳虚正衰之虚，又有寒饮、瘀毒化热之实，治当既温阳扶正，又散寒逐饮，破瘀泻实，处以大黄附子汤、四逆汤、麻杏石甘汤、桃核承气汤等合方化裁：熟附子20g，大黄10g，麻黄10g，肉桂（后下）15g，干姜15g，生石膏60g，桃仁10g，红花10g，芒硝（后下）15g，槟榔 10g，牵牛子 10g，白鲜皮 30g，莪术 15g，牡丹皮 15g，大枣 30g，生姜 10g，炙甘草 9g。

外用：生川乌 15g，生草乌 15g，酒大黄 30g，路路通 100g，牡丹皮 30g，白鲜皮 60g，百部 50g，苦参 30g，水煎外洗患处。

服药 5 剂，皮疹瘙痒明显减轻，后出院带药再服十数剂，皮疹瘙痒基本消失。6 月时再次住院行 EP 化疗 2 程。皮疹瘙痒有复发，再次邀笔者会诊。仍以原方合苏子降气汤化裁（因此次气喘明显），服后皮疹瘙痒好转。

【按】此虚实夹杂、本虚标实之复杂病机，属少阴、太阴、阳明合病，夹饮夹瘀，既有阳虚正衰之虚，又有寒饮、瘀毒化热之实，治当既温阳扶正，又散寒逐饮，破瘀泻实，故处以大黄附子汤、四逆汤、麻杏石甘汤、桃核承气汤等合方化裁。

以大黄、芒硝、槟榔、牵牛子诸寒凉猛药泻邪，又配合附子、肉桂、干姜诸辛温药扶正，乃著名老中医孙秉严之治癌经验。[①] 笔者将此法移治某些顽固性皮肤病，每获良效，观本案及前皮肤淀粉样变案可知。不敢自秘，今录出以就教于方家。

五、乌头汤（附：乌头桂枝汤）

【组成】麻黄三两　芍药三两　黄芪三两　甘草（炙）三两　川乌（㕮咀，以蜜二升，煎取一升，即出乌头）五枚

【用法】上五味，㕮咀四味，以水三升，煮取一升，去滓，内蜜煎中，更煎之，服七合，不知，尽服之。

【方解】乌头，《本经》谓："味辛，温。主治中风，恶风洗洗，出汗，除寒湿痹……破积聚，寒热。"本方重用乌头以辛温散寒除湿、止痹痛；配合麻黄开腠理、散寒湿；芍药"除血痹，破坚积"（《本经》），与甘草合用以缓解拘挛、不可屈伸；黄芪甘温"补虚"（《本经》），助乌、麻祛邪以除痹；合蜜煎以缓乌头燥烈之性。故本方为治太阳、少阴合病之历节痹痛、不可屈伸、手足厥逆者。

① 孙秉严，孙丽瀛．孙秉严 40 年治癌经验集．北京：华龄出版社，1997.

（一）方证辨证要点

1. 本方证属太阳、少阴合病证。

2. 内则阳虚寒甚，外则风寒湿邪痹阻，内外皆寒。表现关节疼痛剧烈、屈伸不利、四肢厥冷；或寒疝腹中绞痛，拘急不能转侧者。

3. 与乌头桂枝汤的鉴别在于，二者皆太阳、少阴合病，皆能治肢节痹痛，及寒疝腹痛。但前者太阳表实，多恶寒、无汗；后者太阳表虚，多现恶寒、汗出。

（二）皮肤病辨治心法

1. 本方温阳散寒、扶正补虚、通痹止痛之力颇著，对于某些顽固性皮肤重症，如带状疱疹顽固性神经痛、银屑病关节炎之关节剧烈疼痛、硬皮病等，有适证使用之机会。

2. 本方乌头用量独大，原书乌头用至五枚，且为生用。移治皮肤病时，一般制用，病情需要时亦可生用，但须注意毒副反应。

（三）医案实录

银屑病关节炎（乌头汤）

陈某，女性，43 岁，2010 年 10 月 15 日初诊。银屑病史 25 年，出现关节痛 2 年。曾多次求医治疗，无改善，关节疼痛剧烈。近半年来求治西医，给予甲氨蝶啶及消炎镇痛西药治疗，关节疼痛不能缓解。后停甲氨蝶啶，转中医治疗，给予昆仙胶囊及汤药独活寄生汤加减治疗，未见效。现头皮、躯干、四肢散在少许红斑、鳞屑，但双肩、肘、髋及腕、指诸关节疼痛甚，时剧烈难忍，手指关节变形肿胀。面色萎黄，疲倦，因病痛不解而愁容满面，心事重重。恶寒、无汗，睡眠欠佳，大便干，纳可。舌质淡红，苔白，脉沉细弦。

四诊合参，恶寒、无汗，各关节疼痛、肿胀，有太阳表实证，为风寒湿邪痹阻关节经络，不通则痛；但肢节疼痛日久，剧烈顽固，宜考虑风寒湿邪痹阻日久，伤人阳气，阳虚无以祛邪外出，属太阳、少阴合病之历节痹痛也。治当温阳散寒、除湿止痛。

嘱停用以前一切中西药，给予乌头汤加减：生川乌 15g，黄芪 50g，麻黄 9g，防风 30g，黑小豆 30g，白芍 30g，炙甘草 30g，乌梅 10g，土茯苓 30g，7 剂。

嘱上方以冷水 1800mL 浸泡半小时，加蜂蜜 150mL，文火煎成 400mL，分两次温服。

二诊：前方服后大效，疼痛减轻一半。前方增生川乌量至 20g，加蜂房 30g，7 剂。

煎服法同前。

三诊：月经来潮，疼痛稍有所反复，但较前仍减，疲倦欲寐。前方去蜂房，加四逆汤、甘草附子汤：生川乌 20g，熟附子 60g，黄芪 50g，麻黄 9g，防风 30g，黑小豆 30g，赤芍 30g，桂枝 30g，苍术 20g，茯苓 30g，干姜 30g，炙甘草 30g，乌梅 10g，土茯苓 30g，7 剂。

四诊：疼痛再减，但较初诊时减轻缓慢。

其后将生川乌加至 30g，附子改用炮天雄 60g，先后加入威灵仙、络石藤、羌活等通络止痛之品，服药 21 剂。

五诊：疼痛减轻大半，自行停药 1 个多月，疼痛未见反复。

至 2011 年 1 月 27 日来诊时，诉右肩部关节疼痛再发加重，头部皮疹稍有增多，因担心病情反复，故再次前来复诊。

仍与前方加减：生川乌 30g，炮天雄 60g，黄芪 60g，麻黄 12g，防风 30g，黑小豆 30g，赤芍 30g，桂枝 30g，苍术 20g，干姜 60g，炙甘草 90g，土茯苓 30g，络石藤 30g，羌活 15g，威灵仙 15g，12 剂。

药后肩膝关节疼痛稍减，守方略做调整，前后又复诊 3 次，服药 21 剂。至 3 月 29 日，各关节虽仍有疼痛但已较轻微。改方以肾气丸加味以扶正固本治疗：山茱萸 15g，生地黄 60g，牡丹皮 10g，茯苓 10g，泽泻 10g，山药 30g，熟附子 15g，肉桂 5g，巴戟天 30g，菟丝子 20g，杜仲 30g，络石藤 30g，土茯苓 45g，8 剂。

后患者未再复诊。

【按】银屑病关节炎为除有银屑病损害外，患者还出现类风湿关节炎症状，但血清类风湿因子检查阴性。病程慢性，缠绵难愈。病情轻重不一，轻者疼痛较轻，关节损害程度轻，患者能耐受，一般中医辨证用药皆能止痛；

重者疼痛剧烈，关节损害较严重，对多种止痛药物抵抗，治疗棘手，属于中医历节痹痛范畴。本案属于后者，故多种中西药物治疗均无效。来诊时，若仍因循前法，必然无功。故辨证取用乌头汤，其中乌头生用，取其药性辛温，药力峻猛，能"除寒湿痹……破积聚，寒热"(《本经》)，斩关夺门，通痹止痛；麻黄辛温达表，开腠理，散寒湿；同时，配入大剂黄芪，甘温"补虚"(《本经》)，助乌、麻祛邪除痹；芍药"除血痹，破坚积"(《本经》)，与甘草合用以缓解拘挛疼痛；土茯苓性味甘平，能除湿通痹；乌梅得木之气，主疏泄，为引经使药；更以防风、黑小豆、蜂蜜合煎，乃恩师李可经验，以缓乌头燥烈之性，制其毒性。[①] 如此遣将调兵，部署周匝，病焉有不愈之理？

药后立见疗效，疼痛减半。然此乃痼疾，虽重剂取一时之效，仍需守法续进，方能挫败邪寇。故其后守方加减，服药80余剂，其中服用生川乌1900g，附子（含天雄）3570g，最后以肾气丸加味扶正固本收功。虽大剂、长期生乌头、附子内服，但并未见任何不适反应。期间，曾要求患者做肝、肾功能及心电图检查，亦未见任何异常。

可见，对证用药，是愈病之法宝，也是防止药物毒副作用的关键。若因惧怕药物毒性，每病皆以轻描淡写、甘淡轻灵之剂敷衍塞责，不问对证与否，则于患者有益乎？

中医指导下的中药治病是以药物之偏性纠正人体阴阳之偏。药物各具其偏性，方剂亦各有其适应证。而愈是复杂的病，其机体内阴阳之偏性亦愈复杂、愈严重，采用偏性明显的药物与方剂的机会也愈高。今人有视附子、乌头、麻黄之毒如虎蝎，甚或终生不敢用某些药物和方剂，这些都不符合中医辨证论治的基本精神。中医辨证强调"有是证用是方、用是药"，《内经》亦有"有故无殒亦无殒也"。如曾治一脑出血并多发脑干梗死，清血肿术后2个月昏迷不醒患者，予服三生饮（生乌头、生附子、生南星、木香）加生半夏，4剂后即呼之能应；又治一晚期肺癌胸水患者，从10天必抽1次胸水发展到后来2～3天必抽1次。然予服十枣汤（甘遂、大戟、芫花、大枣）3剂后，胸水即控制，直至3个月后死亡，亦未再抽过1次胸水。以上案例，若因畏惧药物毒性而不敢使用，恐怕难以延缓患者生命。

---

① 李可．李可老中医急危重症疑难病经验专辑．太原：山西科学技术出版社，2004：69-70.

事实上，诸如麻黄、附子、乌头等药物从汉代到现在，已经经历了两千多年的临床使用经验，其使用的适应证与准则都经过了无数医家的经验总结，比起许多历史较短的药物，更具可信性与可靠性。譬如大黄与番泻叶均可通便，但在临床使用上，一个是汉代就已经常用的药物，一个是清初才传入的药物，两者使用时间与经验相比，何者更具可靠与可信性？即使是西医，同样强调药物的临床使用时间与经验。如美国 FDA 在一份报告中称，经统计，25% 的新药具有不可知的毒副反应，因此建议患者使用应用临床 20 年以上的药物，以确保安全。

临床上运用药物与方剂出现不该出现的副作用，其中一个不可忽略的原因在于辨证错误与使用经验的不足，而不是药物与方剂本身的问题。前些年闹得沸沸扬扬的龙胆泻肝丸事件之争，以及日本的小柴胡汤事件等，皆如此类。

六、肾气丸

【组成】干地黄八两　薯蓣四两　山茱萸四两　泽泻三两　茯苓二两　牡丹皮三两　桂枝一两　附子（炮）一两

【用法】上八味，末之，炼蜜和丸梧子大，酒下十五丸，加至二十五丸，日再服。

【方解】本方主用地黄独重，《本经》谓：“味甘、寒。主……逐血痹，填骨髓，长肌肉。”可见地黄为一凉性滋补强壮药，滋阴补血，兼有祛瘀血之作用。配合补中益气的山药，涩精固脱、滋补精血的山茱萸，并合少量附子温阳散寒、振奋沉衰；桂枝补中益气、温通血脉，以上皆滋补强壮药，合用以治少阴之虚衰。同时配以茯苓、泽泻利小便；牡丹皮行血滞，合生地黄兼清虚热；桂枝能解表、降冲气、通血脉，又合茯苓、泽泻以增强利尿作用。诸药合用，为治少阴阳虚寒饮，又兼血虚、血瘀，日久虚热见证者。

（一）方证辨证要点

1. 本方证属少阴病证。

2. 身体衰颓、疲劳倦怠感甚、但欲寐、浮肿（足肿或面浮肿多见）、手足冷、腰膝冷、腰酸乏力、小便不利或小便频数，或多尿（夜间多尿常见）等显示肾气（或肾阳）不足，气化不利，寒饮内停的诸多证候。

3. 在此基础上或又见各种虚热证候，如口干、夜间口干甚、烦热者。

（二）皮肤病辨治心法

1. 本方适应证以老年性慢性皮肤病为最多见，如慢性湿疹、慢性苔藓样皮炎、皮肤瘙痒症、外阴或肛周瘙痒症、糖尿病性瘙痒症等，其他如银屑病、慢性丹毒等亦有使用之机会。常表现皮肤枯燥、发黑，呈慢性经过，局部皮疹炎症已不明显，而整体机能沉衰，表现疲倦、下半身冷感，腰膝酸软、夜间尿频数、口干者。

2. 以上局部皮疹与整体之证候相结合，即可考虑本方证。但若整体证候表现已符合本方证，亦不必过多考虑局部何种皮疹、何种皮病，皆可依方证用之有效。

（三）医案实录

1. 老年性皮肤瘙痒症（肾气丸）

卢某，女性，69 岁，2006 年 2 月 8 日初诊。皮肤瘙痒半年，初依据皮肤枯燥、瘙痒，考虑血虚风燥，给予当归饮子 3 剂不应。仍瘙痒，夜间甚，影响睡眠，时剧烈。平素怕冷，形体虚弱，面色少华，皮肤枯燥偏黑，时腰酸痛，双膝怕冷，小腿抽筋，常夜间小便 3 ～ 4 次，口不干，舌淡红，苔薄，脉浮弦，重按无力，尺弱。

四诊合参，平素怕冷，形体虚弱，腰酸痛，双膝怕冷，小腿抽筋，夜间小便频数，脉尺弱诸症，皆少阴阳虚里寒证；而皮肤枯燥偏黑，乃肾阳气化蒸腾失司，津液不濡肌肤所致。故予肾气丸加味：山茱萸 10g，淮山药 15g，牡丹皮 5g，茯苓 10g，泽泻 10g，干生地 30g，桂枝 5g，熟附子 3g，防风 7g，珍珠母（先煎）30g，3 剂。

二诊：服药后瘙痒明显减轻，且腰酸痛诸症好转很多，小腿抽筋消失。前方加肉桂 3g，4 剂。

三诊：药后瘙痒已很轻微，腰已不痛。

前方再加炒枳壳 10g，5 剂，痊愈。

【按】老年皮肤瘙痒症多谓血虚风燥，以当归饮子治疗为常，初诊时笔者亦未详辨而先入为主地使用了当归饮子，但效果不显。说明当归饮子方证自有它的适应范围，该方中含有四物汤，故以血虚表现为主，面色苍白而无华，皮肤虽枯燥但不至太黑，且不会有本案之腰酸、膝冷、夜间小便频数、尺弱等肾阳亏虚证候，故二方证有明显的差别。本案初诊认证有偏，当引以为戒！

2. 慢性湿疹（肾气丸）

许某，男性，70 岁，2008 年 4 月 18 日初诊。耳后、双小腿对称性红斑、丘疹伴瘙痒 1 年。曾多次就医治疗，仍反复发作。来诊时见耳后、双小腿对称性红斑、丘疹，皮疹色暗不鲜，伴脱屑、干燥，皮肤枯燥无华。平素疲倦乏力，膝以下冷，夜尿次数多，且尿有腥臭味，否认有糖尿病。舌体胖大，舌苔白厚，脉弦稍硬。

四诊合参，诸症皆彰显少阴阳衰，命门无火之象，给予肾气丸加减：熟附子 3g，肉桂 3g，桂枝 5g，茯苓 15g，泽泻 15g，淮山药 20g，山茱萸 10g，牡丹皮 10g，熟地黄 30g，羌活 5g，白芷 5g，7 剂内服。

外用消炎止痒霜（院内自制药）。

二诊：药后皮疹瘙痒减轻，夜尿次数明显减少，且尿腥臭亦明显好转，精神好转。

前方再服 17 剂。皮疹瘙痒基本消失，精神很好，尿腥臭消失，夜尿频多亦明显好转。

【按】少阴阳衰，小便当色清而白亮，故《伤寒论》少阴篇第 282 条说："若小便色白者，少阴病形悉具。小便白者，以下焦虚有寒，不能制水，故令色白也。"此少阴阳衰，命门气化无权，水液不能蒸腾上归于肺，以敷布五脏百骸，为机体所用，俱成阴寒死水，色清而白，从小便排出。夜间阴气盛而阳更衰，故多夜间小便频数。而此案反见尿浊而腥臭者，是否非少阴阳衰而乃阳明郁热熏灼而成？其实不然，此仍当少阴阳衰导致，因阳衰日久阴亦亏耗（此为真阴），此阴阳互根之义也。阴亏（此为真阴）则一丝残阳常相熏灼煎熬，故见尿浊而腥臭。而阳衰不能蒸腾水液，水饮仍停留体内不能为机体所用（此为死阴），故见舌体胖大，苔白厚等水饮之象。救治之法当取肾气丸，以附子、肉桂温阳化气，阳生则阴长，而不互相煎灼；茯苓、泽泻利小便排出死阴水邪。如此，始能恢复机体正常水液代谢，万不可见尿浊腥臭而谓阳明里热，以寒凉清里，势必戕伐残阳，导致阳衰更甚，不可挽救之境地。

3. 银屑病（肾气丸）

甘某，男性，73岁，2009年6月17日初诊。患银屑病4年。曾以西药内服、外搽治疗2年无大改善，又求治于中医，见效亦缓，经介绍来诊。现躯干、四肢散发淡红斑，上覆白色鳞屑，皮疹色泽不鲜。皮肤干燥无光泽，呈黑褐色。较疲倦，腰酸，膝怕凉，夜间口干，夜尿频多，舌淡暗，苔白，脉沉弦。

四诊合参，疲倦、腰酸、膝冷、夜间口干、夜尿频、脉沉等，诸症均明显提示少阴阳虚之肾气丸证，此所谓辨出方证即治疗。故处方：熟附子10g，肉桂3g，茯苓10g，泽泻10g，牡丹皮10g，山茱萸30g，淮山药20g，熟地黄30g，土茯苓30g，乌梅5g，7剂。

二诊：服药后好很多，皮疹明显消退，腰酸、夜尿频多诸症亦明显好转。

前方再加蜂房15g，服7剂，皮疹全部消失而停药。

7月22日，又有少许复发，背、腹部起少许皮疹，瘙痒。舌淡暗，苔薄，脉沉弦。前方加徐长卿15g，9剂。

服药后皮疹又消失。

直至2010年4月，携其老伴来看皮肤病，亦未见复发。

【按】六经辨证一般辨证思路，是先辨六经，后辨方证，即先辨出是在三阳，还是三阴；若在三阳，则进一步辨出是在太阳，还是阳明、少阳；若在三阴，是在太阴，还是在少阴、厥阴；病机复杂者，则有合病、并病，亦须一一辨出。辨出何经，然后考虑属何类方，如辨出在太阳，考虑是麻黄汤类方？还是桂枝汤类方？无汗麻黄类方，有汗桂枝类方，最后在方证对应上下功夫，而达到辨证论治的尖端，即方证辨证。如此辨证虽步骤清楚，有条不紊，然费时费力。其实当对经方运用熟练后，很多情况下辨证是直指方证。一见各症状群，常常脑中直接浮现属何方证。然后用排除法，排除相类似的其他方证。最后敲定唯一之方证，据此处方用药，完成辨证论治过程。

本案之疲倦，腰酸，膝怕凉，夜间口干，夜尿频多，舌淡暗，脉沉等诸多症候直指肾气丸方证，故用之有效，而不必拘泥于银屑病血热或血燥。

4. 慢性丹毒（肾气丸）

程某，男性，84岁，2005年10月18日初诊。左小腿慢性丹毒迁延1年。前医予中药清热利湿解毒，西药抗菌消炎治疗后，有所改善，但一直未得痊愈，又因经济原因，遂间断给予静脉滴注青霉素针数月，未有效果。现局部仍肿胀疼痛，皮肤呈暗红色，压痛。平素怕冷，膝冷，疲倦，稍汗出，口略干而喜温饮，二便可，舌淡暗，苔白厚，脉沉细。

此患虽为丹毒，但已迁延1年不愈，当从正虚责之。又，患者年届高龄，明显有少阴肾阳不足之象，如怕冷、疲倦、膝冷、脉沉细等，医者不曾考虑，仍取清热利湿解毒一途，实胶柱鼓瑟，不知变通，导致病情迁延不愈。

予肾气丸加味：山茱萸12g，牡丹皮7g，熟地黄20g，淮山药15g，茯苓10g，泽泻10g，桂枝5g，熟附子3g，牛膝10g，7剂。

二诊：药后肿胀疼痛明显好转。继守前方7剂而愈。

2006年3月以他病来诊，未见再发。

2010年再以小腿湿疹来就诊时，仍未再发。

【按】本案小腿丹毒并非疑难顽症，却拖延1年不愈，原因何在？其中医者处方用药不知辨证，滥用清热解毒药，恐难辞其咎。

目前中医界有种肤浅的辨证流俗泛滥，如一见荨麻疹急性期就是风热，慢性期就是血虚；一见带状疱疹早期就是湿热，后期就是血瘀；一见丹毒就是热毒；一见痤疮就是肺热。不仅皮肤科如此，其他科亦如此，内科一见冠心病就是血瘀，不加点活血化瘀药总于心不安；一见高血压就是肝阳上亢，不用点平肝潜镇药总害怕降不了压；一见糖尿病就是阴虚内燥，不加点滋阴药总感觉于医理不通，如此把活泼泼的中医辨证硬是阉割成死气沉沉的教条，盲目遵守，不敢违背，而把“观其脉证，知犯何逆，随证治之”的灵活的辨证论治精神完全抛却掉。把某病规定成固定的某一证型或某几证型，给出固定的某处方，是近数十年中医教育的败笔，导致很多中医学生一上临床碰到复杂的临床病例就懵了头，只能按图索骥套用固定的证型和方剂。患者未曾按书本生病，医生怎可仅按书本开方？如此教条，焉能愈病？

5. **神经性皮炎（肾气丸合大黄牡丹皮汤）**

祁某，男性，53岁，2006年2月11日初诊。手足臀部皮疹瘙痒6年，阵发性瘙痒甚，多方治疗无改善。有前列腺肥大史，排尿困难，夜间小便次数多，大便干，口干苦，膝冷。查：手、足、臀部见肥厚性斑块，皮疹干燥脱屑，真菌检查（–），舌偏暗红，边齿印，苔薄微腻，脉沉滑。

膝冷、夜间尿频数、口干，肾气丸证已见端倪；而从大便干、口干苦、排尿困难、舌暗红、脉沉滑来看，内兼湿热瘀阻，可选用大黄牡丹皮汤对应之。

故予肾气丸合大黄牡丹皮汤化裁：山茱萸10g，熟地黄30g，淮山药15g，茯苓10g，泽泻10g，牡丹皮10g，桃仁10g，冬瓜仁30g，生薏苡仁30g，大黄5g，芒硝6g，熟附子3g，肉桂2g，5剂。

外用消炎止痒霜、复方蛇脂软膏外搽，局部肥厚性皮疹给予梅花针叩治。

二诊：皮疹瘙痒明显好转，且排尿困难亦好转，口干苦减，大便通畅。前方加皂角刺10g，4剂。

三诊：药后除双手指、足踝处时瘙痒，余皆不痒，皮疹变薄，排小便已不费力，继服14剂巩固。

【按】肾气丸对应于少阴肾虚证，大黄牡丹皮汤对应于阳明实证，二者相合，对应于虚实夹杂证。常见于老年人前列腺肥大增生患者，外观现体质壮实，食纳均佳，因前列腺肥大而排尿困难，点滴难出，大便秘结，又常疲倦、膝冷、夜尿频数等。此年老肾气已亏，而下焦湿热瘀阻不去所致。治疗以肾气丸、大黄牡丹皮汤两方相合化裁颇有效。当同时患有慢性皮肤病时，亦可一并取效。

第十一章　薏苡附子散类方

一、薏苡附子散

【组成】薏苡仁十五两　大附子（炮）一枚

【用法】上二味，杵为散，服方寸匕，日三服。

【方解】薏苡仁，《本经》谓："味甘，微寒，主治筋急拘挛……风湿痹。"可知薏苡仁具有止风湿痹痛之特能；配合附子散寒除湿止痛。故本方为治太阴病之寒湿痹痛或胸痹疼痛。

（一）方证辨证要点

1. 本方证属太阴病证。

2. 胸痹疼痛或关节痹痛剧烈，须缓其急迫者。

3. 舌淡红或略暗，苔白润，脉沉细。

（二）皮肤病辨治心法

1. 本方使用非常广泛，各种皮肤病如带状疱疹神经痛、硬皮病、皮肤血管炎、狐臭，以及湿疹、异位性皮炎、脂溢性皮炎、慢性接触性皮炎、汗疱疹、神经性皮炎、皮肤血管炎、脉管炎等各类皮炎，只要有寒湿久郁之证据，均可使用，临床以合方使用为多。

2. 某些慢性干燥性皮肤病，日久肥厚、角化、干燥、脱屑、龟裂，呈"肌肤甲错"者，并非皆由血虚风燥，不少由于寒湿阻滞，肌肤失于濡养所致，如手足部干燥性湿疹、慢性接触性皮炎、进行性指掌角化症、神经性皮炎等，本方常适证用之。

（三）医案实录

1. 狐臭（薏苡附子散合二妙散）

陈某，女性，20余岁，2007年5月23日初诊。腋臭多年，近2年异味增大，恐惧交际，心理压力非常大。但不愿手术，要求服中药治疗。平素较怕冷，舌淡红，苔白，脉沉细。

四诊合参，此寒湿久蕴，化成湿热证，故给予薏苡附子散加味：熟附子5g，生薏苡仁30g，黄柏10g，苍术10g，知母10g，7剂。

二诊：药后腋臭气味较前明显减轻，腋下汗出亦减少。全身出汗较前增多，仍怕冷。

守方服14剂，腋臭气味再减，腋窝汗出再减，胸背汗增，仍怕冷。

前方增入黄芪15g，14剂。后未再复诊。

【按】薏苡附子散即薏苡附子败酱散去败酱草而成。《金匮要略》谓治"胸痹，缓急者"。各家对此"缓急"二字解释不一，一谓胸痹疼痛"或缓或急"（尤怡《金匮要略心典》[①]、何任《金匮要略通俗讲话》[②]）、"时缓时急"（冯世伦等《经方传真》[③]）；一谓缓解紧急之痛，如："胸痹缓急者，痹之急证也。寒饮上聚心膈，使阳气不达，危急为何如乎？"（周扬俊《金匮玉函经二注》[④]）笔者倾向于后者，因为临床证实，此方确为缓解紧急胸痹痛之妙方。若理解为"时缓时急"，则良方妙用，怕有埋没之虞。同时，对"胸痹"二字当活看，不能仅限于西医学之冠心病。凡发于胸心、胸胁部位之急痛者，此方均有适证使用之机会，如此理解方能掌握此方真正的适用范围。临床历验甚多，略举数例：某女，20岁，右胸胁疼痛2天。形体瘦弱，面色苍白，肤色白。右侧胸胁疼痛，呼吸咳嗽即牵扯痛甚。舌苔色白如雪，舌偏淡，脉细弦。考虑结核性胸膜炎，但摄片无异常。见此症，忆及《金匮要略》所言："胸痹，缓急者，薏苡附子散主之。"薏苡仁除风湿痹痛，附子散

---

① 于伯海．伤寒金匮温病名著集成．北京：华夏出版社，1997：523.
② 何任．金匮要略通俗讲话．北京：中国中医药出版社，2008：63.
③ 冯世纶．经方传真．北京：中国中医药出版社，1994：287.
④ 于伯海．伤寒金匮温病名著集成．北京：华夏出版社，1997：605.

寒除湿止痛，二者相协为用。故对于寒湿之胸痹，薏苡附子散有迅速缓解之特能，不可小觑。处方：薏苡仁 20g，附子 6g，1 剂，疼痛明显减轻，3 剂疼痛消失。停药 2 天，疼痛再发，家人带其至内科教授处诊治，予柴胡疏肝散加减 3 剂，服 2 剂后疼痛更甚，并气短。患者仍要求笔者诊治。再次摄片复查仍无异常。处前方加茯苓杏仁甘草汤 3 剂，药后疼痛又消失。后因繁忙未再复诊。半个月后电话联系，方知去胸科医院，X 线片发现胸水，后去结核病医院确诊结核性胸膜炎，接受西医抗结核治疗。本案虽终确诊为结核性胸膜炎，但初时疼痛以薏苡附子散确有迅速止痛之效。又治彭某，女性，30 余岁，发右胸胁部疼痛数日，呼吸、咳嗽均牵引加重。X 线片无异常发现，服止痛西药未效。形体较弱，舌淡红，苔薄白润，脉细略弦。给予薏苡附子散 3 剂，即迅速缓解，后未再发作。又治 40 岁女周某，自诉提重物时岔气，右胸胁部疼痛，不敢呼吸，见其舌苔甚白，知是寒湿，予薏苡附子散 2 剂，药尽即愈。可见此方对证使用，疗效经得起重复，且言“胸痹”者，皆非西医学之冠心病。

薏苡附子散使用之依据，除胸痹疼痛以外，关键病机是寒湿内郁，故凡因寒湿所致之病证，皆可单用或合方使用。本案腋臭，腋下汗多而异味，多谓湿热证，然从患者怕冷、舌苔白、脉沉细来看，其本在寒湿，蕴久而化热。故治当温化寒湿为主，佐以清化湿热，取薏苡附子散合二妙散化裁。方证对应，故效果明显。笔者以本方治疗数例腋臭患者，皆能获得近期显效，远期疗效尚待观察。

2. 慢性光化性皮炎（薏苡附子散合当归六黄汤）

张某，男性，61 岁，2007 年 5 月 18 日初诊。面、颈、胸、前臂等暴露部位皮疹瘙痒反复 6 年。2004 年曾住院治疗，诊断为慢性光化性皮炎。笔者为其主治医师，经治疗后皮疹消退出院。回上海 2 年后再发作，曾在上海多家医院求治，然予中西药治疗均无明显效果，遂再次来广州求治。现面、颈、胸、前臂等暴露部位发暗红色斑片，干燥、脱屑，部分皮疹肿胀，抓之流滋，日晒加重。形体中等，精神可，平素怕热，汗出多。舌偏暗红，苔中黄厚，脉细滑数。

考虑病久阴血损伤，邪热仍盛，又兼湿蕴，治当养血滋阴，清热燥湿，故予温清饮合平胃散化裁：当归 10g，生地黄 15g，赤芍 10g，黄连 6g，黄芩 10g，黄柏 10g，山栀子 10g，苍术 10g，川厚朴 10g，陈皮 10g，茯苓 10g，白鲜皮 30g，地肤子 30g，荆芥 10g，茜根 10g，紫草 10g，甘草 5g，5 剂。

外用参柏洗液外洗，消炎止痒霜外搽。

二诊：药后皮疹颜色略减，仍见大片暗红色斑，干燥、脱屑，部分略流滋、肿胀，瘙痒。口干喜温饮，虽怕热，但吹空调仍怕冷，汗出，头汗特多，舌偏暗红，苔黄厚润，脉细数。

辨证大体无错，为何服药未见效果？因见患者汗多，吹空调怕冷，口干喜温饮，说明有阳虚寒湿之本在，寒湿蕴久而化热，故见舌苔黄厚；然从皮疹干燥脱屑、脉细数来看，又有阴血损伤，不能濡养肌肤之病机仍存。故治疗宜温化寒湿，清热滋阴，改方予薏苡附子散合当归六黄汤化裁：熟附子 5g，生薏苡仁 30g，当归 15g，生地黄 15g，熟地黄 15g，黄芪 30g，黄连 6g，黄芩 10g，黄柏 10g，荆芥 10g，连翘 30g，白鲜皮 15g，5 剂。

三诊：药后效果特别好，皮疹明显减轻，部分皮疹渐消，颜色减，渗液流滋肿胀消失，瘙痒减轻，且汗出减少。

药已中的，继服 12 剂。

四诊：药后皮疹基本消退，稍痒，可以短袖衫外出而皮疹无新发，汗出明显减少，舌淡红略暗，苔中淡黄，脉沉细。

前方连翘减为 15g，加丹参 15g，14 剂。

半年后电话随访，皮疹未复发。

【按】慢性光化性皮炎是见于光照部位的一组慢性皮炎和湿疹性疾病。本病为慢性，皮损常终年不愈，治疗比较棘手。然中医辨证论治亦可明显改善和稳定病情。

本案发病日久，皮疹颜色暗红、干燥、脱屑、瘙痒，日晒加重，可知为邪热蕴阻肌肤，日久阴血耗伤，肌肤不濡之象。而部分皮疹肿胀、流滋，苔中黄厚，说明兼夹湿蕴化热之象。故初诊予温清饮合平胃散以养血滋阴，清热燥湿。服后效果欠佳。二诊时，问及怕冷，且汗出多，头汗尤多。故知本案阳虚寒湿为本，蕴久化热为标，治宜顾其本；而长期日晒后皮疹发作，邪热蕴阻肌肤，日久阴血耗伤，肌肤不濡之象仍存。故两相兼顾，既温化寒湿，又清热滋阴，取薏苡附子散合当归六黄汤化裁，不意效果立现。

疑难病病机多复杂，不仔细分析便很难抓住病机关键，本案即是一例。

3. 甲沟炎（薏苡附子散合五神汤）

夏某，男性，14岁，2009年6月24日初诊。左足踇趾甲沟红肿溢脓反复1年，治疗多次均未彻底治愈。现左踇趾甲沟部红肿明显，压痛，按压有脓血水渗出。体型中等，肤色偏白，纳寐均正常。舌体偏大，苔白，脉细弦。

甲沟红肿溢脓久治不愈，结合体质、舌胖大、苔白等信息，考虑乃阳气不足，正虚邪恋，寒湿郁久化热所致，治当温阳扶正，佐以清热利湿，故予薏苡附子散合五神汤加味：炒薏苡仁30g，熟附子3g，黄芪30g，炒白术15g，苍术10g，泽泻10g，紫花地丁20g，车前子（包）15g，牛膝10g，7剂。

外用参柏洗液浸洗，外搽金粟兰酊。

二诊：药后稍好转，疼痛减，溢脓减，前方加量黄芪45g，去泽泻，加川芎5g，茯苓15g，7剂。

三诊：药后好很多，疼痛消失，局部略肿胀，压之仍轻微痛，无溢脓，前方去茯苓，加黄柏5g，再服7剂。

四诊：疼痛消，无溢脓，压之已不痛。前方去黄柏，继服14剂巩固。

【按】甲沟炎处理不当常反复发作不愈，有些患者曾做过2～3次拔甲手术，仍然复发，病虽小恙，亦颇棘手。从中医考虑，多为正虚邪恋，不能托毒外出，湿热郁阻下焦所致。治疗切勿一味清热利湿，当注重扶正托毒。笔者临床常用透脓散合用五神汤加减治疗，黄芪用量要大，一般需30～120g，疗效很好，基本上1～3个月内痊愈，反复者很少。若湿热甚者可再合用四妙散；若有寒湿内郁征象者，则合用薏苡附子散。另外，甲沟炎局部有肉芽增生者，不必手术，以枯矾研成细末外撒，消肉芽增生有神效。《本经》谓枯矾能治“阴蚀恶疮”，《别录》谓能“去鼻中息肉”，此皆枯矾之特能。

4. 白色萎缩（薏苡附子散合当归四逆汤）

李某，女性，20岁，2011年11月21日初诊。反复双小腿下部、足踝部瘀斑、坏死溃疡、结痂、萎缩4年。外院组织病理检查确诊为白色萎缩。经予皮质激素、阿司匹林、维生素E、烟酸、雷公藤多方治疗仍反复发作。初时夏重冬轻，但近1年来一直反复未愈。现双小腿、足踝、足背肿胀，左侧甚，局部较多暗红色瘢痕，部分白色萎缩性瘢痕。左内、外踝及右内踝共3处小溃疡，疼痛明显，局部稍灼热感，行走时疼痛剧烈，沉重感明显。形体偏瘦弱，肤色偏白，面色少华，平素较怕冷，四逆明显，纳寐可。舌质偏紫暗，略胖大，舌边齿印，苔根白厚，脉沉细弦。

平素怕冷，四逆明显，形体瘦弱，肤色白，面色少华，明显气血不足、阳气亏少之象；四逆、舌质紫暗、脉沉细弦，为血虚血寒血瘀之象；舌苔白厚，此寒湿久郁之象；局部稍灼热感，乃湿郁日久稍有化热。综合分析，乃阳气不足，寒湿内郁，血得寒则凝滞瘀阻，日久气血皆亏。治当温阳化湿、补益气血、活血通痹止痛，方选薏苡附子散合当归四逆汤加减：熟附子6g，生薏苡仁20g，当归30g，桂枝30g，赤芍30g，细辛10g，木通10g，大枣30g，生黄芪45g，炒白术15g，毛冬青45g，丹参30g，陈皮10g，升麻3g，炙甘草10g，7剂。

二诊：药后右足肿胀全消，左足基本消退，疼痛明显减轻，沉重感明显减轻，且溃疡基本愈合，精神好转。前方毛冬青加量至60g，再服7剂。

三诊：药后肿胀、疼痛全消，溃疡亦愈合，行走沉重感明显减轻，自感行走轻松有力。前方去升麻，附子增量至30g，加鹿角霜30g，肉桂（后下）6g以加强温阳补肾之力。

以前方加减，再服用20余剂巩固之。

【按】白色萎缩属于皮肤脉管炎性疾病，又称节段性透明性血管炎。以小腿和踝部出现紫癜、坏死、象牙白色萎缩为特征。本病一般夏重冬轻，每至夏季即溃烂疼痛，多年不愈，给患者带来极大的痛苦。中医治疗主要以活血化瘀为原则，对本病有很好的疗效。治愈后若能坚持一段较长时间巩固服药，可以控制反复。但除活血化瘀一法外，必须根据患者具体情况考察有无其他病因病机，如阳虚、寒湿、湿热、气血亏虚等，综合分析，辨证论治，方为周全。

本案近1年来不分冬夏，一直反复发作。根据患者体质及症、舌、脉，判断为阳虚寒湿内郁，气血不足，瘀血痹阻，郁久化热，不通则痛，发为本病。故治疗选用薏苡附子散以温阳化寒湿，合用当归四逆汤以活血化瘀，散寒通络止痛。加黄芪、白术、陈皮以补益气血；加毛冬青、丹参以加强活血化瘀之力；因局部稍灼热，此寒湿郁久略有化热，不用清法，而少入升麻，禀“火郁者发之”之义，使内郁之火外透即可。后期又加入鹿角霜、肉桂温肾扶阳，以求巩固。

二、薏苡附子败酱散

【组成】薏苡仁十分　附子二分　败酱草五分

【用法】上三味，杵为末，取方寸匕，以水二升煎之减半，顿服。

【方解】败酱草，《本经》谓：“味苦，平。主治暴热，火疮，赤气，疥瘙，疽，痔，马鞍热气。”可知其具清热解毒、消痈排脓之特能；与薏苡仁配伍，共奏清热、排脓、消肿之功；方中配伍少量附子，意在鼓舞渐衰之正气，以利排脓消肿。故本方主治阳明病之肠痈腹痛，按之濡者。

（一）方证辨证要点

1. 本方证属阳明病证。但若临床根据病情增加附子剂量者，则属太阴、阳明合病证。

2. 肠痈腹痛，脓已成，皮肤甲错。

（二）皮肤病辨治心法

1. 急性或反复发作性慢性化脓性皮肤病如毛囊炎、指头炎、甲沟炎、疖、大汗腺炎、脓疱或囊肿、结节型痤疮，以及局限性脓疱性银屑病、掌跖脓疱病等，常有适用本方之机会。

2. 以皮肤干燥、脱屑、肌肤“甲错”为突出表现的皮肤病，如干燥性湿疹、慢性接触性皮炎、脂溢性皮炎、神经性皮炎、老年性瘙痒症、进行性指掌角化症、银屑病等，本方常适证用之。

3. 病毒疣类如扁平疣、寻常疣、传染性软疣、尖锐湿疣等亦常有适用机会。

（三）医案实录

1. 复发性化脓性大汗腺炎（薏苡附子败酱散合小柴胡汤）

李某，女性，22 岁，2007 年 5 月 12 日初诊。双腋下复发性大汗腺炎反复10余年，曾多方中西药物治疗，并行3次手术切除，均未根治。来诊前已治疗1个月余，效果欠佳。现双腋下反复红肿，疼痛。查：双腋下扪及多个红肿及暗红色囊肿，部分挤压见黄色脓液出，压痛，腋下瘢痕累累。询问得知患者平素冬季怕冷，额部常冷汗出如水，口不干。舌暗红，苔白，脉沉细略弦。

四诊合参，此属病久阳虚，热毒久蕴，正不胜邪所致，为太阴、阳明合病，治当扶阳解毒，予薏苡附子败酱散加减；又发病部位在少阳经循行处，故合用小柴胡汤加减。处方：熟附子15g，炒薏苡仁45g，败酱草30g，柴胡30g，黄芩10g，法半夏20g，白芥子15g，猫爪草30g，肉桂3g，陈皮10g，乳香6g，蜂房15g，香附10g，5剂。

二诊：药后双腋下肿块渐消减，未出脓，额上汗减少，睡眠欠佳。舌淡红，苔白，脉沉细弦。前方加牡蛎30g，丹参20g，7剂。

三诊：药后好转很多，左腋下脓肿全消，右腋下尚有一囊肿，稍有轻压痛，额部汗消。前方再加黄芪15g，7剂。

四诊：药后右腋下脓肿全消，双腋下均遗留瘢痕，无压痛。守方继服5剂巩固而愈。

1年后以他病来诊，未见复发。

【按】发病10余年反复不愈，乃因机体阳气亏虚，热毒久蕴，正不胜邪所致。此时若见“炎”消炎，单用清热解毒药物治疗，病必不除。若以附子振奋阳气，逐邪外出，则收桴鼓之效。

2. 复发性臀部疖肿（薏苡附子败酱散合透脓散）

伍某，男性，20岁，2006年11月20日初诊。两个月前左臀部长疖肿，肛肠科以中西药清热解毒、消炎治疗两个月未效，终成瘘管，后经手术切除方愈。不久右臀再发一囊肿，颜色暗红，疼痛，约鹌鹑蛋大小，按之质软。形体较瘦弱，平素怕冷、怕风，口稍干，舌淡红，苔中淡黄，脉细弦。

臀部疖肿反复发作，以清热解毒、消炎药久治不愈，当责之正气抵抗力不足，宜以温阳扶正合用清热解毒之法可奏功。故予薏苡附子败酱散加味：熟附子3g，薏苡仁45g，败酱草30g，黄芪60g，当归30g，鹿角霜45g，桃仁10g，冬瓜仁20g，肉桂（后下）3g，乳香5g，没药5g，3剂。

二诊：药后囊肿明显缩小，疼痛减轻。再服4剂。

囊肿缩小呈黄豆大小，疼痛消失。

继服 4 剂而愈。

【按】本案臀部疖肿久治不愈，形成瘘管，可知正气不足，气血亏虚所致。故治疗以薏苡附子败酱散温阳扶正、清热解毒，并配以黄芪、当归、肉桂、鹿角霜等大补气血之品以扶其虚衰；桃仁、冬瓜仁、乳香、没药活血散结、消肿止痛。诸药合用，扶正祛邪，重在扶正。气血一旺，疖肿自然消退于无形。

3. 指头炎（薏苡附子败酱散）

帅某，女性，54 岁，2011 年 2 月 1 日初诊。右手食指肿胀疼痛 1 周来诊。1 周前突然出现右手食指肿胀，疼痛，呈进行性加剧。否认外伤史、糖尿病史、冻疮史。5 天前就诊，医生给予头孢泊肟酯片抗菌消炎，以及中药丹参胶囊、大黄胶囊内服，外用入地金牛酊、四黄膏后，疼痛稍有减轻，但仍剧烈，局部红肿甚，今来诊。现右手食指末节鲜红肿胀疼痛，呈跳痛，甲下及甲沟充满大量脓液，压之软。伴头痛，但无寒热，疲倦，纳少，大便稀，舌体胖大，舌苔白厚，苔根腻，脉沉细弦稍数。

外科治疮疡，强调“消、托、补”三法。若病初起，脓未成，但用消法即愈；脓成未溃，需托毒排脓。患者错过初期“消”法，需用“托毒”之法，以扶正托毒。故予薏苡附子败酱散加味：熟附子 15g，败酱草 30g，生薏苡仁 30g，皂角刺 5g，白芷 5g，苍术 10g，紫花地丁 20g，4 剂。

脓已形成，按之软，行切开排脓术，引流。

二诊：疼痛消失，局部轻痒，疮口几近愈合，已无脓液溢出。

前方加黄芪 20g，川芎 5g，茯苓 10g，仿透脓散方意以托毒排脓，生肌敛疮。继服 3 剂而愈。

【按】薏苡附子败酱散与大黄牡丹皮汤皆治疗肠痈，以脓已成未成为鉴别要点，脓成用薏苡附子败酱散。今移治指头炎，亦需考虑脓已成时方可使用。配合紫花地丁加强清热解毒作用；再加少量皂角刺、白芷散结排脓；因舌胖大，苔白厚根腻，故加苍术、茯苓兼化其湿浊。二诊再加黄芪、川芎补养气血，托毒敛疮，促其愈合。

4. 手部湿疹（薏苡附子败酱散）

梁某，女性，30 岁，2005 年 7 月 30 日初诊。右手指、掌部湿疹反复发作2年。不断起红斑疹、水疱、脱皮，瘙痒，日久皮疹干燥、皲裂。皮损做真菌检查：阴性。患者冬季较怕冷，余无明显不适，舌质淡略胖大，舌苔白根稍厚，脉细。

从舌脉看，以阳虚湿蕴为主要病机，郁久稍有化热，故见红斑疹。予薏苡附子败酱散加味温阳利湿，佐以清热：熟附子3g，生薏苡仁40g，败酱草10g，苍术10g，茯苓10g，7剂。

外搽复方蛇脂软膏（市售中成药）。

二诊：药后好转，脱皮减少，皲裂减轻。前方去败酱草，加杏仁10g，7剂。

三诊：药后明显好转，但吃芋头后再次加重。现脱皮、水疱、皲裂，疼痛。再予一诊方15剂又愈。

【按】病情局限，故重点从局部皮损，结合舌脉，兼考察整体体质状态来进行辨证。综合分析，为阳虚湿蕴化热之病机，故选用薏苡附子败酱散加减而愈。

第十二章　芎归胶艾汤类方

一、芎归胶艾汤

【组成】川芎二两　阿胶二两　甘草二两　艾叶三两　当归三两　芍药四两　干地黄六两

【用法】上七味，以水五升，清酒三升合煮，取三升，去滓，内胶令消尽，温服一升，日三服，不差，更作。

【方解】阿胶，《本经》谓："味甘平。主治心腹内崩……腰腹痛，四肢酸疼，女子下血，安胎。"可知有很好的止血、安胎作用。方中以阿胶、艾叶、当归、生地黄、芍药等合力以补血止血；当归、川芎、芍药、甘草调血脉而止腹痛，故本方治太阴病之半产后下血不绝、妊娠下血等诸出血症，伴腹中痛者。

（一）方证辨证要点

1. 本方证属太阴病证。

2. 各种妇科下血不止，如月经过多，或崩漏不止；或妊娠下血、胎动不安；或产后恶露淋沥不断；伴腹中痛。

3. 其他各种出血症，凡属里虚寒而腹中痛者。

（二）皮肤病辨治心法

1. 本方去艾叶、阿胶，即传统补血名方四物汤，是一切补血活血之基本方。凡属血虚、血瘀者，以本方为基础加减，应用范围非常广泛。

2. 血小板减少性紫癜、过敏性紫癜等出血性皮肤病，属血虚寒者可适证用之。

3. 慢性荨麻疹、痤疮、黄褐斑、脂溢性皮炎、银屑病、玫瑰糠疹等皮肤病，以本方加减有使用之机会。常合用当归芍药散，或合用桂枝汤、桂枝麻黄各半汤等。

4. 皮肤病同时伴有明显妇科月经不调者，从整体辨证出发需要兼调理其月经者，本方有适用之机会。往往不治皮病而皮病得愈。

（三）医案实录

急性荨麻疹（芎归胶艾汤、桂枝加黄芪汤、四逆汤）

冯某，女性，56岁，2004年8月17日初诊。皮肤起风团瘙痒1周。1周前无明显诱因，出现躯干、四肢泛发大片红色风团，瘙痒剧烈。风团突出皮面，消后遗留暗红斑不退，四肢、手部瘙痒尤甚。外院给予苯海拉明针、钙剂、维生素C及西替利嗪等抗过敏治疗3天，未见明显改善，今来诊。形体瘦弱，面色无华，疲倦乏力，口干不多饮，喜热饮，汗出，恶风，四逆，膝下冷，舌光红无苔，但舌面不干，舌底脉络迂曲而暗，脉沉细。

四诊合参，患者瘦弱，面色无华，乏力，四逆，喜热饮，脉沉细，皆太阴里虚寒证；汗出、恶风，乃兼见太阳表虚证；舌光红无苔，似有伤阴，但舌面不干，可知并非仅阴虚；疹色暗红，舌底脉络迂曲而暗，说明兼夹有瘀血。综合考虑，当属太阴、太阳合病，兼夹瘀血，给予芎归胶艾汤、桂枝加黄芪汤、四逆汤等化裁：当归10g，赤芍12g，川芎6g，生地黄20g，黄芪20g，桂枝10g，白芍10g，生姜10g，大枣6枚，炙甘草9g，白术10g，熟附子6g，桃仁10g，牡丹皮10g，红花6g，地龙10g，防风10g，3剂。

二诊：药后瘙痒消失，躯干突出之风团全部消退，遗留暗红斑尚未消，右上肢及双手掌少许新发红斑，手掌尚痒。

前方去白术，继服5剂，风团瘙痒皆消失而愈。

【按】本案症、舌、脉看似复杂，辨证无从着手，然而条分缕析，六经归属仍分明可见。此太阴、太阳合病，兼夹瘀血之证，故依证选方得效。本案舌现光红无苔，不可一见此舌，即谓阴虚火旺而不敢用附子、肉桂之类温药。对于光红无苔舌的认识，读者可再参看李可老中医的相关论述，[1]会有耳目一新之感。

二、当归芍药散（附：当归散）

【组成】当归三两　川芎三两　芍药一斤　茯苓四两　白术四两　泽泻半斤

【用法】上六味，杵为散，取方寸匕，酒和，日三服。

【方解】当归、川芎、芍药养血活血而调经，白术、茯苓、泽泻健脾利湿而逐水气，故治太阴病之血虚、血瘀并兼水饮内盛的妇人腹中痛。

（一）方证辨证要点

1. 本方证属太阴病之血虚水盛证。

2. 本方可看成半个四物汤与半个五苓散之合方，四物汤养血活血；五苓散利水，合之则养血活血利水。故凡举血虚血瘀而夹水饮者皆适应本方。

3. 本方证之血虚水盛有其典型体质特征，可称之为“当归芍药散体质”，依其体质辨证能较好地抓住本方证特点。日本《汉方医学入门讲座》中叙说较详，兹录于下。

运用本方第一目标为贫血性虚证，虚寒性之神经症状。其次是疲倦乏力，眩晕，耳鸣，肩酸痛，头痛，头重，心悸亢进，不寐等。不分男女，不限于身体之某一局部，应着眼于全身性为其目标，亦可作为改善体质之药物投用。

当归芍药散证者，第一呈血色不佳，颜面色绝不红润。因此不仅贫血色白而且苍老，总是带有灰垢之象，其色不艳。肌肤干燥不润，皮下兼有水气，故血液循环不良，肌肤松弛。

寒冷证者，常着厚装，颈围围巾，夏日穿布袜子，冬日穿布袜加套，恶风，门窗封闭，夏日不敢用风扇。

虚证者，淡漠，目中无神，怠惰，语音低微，口语无力，步履缓慢。

其主诉无尽无休，可诉说多种病症，尽管客观检查无特殊异常，但能诉

① 李可．李可老中医急危重症疑难病经验专辑．太原：山西科学技术出版社，2004：58-63.

说出全身性各种各样痛苦。[1]

4. 本方与当归散之鉴别在于，后者为当归芍药散去茯苓、泽泻，减白术、芍药用量而加黄芩而成，故治当归芍药散证腹痛较轻、无明显兼夹水饮，又兼见烦热者。

（二）皮肤病辨治心法

1. 本方适用之皮肤病种非常多，举凡辨证上符合血虚水盛特点之皮肤病，皆可以本方为基础加减变化，妙用无穷。举例如常用于痤疮、脂溢性皮炎、黄褐斑、荨麻疹、湿疹、银屑病、玫瑰糠疹、环状红斑、扁平苔藓、皮肤血管炎、过敏性紫癜、结节性红斑、红斑狼疮、皮肤疣类等不下数十种皮肤病。

2. 本方与其他经方合方使用，内容非常丰富，疗效甚佳。其中与麻黄剂、桂枝剂、苓桂剂、柴胡剂、附子剂合方机会最多。与后世时方合方使用机会亦多，宜当深究。

笔者临床常用合方举例如下。

治慢性荨麻疹时，本方合用麻黄剂如桂枝麻黄各半汤、麻杏苡甘汤、麻黄加术汤、麻杏石甘汤等；或桂枝剂如桂枝汤、桂枝加龙骨牡蛎汤、桂枝加黄芪汤、苓桂术甘汤等（此类合方机会尤多见于年轻女性患者）；亦有合用柴胡剂机会者，如合用小柴胡汤、四逆散、柴胡桂枝干姜汤等；合用附子剂者如四逆汤、真武汤、麻黄附子细辛汤等。

治疗慢性湿疹时，本方合用桂枝麻黄各半汤、麻杏苡甘汤、麻杏石甘汤、麻黄加术汤机会多。

治疗银屑病时，本方常合用柴胡剂，如大小柴胡汤、四逆散、柴胡桂枝干姜汤等。

治疗扁平苔藓时，本方常合用柴胡剂（大小柴胡汤）及祛瘀血剂（桂枝茯苓丸、桃红四物汤），效果甚佳。

治疗痤疮时，本方常合用小柴胡汤、当归散、当归贝母苦参丸、排脓汤、二陈汤、温胆汤、平胃散、泻心汤、桂枝茯苓丸、麻杏苡甘汤、阳和汤、真武汤等。

---

① 矢数道明．临床应用汉方处方解说．北京：人民卫生出版社，1983：323-324.

治疗皮肤血管炎时，本方合用桂枝茯苓丸、四妙丸、当归四逆汤、四逆汤等机会多。

治疗病毒疣，本方常合用小柴胡汤、四逆散、当归四逆汤、桂枝茯苓丸等。

其他病种合方机会亦多，宜细细品味。合方之妙，存乎一心；随机应变，灵活运用。要整体与局部结合，体质与证候互参。

（三）医案实录

1. 痤疮（当归芍药散合二陈汤）

陈某，女性，28 岁，2008 年 10 月 20 日初诊。面部生痤疮 3 年多，时轻时重，此次再发加重 4 个月。曾就诊西医，给予泰尔丝、多西环素、维生素 B_6 等内服，外用班赛、维 A 霜外搽，效果均欠佳。现面部散在较多红色丘疹，部分小脓疱、暗红色结节，面部较油腻。平素怕冷，四逆，面色无华，月经量偏少，常推后 7 ～ 10 天来潮，色暗，时有痛经但不甚。纳寐尚可。舌体胖大，舌质偏暗，边有齿印，苔白根厚微黄，脉细弦。

四诊合参，此血虚水盛，当归芍药散合二陈汤加减：当归 10g，赤芍 10g，川芎 5g，茯苓 15g，白术 15g，泽泻 15g，白芷 10g，陈皮 10g，法半夏 15g，桔梗 10g，连翘 10g，百部 10g，生薏苡仁 20g，7 剂。

二诊：药后丘疹颜色减淡，脓疱消失未再新发，暗红色结节略平塌。

再予前方加减调整，前后服用 1 个月余，面部痤疮基本消失，遗留少许暗红色印痕，且面色显光彩，怕冷、四逆均好转。

【按】笔者常用当归芍药散加减治疗痤疮，尤其是中青年女性之面部痤疮。临床发现，很多中青年女性属于当归芍药散体质，其主要特征是：整体体质均偏弱，虽肤色白嫩但欠光彩，面色偏浮肿而无华，苍白或萎黄；较怕冷，手足易冷，常嫌空调温度过低；或常有头晕、心慌；或月经不调，前后不定期，或经量偏少、偏多而色淡，或痛经；舌多胖大、边齿印、苔白润、白腻等。此类体质，若单就面部痤疮之红色丘疹、脓疱而谓肺胃有热，给予清泻肺胃之寒凉药，常常导致患者体质更加虚寒，出现头晕，或腹泻，或疲倦加甚，或经来延迟，或痛经加重等不适，此仅顾局部不顾整体之误也！

单独使用当归芍药散原方治疗痤疮，见效较缓，临床若能熟练据证加减变化，效果甚佳。笔者经验，一般可加白芷、桔梗、生薏苡仁以散结、排脓；白头或丘疹为主，可加荆芥、防风、枳壳以疏表散结；初起鲜红色丘疹、脓疱、结节疼痛明显者，可加排脓汤、排脓散以排脓消肿止痛；结节、囊肿为多者，可加百部、昆布、海藻、牡蛎、夏枯草等软坚散结；丘疹、结节、囊肿瘀暗，时出脓血水者，可再加丹参、红花、莪术、蜈蚣等活血破瘀、通络散结；反复不愈之脓血水者，并少佐麻黄有透毒外出之妙；丘疹、结节明显，油腻偏甚者，可合用当归贝母苦参丸以清热燥湿散结；嗜食肥甘厚味而油腻甚、毛孔粗大者，可加神曲、山楂、麦芽、槟榔以消食导滞祛脂；舌苔厚腻，疹色污秽，胃纳不适，可加二陈汤、平胃散以燥湿和胃；若心烦失眠、胃不和者，加温胆汤以清胆和胃，偏热甚者以芩连温胆汤；若口苦欲呕、胸胁苦满、胃不适者，可加小柴胡汤疏利气郁，和胃止呕；疹色鲜红、舌边尖红、苔中根黄厚者，可加枇杷清肺饮以清泻肺胃之热与养血利水并举；舌边尖红，苔微黄，腹胀心烦，或不眠者，加栀子厚朴汤、连翘等清热除烦解郁；后期结节、囊肿久治不愈，不妨合用阳和汤以温阳散结；另尚有一种情况，患者倦怠欲寐、舌体淡暗胖大，苔白腻者，此时合用真武汤，兼汗出、烦躁、恶热恶寒者，配入龙骨、牡蛎、磁石潜纳虚阳，常有意外之效。以上凡此种种加减变化，全以四诊合参之证据而增损，不可仅见局部皮疹而孟浪寒凉叠进，伤人体质，于病无益。

另外应当注意，本方有时会妨碍食欲，对于有食欲不振、恶心、呕吐之人，则不甚宜。笔者对于胃纳欠佳之人，常加陈皮、神曲等行气和胃消导之品，以防本方对食欲的影响。如果食欲明显下降，嗳气、呕恶，太阴脾虚证明显者，不如先选用《外台》茯苓饮化裁为当。

2. 黄褐斑（当归芍药散合选奇汤、补中益气汤）

肖某，男性，30岁，2007年2月28日初诊。面部对称性褐色斑半年。有头痛史10年，多方检查未发现异常，常劳累后头痛，前额及眼眶、眉棱部痛，怕冷，四逆，易疲倦。舌体稍胖大，质淡红，苔薄白，脉细弦。

四诊合参，此太阴血虚水饮盛，故舌体胖大，苔白，面部褐色斑乃“水斑”，水饮所致也；又长期头痛、眉棱骨痛，此风热上犯所致，治以疏泄头部风热。故予当归芍药散、《兰室秘藏》选奇汤合方而治，处方：当归10g，川芎6g，白芍10g，茯苓10g，白术10g，泽泻10g，羌活10g，防风6g，黄芩 10g，白芷 6g，7 剂。

二诊：药后面部褐斑稍有减淡。近日劳累后再发右侧头痛明显，眉棱隐隐而痛，休息后可缓解，舌体稍胖大，舌质淡红，苔薄白，脉细弦。

劳累后头痛，休息可缓，乃气虚所致，非风热上犯头痛，改予当归芍药散合补中益气汤化裁：当归 10g，川芎 6g，苍术 10g，白术 10g，黄芪 20g，党参 10g，陈皮 6g，柴胡 6g，升麻 6g，炙甘草 6g，5 剂。

三诊：药后头痛迅速缓解，且面部褐斑亦明显减淡。

继守前方 14 剂巩固之。

2 个月后随访，面部褐斑基本消退，头痛未见发作。

【按】患者面部对称性褐斑，又见舌体胖大，苔白，怕冷，四逆，此皆太阴血虚水饮盛。水饮上泛，面部可见“水斑”，即对称性褐色斑。[①] 故选用当归芍药散以养血利水消斑。然初诊时执着于眉棱骨痛当合用选奇汤。选奇汤乃李东垣《兰室秘藏》中方，方用羌活、防风、甘草、黄芩，为治风热上犯所致眉棱骨痛不可忍者，故方中配入黄芩以清上热。然本患者多劳累后疼痛发作，休息得缓，症、舌、脉并未见热象，明显气虚之头痛、眉棱骨痛，故初诊用方误也！二诊及时改予当归芍药散合用补中益气汤，方证相符，始见效。

3. 慢性荨麻疹（当归芍药散合桂枝麻黄各半汤）

李某，女性，48 岁，2010 年 12 月 13 日初诊。患慢性荨麻疹 1 年多，反复发作。近 1 个月来明显加重，发作频繁，外院给予地塞米松针注射治疗控制不佳。前医先后给予西药氯雷他定、依匹斯汀、卡巴克洛、赛庚啶、转移因子等，中药羚羊角胶囊、湿毒清，以及清热利湿汤剂治疗，仍无法控制反复发作。现仍风团每日发作，疹色鲜红，片片如红云，瘙痒剧烈。形体中等，肤色白嫩，平素怕冷，四逆明显，面色无华，恶风，无明显汗出，心慌时作，口稍干。舌体胖大，舌质偏暗，苔白不干，脉细。

四诊合参，此太阳、太阴合病，兼血虚夹饮之证，故予当归芍药散合桂枝麻黄各半汤加减：当归 10g，川芎 10g，赤芍 10g，白术 15g，茯苓 15g，泽泻 15g，荆芥 10g，防风 10g，桂枝 10g，大枣 20g，生姜 10g，炙甘草 6g，连翘 10g，浮萍 20g，丹参 15g，牡丹皮 10g，7 剂。

---

① “水斑”可参看第一章“苓桂术甘汤”条。

外用肤特灵喷剂。

二诊：药后风团瘙痒减轻，心慌消。前方加白鲜皮 15g，继服 7 剂。

三诊：药后风团瘙痒消失，诸症亦减。

守方略做增损，继服 17 剂，风团瘙痒一直未发而停药。

【按】临床发现，对于不少中青年女性慢性荨麻疹患者，此二方组合治疗机会非常多。因现中青年女性属当归芍药散体质者居多（见前述）；而荨麻疹为身起风团瘙痒之疾，中医常视之为表证、风证，因其具有表证、风证之特点，如发作时恶风，风团起伏，如风之善行而数变，桂枝麻黄各半汤发表疏风，恰是对的之方。两方相合，经笔者多年临床证实，疗效非常突出。

对于慢性荨麻疹来诊者，很多医生担心突然停用抗过敏西药会导致风团瘙痒控制不住，患者依从性下降，不如慢慢减量西药至停用。当然，不可否认这是个很聪明的办法，但却是对中医临床发展提高非常不利的办法。这种办法必然导致中医师产生懒惰的依赖思想，不去积极地提高自己的辨证水平，不去积极地打磨自己辨证选方、选药的功夫，而是在依赖抗过敏西药的“缓兵之计”中慢慢把患者调治好。即使这样的治愈，只能说明是中西医药配合的治疗效果，而不能说是中医药的治疗效果，也不能说中医药的最佳效果只止于此。临床实践证实，除少数患者外，大多数都可以即时停掉西药，而单独以中药控制稳定下来。

使用桂枝麻黄各半汤，一般情况下，可以用荆芥、防风代替麻黄，根据病情亦可再加些浮萍、羌活等疏风止痒之品；但如果瘙痒剧烈，麻黄仍不可或缺，则止痒之力更著；对于心慌明显者，麻黄一般不用，以荆芥、防风代替；心慌、痒甚、失眠、烦躁者，可加龙骨、牡蛎潜镇之品，相当于合用了桂枝加龙骨牡蛎汤；口稍干，苔稍现黄腻者，可酌加白鲜皮、地肤子以兼清在里之湿热；疹色鲜红、瘙痒心烦、舌尖略红者，可酌加连翘、薄荷等辛凉透发之品；舌暗有瘀点者，可酌加红花、牡丹皮等活血之品。总之，依据证情守方加减用药，当通晓方理、药理，自能使用得心应手，左右逢源。

4. 外阴接触性皮炎湿疹样变（当归芍药散合薏苡附子散）

叶某，女性，32 岁，2011 年 4 月 14 日初诊。患者于 3 个月前稍有外阴不适，自行购置一种外用药物（具体不详）外涂后，局部出现红斑、丘疹，稍有糜烂、流滋，瘙痒。经医治疗后，局部渗液消失，但皮疹变干燥，仍起红斑，脱屑，瘙痒阵发性加剧，伴刺痛。多方治疗未效，患者深为苦恼。

因有子宫内膜异位症、继发性不孕病史，3 月底又就诊妇科。4 月 14 日妇科检查：外阴阴阜皮肤成片湿疹样改变，阴道分泌物较多，宫颈轻糜，子宫后位，大小正常，活动可，质中，无压痛。双附件未扪及异常。白带常规检查：BV（–）。

患者体质中等偏瘦弱，怕冷，四逆，时有头痛、失眠，纳可，舌体偏胖大，舌质略暗，边齿痕，苔薄润，脉细弦。

四诊合参，此属太阴病血虚水饮证，予当归芍药散合薏苡附子散：当归 10g，白芍 10g，川芎 5g，白术 15g，茯苓 15g，泽泻 15g，生薏苡仁 45g，熟附子 3g，5 剂。

二诊：诉服药 2 剂即出现明显效果。现在已经好很多，瘙痒明显减轻，干燥刺痛感消失，局部皮疹明显消退，不再干燥，显光滑。

前方再服 7 剂即愈。

【按】依据体质，患者明显属于当归芍药散方证体质；又患者局部皮损经反复发作，呈慢性干燥性“肌肤甲错”样改变。结合患者体质，可知此种干燥，当属寒湿阻滞，肌肤失于濡养所致，故合用薏苡附子散散寒湿，润“甲错”。两方相合，温阳化饮，养血润燥，不止痒而痒自止，不治皮而皮疾愈。

5. 线状扁平苔藓（当归芍药散）

陈某，女性，17 岁，2011 年 1 月 27 日初诊。右小腿起红斑丘疹、鳞屑 12 年，再发 1 年。

初发时在 5 岁左右，当时外院行病理活检确诊为：扁平苔藓。经服中药治疗后皮疹消失。1 年前上述部位再发类似皮疹，外院治疗 2 个月效果欠佳。查：小腿后侧皮肤见线状纵行排列之暗红色、暗紫色扁平丘疹，部分融合呈斑块，上覆少许白色鳞屑。患者自觉瘙痒。形体瘦弱，面色少华，肤白嫩，怕冷，四逆。常两胁肋痛及少腹痛，已 2 年，曾各项检查未发现异常。舌淡红，舌体稍胖大，舌质略暗，苔根白，脉细弦。

四诊合参，此太阴、少阳合病，血虚肝郁，兼夹水饮，故治以养血活血，疏肝解郁，兼利水饮，给予当归芍药散加味：当归 15g，白芍 15g，白术 15g，茯苓 15g，泽泻 10g，川芎 10g，郁金 10g，柴胡 5g，香附 10g，乌药 10g，木香 10g，红花 5g，炙甘草 6g，15 剂。

二诊：好转，皮疹明显变薄变平，颜色变淡，瘙痒基本消失，且两胁肋及腹痛一直未作，胃纳略欠佳。前方再加陈皮 15g，厚朴 10g，15 剂。

三诊：好很多，皮疹完全变平，仅遗留淡红之印迹，精神、胃纳好转很多。守方 14 剂巩固。

【按】线状扁平苔藓，中医治疗效果甚佳。本案综合患者四诊信息，可知其属较典型之当归芍药散体质，则不论患者所患何病，皆可在此方证体质基础上加减用药（个别急性病例外）。长期出现胁肋胀痛及少腹隐痛，脉弦细，可知当是血虚肝郁所致，故于当归芍药散基础上加柴胡、郁金、香附、木香、乌药等疏肝行气之品；皮疹色暗红、紫暗，舌质偏暗，皆瘀血见症，故以当归、川芎、芍药、红花活血化瘀消疹；舌体胖大，有水饮，茯苓、泽泻、白术之类健脾化饮。

由此可知，皮肤病辨证与内科病辨证其实并无多大差别，仅仅在整体辨证基础上多一点局部皮损辨证。而在很多情况下，往往连这点局部皮损亦不需考虑，直接着眼于整体，从整体调治，常常达到不治皮而皮疾得愈的效果。很多皮肤专科医生过分强调局部皮损辨证，见红斑即是热，见水疱即是湿，见脓疱即是热毒，见鳞屑即是血燥，先入为主，陷于局部皮损辨证难以自拔，而有意无意地忽视了整体辨证，这是不太恰当的。局部与整体，孰主孰次，孰本孰标，当先明了。若只见局部不见整体，则有“只见树叶不见森林”之憾。

6. 银屑病（当归芍药散合桂枝加龙骨牡蛎汤）

屈某，女性，30 岁，2011 年 2 月 10 日初诊。银屑病史 10 年，近数月再发作。外院治疗 1 个月后皮疹反而加重，且因服阿维 A，又不避日晒，导致面部皮肤明显发黑。患者不敢再服，故前来求治于中医。查：皮疹四肢多发，见大片浸润性红斑、银白鳞屑。面部及颈部见弥漫性灰黑斑。患者形体中等，肤色白嫩而少华，平素易心慌，怕冷，四逆，手心稍热，平素易感冒。舌体稍胖大，边略有齿印，舌质淡红，苔薄白润，脉弦细。

嘱停服西药，给予当归芍药散合桂枝加龙骨牡蛎汤加味：当归 10g，白芍 10g，白术 15g，茯苓 15g，泽泻 10g，川芎 10g，桂枝 10g，生龙骨（先煎）30g，生牡蛎（先煎）30g，大枣 20g，生姜 10g，炙甘草 6g，荆芥 10g，防风10g，14剂。

二诊：药后好很多，四肢红斑、鳞屑明显变薄，面部灰黑色斑亦明显变淡，瘙痒明显减轻。心慌、怕冷、手心热诸症亦减。

守方略做加减，连续服药35剂，皮疹消退而愈。

【按】患者整体体质偏虚，其肤色白嫩，少华，怕冷，四逆，舌体胖大，齿印，苔白润，脉细，皆太阴血虚水饮之当归芍药散方证依据；因有心慌时作，此水饮上冲所致，合用桂枝加龙骨牡蛎汤降冲逆，潜阳敛阴，故亦治手心热；稍佐荆芥、防风透发，以照顾局部皮疹。

据临床观察，现银屑病出现单纯之阳明血热、血燥证并不多见，而以太阳寒湿郁闭、少阳肝郁气滞、太阴血虚水饮、少阴阳虚寒饮、厥阴上热下寒等诸证出现较多。笔者多以桂枝麻黄各半汤、麻杏苡甘汤、四逆散、当归芍药散、麻黄附子细辛汤、桂枝去芍药加麻黄附子细辛汤、真武汤、柴胡桂枝干姜汤等方对应之，疗效不错。

7. 玫瑰糠疹（当归芍药散）

李某，女性，32岁，2010年11月19日初诊。躯干四肢散发红斑、鳞屑20天来诊。外院诊断为玫瑰糠疹，给予抗过敏西药内服，外搽激素药膏，以及中药汤剂清热凉血治疗10余天，效果欠佳，仍有新发皮疹。现躯干部散见大小不一椭圆形鲜红斑，上覆糠秕状鳞屑，上臂及大腿部少许类似皮疹，自觉瘙痒。体质偏弱，肤色偏白嫩，平素易怕冷，冬季手足冰冷，纳、寐、二便均正常，口稍干，舌体胖大，边齿印，舌质偏暗红，舌苔白润，脉细略弦。

从体质考虑，患者偏血虚体质；结合水饮证之舌象，故考虑血虚水盛。局部皮疹色鲜红，瘙痒，为风热在表征象。故处方当归芍药散加减：当归10g，川芎10g，赤芍15g，白术15g，茯苓15g，泽泻15g，荆芥10g，防风10g，连翘10g，羌活10g，蝉蜕6g，牡丹皮10g，5剂。

二诊：药后皮疹颜色明显变淡，瘙痒减。前方去牡丹皮，加生薏苡仁20g，连服14剂。皮疹消退而愈。

【按】本案从患者整体情况来看，纳寐及二便等均正常。似乎无可资辨证的症状，故一般辨证往往仅从局部皮疹考虑风热证，予疏风清热止痒治疗。但通过望、问诊，可知患者体质偏弱，肤色偏白嫩，平素易怕冷，冬季手足冰冷等诸多信息，若将整体与局部结合起来辨证，则不仅仅是疏风清热止痒之法了。

8. 色素性紫癜样皮炎（当归芍药散合桂枝茯苓丸）

高某，女性，60岁，2011年3月5日初诊。患者曾于2010年发作急性荨麻疹，笔者予麻黄连翘赤小豆汤加减治愈。此次以双下肢出现密集瘀点、瘀斑10余天来诊，前医予盐酸依匹斯汀胶囊、盐酸西替利嗪片、花蛇解痒胶囊等治疗，未效。现双下肢仍密集瘀点、瘀斑，瘙痒甚，疲倦，舌质暗红，苔白厚微黄，脉细。

双下肢瘀点、瘀斑，舌质暗红，可知此瘀血证；结合患者体质状态，在虚实之间，故予当归芍药散合桂枝茯苓丸加减：当归10g，白芍10g，白术15g，茯苓15g，泽泻15g，桂枝10g，桃仁10g，牡丹皮10g，川芎5g，白鲜皮20g，生薏苡仁20g，荆芥10g，连翘15g，5剂。

外用消炎止痒霜（院内自制药）、复方蛇脂软膏外搽。

二诊：药后瘙痒稍减轻，但仍有少许新发皮疹出现，前方连翘加量至45g，再加皂角刺15g，黄芩15g，7剂。

三诊：诉服药后皮疹基本消退，故未再来复诊。然近日再出现少许新发皮疹。仍予当归芍药散合桂枝茯苓丸加荆芥、防风、白鲜皮，7剂。

药后皮疹消失而愈。

【按】本案结合皮损及舌象，瘀血证甚明。再考虑患者体质状态，介于偏虚的当归芍药散和偏实的桂枝茯苓丸之间，故两方相合而治。因舌苔黄厚，内兼湿热，故加白鲜皮、生薏苡仁、连翘等清热利湿；稍佐荆芥疏风止痒。二诊再增入皂角刺加强通络止痒之力。

9. 扁平疣（当归芍药散）

刘某，女性，28岁，2011年4月13日初诊。面部扁平疣2年多，散发褐色扁平丘疹，日渐增多。西医先后给予聚肌胞、干扰素、维A酸乳膏等治疗，后求治中医，亦未得效。现面部散在数十颗扁平丘疹，不痒。形体偏瘦弱，平素怕冷，四逆，面色少华，易疲倦，月经常推迟，量少，经前乳胀痛，稍有痛经，情绪易波动，易紧张，睡眠欠佳，梦多，口不干，纳可。舌偏暗，舌体胖大，舌边齿印，苔薄，脉细。

四诊合参，此太阴、少阳合病之血虚肝郁证，故予当归芍药散加味：当归10g，白芍10g，川芎10g，白术15g，茯苓15g，泽泻15g，柴胡10g，郁金10g，香附10g，党参10g，桂枝5g，甘草3g，7剂。

二诊：药后疣体全部脱落，遗留浅色色素沉着。精神好转，疲倦、睡眠等均有好转。继守前方10剂巩固。

【按】本案患者形体瘦弱，面色少华，四逆，怕冷，疲倦，月经量少，舌体胖大，齿印，脉细，皆太阴血虚夹水饮之证据，据证故选用当芍药散；又经前乳胀痛、痛经，情绪易波动，紧张等，为少阳肝木郁滞之象，故选用柴胡、郁金、桂枝、香附等疏肝解郁。配当归、白芍则可养血柔肝；配党参、白术、茯苓又可厚土抑木。诸药合用，则养血疏肝，健脾利水，体质得调，皮疾得愈。

本案方与后世时方逍遥散（《太平惠民和剂局方》）颇相类似，若从脏腑辨证，选用逍遥散加减，亦是殊途同归。是故只要辨证精到，具体选择何方加减，似不必过于拘泥。

笔者体会，治疗扁平疣，中医药有很大的优势，见效速者，往往在1周或两周之内疣体即脱落而愈，大部分经服药1个月至2个月可以脱落，有个别顽固者需3个月以上。临床以祛瘀血剂（如当归芍药散、桂枝茯苓丸）与柴胡剂（如小柴胡汤、四逆散、大柴胡汤）合方使用治疗机会较多，宜注意。

10. 外阴尖锐湿疣（当归芍药散）

李某，女性，27岁，2010年10月20日初诊。外阴长赘生物数月，求治于妇科，妇科检查后考虑外阴尖锐湿疣，建议转皮肤科确诊治疗。查：左侧大阴唇下方见数个赘生物，米粒至黄豆大小，呈菜花状，淡红色，醋酸白试验：阳性。建议行二氧化碳激光烧灼术治疗，但患者拒绝，要求用中药治疗。患者形体偏瘦弱，平素怕冷，四逆，面色少华，月经基本正常，余无明显不适。舌体偏胖大，舌质略暗红，苔白，根部微黄腻，脉沉细弦。

给予当归芍药散加减：当归10g，川芎6g，茯苓10g，泽泻10g，苍术10g，紫草10g，虎杖30g，莪术10g，生薏苡仁45g，土茯苓30g。

外用疣毒净外洗液（院内自制药），以适当温水稀释后外洗患处。

后一直未见复诊。

次年4月前来诊治他病，问及前病情况，知患者一直自服前方近50剂，疣体全部消失而愈，现今未见复发。

【**按**】患者患外阴尖锐湿疣，考察症状皆无明显不适。然亦有可资辨证之依据，关键在于医者诊察四诊信息的能力。形体偏瘦弱，平素怕冷，四逆，面色少华无光彩，舌体胖大，略暗，苔白，脉沉细弦，此皆可资辨证之依据。

对于尖锐湿疣，特别是激光治疗后易复发的尖锐湿疣，中医药治疗是一个比较好的选择。

三、温经汤

【组成】吴茱萸三两　当归二两　川芎二两　芍药二两　人参二两　桂枝二两　阿胶二两　牡丹皮（去心）二两　生姜二两　甘草二两　半夏半升　麦门冬（去心）一升

【用法】上十二味，以水一升，煮取三升，分温三服。亦主妇人少腹寒久不受胎，兼取崩中去血，或月水来过多及至期不来。

【方解】本方以吴茱萸、桂枝、生姜温经散寒；当归、川芎、芍药、阿胶、麦冬养血润燥；人参、甘草补气；半夏逐饮止带下；牡丹皮活血祛瘀；诸药合用，共奏养血补虚、温经散寒、祛瘀逐饮之功，而治太阴病之带下、崩中，或经水衍期、胞寒不孕者。

（一）方证辨证要点

1. 本方证属太阴病之气血虚寒证。

2. 表现各种气血虚寒之妇科诸疾，如月经不调、带下、崩中、胞寒不孕、流产等；或有手足烦热、口唇干燥、暮即发热等瘀血证，不可误认作热证。

3. 本方辨证不必拘泥于“年五十”，亦不必拘泥于妇人，青年妇人或男性皆有应用机会，总以判定以血虚、血寒、血瘀证为辨证要点。

4. 本方可看成由吴茱萸汤、芎归胶艾汤、当归芍药散、桂枝茯苓丸、麦门冬汤等诸方合方化裁而成，故辨证时亦可将之看成以上诸方证之合并者，则甚明矣。

（二）皮肤病辨治心法

1. 手部慢性湿疹、进行性指掌角化症等，常有适用本方之机会。

2. 久治不愈的银屑病、慢性红皮病，因营养障碍导致全身皮疹呈枯燥状态，干燥、脱屑明显，或手足掌干燥、脱屑、皲裂、肥厚等，再考察体质符合本方证者，对证用之效果甚佳。

3. 其他慢性皮肤病，如荨麻疹、病毒疣、各种皮肤血管炎、脉管炎等，若考察到有血虚、血寒、血瘀证或又见“唇口干燥、手掌烦热”之提示者，即可考虑适用本方，不必拘泥于具体皮损。

（三）医案实录

1. 进行性指掌角化症（温经汤）

刘某，女性，42 岁，2005 年 1 月 6 日初诊。双手指掌脱皮皲裂反复数年，每年冬季加剧，皲裂疼痛甚。夜寐欠佳，时心烦，纳少，肠鸣矢气多，平素月经延长，量少，色暗。此次月经推迟 5 天未潮。时有左少腹疼痛，舌质淡暗，苔薄，脉沉弦细。

四诊合参，此属太阴血虚血寒夹瘀证，予温经汤：桂枝 9g，吴茱萸 6g，川芎 5g，当归 9g，白芍 9g，牡丹皮 6g，法半夏 9g，麦冬 18，党参 10g，阿胶 10g，炙甘草 5g，香附 6g，枳壳 6g，5 剂。

外搽肤必润（院内自制药）。

二诊：药后手指掌皲裂脱皮好转，肠鸣及左少腹疼痛消失，月经已潮，今日干净。前方加玉竹 10g，炒麦芽 9g，继服 5 剂。

至 2005 年 4 月 27 日，患者再次前来就诊，谓服前药后手指掌脱皮皲裂基本痊愈，遂转妇科调理月经。近日手掌皲裂脱皮再发，故来求治。

再给予温经汤合桂枝茯苓丸：桂枝 9g，吴茱萸 6g，川芎 6g，当归 12g，白芍 9g，牡丹皮 6g，法半夏 9g，麦冬 18g，党参 12g，阿胶 10g，生姜 10g，香附 9g，茯苓 9g，赤芍 9g，桃仁 10g，炙甘草 5g，7 剂。

【按】患者平素月经延长，量少色暗，月经推迟，舌质淡暗，脉沉细。可知太阴血虚血寒夹瘀明显，故予温经汤养血活血、温经散寒；同时因肝木疏泄失畅，不通则痛，故见脉弦细、少腹疼痛，肠鸣矢气；心烦、寐欠安者，肝木郁而心神失养也。故方中酌加香附、枳壳疏肝行气止痛。服药后即肠鸣、腹痛消失，月经来潮，手指掌脱皮、皲裂亦见好转。

2. 银屑病（温经汤）

陈某，男性，73岁，2010年5月6日初诊。患银屑病20多年，常冬重夏轻，反复发作不愈。近两年来一直在我院门诊治疗，2010年1月曾因全身发作甚住院治疗。查：头皮、躯干部散在红斑、鳞屑，瘙痒。双手足皮疹十分严重，呈套袜状弥漫性红斑及厚层鳞屑，肿胀、干燥、皲裂，瘙痒剧烈。双足着地即痛，不能行走。手足甲板增厚呈污浊状，破损明显。平素较怕冷，有前列腺肥大史，小便淋沥不尽，大便可，睡眠差，纳可，舌体胖大，舌质暗，有瘀斑，舌苔白，苔根淡黄厚，脉沉细。

四诊合参，平素较怕冷，体质偏虚可知；舌质偏暗，瘀斑，有瘀血证；结合皮疹枯燥状态，故考虑乃气血虚弱，血瘀肌肤不荣所致；舌胖大、苔根淡黄，兼夹湿蕴稍化热，故治疗当益气养血、活血润肤，兼清化湿热。给予乌蛇荣皮汤加减：乌蛇30g，当归30g，川芎10g，赤芍15g，生地黄30g，桃仁10g，红花10g，桂枝10g，大枣60g，甘草10g，生姜10g，牡丹皮10g，紫草15g，白鲜皮30g，首乌30g，白蒺藜30g，黄芪60g，皂角刺10g，荆芥10g，乌梅10g，5剂。

外用消炎止痒洗剂（院内自制药）外洗，每日1次。

另嘱用生姜半斤切碎，水煎后泡手足，每日1次。

二诊：药后躯干、手部皮疹稍减，足部皮疹明显好转，露出部分正常足底，瘙痒减但仍较甚。

前方加土茯苓30g，威灵仙10g，蜂房15g，14剂。

外用侧柏叶100g，苦参30g，芒硝（后下）60g，百部50g，生川乌10g，生草乌10g，鹤虱45g，牡丹皮15g，路路通60g，白鲜皮60g，羌活15g，水煎外洗，14剂。以疏风通络，除湿止痒。

外搽消炎止痒霜（院内自制药）。

三诊：药后躯干皮疹基本消退。手足部皮疹再减。夜间口干明显，小便少，排尿不尽感，费力。

改方以肾气丸加味：熟附子10g，桂枝10g，肉桂（后下）3g，山茱萸30g，生地黄25g，熟地黄20g，牡丹皮15g，茯苓15g，泽泻15g，山药

30g，首乌 30g，白蒺藜 30g，土茯苓 30g，生薏苡仁 30g，14 剂。

四诊：药后夜间口干明显消失，小便少，排尿稍畅。躯干、四肢皮疹消退，但皮肤仍较干燥。头皮及手足指（趾）部仍少许红斑鳞屑，手足干燥、皲裂。手足指（趾）甲板稍改善，仍肥厚污浊。

考虑皮疹虽改善明显，但全身皮肤仍较枯燥，尤其手足部干燥明显。结合患者体质状态，故改方以温经汤加味养血散寒、活血润肤：吴茱萸 9g，桂枝 12g，川芎 5g，当归 10g，赤芍 10g，牡丹皮 6g，生姜 6g，法半夏 12g，麦冬 20g，太子参 30g，阿胶 12g，土茯苓 20g，生薏苡仁 30g，蜂房 10g，炙甘草 6g，7 剂。

五诊：手足指（趾）红斑、鳞屑好转。前方去蜂房，土茯苓，再合用当归芍药散：苍术 15g，泽泻 15g，茯苓 15g，10 剂。

六诊：皮疹全消而愈，甲板亦有改善，明显变薄，全身皮肤枯燥状态亦改善。

此后患者仍坚持服用此方数月，精神体力倍于以前，全身皮肤光滑润泽，手足部完全恢复正常，且指（趾）甲板亦恢复接近正常。当年冬季寒冷甚，未见复发。次年 12 月再次前来就诊其他病，冬季又至，皮疹仍无复发。

【按】本案结合体质状态及皮疹，考虑血虚血瘀，兼夹湿热。初诊时给予李可经验方乌蛇荣皮汤加减；后考虑年老肾虚，小便淋沥不尽，予肾气丸温阳补肾；待小便改善后，改予温经汤养血散寒、活血润肤。患者坚持服药数月，不但皮疹全消，且精神体力倍于从前，历经两个冬季亦未见复发，可见对于银屑病，痊愈后服药巩固的重要性。

温经汤对于久治不愈的顽固性银屑病，若现全身皮肤、皮疹呈枯燥状态，结合体质血虚血瘀者，有非常好的疗效。如 2004 年亦曾治 1 例，全身皮疹非常严重，层层鳞屑厚痂，手足部干燥皲裂刺痛，又有渗液。双手不能抬举梳头，行走足痛，痛苦不堪，来信求救。初予乌蛇荣皮汤加减，皮疹大为改善。后坚持服用温经汤数月，皮疹全部消退而愈，以后一直未再复发。

必须注意，对于此类全身皮肤、皮疹呈枯燥状态之银屑病，本方与越婢加术汤、麻杏苡甘汤、苓甘五味姜辛夏杏汤、桂枝去芍药加麻黄附子细辛汤、黄连阿胶汤等，均有适用之机会，个中方证差异，不可不深究也！请参看本书各章节方证要点。

3. **扁平疣（温经汤）**

郑某，女性，21岁，2010年11月18日初诊。面部患扁平疣8年，8年来多方求治未效。现面部散发淡褐色扁平丘疹数十个，稍痒。问及平素易疲倦，头晕，怕冷，唇干，手足干燥，手足心稍热。舌偏暗红，苔薄，脉细弦。

四诊合参，疲倦、头晕、怕冷，太阴血虚寒也；舌质偏暗红，兼夹瘀血；关键考察到患者手足干燥、手足心热，此瘀血郁而生热也。故给予温经汤加减：吴茱萸10g，桂枝10g，川芎10g，当归15g，赤芍10g，牡丹皮10g，法半夏10g，麦冬15g，党参10g，阿胶10g，生薏苡仁30g，炙甘草6g，7剂。

12月2日前来复诊，其面部扁平疣已全部脱落，且头晕、疲倦诸症亦见明显好转。

前方继守方14剂巩固之。

【按】本案虽治扁平疣，但全然抛开局部皮损而从整体考察患者体质状态，从体质调治，不治皮而皮病得愈。

4. **湿疹（温经汤合三物黄芩汤）**

朱某，女性，30余岁。患湿疹1年多，躯干、四肢及面部发红斑、丘疹反复。曾求治中西医治疗，稍有好转，仍反复。形体中等，面色少华，口渴，感体温高，内燥热，但怕冷，四逆，疲倦，大便日行3～5次，但不稀，周身皮肤干燥，现以面部及上肢皮疹较多，红斑、干燥、脱屑，部分龟裂，面部烘热感，夜间瘙痒明显。舌质偏暗，苔白根稍黄厚。诊其脉，细滑数而重按减，谓其可能有甲亢（后来电告知，经检查果然有甲亢）。

四诊合参，此属太阴、阳明合病，予温经汤合三物黄芩汤加减：吴茱萸10g，桂枝10g，川芎6g，当归10g，牡丹皮15g，法半夏10g，麦冬15g，太子参20g，阿胶（烊化）10g，生薏苡仁30g，苦参10g，生地黄45g，黄芩10g，白芍15g，丹参15g，白鲜皮15g，生姜10g，甘草6g。

此方连续服用1个月。皮疹基本消失，且精神明显好转，燥热感消失。

【按】患者面色少华、疲倦、怕冷、四逆、皮肤干燥、脉细，皆太阴血虚寒证；舌质偏暗，有血瘀证；而口渴、感体内燥热、面部红甚、烘热感，乃阳明有热。病机分析乃长期血虚血寒，血不荣肤，故皮肤干燥失养；阴血不足而生内燥，又兼寒凝瘀阻，蕴而化热，故见体内燥热、面烘热、口渴、脉数却不任重按等症。故选方以温经汤合三物黄芩汤，重在养血活血润燥，温经暖宫散寒，兼清阳明燥热。其舌苔根部稍黄厚，为内有湿热蕴阻，故方中再加白鲜皮，配合黄芩、苦参佐以清热利湿。

四、赤小豆当归散

【组成】赤小豆（浸令发芽，曝干）三升　当归十分

【用法】上二味，杵为散，浆水服方寸匕，日三服。

【方解】赤小豆，《本经》谓："主下水，排痈肿脓血。"可知具有良好的排痈脓恶血之特能；当归养血活血，祛瘀血而生新血，二药相合，故治阳明病之诸疮有痈脓恶血者。

（一）方证辨证要点

1. 本方证属阳明病证。
2. 诸疮有痈脓恶血者。

（二）皮肤病辨治心法

1.《本草纲目》谓赤小豆："此药治一切痈疽疮疥及赤肿，不拘善恶，但水调敷之，无不愈者。"故各种皮肤痈疽疮疡、丹毒发背等，相当于西医学的毛囊炎、疖、淋巴结炎、蜂窝织炎、丹毒等皮外科感染，不论内服、外用，皆有施治之机会。

2. 白塞综合征（口－眼－生殖器综合征）出现眼结膜、生殖器溃疡，或严重者消化道溃疡化脓，可以试用。

3. 脓疱性或结节囊肿性痤疮，本方常用。

（三）医案实录

臀部疖肿（当归赤小豆散）

许某，男性，31岁，2007年5月18日初诊。臀部发疖肿3天，疼痛甚，坐立不安。自用鱼石脂软膏外涂未效。现左臀部见一红肿高突之疖肿，约鸡蛋大小，中心脓头尚未破溃，周缘红肿明显，肤温高，压痛明显。无寒热，

口干不苦，大便偏干。舌质略暗，边尖红，苔中根部黄厚，脉滑稍数。

四诊合参，臀部红肿疼痛、肤温高、口干，舌边尖红，苔黄，脉滑数，提示阳明里热。故此为热毒内蕴，气血壅滞而化腐成脓，治疗宜清热解毒，活血消肿止痛，予当归赤小豆散合散毒仙丹加减：当归 15g，赤小豆 45g，金银花 60g，蒲公英 30g，甘草 15g，乳香 6g，白芷 10g，皂角刺 12g，2 剂。

外用四黄散（院内自制药）水调外敷周缘红肿处，留出中心脓头。

二诊：药后疼痛大减，大便通畅。疖肿处中心脓头已破溃，流出黄稠脓液，周缘红肿亦明显消退。前方调整：当归 10g，赤小豆 30g，金银花 25g，甘草 10g，乳香 3g，白芷 5g，川芎 5g。再服 3 剂而愈。

【按】本案臀部疖肿，红肿疼痛甚，病情虽急但简单，治疗以当归赤小豆散合散毒仙丹加减以清热解毒、活血消肿止痛，服数剂而愈。散毒仙丹方见《串雅全书》一书，为治疮疡初起非常有效之方，[①]临床常用之。

五、当归贝母苦参丸

【组成】当归四两　贝母四两　苦参四两

【用法】上三味，末之，炼蜜为丸如小豆大，饮服三丸，加至十丸。

【方解】苦参，《本经》谓“味苦，寒。主治……溺有余沥，逐水”；贝母“味辛，平。主治……烦热，淋沥，邪气”。可知二药均具有治淋沥小便难的特能；配合当归养血润燥、和血止痛。故治阳明病之妊娠血虚而下焦热郁所致小便难者。

（一）方证辨证要点

1. 本方证属阳明病证。

2. 妊娠津血不足，而下焦热郁之小便淋沥不尽、涩痛、饮食如故。

3. 亦不仅局限于妊娠期及女性，凡小便艰涩、灼热、疼痛等下焦热郁，又兼面色无华、四逆等血虚见症者。

---

① 赵学敏. 串雅全书. 北京：中国中医药出版社，1998：56. 散毒仙丹，药用：金银花、生甘草、当归、蒲公英各一两，黄芩、乳香各一钱。书中有许多简便验廉之方药，不可忽视。

（二）皮肤病辨治心法

1. 常用于面部痤疮的治疗。如面部起红色丘疹、脓疱，或结节，面油腻明显者，大便或干结，舌红，苔黄或黄腻，此方常有佳效。

2. 其他如脂溢性皮炎、湿疹、足癣等均有适用机会。

（三）医案实录

痤疮（当归贝母苦参丸）

吕某，女性，27 岁，2009 年 4 月 24 日初诊。2 年来面、胸、背部生痤疮反复不愈。时起暗红色丘疹、脓疱，以及结节、瘢痕，面部油腻明显，毛孔粗大，纳可，口干，大便偏干结，2 ～ 3 日一行。舌质偏暗，舌边尖红，苔中黄厚，脉弦。

四诊合参，此属阳明病，给予当归贝母苦参丸加味：当归 10g，浙贝母 15g，苦参 10g，连翘 15g，生薏苡仁 30g，白芷 15g，皂角刺 10g，猫爪草 30g，7 剂。

二诊：药后皮疹减轻，结节较前平塌，大便 2 日一行，苔根微腻，脉细弦。前方加丹参 20g，神曲 20g，百部 15g，继服 14 剂。

三诊：明显好转，油腻减轻，大便通畅，面、胸、背部丘疹、脓疱消失，数个大的结节亦基本平塌，无新发皮疹。

前方再服 7 剂巩固。

【按】本案患者面部丘疹、脓疱、结节，伴见面部毛孔粗大，油腻甚，口干，大便干结，舌边尖红，苔中黄厚，以上诸症皆提示阳明里热证。结合局部皮损辨证来看，面部毛孔粗大，油腻，多为湿热蕴肤。故治疗宜清阳明湿热为主，可选用当归贝母苦参丸。此方虽治妇人妊娠小便难，但关键病机是内有湿热郁阻，故可移治痤疮之湿热者。方中当归活血消痈，贝母清热散结，苦参清热利湿，酌加连翘、猫爪草以加强清热散结之力。其中猫爪草，为一味地方草药，其“味微甘”（《中药材手册》），亦有谓“味辛，性温”（《河南中草药手册》），民间常用于治疗肺结核、瘰疬。笔者临床常用其治疗结节囊肿性痤疮有效，取其辛能散结之功。加皂角刺、白芷、生薏苡仁以散结排脓，薏苡仁兼能利湿。诸药合用，则清热利湿，散结排脓，则痤疮得愈。

第十三章　五苓散类方

一、五苓散

【组成】猪苓（去皮）十八铢　泽泻一两六铢　白术十八铢　茯苓十八铢　桂枝（去皮）半两

【用法】上五味，捣为散，以白饮和服方寸匕，日三服。多饮暖水，汗出愈，如法将息。

【方解】方中泽泻独重，《本经》谓其“味甘，寒。主治风寒湿痹……消水……轻身，面生光，能行水上”。具有很好的利水功效，且味甘寒又能兼除烦渴；配合猪苓、茯苓甘淡利水；白术苦温健脾利水；妙在加少量桂枝辛温通阳化气，使气化而水道通利，祛水更捷。且桂枝又能兼解表、降冲逆，治太阳表未解、水逆上冲等诸证。故本方治太阳病夹饮之发热、汗出、脉浮、小便不利、消渴者。

（一）方证辨证要点

1. 本方证属太阳病表虚证，夹饮。

2. 具有太阳表虚如发热、汗出、恶风等诸症；又兼水饮诸见症，如水饮内停则小便不利、浮肿；水停不化，津不上承则烦渴多饮；水饮上冲则眩晕、头痛、失眠、水入即吐、咳逆；水饮下趋则水泻不止等。

3. 舌多见胖大，质淡润，苔薄润或滑润，脉浮或弦。

4. 日本汉方研究认为本方“能调节细胞及血液之水分，缓解因渗透压降低所致之抗利尿作用。尤其对于本方证血液中之水分，血管外之水分，即体腔及组织内水分平衡被破坏时；组织及体腔内有多余之水分；血液浓稠不能滋润时，本方有调节作用”。[①] 故可将本方看成水液调节剂为更恰当，则不仅仅治“蓄水证”，亦可治“脱水证”（如水泻、霍乱等）。

5. 应注意本方之剂型及配伍比例。名医岳美中认为：按仲景方剂量利尿效果最佳；若各药等量，利尿效果则明显减弱；若颠倒药量，则利尿作用更差。[②] 若用治水肿证时，散剂药效优于煎剂。

（二）皮肤病辨治心法

1. 本方为皮肤科应用最为广泛的《伤寒论》经方之一。凡皮肤诸疾有水疱、糜烂、渗液、肿胀、风团等表现者，均可认为有水液失衡之病机存在，本方可调节之。故湿疹、接触性皮炎、荨麻疹、手足癣、丘疹性荨麻疹、水痘、带状疱疹、汗疱疹、天疱疮等皆可适用本方，单用或合方使用。

2. 急性皮肤病反复不愈而成慢性经过后，肿胀、水疱、渗液已消，呈现干燥、脱屑，甚至皲裂状态，多认为此血虚风燥、肌肤失养所致，然以当归饮子养血润肤无效，当须考虑水湿久蕴不化，亦可导致肌肤不濡而干燥脱屑，如常见慢性剥脱性唇炎、慢性湿疹、皮肤瘙痒症、进行性指掌角化症等，宜用本方加减。

3. 痤疮、脂溢性皮炎、脂溢性脱发等皮病，其头、面部油腻一症，亦属湿邪之一端，常本方加减使用有效。如赵炳南老中医治疗脂溢性脱发经验方“祛湿健发汤”即五苓散化裁而来。[③]

（三）医案实录

1. 孕期带状疱疹（五苓散合芍药甘草汤、桔梗汤、瓜蒌散）

张某，女性，33 岁，2010 年 10 月 21 日初诊。已有孕 2 个月余。5 天前突发右腰腹疼痛。因有孕，未敢自用药。2 天前环腰腹部渐起大小不一之成

---

① 矢数道明．临床应用汉方处方解说．北京：人民卫生出版社，1983：120.

② 王琦，盛增秀．经方应用．银川：宁夏人民出版社，1981：135.

③ 北京中医医院．赵炳南临床经验集．北京：人民卫生出版社，1975：290-291. 赵老经验方“祛湿健发汤”药用：炒白术、泽泻、猪苓、萆薢、车前子、川芎、赤石脂、白鲜皮、桑椹、干生地、熟地黄、首乌藤。功能健脾祛湿、滋阴固肾、乌须健发，为治疗阴虚湿盛之脂溢性脱发效验方，笔者临床颇为常用。

簇水疱，疼痛加剧，如火如燎。因担心西药对胎儿有影响，故就诊中医。前医给予中药汤剂板蓝根、延胡索、柴胡等清热解毒、行气止痛内服，外用阿昔洛韦软膏、三黄洗剂等。治疗1天，症状未缓解，今来诊。

现右腰腹部大片成簇水疱，累累如珠，疼痛较剧烈。无寒热，精神可，口干，无口苦，二便可，舌体偏胖大，舌质淡红，苔白，脉弦。

因担心对胎儿有影响，患者情绪紧张。详做解释，方打消其顾虑。四诊合参，给予五苓散合芍药甘草汤、桔梗汤、瓜蒌散加减：苍术10g，茯苓10g，泽泻15g，桂枝10g，瓜蒌40g，白芍30g，桔梗20g，炙甘草10g，4剂。

外用青黛粉麻油调敷。

二诊：诉服药1剂即感疼痛明显减轻，现疼痛已减轻大半，水疱明显收缩、干涸。

前方继服4剂。痊愈。

【按】此案从患者舌体胖大可知，其内有水饮；又腰腹发水疱累累如珠，亦是水湿征象；再结合患者体质及其他征象，可以判断属于五苓散方证。配合瓜蒌散、甘草汤、桔梗汤，加强散邪止痛之力。

孕期患带状疱疹，对胎儿影响有多大？有无必要终止妊娠？笔者曾查阅相关文献，国外有研究证实，孕期患带状疱疹对胎儿影响很小，无必要终止妊娠。[①]故对患者详做解释，打消其顾虑，以配合中医治疗。

另外须注意，瓜蒌之根名天花粉，含有一种“天花粉蛋白”，能杀孕胎，故孕妇禁用。但瓜蒌并不含此种蛋白质，故用之无碍[②]。

---

① 见OBSTETRICS & GYNECOLOGY VOL.100，2002.文献报道，从1993～1995年，美国宾吉尼亚州的匹兹堡大学医学院和国家儿童健康和发展研究中心的研究员对362个怀孕的女士进行研究。研究课题是有关在怀孕期的妇女得到带状疱疹后对于胎儿的影响。在362个在怀孕期得带状疱疹的孕妇中（190个在头3个月已经感染带状疱疹），只有两个孕妇的胎儿受到影响。一个胎儿在第17周就流产，而第2个胎儿于第20周就早产。其他的胎儿并没有发育不全和白内障。有关怀孕和带状疱疹的关系的研究在1992年之前的资料相当有限，更没有什么大型的研究。在1992年后，研究发现大约有1.5%的胎儿会受到影响，多数是听觉和视力的损害。本研究的结论是孕妇在怀孕期间感染带状疱疹对于胎儿的影响并不大，而且风险很低。因此，透过这些使人安心的数据，可以减少孕妇得带状疱疹后采取人工流产的意愿。

② 江苏新医学院.中药大辞典.上海：上海科学技术出版社，2002：325-326.

2. 婴儿带状疱疹（五苓散合六一散、四君子汤）

陈某，女性，1岁半，2008年3月28日初诊。患者曾于半岁时出水痘，7个月时又出麻疹。此次于5天前发左腰腹部带状成簇水疱，疼痛剧烈，日夜哭闹。发病前3天出现感冒症状，低热、流涕、咳嗽，经儿科治疗后（具体药物不详）低热已退，仍流涕，稍咳嗽。儿科医生建议就诊皮肤科。

精神欠佳，哭闹，面色无华，食纳欠佳，大便黏而较臭，小便偏黄，舌淡红，舌苔白。查：左腰腹部带状成片成簇水疱，大小不一，疱壁稍紧张，基底稍潮红。

精神、食纳欠佳，此太阴虚象已显；流涕、咳嗽，太阳表邪尚未尽解；腰腹部水疱累累，此为水湿；大便黏而臭，湿蕴有热。

综合之，此太阳、太阴、阳明合病夹水湿，给予五苓散合六一散、四君子汤化裁：茯苓7g，泽泻6g，白术6g，桂枝3g，太子参10g，薏苡仁12g，滑石10g，淡竹叶6g，枳壳4g，甘草2g，4剂。

外用炉甘石洗剂外搽。

二诊：药后疼痛明显减轻，不再哭闹，大部分水疱已结痂干燥。精神好转，咳嗽、流涕诸症消失，大便臭好转，食纳仍欠佳。

前方加炒谷芽、炒麦芽各9g，3剂。

三诊：水疱全部脱痂而愈，食纳转佳。

【按】1岁多婴儿患带状疱疹很少见，此案患儿先后发水痘、麻疹，此次又发带状疱疹，其体质之虚弱可知。脾胃为后天之本，后天脾胃一虚，百病由生。此东垣先生重视脾胃之缘由也。

脾虚在太阴，故用四君子汤；又患儿环腰腹水疱累累，此水湿饮邪为患，为太阳夹饮之五苓散证；尿黄、便黏而臭，阳明里有湿热。故三者合而为太阳、太阴、阳明合病夹饮，故以五苓散合六一散、四君子汤化裁对应之。

由此可知，临床中更多见者乃合病与合方，不仅两经病相合，亦可三经病相合；不仅经方与经方相合，亦可经方与时方相合，皆由临床复杂之病机所决定。

3. 成人水痘（五苓散合小柴胡汤）

梁某，男性，20余岁，2006年8月8日初诊。因发热1天，身起丘疹、水疱1天来诊。昨夜发热，最高达40℃，急诊化验血象不高。给予抗病毒、退热等中西医结合治疗，今汗出热减，现仍有低热，体温37.8℃，精神尚可，无明显恶寒，咽痛甚，口稍干，不多饮，纳可，小便清，量不多。

查：全身散发多量晶莹透亮水疱，部分水疱浑浊成脓疱，基底潮红。咽部充血，有脓点，扁桃体不肿大。舌体胖大，边稍红，苔白，根微腻，脉细弦。

此太阳、少阳合病，夹饮，故予五苓散合小柴胡汤加减：猪苓15g，茯苓15g，泽泻20g，苍术15g，桂枝7g，柴胡20g，黄芩10g，桔梗15g，甘草5g，2剂。

外用三黄洗剂外涂。

二诊：药后发热已退，咽痛消失，精神转佳，口不干，夜间汗出。

前方加生薏苡仁30g，再服2剂。

三诊：水疱、脓疱大部分结痂，夜间汗出消失，食纳佳。

前方柴胡减至10g，去桔梗。再服3剂而愈。

【按】身起水疱，舌体胖大，苔白腻，水饮见症明显。结合发热、口干、小便少，当属太阳病夹饮之五苓散证。

又《伤寒论》第265条云："伤寒脉弦细，头痛发热者，属少阳。"患者发热、脉弦细、咽痛等，皆少阳见症。因精神、食纳尚可，故去参、枣、姜；因不呕，故去生姜、半夏。

因咽痛明显，故加桔梗，合甘草为桔梗汤。

药后诸症明显好转，二诊加入生薏苡仁加强利湿之力。

4. 丹毒（五苓散合四妙丸）

卢某，男性，54岁，2009年7月27日初诊。右下肢丹毒6天，红肿疼痛。在门诊给予西药头孢唑林钠静脉滴注，头孢克洛缓释片口服2天未效。夜间疼痛加剧，求治于急诊科，又予头孢曲松钠、丹参针、新癀片等治疗，仍无明显改善，今来诊。

精神欠佳，稍疲倦。右小腿及右足部红肿疼痛，红肿区边界清楚，赤如涂丹，压痛。口干稍苦，大便可，小便偏黄。舌体胖大，边齿印，苔淡黄而润，脉沉细弦。

四诊合参，此太阳、阳明合病，夹饮，故予五苓散合四妙丸化裁：苍术

15g，白术15g，茯苓15g，泽泻15g，紫花地丁15g，银花藤30g，车前子15g，薏苡仁30g，牛膝10g，3剂。

外用四黄水（院内自制药）蜜调敷。

二诊：右小腿、足部红肿明显消退，疼痛亦明显减轻，局部两个水疱，未破溃。仍较疲倦。舌边齿印，舌苔白润，脉沉细。

此阳明里热及水饮得祛，而少阴阳衰之象渐显。前方加熟附子6g，桂枝5g，3剂。

三诊：右小腿、足部红肿疼痛全消，精神好转。前方调整，附子加重至20g温阳扶正，以求巩固。处方：熟附子20g，苍术30g，茯苓30g，车前子20g，薏苡仁30g，牛膝15g，桂枝10g，赤芍10g，4剂。

【按】舌体胖大、齿印、苔润皆水饮见症；又见体倦、脉沉细，少阴证已显端倪；然此处又有阳明之湿热，故口苦、小便黄、苔显淡黄润，局部红肿疼痛。综合考虑，宜先解太阳（少阴之表在太阳）、清阳明、利水饮，故一诊取五苓散合四妙丸化裁。

二诊时阳明湿热得清，少阴阳虚更显，故加附子温阳扶正，合苓、术诸药亦有真武汤意。

5. 湿疹（五苓散合猪苓汤）

余某，女性，23岁，2004年12月27日初诊。皮肤红色斑丘疹、丘疱疹伴瘙痒反复1年，加重泛发全身半个月来诊。外院诊断为湿疹，以中西药多次治疗未效。

初予温清饮加荆芥、连翘、薏苡仁，服3剂不应。

二诊改用朱仁康验方乌蛇驱风汤加减，[①] 服4剂，并配合抗过敏西药，仍未取效。

患者遂转他医求治。给予西药数种抗过敏及清热解毒、利湿之中药，亦未得效，且皮疹瘙痒更甚。

四诊时再来求治。遂细心诊察，详加询问，见全身泛发红斑、丘疹、丘疱疹，瘙痒剧烈，伴刺痛。四肢皮疹尤甚，伴肿胀，扪之热，略有渗液。自

---

① 中医研究院广安门医院．朱仁康临床经验集．北京：人民卫生出版社，1979. 此方（乌蛇、蝉蜕、荆芥、防风、羌活、白芷、黄连、黄芩、银花、连翘、甘草）功能搜风清热、败毒止痒，适合慢性荨麻疹、皮肤瘙痒症、泛发性神经性皮炎、扁平苔癣、结节性痒疹等。笔者临床发现，本方对胆碱能型荨麻疹有较好疗效。

感微恶风，稍汗出，口干多饮，饮不解渴，身重乏力，心烦，夜寐不宁，纳差，二便尚可，月经到期未至，少腹胀，舌淡，苔白微腻，脉浮细稍数。

至此，笔者恍然醒悟，此五苓散方证也！遂予五苓散与猪苓汤合方加味：猪苓12g，茯苓30g，泽泻12g，苍术12g，桂枝10g，薏苡仁20g，滑石15g，阿胶（烊化）9g，益母草15g，香附6g，2剂。

外用消炎止痒洗剂（院内自制药）外洗，不用任何西药。

2日后再诊，皮肤瘙痒、刺痛及四肢肿胀均见好转，口干、渴饮亦明显减轻。遂守前方加减调治半个月而愈。

【按】此案初诊、二诊均未详查，导致辨证不准，一错再错。此案实太阳表热而夹饮之证。《伤寒论》第71条："太阳病，发汗后，大汗出，胃中干，烦躁不得眠，欲得饮水者，少少与饮之，令胃气和则愈；若脉浮，小便不利，微热消渴者，五苓散主之。"第72条："发汗已，脉浮数，烦渴者，五苓散主之。"其症微冷、汗出、饮不解渴、心烦、寐不安、脉浮数等皆辨证眼目（虽无明显小便不利，但五苓散证已彰显）。故中医临证，若药不中鹄，必是辨证未精详，方证未对应，须重新仔细诊察，尤其注意问诊。本案正是问及"烦渴多饮，饮不解渴"方恍然醒悟而得五苓散方证。若不细问，不善于问，很多提示方证的重要信息就会被漏掉，导致处方用药无效。[①]同时，从此案中也可见使用经方之意趣盎然的一面——辨出方证即是治疗。昔日本汉方家矢数道明迷醉于汉方的诊断即是治疗，[②]是善用汉方也！

6.接触性皮炎（五苓散合平胃散、六一散）

黄某，男性，77岁，2005年8月5日初诊。右足部起红斑、水疱、肿胀，瘙痒1天来诊。发病前因右足扭伤，自贴"痛贴灵"伤科膏药，数日后局部即出现红斑、水疱、肿胀，瘙痒。舌暗红，苔薄根部腻，脉沉细。

四诊合参，此太阳、阳明合病夹饮，予五苓散合平胃散、六一散化裁：猪苓10g，茯苓15g，泽泻15g，苍术10g，桂枝6g，陈皮6g，川厚朴6g，滑石15g，白鲜皮15g，地肤子10g，甘草5g，3剂。

外用3%硼酸溶液湿敷，氧化锌油外涂。

二诊：药后水疱、肿胀消失，瘙痒明显减轻，局部略有发红，口干明

---

① 欧阳卫权．经方在皮肤科中的应用．中医药临床杂志，2006，18（3）：230-231.

② 矢数道明．汉方临床治验精粹．北京：中国中医药出版社，1992：266.

显。前方去白鲜皮、苍术、滑石，加生石膏 30g，再服 3 剂而愈。

【按】接触性皮炎出现肿胀、水疱、糜烂流滋时，五苓散最为常用；本案因苔根厚腻，合平胃散以和胃燥湿；起病急性，皮疹红肿明显，乃阳明有热，故合六一散；加白鲜皮、地肤子以加强清热利湿之力。

7. 传染性湿疹样皮炎（五苓散）

陈某，男性，69 岁。2 个月多前左手背部因外伤，自行敷药未愈，渐形成一溃疡。日久又出现溃疡周围及整个手、前臂部肿胀、红斑疹、水疱，瘙痒，并延及右手类似皮损。外院曾给予地塞米松等抗过敏治疗 2 个月，未改善。现左手背一溃疡，约 4cm×4cm 大小，溢脓，溃疡周围肿胀，双手、前臂红斑疹、小水疱，略渗液。舌淡红，苔白厚，脉沉。

初诊给予消风散 7 剂，外用参柏洗液、三黄洗剂。

药后未效，症状反而加重。局部肿胀更甚，密集红斑、丘疹、丘疱疹、水疱，渗液明显，瘙痒剧烈。舌暗红，苔淡黄厚，脉沉。

二诊：仔细考虑，此阳明里湿热为甚，亟宜清热利湿止痒，方以五苓散去桂枝加味：猪苓 15g，茯苓 15g，泽泻 20g，白术 15g，车前子 10g，车前草 15g，白鲜皮 30g，地肤子 20g，薏苡仁 30g，苦参 15g，枳壳 5g，2 剂。

外用 3% 硼酸溶液湿敷，氧化锌油外涂，溃疡处以消炎油纱（院内自制药）日日换药。

三诊：药后明显好转，肿胀、渗液减少，仍瘙痒较甚。前方加土茯苓 90g 以加强利湿，加荆芥 10g，羌活 10g 酌以疏风，3 剂。

四诊：药后瘙痒明显减，肿胀基本消失，皮疹颜色明显减轻，局部无渗液，干燥，少许脱屑，溃疡明显缩小。

前方再做调整，继服 11 剂，皮疹瘙痒完全消退，溃疡亦见愈合。

【按】传染性湿疹样皮炎多由慢性感染性病灶之分泌物导致病灶周围皮肤刺激敏感而出现发红、密集丘疹、水疱等，严重者可出现肿胀、渗液，并随搔抓而延至他处。

本案因外伤后溃疡化脓刺激而出现。初予消风散，然病症不减反而加重。四诊合参，辨证属阳明里湿热甚，故治当以清阳明湿热为要，选用五苓散，去桂枝因证已不在太阳，加车前草、白鲜皮、地肤子、苦参、薏苡仁等皆清阳明湿热之药，加枳壳酌以行气化湿。

8. **慢性荨麻疹（五苓散合半夏厚朴汤）**

吴某，男性，22岁，2009年8月24日初诊。近半年来全身起风团，瘙痒反复发作。常嗳气，咽部堵塞感，口干甚，喜温饮，饮多则胃胀。舌体胖大，苔白，脉弦。

此太阳、太阴合病夹饮，故予五苓散合半夏厚朴汤加减：猪苓10g，茯苓10g，泽泻15g，苍术10g，桂枝6g，陈皮10g，厚朴10g，苏叶10g，法半夏10g，路路通15g，防风10g，7剂。

二诊：药后风团即消，未再发作。且口干明显好转，咽部堵塞感减轻。

前方加炒枳壳10g，12剂巩固。

【按】口干多饮、舌胖大，苔白，五苓散证明显；咽部堵塞感，正如《金匮要略》中“妇人咽中如有炙脔，半夏厚朴汤主之”。两方合用，似乎并未直接治疗荨麻疹，而荨麻疹得愈，此种情况在经方应用中比比皆是。此即整体与局部之辩证关系，整体调整了，局部皮损自然能愈。

9. **丘疹性荨麻疹（五苓散）**

李某，女性，6岁，2006年7月26日初诊。身起风团样丘疹水疱，瘙痒1个月来诊。前医以西药氯苯那敏、转移因子胶囊、尤卓尔软膏及清热利湿汤药治疗未效，不断出现新发风团样丘疹，瘙痒无度，夜间痒甚不得安寐，小便少，饮不多。查：躯干四肢散在红色梭形风团样丘疹，中心有小水疱。舌淡红，苔白，脉细弦。

此太阳表虚夹饮，故予五苓散加减：猪苓6g，茯苓6g，泽泻7g，白术6g，桂枝4g，3剂。外搽炉甘石洗剂。

二诊：药后好转很多，旧皮疹全消，稍有少许新发，瘙痒明显减轻，小便正常。

继服5剂，即未再发作而痊愈。

【按】丘疹性荨麻疹又名荨麻疹样苔藓、婴儿苔藓。多见于婴幼儿及儿童，春秋季节多发。大多认为本病与昆虫叮咬有关，如臭虫、虱、螨、蠓虫等叮咬导致的过敏反应。现在临床发现也有较多成人发作本病。

五苓散为本病常用之方，皮肤起风团、水疱即为有水邪之证据。经验证实，偏表虚者，本方即可；偏表实者，可合用麻杏苡甘汤，皆能迅速控制皮疹及瘙痒。

10. 皮肤瘙痒症（五苓散）

杜某，女性，52岁，2007年9月1日初诊。周身皮肤瘙痒1个月余。前医给予钙剂、氯雷他定、西替利嗪、酮替芬等抗过敏西药，以及疏风清热止痒汤药治疗半个月余，皮肤瘙痒不止。查其皮肤未见原发皮疹，但见抓痕、血痂。患者口干多饮明显，饮不解渴，但否认糖尿病，汗出，舌淡红，舌体胖大，苔淡黄厚，脉细弦。

口干多饮、饮不解渴，舌体胖大，五苓散证明显。

予五苓散加减：猪苓15g，茯苓15g，泽泻20g，白术10g，桂枝5g，薏苡仁30g，防风10g，路路通15g，荆芥10g，3剂。

二诊：药后皮肤瘙痒好转很多，口干多饮亦减轻。前方再加滑石30g，继服5剂。

三诊：皮肤瘙痒再发加重，抓之发红，口干虽较前有所减轻，但仍多饮、喜温，怕热甚，汗亦多，疲劳，烦躁，易怒，睡眠欠佳，下肢沉重而倦。舌淡红，苔白厚淡黄，略干，脉沉细。

观其症，疲倦甚却烦躁不能寐者，此虚性之兴奋也，乃阳虚不潜，浮逆于上所致，宜以温潜之法潜平其逆，引火归原。故前方配附子、龙骨、牡蛎之属，亦即合用真武汤、桂甘龙牡汤方意。处方：猪苓15g，茯苓15g，泽泻20g，白术10g，桂枝5g，薏苡仁30g，熟附子15g，酸枣仁15g，龙骨30g，牡蛎30g，炒黄连9g，甘草5g，4剂。

四诊：药后皮肤瘙痒减轻，且疲劳、烦躁、口干、下肢乏力、寐差诸症均明显好转。

前方再加少量风药，羌活5g，独活5g，7剂。

服药后瘙痒基本消失，守方再服7剂而安。

【按】本案一诊时口干多饮、饮不解渴，即五苓散方证所谓之“消渴”。此种消渴并非阳明里热盛之渴，乃因膀胱气化不利，水饮阻滞三焦气道，津液不能上承所致之渴。故不能以石膏清热止渴，只宜通阳化气、利尿行水之五苓散解之。故服后诸症即见缓解。

二诊后，瘙痒再度反复，且怕热、口干、汗多，疲倦、烦躁、不寐诸症明显。结合舌脉，四诊合参，此非实热，乃阳虚不潜之虚热所致，治当用温潜法。故以五苓散方中再合附子、龙骨、牡蛎等温阳扶虚、潜其平逆，导龙入海、引火归原，则烦躁、不寐得愈，而皮肤瘙痒亦消。

11. 剥脱性唇炎（五苓散合平胃散）

黄某，女性，30岁，2005年4月5日初诊。双唇部肿胀脱屑反复2年。曾间断治疗，一直未愈。现上、下唇稍肿胀，干燥、脱屑，时皲裂、刺痛。口干苦但不多饮，纳欠佳，二便可，舌体胖大，舌质略暗，苔淡黄根腻，脉细弦。

四诊合参，此太阳、太阴合病夹饮，予五苓散合平胃散化裁：猪苓15g，茯苓15g，泽泻10g，苍术12g，桂枝9g，陈皮9g，厚朴9g，大黄3g，生薏苡仁30g，甘草5g。4剂。

二诊：他医于前方中去大黄，加淮山药、炒麦芽，7剂。

三诊：唇部肿胀基本消退，舌稍红，苔中薄黄，脉细。

于一诊方中去大黄，加白芍9g，4剂。

药后大便稍干，腹胀，遂再予一诊方5剂。唇部肿胀消失。

【**按**】不多饮、纳食不佳、苔腻等，皆太阴脾虚，水湿困阻之象，故以平胃散燥湿运脾以治太阴；唇肿胀、舌体胖大，亦水湿征象，故合用五苓散以祛水湿，其效更显；其唇干燥、脱屑，不可谓为血虚风燥，乃水湿阻滞，津液阴血不能上承濡润唇部所致，故仍以运脾祛湿为主，佐以桂枝解太阳表以疏风；口干苦、舌苔淡黄，有化热之势，酌加薏苡仁、大黄清利湿热。

本病比较顽固，反复发作数月甚至数年不愈，治疗有一定的难度。《内经》云“脾开窍于口”，口唇为脾所主，故唇部病变常从脾胃论治，著名老中医干祖望亦认为本病“病在脾胃”，且认为“本病三证风、湿、热毒并存，但首先辨别三者哪证为主要的证”。[①] 以笔者临床观察，反复不愈之唇炎最多见者为湿证，故五苓散最为多用；其中，若兼脾胃困阻不运者，常合平胃散；兼脾虚明显而湿盛者，常合参苓白术散；兼湿热明显者，常合泻黄散；而唯以血虚风燥证者并不多见。不少医者但见唇部脱屑、干燥即谓血虚风燥而处养血润燥祛风药，往往无功，此但见局部未见整体也。鉴别之点在于舌象，其舌体多胖大，苔多白润、白厚、白腻等，此湿证之据也。

---

① 干祖望．干祖望经验集．北京：人民卫生出版社，2002：313.

12. 脂溢性皮炎（五苓散合猪苓汤）

梁某，女性，52岁，2005年12月10日初诊。面部红斑、瘙痒1周来诊。既往有类似发作，经外搽激素药膏后能消退。此次再发作时，自搽尤卓尔软膏未效。现面部红斑，瘙痒不明显，干燥，有红热感，少许糠秕状脱屑，口干，欲饮，小便少，大便干，舌体胖大，舌质淡红，苔白滑，脉细。

据其口干欲饮、明显小便少及舌体胖大、白滑苔而予五苓散、猪苓汤合方加减：猪苓10g，茯苓10g，泽泻10g，白术10g，桂枝7g，滑石20g，阿胶10g，大黄3g，3剂。

外搽复方蛇脂软膏。

二诊：药后面部红斑、干燥均消失，且红热感亦消失，大便正常。

继服3剂巩固。

【按】此案患者口干欲饮，小便少，舌胖大，苔白滑，水饮证明显，当属五苓散方证，故取五苓散化气行水；大便干，脉细，可知内有阴伤，故合用猪苓汤育阴利水；佐少许大黄泻阳明胃热，兼治“面赤”。综合分析，此属太阳、阳明合病，夹饮之证。

面部脂溢性皮炎，以及脂溢性脱发，常有使用五苓散之机会。赵炳南老中医治疗脂溢性脱发经验方“祛湿健发汤”即五苓散加减而成，[①]临床常用有效。

二、猪苓汤

【组成】猪苓（去皮）一两　茯苓一两　泽泻一两　阿胶一两　滑石（碎）一两

【用法】上五味，以水四升，先煮四味，取二升，去滓；内阿胶烊消。温服七合，日三服。

【方解】猪苓，《本经》谓“味甘，平。主治……利水道”。本方以猪苓

---

① 北京中医医院．赵炳南临床经验集．北京：人民卫生出版社，1975：290-291．赵氏称脂溢性脱发为“发蛀脱发”，以形容毛囊根部如同被虫蛀之后而引起的脱发。认为阴虚湿盛为本病之根源，法宜健脾祛湿，滋阴固肾以治其本。创制“祛湿健发汤”，由古方五苓散加减而成，药用：炒白术、泽泻、猪苓、萆薢、车前子、川芎、赤石脂、白鲜皮、桑椹子、干生地、熟地黄、首乌藤。

合茯苓、泽泻以淡渗利水；配伍滑石以清热利水、导热下行；阿胶能育阴润燥、兼能止血。诸药合用，治阳明病里热津伤、水热互结之小便不利、渴欲饮水者。

（一）方证辨证要点

1. 本方证属阳明病证，夹饮。

2. 发热、脉浮、渴欲饮水、小便不利（包括尿频、尿急、尿痛、尿不畅、淋沥不尽，甚或尿血等症）；或心烦、不得眠；或渴而呕等。

3. 舌质多偏红，少津，苔少。

4. 与五苓散之鉴别在于：二者均有发热、脉浮、渴欲饮水、小便不利诸症，但病机完全不同。后者为太阳蓄水之邪与水结，发热、脉浮乃太阳表证，渴饮乃膀胱气化不利，津不上承所致，故用桂枝通阳化气、兼以解太阳表；本方脉浮、发热是阳明里证，渴饮是津伤所致，故配滑石清热利水，配阿胶滋阴润燥使利水不伤津。然临床两方合方使用机会亦多，以对应太阳、阳明合病之病机。

（二）皮肤病辨治心法

1. 血小板减少性紫癜、过敏性紫癜、系统性红斑狼疮等出血性疾病，有本方适证之机会。

2. 各种皮肤疾患如湿疹、荨麻疹等，当合并出现小便不利（包括尿频、尿急、尿痛、尿不畅、淋沥不尽，甚或尿血等）时，有适应本方之机会。

3. 红皮病后期出现皮肤枯燥，下肢肿胀，小便不利，失眠，烦躁而渴等，本方常有适用机会。

（三）医案实录

1. 过敏性紫癜、紫癜性肾炎（小柴胡汤合五苓散、越婢加术汤、猪苓汤、二加龙骨汤、柴胡桂枝干姜汤合当归芍药散）

黄某，女性，30 岁，2010 年 5 月 11 日初诊。四肢、腹部散发瘀斑、瘀点，伴关节疼痛 50 天。曾外院检查血、尿常规未见明显异常，给予治疗（具体药物不详）无改善，四月中旬入院治疗 20 余天，给予激素等治疗，皮肤瘀斑仍反复出现，且关节疼痛，检查发现蛋白尿、血尿。出院后门诊继续给予泼尼松20mg/d，头孢泊污酯片、爱若华、替普瑞酮胶囊等治疗，仍不能控制病情。5月3日复查血常规：WBC 17.58×10^9/L，N 74.8%，L 16.1%；尿常规：WBC（+），RBC（+++），PRO（+）。现双小腿仍多发紫暗色瘀斑、瘀点，肿胀。膝、踝关节疼痛，行走疼痛明显，双前臂、腹部少许瘀斑，面浮肿，面色不华，四肢欠温，手稍肿胀，疲倦乏力，心慌，腰酸，怕冷。舌体胖大，舌暗，边尖略红，苔微黄厚，脉细弦。

四诊合参，面浮肿、小腿肿胀、舌体胖大，内有水饮；怕冷，汗出，关节痛，太阳表虚证；乏力、纳欠佳、脉细弦，少阳证。综合分析，属于太阳表虚夹饮合少阳证，故予小柴胡汤合五苓散加减：柴胡15g，黄芩10g，法半夏15g，太子参20g，大枣40g，茯苓15g，猪苓15g，泽泻20g，桂枝10g，苍术10g，生薏苡仁20g，大黄炭3g，仙鹤草30g，炙甘草6g，9剂。

泼尼松仍维持原剂量。

二诊：药后精神疲乏好转，小腿瘀斑、瘀点消，行走后稍起少许新瘀点，疼痛减轻。减泼尼松为15mg/d。前方继服7剂。

三诊：已无新发瘀点，关节疼痛明显减轻，口不干，稍怕冷，腰酸，右膝关节稍痛，手足稍肿，复查血常规：WBC 11.54×10^9/L，尿常规：WBC（+），潜血（++），PRO（++）。舌体胖大，舌暗，辨齿印，苔微黄，脉沉弦。

综合四诊，考虑仍为外寒里饮，改方予越婢加术汤加减：麻黄15g，苍术15g，生石膏45g，大枣30g，生姜15g，炙甘草30g，仙鹤草30g，生薏苡仁20g，7剂。

四诊：药后感觉很舒服，精神明显好转，瘀斑、瘀点全消，无新发瘀点，行走过久小腿略有肿胀，关节疼痛已消。再减泼尼松为10mg/d。

前方继服至2010年6月28日，紫癜未再发作，怕冷，舌体大，边齿印，苔薄，脉细。

近日感冒后手足轻浮肿，腰酸，乏力。又改为小柴胡汤合五苓散加减：柴胡15g，黄芩10g，法半夏15g，太子参20g，大枣40g，茯苓15g，猪苓10g，泽泻15g，桂枝10g，苍术10g，生薏苡仁20g，仙鹤草30g，炙甘草6g，黄芪45g。

此方前后服用1个月，复查尿潜血及尿蛋白皆转阴。

患者不听医嘱，自行停药，且因调摄不慎，外出旅游行走过多，双小腿再发紫癜，于9月19日再次复诊。再予小柴胡汤合五苓散、越婢加术汤等加减，虽然服药后小腿紫癜消失，但四肢肌肉疼痛明显，且日渐加重至疼痛剧烈。四肢肿胀，手指肿胀明显，手足麻木，无力，行走困难，需坐轮椅前来就诊。夜间汗出，燥热感，手心热，心慌，手足麻木，乏力，口不干，稍苦，怕风，无汗。

因无法控制症状，无奈只好将泼尼松由原来的10mg/d，增为40mg/d。而疼痛仍无丝毫减轻，诸症仍无变化。复查尿常规：尿蛋白（+）。

此时，方注意患者一直诉说之手心热、夜间汗出、燥热感、晨起口苦等情况。从患者舌体胖大，苔白滑润来看，应是水饮证，但现在手心热、夜间汗出、燥热感，说明内有伤阴。水饮证又伤阴者，当育阴利水，岂非猪苓汤证？然患者并无明显口干、小便不利等症，且四肢肌肉肿胀疼痛剧烈，不能行走，坐轮椅来诊。猪苓汤能否解决如此剧烈之疼痛？心中仍然疑虑。但从目前病机来看，确属水热互结伤阴之猪苓汤证无疑，故决定当从病机而不应被症状“一叶障目”，处方猪苓汤加味：猪苓15g，茯苓15g，泽泻15g，滑石30g，阿胶15g，生薏苡仁20g，5剂。

不意药后效果奇佳，次日患者即来电，告知服药1剂疼痛就明显减轻，这真是连笔者亦未预料到之神奇效果。

5剂服后，未再坐轮椅，步行前来就诊。诉四肢肌肉疼痛明显减轻，肿胀麻木亦减，且手心热明显减轻，晨起口苦大减，大便稍干，前方加大黄炭5g，10剂。

精神好转很多，四肢肌肉疼痛消失，稍有麻木，四肢稍疲累感，手心热已不明显，夜间盗汗，口不干，小便偏多，时心慌，头不晕，泼尼松减为25mg/d。前方加生脉饮加强益气养阴之力：猪苓15g，茯苓15g，泽泻15g，滑石30g，阿胶15g，生薏苡仁30g，太子参30g，五味子10g，麦冬15g，6剂。

近日夜间盗汗明显，诉需夜间起身换衣，精神好转，头不晕，下肢仍稍乏力。泼尼松减为20mg/d。夜间盗汗明显，考虑为虚阳浮动所致，改予二加龙骨汤加减：熟附子6g，白薇10g，桂枝10g，白芍15g，大枣25g，生姜10g，生龙骨30g，生牡蛎30g，白术15g，茯苓20g，生薏苡仁30g，炙甘草

6g，7剂。

药后仍盗汗，但心慌明显减轻，下肢乏力好转，脾气易躁，稍气短。前方改生龙牡为煅龙牡加强敛汗之力，并加甘麦大枣汤以养心阴：熟附子6g，白薇10g，桂枝10g，白芍15g，大枣25g，生姜10g，煅龙骨30g，煅牡蛎30g，白术15g，茯苓20g，生薏苡仁30g，炙甘草6g，浮小麦45g，7剂。

药后夜间盗汗明显减轻，不需换衣服，心慌基本消失，下肢乏力好转，脾气易躁好转，仍稍气短。前方继服7剂。泼尼松减为15mg/d。

药后夜间盗汗、心慌消失，稍乏力，夜间口干，怕冷，四逆。仍有虚热，但太阴脾寒之象已现。故改予当归芍药散合柴胡桂枝干姜汤：柴胡15g，桂枝10g，黄芩10g，生牡蛎30g，花粉10g，炮姜炭10g，当归10g，川芎5g，茯苓15g，泽泻15g，白术15g，白芍10g，炙甘草6g。

此方连续服用1个月余，至2011年1月29日，泼尼松已减为5mg/d。复查尿常规：尿蛋白已转阴，潜血（+），诸症均消。继续巩固治疗。

【按】本案为较严重的过敏性紫癜、紫癜性肾炎，中医病机亦较复杂。综观本案各期，虽小腿紫癜严重，然并非血热证，而以水饮证为主，从其四肢肿胀、面浮肿、舌体胖大、齿印、苔腻诸症可证。水饮兼太阳表虚，故见怕冷、汗出、疲倦、关节痛、故用五苓散；水饮兼少阳热郁，故见紫癜新发色鲜红、口干苦、乏力、纳欠佳、脉细弦，故用小柴胡汤，此初诊二方合用之理由。后考虑水饮兼表寒仍明显，中途改用过越婢加术汤，最后仍以小柴胡汤合五苓散收工。但患者不遵医嘱，停药过早，且长途跋涉旅游，导致病未痊愈而再作。再诊时，笔者一直未注意到患者手心热一症，仍以之前有效方药应付，结果病情加重，不得已加重激素用量，仍不能控制病情。直至患者诉夜间汗出、燥热感时，方彻底醒悟！据病机分析应为猪苓汤证，改用猪苓汤后效果立竿见影！

由此可知，中医四诊收集临床信息全面与否是多么重要！而对收集到的信息能否正确分析处理亦是多么重要！四诊技能不精熟，不会收集信息，辨证无依据，不可能有疗效；四诊技能熟练，会收集信息，但对四诊信息不会正确分析处理，或者对某些蛛丝马迹的信息粗疏大意、视而不见，同样影响辨证，同样不可能有疗效。本案之误即在此，幸笔者及早醒悟，改弦易辙，重新辨证，终至坦途。

本案后期，笔者吸取教训，不再胶柱鼓瑟，不再泥于守方，而是仍依证选方，方随证移，先后改用二加龙骨汤，柴胡桂枝干姜汤合当归芍药散等方收工。

2. 慢性荨麻疹、尿路感染？（猪苓汤合五苓散）

邝某，女性，31 岁，2011 年 1 月 4 日初诊。身起风团瘙痒反复 1 年。每次发作，即自服西替利嗪片等抗过敏药控制。曾连续服抗过敏西药数月，然一停药仍发作风团。近 2 年来曾发作过 3 次尿频、尿急、尿痛，尿检异常（具体不详），需静脉滴注抗生素数日，症状始消失，但皆未复查尿检。此次再发数日，尿频、尿急、尿痛，尿不尽感，小便少。口服抗生素治疗未效，而风团正发作甚，故来求诊。体质偏瘦弱，平素较易怕冷，汗出，口稍干，纳可，舌体胖大，苔白，脉细滑，稍数。化验尿常规：WBC（+++），RBC（++），PRO（+）。

四诊合参，体质偏弱、较怕冷，汗出，有太阳表虚证；尿频、尿急、尿痛，尿不尽感，小便少，皆小便不利，结合口干、舌体胖大，考虑里有水饮化热。故属太阳、阳明合病，兼夹水饮化热，治疗宜以解表、清里、化饮。处方以猪苓汤合五苓散加味：猪苓 15g，茯苓 15g，泽泻 20g，滑石 30g，阿胶 10g，白术 15g，桂枝 10g，荆芥 10g，防风 10g，旱莲草 20g，大黄 3g，生薏苡仁 30g，甘草 3g，7 剂。

二诊：药后风团瘙痒明显减轻，且尿频、尿急、尿痛症状消失。复查尿常规：WBC（+），RBC（+），PRO（-），较前有好转。

药已中的，前方加浮萍 10g，继服 7 剂。

三诊：风团瘙痒消失，复查尿常规：正常。前方去大黄继服 5 剂巩固。

1 个月后随访未见发作。建议再复查尿检，患者拒绝。

【按】患者既有尿路感染，又有荨麻疹，且两病发作并未见明显关联。从西医角度来看，完全属于两个不同科的不同病种，用药亦完全不同，一个需要抗菌消炎；一个需要抗过敏止痒。但从中医角度来看，两病完全可以同时以一个方来治疗，而疗效颇为满意，此中医异病同治之理也。

第十四章　其他类方

一、理中汤或丸方

【组成】人参三两　干姜三两　甘草（炙）三两　白术三两

【用法】上四味，捣筛，蜜和为丸，如鸡子黄许大。以沸汤数合，和一丸，研碎，温服之，日三四、夜二服；腹中未热，益至三四丸，然不及汤。汤法：以四物依两数切，用水八升，煮取三升，去滓，温服一升，日三服。若脐上筑者，肾气动也，去术加桂四两；吐多者，去术加生姜三两；下多者还用术；悸者，加茯苓二两；渴欲得水者，加术，足前成四两半；腹中痛者，加人参，足前成四两半；寒者，加干姜，足前成四两半；腹满者，去术，加附子一枚。服汤后，如食顷，饮热粥一升许，微自温，勿发揭衣被。

【方解】本方以干姜温中祛寒逐饮；配伍人参补虚、治心下痞；白术苦温燥湿、健脾利水；甘草缓急止痛、调和诸药。四药合用，为治太阴里虚寒之下利、心下痞、小便不利者。

（一）方证辨证要点

1. 本方证属太阴病证。

2. 太阴里虚寒，见下利清稀、腹痛喜温喜按、心下痞；或口泛清涎、四肢不温。

3. 形体偏虚，面色无华，舌淡苔白，脉弱。

（二）皮肤病辨治心法

1. 不论何种皮肤病，凡具太阴里虚寒见症，均可考虑本方证。多见于一些慢性迁延性皮肤病，皮损无甚进展，亦不消退，正气不足，虚寒内生，无以抗邪愈病；或虽皮病新发，然太阴里虚寒之体，使病随之同化而成里虚寒之病机。二者皆当以本方为治。

2. 常用于慢性荨麻疹、慢性湿疹、带状疱疹后遗神经痛、痤疮、干燥综合征等皮肤病，均有适用本方之机会。

（三）医案实录

1. 湿疹、小儿流涎（理中汤合桂枝汤）

区某，男性，2岁，2005年3月14日初诊。面部湿疹反复2个月，起红斑、斑丘疹，瘙痒，因反复搔抓而干燥、脱屑。前医给予激素药膏艾洛松外搽有效，但停药又再发，反复不愈。形体偏瘦弱，易汗出，恶风，最突出一点是平素常流口涎，连绵不断，曾就医服药未改善，纳欠佳，二便尚可，舌淡红，苔薄，脉弱。

四诊合参，此属太阳、太阴合病，太阳表虚故汗出、恶风；太阴脾虚，不能摄津，则口流稀涎不断。予理中汤合桂枝汤加减：党参6g，白术8g，干姜2g，甘草2g，桂枝6g，白芍9g，生姜2片，大枣3枚，荆芥6g，白蒺藜8g，3剂。

后未见来复诊，至4月24日方至，其父代诉，药后效果很好，面部皮疹已消，且流口水一症亦基本消失，故未复诊。但停药一段时间后又出现，今再来求治。

此脾虚未能全瘥，遂予理中汤：党参6g，白术8g，干姜3g，甘草3g，嘱多服。

【按】《伤寒论》第396条曰："大病差以后，喜唾，久不了了，胸上有寒，当以丸药温之，宜理中丸。"求其病机，当大病瘥后，损伤太阴脾，轻则脾气亏虚，重则脾阳受损，脾阳不足则寒湿生，不能摄津，故见喜唾流涎诸症。本案虽以面部湿疹求治，但辨证处方必从脾虚病机中求之，方能治本，故选用理中汤健脾温中，仅稍加荆芥、白蒺藜疏风止痒；脾虚卫外不固，营卫失和，太阳表虚自汗、恶风等症亦较突出，故合用桂枝汤以益气和中，调和营卫。诸药合用，则不论流涎、面部湿疹，皆一并得治。

2. 带状疱疹后遗神经痛（理中汤合四逆汤）

刘某，女性，70岁，2009年5月31日初诊。患带状疱疹4个月。4个月前发右胸背部水疱，疼痛。外院中西药治疗后，水疱已愈，但遗留疼痛剧烈难忍。现局部仍疼痛甚，有慢性胃炎、高血脂病史，时胃胀，精神差，疲倦甚，大便不干，但排便费力，睡眠尚可，口稍干但不多饮，夜尿2～4次。舌体胖大，舌质淡暗，边齿印，苔白，脉沉细缓。

四诊合参，此太阴、少阴脾肾阳衰，不能温煦，阴寒内盛，不通则痛，治当温阳补虚，予理中汤合四逆汤加减：熟附子30g，白术90g，干姜30g，党参30g，炙甘草30g，砂仁15g，薏苡仁30g，6剂。

二诊：疼痛减轻，精神好转，大便通畅，出汗多，怕冷，又怕热。汗多，怕冷又怕热，此阳虚不潜，前方加牡蛎30g，珍珠母30g，以潜阳敛阴；加全蝎加强通络止痛之力。服14剂。

三诊：疼痛明显减轻，精神明显好转，但吹冷风疼痛仍稍作，时胃痛，近日出现牙痛，眼困，身重，舌体胖大，苔白，脉沉细弱。前方减量白术至20g，党参20g，牡蛎15g，去珍珠母，加龙骨15g，肉桂（后下）5g，茯苓15g，苍术10g，以温阳利水饮，4剂。

四诊：疼痛已很轻微，胃痛已消，牙痛仍明显，吹风即牙痛，咬物无力，下肢乏力。患者牙痛较甚，非胃火作祟，仍是肾阳亏虚，虚阳浮动所致。前方再做调整，用大剂四逆汤加桂以温肾回阳，引火归原：熟附子60g，干姜30g，炙甘草30g，肉桂10g，白术20g，细辛15g，骨碎补30g，4剂。

五诊：牙痛明显好转，右胸背疼痛基本消失，局部皮肤轻微瘙痒，稍胸闷，舌暗，苔薄，脉细。前方略做调整：熟附子45g，干姜30g，炙甘草30g，肉桂10g，白术20g，细辛6g，3剂。

六诊：牙痛消，胸闷消失，右胸背部疼痛亦消失，精神转佳，自无所苦。调整处方：熟附子45g，干姜30g，肉桂10g，白术20g，淫羊藿20g，茯苓30g，嘱服7剂巩固。

【**按**】本案患者带状疱疹后已4个月，仍疼痛剧烈。分析其证候，精神差，疲倦甚，排便费力，口干不多饮，夜尿 2～4 次，舌体胖大，舌质淡暗，边齿印，苔白，脉沉细等，明显太阴、少阴脾肾阳衰之象。因阳衰不能温煦，阴寒内盛，不通则痛，故疼痛一直不愈。治当温补脾肾、扶阳止痛，予理中汤合四逆汤加减而愈。

3. 痤疮（理中汤合四逆汤）

沈某，女性，22 岁，2009 年 7 月 1 日初诊。面部生痤疮多年，此起彼伏，反复发作。现见面部散发暗红色丘疹，及部分暗红色小结节。然查其体质，形体偏胖，肤色白，面色虚浮无华，平素疲劳甚，困倦乏力，怕冷，四逆，月经常推迟，经色暗，量偏少。舌体胖大，舌质淡暗，苔白根厚，脉沉细。

四诊合参，此太阴、少阴脾肾皆亏，湿浊困阻中焦，治当温补脾肾，化湿和中，予理中汤合四逆汤加茯苓、半夏、砂仁化裁：党参 20g，白术 15g，干姜 30g，炙甘草 30g，熟附子 30g，茯苓 5g，法半夏 25g，砂仁 15g，7 剂。

外用三黄洗剂涂擦。

二诊：药后好转很多，精神明显好转，疲倦乏力减轻，面部丘疹、结节基本平塌。苔根仍厚，前方加白蔻仁 10g，以芳香化浊。继服 7 剂。

三诊：面部丘疹、结节基本消失，遗留色素沉着，略有新发红色小丘疹。精神转佳，怕冷消失，手足转暖，苔根白厚有根。前方去白蔻仁，加槐花 30g，兼清上部之热，7 剂。

药后皮疹消失，未再反复，精神佳。

2010 年 12 月 23 日以他病来诊，痤疮未见再发。

【按】患者虽面部生痤疮，起鲜红丘疹、结节。然查其体质，面色虚浮无华，困倦乏力，怕冷，四逆，月经推迟，经色暗，量少，舌胖大、淡暗，苔白厚，脉沉细，皆一派里虚寒湿证，故治疗当求其本，以温脾补肾、化湿和中为主，予理中汤合四逆汤，即附子理中汤加味。服药后精神转佳，四逆转暖，白厚苔有退，面部痤疮亦见好转。

笔者临床观察，现今年轻患者见太阴、少阴虚衰者，并不少见，概与不善调摄养生有很大关系。治本之法，当先行温补脾肾，扶助其阳气，稳住其根本。而不可仅仅见皮治皮，导致虚虚之变，治小恙而遗大患，是上工所不为也。

二、半夏厚朴汤

【组成】半夏一升　厚朴三两　茯苓四两　生姜五两　干苏叶二两

【用法】上五味，以水七升，煮取四升，分温四服，日三夜一服。

【方解】半夏燥湿化痰；茯苓淡渗利饮；厚朴、苏叶行气宽胸。生姜、半夏合用温中和胃、降逆止呕。诸药合用，故治太阴病痰气郁阻之妇人咽中如有炙脔。

（一）方证辨证要点

1. 本方证属太阴病证。

2. 痰气郁阻而致咽中帖帖如有炙脔，吐之不出，吞之不下。

3. 各种痰气阻滞之咳嗽、胃痞、失眠等；舌苔多见白厚。

（二）皮肤病辨治心法

1. 凡诸皮肤疾患，不论皮损如何，若兼见脘痞、胸闷、咽中如有炙脔、精神情绪紧张、舌苔白厚等痰气阻滞表现者，皆可于辨证方中增入本方，或以本方加减有效。

2. 常用于慢性荨麻疹、湿疹、结节性痒疹、神经性皮炎、面部痤疮、脂溢性皮炎等皮肤病，见上述证候者。以本方一并调治，可达到不治皮而皮疾得愈的效果。

（三）医案实录

慢性荨麻疹（半夏厚朴汤合茯苓饮、桂枝加龙骨牡蛎汤）

黄某，女性，51岁，2010年7月28日初诊。近3个月来身起风团瘙痒，服西药能缓解，停药即发作，且每食海鲜即加重，前医以西替利嗪片、乌蛇止痒丸、健脾渗湿颗粒等中西药治疗，效果不佳。现仍风团遍起，瘙痒阵作，平素胃常不适，胃胀、嗳气，纳少，疲倦乏力。舌淡红，苔白，脉细弦。

四诊合参，此太阴脾虚，脾胃不和，兼风邪外袭之证，当健脾和胃，行气消胀，酌以疏风止痒，给予《外台》茯苓饮合半夏厚朴汤化裁：党参10g，白术15g，茯苓15g，陈皮30g，枳实10g，法半夏15g，厚朴15g，苏叶10g，防风10g，木香10g，炙甘草5g，生姜10g，7剂。

二诊：药后风团瘙痒明显减轻，且胃胀、嗳气等胃不适诸症亦明显好转。平素易心慌、头晕、汗出。

前方加入桂枝加龙骨牡蛎汤：党参10g，白术15g，茯苓15g，陈皮30g，枳实10g，法半夏15g，厚朴15g，苏叶10g，防风10g，木香10g，炙甘草5g，生姜10g，桂枝15g，生龙骨30g，生牡蛎30g。

以此方加减，前后共服28剂，诸症消失而愈，停药未见复发。

【按】本案观其处方，似乎重点在治其内科疾患，于皮肤症状用药甚少。如此处方，能否很好控制反复发作之皮肤疾患否？此不知中医整体调节之妙也。中医之治病用药，绝不能如西医之分科治病用药，不论内科、妇科、皮肤科诸疾，一切四诊所获得之症状，皆应纳入辨证中进行综合考虑，厘清主次，权衡缓急轻重，确定治则治法，拟方处药。本案虽风团瘙痒发作反复来诊，但从整体来看，疲倦乏力、纳少、胃胀嗳气、心慌头晕等非皮肤科症状，亦是影响皮肤风团瘙痒反复发作之原因，若不进行调治，仅用疏风止痒药肯定控制不好病情。所以，进行综合考虑、辨证，分析出其中内在的病机，当是因太阴脾胃虚弱，气血生化不足，故疲倦乏力；血不荣心，心血亏少，故心慌、头晕；脾虚木易侮土，故胃胀、嗳气；气血不足，卫外失司，风邪易袭肌表，故发风团瘙痒。治病必求于本，是仅仅疏风解表？还是健脾和胃，补益气血，使正气存内，邪不可干，则风邪不能再袭肌表？两种治法优劣，不言而喻。

《外台》茯苓饮，皮肤科亦常用。方中四君子汤去甘草，健脾益气；橘皮、枳实行气和胃；生姜和胃散寒。对于各种皮肤病，如荨麻疹、湿疹、痤疮、银屑病等，不论皮损如何，若见有疲倦、纳差、胃胀、胸闷、舌苔白厚等脾虚痰湿阻滞之证候者，皆可以此方加减调治，可收皮肤科疾患同内科疾患一并而愈的效果。

三、瓜蒌薤白半夏汤

【组成】瓜蒌实（捣）一枚　薤白三两　半夏半升　白酒一斗

【用法】上四味，同煮，取四升，温服一升，日三服。

【方解】瓜蒌，“味苦，寒”（《本经》），“主胸痹”（《别录》），具有清热化痰、开胸散结之功；配合薤白“味辛，温”（《本经》）以散结止痛；半夏温中逐痰饮；加入白酒同煮，使药力畅行，直达病所。故治太阴病之胸痹不得卧、心痛彻背、喘息咳唾甚者。

（一）方证辨证要点

1. 本方证属太阴病证。
2. 见胸闷痛、严重者胸痛彻背；或喘息甚、咳嗽痰多，不能平卧。

（二）皮肤病辨治心法

带状疱疹急性期或后遗症期神经疼痛，均有适证使用之机会。

（三）医案实录

带状疱疹（瓜蒌薤白半夏汤合真武汤、桔梗汤）

伦某，女性，54岁，2010年6月3日初诊。带状疱疹神经痛40余天来诊。初起右侧胸背部带状成簇水疱，疼痛剧烈，外院给予抗病毒、止痛、营养神经等西药治疗，水疱已消，但疼痛未减，后转某中医教授服中药2周，亦未得效。现局部阵发性刺痛，伴瘙痒，夜间疼痛剧烈，常痛醒。疲累甚，口干，晨起口苦口淡，舌体大，舌暗，边齿印，苔淡黄厚腻，脉沉细。

四诊合参，此属太阴、少阴合病，予瓜蒌薤白半夏汤合真武汤加减：瓜蒌30g，薤白15g，法半夏25g，熟附子30g，苍术15g，茯苓15g，桔梗20g，红花5g，甘草5g，4剂。

二诊：药后疼痛减轻多半，口干口苦消失，仍口淡。

前方继服4剂。疼痛基本消失，予真武汤善后巩固。

【按】瓜蒌一物，《本经》谓“味苦，寒。主治消渴，身热烦满，大热，补虚，安中，续绝伤”，似未提到有治胸胁痛作用。至仲景时，常以瓜蒌为主药治胸痹、小结胸，观《金匮要略》胸痹诸方可知。取其开胸散结、涤痰逐饮之功，实则能治胸胁痛也。陆定圃在《冷庐医话》中记载“余观陈杏轩治胁痛在右而便闭，仿黄古潭治左胁痛法：用瓜蒌一枚，甘草二钱，红花五分，神效”。并认为“以瓜蒌滑而润下，能治插胁之痛”。[①] 此明确地提出了瓜蒌能治胸胁痛。所谓黄古潭治胁痛法，乃孙一奎《医旨绪余·胁痛门》中曾记述其师黄古潭以瓜蒌、红花、甘草治胁痛之验案。[②] 观其案，实蛇串疮之验案（现今所谓之“带状疱疹”）。笔者常以此方加减治疗带状疱疹之神经痛，收效神速。

四、防己黄芪汤（附：防己茯苓汤）

【组成】防己一两　甘草（炒）半两　白术七钱半　黄芪（去芦）一两一分

【用法】上锉麻豆大，每抄五钱匕，生姜四片，大枣一枚，水盏半，煎八分，去滓，温服，良久再服。喘者加麻黄半两，胃中不和者加芍药三分，气上冲者加桂枝三分，下有陈寒者加细辛三分。服后当如虫行皮中，从腰下如冰，后坐被上，又以被绕腰下，温令微汗，差。

【方解】防己，《本经》谓：“味辛，平，主治风寒……热气……利大小便。”具有很好的利水除湿功能，味辛，又兼能祛风、解表、除寒热；配合白术健脾利湿，以加强祛风水、风湿之能；黄芪能“补虚”（《本经》），方中取大剂黄芪补虚固表，并配合生姜、大枣、甘草补中益气以实表。诸药合用则祛风除湿、健脾利水、益气固表。故治太阳病之表虚汗出、恶风、身重，或肢节疼痛、麻木；或腰以下肿甚、小便不利者。

（一）方证辨证要点

1. 本方证属太阳病表虚证，兼水饮。

2.《金匮要略》言风水、风湿。风者，即太阳中风类也，似如桂枝证之表虚自汗者；水者、湿者，谓肌表之有水湿停留也。此本方证要点。

3. 表现为汗出、恶风、身重；或肢节疼痛、麻木；或腰以下、特别下肢肿甚、小便不利。

4. 本方与防己茯苓汤鉴别在于，二者皆治水气病，但后者去白术、生姜、大枣而重用茯苓，增桂枝。以茯苓、桂枝相合，重在利水、降冲逆，故

---

① 陆以湉．冷庐医话．北京：中医古籍出版社，1999：100.
② 孙一奎．医旨绪余．北京：中国中医药出版社，2008：71–72.

治“四肢肿”“四肢聂聂动”者。

5. 日本汉方对本方证经验口诀：“色白，肌肉松软，虚胖体质，易疲倦，多汗，小便不利引起之下肢浮肿，膝关节作痛等为目标。多用于中年后之悠闲妇女，胖而易倦，身体过重之人。脉多浮弱。”[1]

（二）皮肤病辨治心法

1. 本方治疗汗证常用，无论全身性自汗、盗汗，或腋下多汗（如狐臭）、手足局限性多汗症等，均适证用之有效。

2. 其他凡荨麻疹、湿疹、带状疱疹神经痛、关节病性银屑病等各种皮肤，不论皮疹如何，若辨证具有表虚自汗的特点，又兼有湿毒、水毒郁于肌表之征象，当属本方证，依证使用有效。

（三）医案实录

1. 慢性荨麻疹（防己黄芪汤合桂枝汤）

吴某，男性，12 岁，2005 年 6 月 30 日初诊。身起风团瘙痒 5 月，已易数医，以抗过敏西药及中药汤剂治疗，仍反复发作。现仍频发风团、瘙痒，运动出汗后则发，形体肥胖，汗多，微恶风，舌胖大，苔白滑润，脉浮细。

四诊合参，汗出、恶风、脉浮，为太阳表虚；形体肥胖、舌体胖大、苔白滑润，为水饮。故属太阳表虚证，兼夹水饮，予防己黄芪汤合桂枝汤：防己 7g，黄芪 10g，白术 10g，桂枝 7g，白芍 7g，生姜 6g，大枣 4 枚，甘草 5g，4 剂。

二诊：服 3 剂后，即未再起风团，瘙痒已消。滑润苔好转，脉浮略弦。

继服 3 剂巩固，未再发作。

【按】本案患者自汗、恶风、脉浮，此太阳表虚证；形体肥胖，舌体胖大，苔滑润，此有水饮。水饮之邪郁于肌表，又兼风邪外袭，留滞不得宣泄，发为风团瘙痒。故处以防己黄芪汤解表祛风，除湿固表；为加强疗效，合并使用桂枝汤以解肌发表，调和营卫。

防己黄芪汤治疗小儿荨麻疹、湿疹，以肥胖患儿多见，但须注意有汗无

---

① 矢数道明．临床应用汉方处方解说．北京：人民卫生出版社，1983：21.

汗、体弱体强、恶风不恶风之区别。后者一般以麻杏苡甘汤、麻黄加术汤方证为多见。

2. 湿疹（防己黄芪汤合桂枝汤、甘草泻心汤）

周某，男性，36岁，2010年5月6日初诊。患湿疹3年，全身泛发红斑、丘疹、丘疱疹瘙痒，多方治疗未愈。近来曾求治某中医教授，予当归四逆汤，当晚腋部湿疹明显消退，然出现满口溃烂及面部红疹，痛苦不能忍受。改方再治乏效。后来广州，求治某中医名家，给予四逆汤加减，平素易感冒、恶风等症有明显改善，但湿疹未能得效。今慕名来诊，现全身仍发红斑丘疹、丘疱疹、水疱，以胸、腹、腰及大腿部皮疹多发，部分有少许糜烂流滋，瘙痒明显。近日右胁部疼痛，经检查无异常。汗出明显，恶风。有慢性肠炎史，曾长期腹泻，现大便仍稀，日行1～2次。舌质淡红，舌体稍胖大，苔白，脉细弦。

四诊合参，患者汗出、恶风、湿疹流滋，此属太阳表虚证，兼夹水湿，予防己黄芪汤合桂枝汤加减：黄芪30g，防己15g，苍术10g，大枣30g，桂枝10g，赤芍10g，防风15g，路路通15g，细辛3g，生姜10g，炙甘草6g，7剂。

二诊：药后皮疹瘙痒稍有好转，右胁部疼痛消失。然口腔溃疡疼痛再作，耳鸣。

服桂枝汤温剂而出现口腔溃疡，耳鸣，说明其证不仅仅在太阳。耳鸣，当在少阳；口腔溃疡，乃阳明胃中有湿热。而患者长期慢性肠炎史，大便稀溏，太阴脾土亦虚。综合考虑，既要清阳明、少阳中之湿热，又要温养太阴脾土，需加调和肝脾之甘草泻心汤。故二诊时，改予防己黄芪汤合甘草泻心汤加减：黄芪30g，防己15g，大枣30g，苍术10g，甘草30g，黄连3g，黄芩10g，法半夏15g，党参10g，干姜10g，柴胡15g，地肤子15g，7剂。

三诊：服后皮疹瘙痒减轻，部分糜烂渗液处已干燥结痂。口腔溃疡消失，腹泻未作。

方已中的，前方加茯苓15g，白鲜皮15g，以加强利湿止痒之力。7剂。

四诊：药后瘙痒明显好转，大部分皮疹消退，现仅腋、股沟、大腿内侧等汗多部位起少许红斑丘疹，瘙痒。耳鸣好转，汗出减，怕冷恶风亦好转。舌略暗，苔根剥，脉细弦。

前方加生地黄15g，7剂。继续巩固治疗。

【按】本案病机相对比较复杂，粗看患者属虚证、阴证、寒证。故前医皆从温补着手，一医用当归四逆汤温经散寒，辛温发表，然未兼顾其内蕴之湿热，故服后虽皮疹一时有好转，而满口溃疡、面起红疹，乃郁热上冲所致；一医以“求其本”之法处以四逆汤，患者服后精神明显好转，且平素易感冒诸虚证皆有改善，而因未兼顾其标，对其湿疹瘙痒未效。可见一个恰当的处方，何时顾其本，何时顾其标，何时标本兼顾，皆应周全考虑，丝丝入扣。笔者初诊时，亦因疏忽而犯同样之错误，导致服后口腔溃疡再作，且出现耳鸣。二诊及时纠正，将少阳、阳明、太阴皆考虑进去，以防己黄芪汤、甘草泻心汤合用。粗看此合方，颇为怪异，然仔细分析，恰对应了当时之病机。标本兼顾，表里同治，故服后诸症迅速缓解，其患向愈。足见合方之妙，在其疗效；合方之要，全赖中机。中机者，切中病机也！

3. 带状疱疹（防己黄芪汤）

某女，40余岁，经介绍电话询诊。患带状疱疹20余天，经当地医院治疗后，左侧头部水疱已消退，但仍疼痛，并呈阵发性加剧。电话询知其形体偏胖，平素易怕冷，汗出，时有面、足轻度浮肿，口稍干，不苦。舌脉未见。

据此考虑太阳表虚之防己黄芪汤证，处方：黄芪30g，防己15g，苍术15g，大枣30g，生姜6g，炙甘草6g，6剂。

服后谓疼痛明显好转。2个月后再询问，得知服完6剂后，未再服药，疼痛已消失。

【按】怕冷、汗出，此太阳表虚；形体肥胖，面、足浮肿，此水湿瘀滞。综合分析，乃太阳表虚兼夹水湿证，故予防己黄芪汤。

4. 盗汗证（防己黄芪汤）

刘某，男性，30岁，2009年12月初诊。形体肥胖貌似壮实，但肌肤并不甚结实。患盗汗数年，白天亦多自汗，夏季尤甚，胸背部皮肤汗斑明显。又因工作劳累，缺乏锻炼而感终日疲倦，每于吃饭后坐沙发上即昏昏睡去。食欲佳，夏季怕热明显，口稍干不苦，舌体胖大，苔白厚腻，苔中淡黄，脉沉细弦。

初诊时基于疲倦、怕热、汗出诸症，考虑虚弱浮热之二加龙骨汤方证，故予：熟附子6g，白薇10g，龙骨30g，牡蛎30g，桂枝10g，白芍10g，大枣 30g，生姜 10g，炙甘草 6g。然服药数剂无变化。

二诊：从汗出多年阴虚，舌苔黄厚腻兼夹湿热，考虑属当归六黄汤证，处方：当归 10g，生地黄 15g，熟地黄 15g，黄芪 30g，黄芩 10g，黄柏 10g，黄连 6g，龙骨 30g，牡蛎 30g。服后亦无明显改善。

仔细询问病情，问平素是否有怕冷，因正值北方隆冬，而室内温暖如春，即使怕冷之人都不会诉怕冷。而室外北风呼号，即使不怕冷之人都会感怕冷，故不宜直接问是否怕冷，遂改问：平素在夏季时吹空调是否怕冷？谓不太怕冷，然久吹仍有怕冷。据此，考虑仍是太阳表虚证，再据其形体肥胖，舌体胖大，苔白腻，考虑兼夹水湿内郁，故判定属防己黄芪汤方证。处方：黄芪 30g，防己 12g，白术 15g，大枣 30g，生姜 10g，麻黄根 10g，牡蛎 30g，炙甘草 6g。

此方连服 10 余剂，夜间盗汗明显减轻。继服数剂而停药，后盗汗未再发生。

【按】此案太阳表虚证难以判定。因为患者形体肥胖，粗看似乎属于壮实之体。且诉夏季怕热明显，但来诊时时值隆冬，而又在温暖如春之室内诊病。如何抓住汗出、恶风之太阳表虚证的两个关键证据，是比较困难的。笔者采用了一个巧妙的问诊办法，最终得出太阳表虚证的依据，从而纠正一诊、二诊时的错误。可知，掌握好四诊的技巧，对于准确的中医辨证有很大帮助。笔者曾会诊一发热患者，谓发热，无汗，再问其怕冷否，答曰不怕冷。遂问随行的其他医生，此患者有表证否？答曰不恶寒，应该无表证。然笔者将患者被子一掀开，再问患者怕冷否？患者急答这样就怕冷了。有怕冷（即恶寒），自然有表证。但随行医生为何判断错误？就在于没有注意四诊技巧，没有考虑患者是在温暖如春的室内，以及正盖着厚被子的情况下。这种四诊的误判，临床上比比皆是。所以高明的临床中医师，应随时提醒自己注意四诊技巧，以期收集到准确的四诊信息。

五、苓甘五味姜辛夏杏加大黄汤（附：苓桂五味甘草汤、苓甘五味姜辛汤、苓甘五味姜辛夏汤、苓甘五味姜辛夏杏汤）

【组成】茯苓四两　甘草三两　干姜三两　细辛三两　五味子半升　半夏半升　杏仁半升　大黄三两

【用法】上八味，以水一斗，煮取三升，温服半升，日三服。

【方解】《金匮要略·痰饮咳嗽病脉并证治》之苓桂五味甘草汤、苓甘五味姜辛汤、苓甘五味姜辛夏汤、苓甘五味姜辛夏杏汤、苓甘五味姜辛夏杏加大黄汤等一系列方，均是因治痰饮，以“小青龙汤下已”后诸变证而来。若水饮上逆，小便难而时复冒，即与苓桂五味甘草汤治其冲逆；若寒饮复甚，更咳胸满者，予苓甘五味姜辛汤驱其寒饮；若兼呕，加半夏；兼浮肿，加杏仁；“若面热如醉，此为胃热上冲熏其面，加大黄以利之”。此寒饮内停，郁而化热，夹胃热上冲而呈面赤如醉之状，故增大黄苦寒以下其热。故本方为治太阴、阳明合病之寒饮咳喘、呕逆、浮肿而又胃热上冲面赤、便难者。

（一）方证辨证要点

1. 本方证属太阴、阳明合病方证。以太阴里虚寒证为本，阳明热证为标，无表证。

2. 症见咳而胸满、咳痰清稀，伴呕逆、浮肿、面赤、大便难。

3. 舌体胖大、舌质淡，或舌边齿印，舌苔白、白润，或白厚，脉沉弦。

（二）皮肤病辨治心法

1. 发于面部的皮肤病如痤疮、脂溢性皮炎、接触性皮炎、化妆品皮炎、湿疹、日光性皮炎、慢性光化性皮炎等，出现既见面部红斑疹、有热上冲之面部烘热、干燥、脱屑，瘙痒，又见舌体胖大、舌淡、苔白润或水滑等水饮内停之象，即可考虑此方，有迅速缓解之效。

2. 特别是各种面部皮炎，久经各种不恰当之治疗而毫无效果，反而皮肤越来越敏感，越来越干燥、灼热，给予任何外用药物均抵抗、加重。尤其是长期使用激素药膏外搽导致的激素依赖性皮炎，医生治疗极为棘手。此类皮炎，面部常常出现明显发红，灼热或烘热、干燥、脱屑、刺痛或刺痒。但若兼见舌体胖大、舌苔白滑，或白润、白厚等，此方有捷效。

（三）医案实录

1. 脂溢性皮炎、激素依赖性皮炎（苓甘五味姜辛夏杏加大黄汤、真武汤）

余某，女性，48 岁，2009 年 3 月初诊。面部发红斑瘙痒多年，曾长期外用激素药膏治疗，近 1 年多来又在门诊连续诊治，已易数医，先后予西药抗生素、抗过敏、维生素、激素药，以及中药，并配合强脉冲激光等多种治疗，皮疹越治越甚，未能明显改善。曾怀疑红斑狼疮，经相关检查后排除。后遵医生建议住院进行全面调理，住院治疗20余天，亦未效，经介绍来诊。

面部红斑，伴明显毛细血管扩张，皮肤菲薄，呈火烧样灼热感，非常干燥，伴细小脱屑，自觉瘙痒刺痛。形体中等，长期失眠，梦多易醒，易紧张，怕冷，疲劳，时胃胀不适。舌体稍胖大，舌质偏暗，略有齿痕，苔白，脉沉细略弦。

正诊其舌象时，恰有进修、实习生及研究生围观，问此为何舌象？答曰：舌红，舌体瘦小。笔者要患者把伸出之舌放松，再问：此何舌象？答曰：好像舌头大了些，舌尖又不怎么红了。笔者见病历亦描述为瘦小舌，辨证为阴虚血燥，肌肤失养，故面红、干燥、脱屑，治以滋阴养血润燥云云。问：为何病历上写瘦小舌？答曰：当时进来是瘦小舌，现在变大了。

查舌时必嘱患者舌体舌头放松，不然很容易误诊。此人舌体胖大，苔白，是有水饮也。又“若面热如醉，此为胃热上冲熏其面，加大黄以利之”。《金匮要略》条文明确提示了证治方药，只是吾人不识而已。

遂处方苓甘五味姜辛夏杏加大黄汤：茯苓15g，五味子10g，干姜6g，细辛3g，法半夏10g，杏仁10g，酒大黄3g，炙甘草6g，4剂。

二诊：药后面部火烧样灼热感明显减轻，面部红斑稍减，毛细血管扩张仍存，皮肤仍菲薄、干燥，已不痒，胃胀消失。前方加生薏苡仁30g，5剂。

三诊：面部红斑明显消退，灼热感已消失，干燥减，然瘙痒又较甚，仍疲劳甚，睡眠多梦，口淡，舌体胖大，苔白，脉沉细略弦。右眼结膜充血怕光疼痛已2周，既往偶有类似发作。眼科给予利巴韦林、地红霉素等治疗10余天未效。嘱停眼科药。改以温潜之法，真武汤加减：熟附子30g，龙骨30g，牡蛎30g，磁石30g，茯苓15g，苍术10g，赤芍10g，茯神20g，酸枣仁20g，白鲜皮30g，羌活5g，白芷5g，7剂。

四诊：面部红斑稍反复，无灼热感，瘙痒基本消失，稍干燥脱屑，疲劳及睡眠均好转，眼结膜充血疼痛已消。

以此方加减服至4月30日，面部毛细血管扩张明显减轻，晨起面部微热，傍晚手心热，右眼结膜再发充血，舌暗红，舌体稍胖大，苔白，脉沉细。此仍虚阳上扰，改予封髓丹：黄柏15g，砂仁12g，甘草9g，4剂。

药后好很多，眼结膜充血消失，面部毛细血管扩张基本消失，手心热减。再予封髓丹合潜阳丹加减：熟附子20g，干姜10g，生龟甲10g，黄柏15g，砂仁12g，甘草12g，玄参10g，知母10g，7剂。

诸症均消，仅时有睡眠欠佳，稍梦多易醒，舌体稍大，舌质显淡红，苔白，脉沉细。

其后数年，曾来诊治过失眠、咳嗽、胃病等诸内科不适，而面部皮炎至今一直未再发作。

【按】以苓甘五味姜辛夏杏加大黄汤移治皮肤病为笔者独创。缘于2004年诊治一患者，视其面部红斑疹日久，干燥、灼热、瘙痒，始亦因循旧例考虑阴虚血燥而施以养血润燥之法未效，二诊视其舌体胖大，舌苔白润，左右思之，此水饮之舌，但当温中化饮；而面部干燥、灼热，宜当滋养阴血。然化饮则伤阴，滋阴则助饮，岂不两难哉？正思之，突然灵光一闪，忆及《金匮要略·痰饮咳嗽病脉证并治》中条文："若面热如醉，此为胃热上冲熏其面，加大黄以利之。"条文明示，若寒饮内甚，更咳胸满者，予苓甘五味姜辛汤驱其寒饮；若兼呕，加半夏降逆止呕；兼浮肿，加杏仁利水消肿；若面热面赤如醉状，乃胃热上冲熏其面也，当加大黄以下其热。究其病机，不外乎太阴寒饮内停，郁而化热，或兼夹阳明胃热上冲，使呈面热面赤如醉状，本方主之。思及此，心甚欢喜，遂原方照录，患者服数剂后果见大效。

或问，然面部之干燥如此，难道无阴伤乎？此仅知其一，不知其二也。其一，若果真有阴伤，则不当见胖大舌、滑润苔；其二，即使有阴伤，然于胖大舌、滑润苔见症中，当考虑乃水饮之邪阻滞三焦通道，津液不能上行濡于面，而使面部因"阴伤"而干燥如此。故正确之法在于发散水邪，使三焦通畅，津液畅行无阻，不滋阴而面得滋润矣！

2. 面部痤疮、接触性皮炎（苓甘五味姜辛夏杏汤）

罗某，女性，24岁，2007年10月13日初诊。患面部痤疮多年，4天前自擦一种痤疮膏（七味解毒膏）后皮疹加重，面部出现密集红色丘疹、斑丘疹及小脓疱，局部灼热、干燥，瘙痒剧烈，口干饮多，大便偏稀，舌体胖大，舌质略暗，边齿印，苔白润，脉细。

四诊合参，虽见面部起红斑疹、脓疱，干燥灼热甚，然其舌体胖大，舌苔白润，仍是太阴寒饮内停为根本，阳明胃热上冲熏其面为标，故给予苓甘五味姜辛夏杏汤加连翘、薏苡仁：茯苓10g，五味子5g，干姜6g，细辛3g，法半夏10g，杏仁10g，薏苡仁30g，连翘15g，甘草5g，2剂。

外用三黄洗剂外搽，面部行冷冻治疗1次。

二诊：面部红斑颜色明显减轻，小脓疱已消，局部灼热消退，瘙痒基本消失，仍较干燥，稍许脱屑。前方再加薄荷5g，荆芥5g，酌以发散上部郁热，2剂。

三诊：药后面部密集红斑疹全部消退，遗留部分陈旧性暗红丘疹，瘙痒消失，面部偏干燥，细小细屑，大便正常。前方去半夏，加当归10g，白芍10g，合当归芍药散养血利水，继服5剂巩固。

【按】本案使用要点同前案，且不论病情急性、慢性，但见胖大舌、白润苔即可考虑使用。或问：面部红疹急性发作，热证明显，用干姜、细辛，不惧其辛温乎？答曰：既见胖大舌、白润苔，又何来整体之热证？整体仍是太阴寒湿，姜、辛温化太阴寒湿，恰是对证之药；且仅上部一点热证，用干姜、细辛以"火郁者发之"，亦无不可。

3. 多形性日光疹？（苓甘五味姜辛夏杏加大黄汤）

陈某，女性，20岁，2005年11月25日初诊。面部起红斑、丘疹，伴瘙痒2个月来诊。前医以疏风清热中药及抗过敏西药等治疗，未见显效。面部皮疹干燥，无明显脱屑，每日晒后即加重，瘙痒。偏瘦弱之体质，平素汗多，时感热气上冒头面，手足冰冷，大便不干。舌偏暗红，舌体稍胖大，苔白微腻，脉沉细。

四诊合参，此太阴、阳明合病，内有停饮，故舌大、苔白、脉沉；郁而化热，水饮夹热上冲，故自感热气上冒头面，汗多，面部发红斑疹、干燥。治当温中化饮，清阳明上热，予苓甘五味姜辛夏杏加大黄汤：茯苓10g，肉桂3g，五味子5g，干姜5g，细辛3g，法半夏10g，杏仁10g，大黄2g，炙甘草5g，4剂。

二诊：药后红斑、丘疹明显消退，瘙痒消失，热气上冒感亦减轻。

守方继服4剂即愈。

【按】舌体胖大、苔白、脉沉，此太阴寒湿；面部红疹、灼热干燥，面由阳明所主，上部阳明有热，故治当温化太阴寒湿，兼清阳明上热，苓甘五味姜辛夏杏加大黄汤主之。

六、升麻鳖甲汤

【组成】升麻二两　当归一两　蜀椒（炒，去汗）一两　甘草二两　鳖甲手指大（炙）一片　雄黄（研）半两

【用法】上六味，以水四升，煮取一升，顿服之，老小再服，取汗。

【方解】升麻，《本经》谓："味甘，平。解百毒，杀百精老物殃鬼，辟温疫、瘴气、邪气、蛊毒。"可知升麻能解毒，治瘟疫。鳖甲，《本经》谓："味咸，平。主治心腹癥瘕，坚积，寒热，去痞息肉，阴蚀，痔，恶肉。"蜀椒，"味辛，温。主治邪气咳逆，温中，逐骨节皮肤死肌，寒湿痹痛，下气"。雄黄，"味苦，平，寒。主治寒热，鼠瘘，恶疮，疽痔，死肌，杀精物，恶鬼，邪气，百虫，毒肿"。本方主用升麻，既能升散发汗解表，又能清热解毒排脓，配合雄黄、蜀椒，加强毒邪发散之力，重在祛邪；次用鳖甲、当归，养血活血祛瘀，兼顾扶正；甘草解毒、利咽、调和诸药。故本方为治太阳、阳明合病之阳毒，见面赤斑斑红肿、咽喉痛、唾脓血者。

（一）方证辨证要点

1. 本方证属太阳、阳明合病证。

2. 发病急骤，来势迅猛，病情严重，表现为面赤斑斑如锦纹、咽喉痛、唾脓血等阳毒见症。

（二）皮肤病辨治心法

系统性红斑狼疮、皮肌炎等皮肤病，因活动进展期发病急骤迅猛，病情危重，且常现面部、躯干、四肢红斑，形如锦纹，有类似于阳毒之证候表现者，有使用本方之机会。

（三）医案实录

1. 皮肌炎、鼻咽癌、糖尿病（升麻鳖甲汤、柴胡桂枝干姜汤、当归芍药散、瓜蒌瞿麦丸、四逆散、真武汤、五苓散）

吕某，男性，50岁，2010年7月1日初诊。患者于2010年2月出现头

面、颈部大片红斑疹，瘙痒。因起疹前有染发史，医生考虑接触性皮炎，给予激素、抗组胺药治疗效果不显。5月份检查肌酶增高，经住院治疗，于6月7日好转出院。有糖尿病史，长期服二甲双胍片控制。

面、颈、胸、背部红斑，颜面浮肿无华，吞咽困难，疲倦，乏力气短，汗多，四逆，怕冷，口干口苦，出院时肌酶仍高。现激素甲泼尼龙片32mg/d。肌酶仍高。舌质偏暗，舌体偏胖大，苔白中淡黄厚，脉沉细弦。

患者吞咽困难、面赤斑斑如锦纹，属阴阳毒之升麻鳖甲汤方证。然口干苦，脉弦细，有少阳证。怕冷、四逆、疲倦，有太阴证。合则呈少阳、太阴之柴胡桂枝干姜汤方证。同时颜面浮肿无华、四逆、怕冷，亦说明太阴虚寒，内有水饮，属当归芍药散方证。故三方相合化裁：当归10g，赤芍15g，川芎5g，白术15g，茯苓15g，泽泻15g，柴胡15g，桂枝10g，黄芩10g，干姜5g，牡蛎30g，龙骨30g，天花粉10g，炙甘草6g，升麻15g，鳖甲15g，7剂。

二诊：服药后精神疲倦好转，吞咽困难好转，面、颈、胸背部红斑稍减。口仍干苦。前方加生石膏45g，紫草15g，以加强清热透邪之力，14剂。

三诊：药后精神疲倦及乏力气短见明显好转，口干苦亦减轻，红斑再减。前方再加青蒿20g（后下），以清厥阴血分之热。

服药14剂。于8月19日复查肌酶、血常规，均正常。减激素为24mg/d。

后未复诊。

至2011年2月22日再次来诊。知患者于1月份发现有鼻咽癌，肿瘤医院给予住院行化疗治疗1次。皮肌炎症状加重，激素甲泼尼龙片曾增至48mg/d。现来诊，疲劳乏力甚，面、颈、手背部水肿性红斑，吞咽困难，肌肉酸痛，怕冷，手足冰冷而肿胀明显，肢体沉重行走困难，须坐轮椅前来。烦躁，心慌，口燥口干口苦极甚，纳差，小腹胀甚，小便点滴而下，舌红，苔根黄厚腻，脉沉细弦而数。甲泼尼龙片40mg/d。

综观证候，错综复杂，然条分缕析，病机可寻。患者行化疗后，口干口燥极甚，小便点滴而下，下肢肿胀，此内有水饮停蓄不化也；但怕冷、四逆、疲倦明显，说明已陷入阴证，阴证而小便不利，其人苦渴者，瓜蒌瞿麦丸主之；小腹胀甚，气滞不畅也，四逆散主之；面赤斑斑如锦纹，口干口苦，吞咽困难，此阳毒为患，升麻鳖甲汤主之。故以上三方合用化裁：熟附子20g，瞿麦30g，花粉30g，淮山药30g，茯苓30g，泽泻25g，枳实15g，柴胡15g，赤芍15g，桔梗30g，升麻30g，鳖甲10g，当归10g，紫草15g，炙甘草10g，4剂。

再诊，服前药后，诸症均稍有减轻，方已中的。前方加干姜10g，以加强温化之力，再进6剂。

药后效果很好，精神疲倦好转，小便已通畅，腹胀基本消失，手足肿胀亦消，口干、口燥、口苦明显减轻，烦躁、心慌好转，面肿红斑明显减，肌肉酸痛减轻，仍吞咽困难，怕冷仍明显。

守方再进7剂后，诸症进一步减轻，已可以不坐轮椅前来就诊。仍感疲劳，怕冷、四逆较明显，吞咽仍较困难。前方去瓜蒌瞿麦丸，调整处方：熟附子90g，干姜60g，黄芪60g，天花粉30g，赤芍15g，茯苓30g，升麻30g，鳖甲10g，紫草15g，当归15g，龙骨30g，牡蛎30g，桔梗30g，炙甘草60g，7剂。

嘱甲泼尼龙片减为32mg/d。

4月再诊时，患者因前天行第3次化疗，化疗后病情又急转直下，坐轮椅前来。极度困倦，脑袋耷拉，面色无神，乏力气短，呼吸困难，手足冰冷，下肢肿胀，压之凹陷，大便稍失禁，怕冷，汗出，面、颈、胸部弥漫性暗红斑肿胀，食纳极差，二便尚可，诊其脉浮弦大，稍数，而重按无力。

此因化疗而正气大伤，气短呼吸困难，大便失禁，汗出，有欲脱之虞。急以破格救心汤、生脉散、真武汤、五苓散化裁以回阳救逆，益气固脱，温阳利水：熟附子90g，干姜45g，人参（另煎兑入）10g，黄芪250g，山茱萸45g，肉桂（后下）10g，白术30g，茯苓30g，赤芍30g，龙骨30g，牡蛎30g，灵磁石30g，泽泻20g，猪苓15g，五味子10g，麦冬30g，炙甘草45g，4剂。

药后精神困倦好转，头已能抬起，呼吸困难好转，大便已能控制，汗出减，下肢浮减轻，面部红斑肿胀减，感腰酸而沉，脉象较前有力，仍浮弦而大。

前方加桑寄生30g，枸杞子20g，牛膝20g，以补肾强腰。服7剂。

药后好转很多，精神较前明显好转。复查肌酶：AST 37U/L，CK 272U/

L，CK–MB 22.1U/L，LDH 361U/L，α–HBD 310U/L，较住院时有明显下降。肿瘤医院亦根据病情修改了化疗方案，在行第4次化疗后，仅感少许疲倦，但近来夜间一身燥热，头汗多，口干口苦再现。

疲倦乏力，四逆，夜间燥热，口干苦，头汗，考虑上热下寒之少阳、太阴合病证，予柴胡桂枝干姜汤合生脉散加减：柴胡30g，桂枝20g，干姜20g，黄芩20g，牡蛎30g，天花粉20g，麦冬30g，五味子15g，西洋参（另煎兑入）10g，炙甘草20g，7剂。

后笔者出国讲课，患者转他医治疗。

【按】患者患有糖尿病、皮肌炎、鼻咽癌，皆属难治病。中医病机亦寒热、虚实错杂，变化多端，难于措手。但从六经脉络梳理，则病机规律清晰可见。如初诊时，病在少阳、阳明、太阴，则以升麻鳖甲汤、柴胡桂枝干姜汤、当归芍药散三方合方而治；后因化疗大伤正气，转入少阴，阳虚水饮不化，气滞不畅，小便点滴而下；而化疗药燥烈伤津耗液，其人苦渴，故合用瓜蒌瞿麦丸温阳利水止渴；第三次化疗后，病情急转直下，呼吸气促、大汗淋漓、大便失禁、疲倦四逆，有亡阳欲脱之虞。据此，以李可破格救心汤回阳救逆、益气固脱；阳脱阴亦随之而脱失，故合用生脉散而阴阳皆施救治；兼以真武汤、五苓散温阳利水，如此经方、时方熔于一炉，以对应于如此复杂之病机。后期又根据病情变化改用柴胡桂枝干姜汤合生脉散加减。总之，皆应方随证移，法随证出；证变则法变，法变则方变，如此应对，庶无大错。

2. 皮肌炎（升麻鳖甲汤合小柴胡汤）

黄某，男性，因面部红斑1个月余，伴肩膝关节疼痛，下肢沉重疲乏，入住皮肤科。经肌酶、肌电等检查后确诊为皮肌炎，经激素等治疗后症状稍好转。2011年5月18日转门诊继续巩固，激素泼尼松减为45mg/d，中药以清热利湿等治疗。因病情有反复，于2011年6月22日初诊。现面、颈、胸背及上肢皮肤红斑，疲倦，下肢尤其大腿疲乏沉重，上一楼亦非常费力。咽痛，胃胀，纳欠佳，稍咳嗽，有白痰。舌偏暗，稍胖大，边尖红，苔白厚，中根部淡黄，脉细弦。

四诊合参，面、颈、胸背及上肢皮肤肿胀性红斑，形如锦文，咽痛，舌边尖红，苔根稍黄，内有阳明郁热，故为阳毒，属升麻鳖甲汤方证；疲倦，下肢乏力，胃胀，纳欠佳，脉细弦，属少阳小柴胡汤方证。故两方相合，处方：升麻20g，醋鳖甲10g，当归20g，蜀椒15g，赤芍30g，柴胡30g，黄芩20g，大枣20g，太子参30g，土茯苓60g，苍术25g，生薏苡仁60g，陈皮15g，桔梗15g，生姜10g，炙甘草10g，7剂。

二诊：上症稍好转。前方加紫草15g，继服7剂。嘱泼尼松减为30mg/d。

三诊：好转很多。下肢明显有力，诉能自行上七楼。面部皮疹减淡。

前方再做加减，连服40余剂。皮疹全部消失，下肢已和正常一样，走路轻松有力。泼尼松已减为20mg/d。

继续服药巩固之。

【按】本案患者面、颈、胸背及上肢皮肤肿胀性红斑，形如锦文，属《金匮要略》之阳毒病证；结合疲倦，下肢乏力，胃胀，纳欠佳，脉细弦，有少阳见症。故证属太阳、少阳、阳明合病，予升麻鳖甲汤合小柴胡汤化裁。因舌体胖大，苔白厚，兼有水湿蕴阻，故方中加入土茯苓、苍术、生薏苡仁等健脾燥湿利水之品；加陈皮以和胃；加桔梗以止咽痛。

七、乌梅丸方

【组成】乌梅三百枚　细辛六两　干姜十两　黄连十六两　当归四两　附子（炮，去皮）六两　蜀椒（出汗）四两　桂枝（去皮）六两　人参六两　黄柏六两

【用法】上十味，异捣筛，合治之，以苦酒渍乌梅一宿，去核，蒸之五斗米下，饭熟捣成泥，和药令相得，内臼中，与蜜杵二千下，丸如梧子大，先食饮服十丸，日三服，稍加至二十丸。禁生冷、滑物、臭食等。

【方解】本方主治脏寒蛔厥。《本经》谓梅实，“味酸，平。主下气，除热烦满，安心，肢体痛，偏枯，不仁死肌”，具有多种特能。因“蛔得酸则静，得辛则伏，得苦则下”，故此处取其味酸能安蛔，再取蜀椒之辛以制之；取黄连之苦以下之，三味并为主药。又用附子、干姜、桂枝、细辛温阳散寒，以治脏寒；人参、当归益气养血，以扶正虚；黄柏佐助黄连清热燥湿，苦以下蛔。诸药寒热并用，补泻兼施，故治寒热错杂之厥阴病蛔厥者有效，亦治湿热之邪未尽，正气已虚之久泻久痢。

（一）方证辨证要点

1. 本方证属厥阴病证。

2. 蛔厥，腹痛阵作，甚或绞痛、吐蛔，寒热往来，手足厥冷，烦躁，其脉弦紧；或久痢久泻属寒热错杂者。

（二）皮肤病辨治心法

1. 本方常用于病程日久，反复顽固不愈之皮肤病，表现既有邪热未尽，如疹色偏红、偏热，或口干苦，大便带黏、带臭，或苔根见黄厚、黄腻；又见正气虚衰，如体弱、怕冷、疲倦、四逆等，呈寒热错杂、虚实夹杂之病机状态者。

2. 常见如慢性荨麻疹、慢性湿疹、结节性痒疹等瘙痒剧烈，或白塞综合征、银屑病反复不愈，或病毒疣久治不消者，均有适证使用之机会。

（三）医案实录

银屑病（乌梅丸）

刘某，男性，41岁，2008年4月14日初诊。患银屑病5年，中西医药及民间偏方皆有试用，疗效欠佳，皮疹从未全消，初时冬重夏轻，后四季皆发，经介绍来诊。现头皮、躯干、四肢均散发暗红色浸润性斑块，上覆厚层灰白色鳞屑，皮疹色泽不鲜，呈污秽状，自感瘙痒。形体中等，皮肤干燥无光泽，平素较疲倦，怕冷，常饮食不慎即腹泻，泻时便臭，口干，晨起口苦，纳可。舌质偏暗，苔白，根黄厚，脉沉细弦。

四诊合参，疲倦、怕冷、易腹泻，为里虚寒证；皮疹色红、口干苦、便臭，苔根黄厚，当有里湿热证；口苦、脉细弦，是半表半里少阳证；半表半里少阳而又见里虚寒证时，为半表半里之阴证，即厥阴证。故本病为寒热错杂、虚实夹杂之厥阴证，故予乌梅丸加减：乌梅30g，黄连3g，黄柏10g，熟附子6g，党参10g，当归10g，细辛3g，蜀椒5g，桂枝5g，干姜5g，荆芥10g，防风10g，生薏苡仁30g，蜂房10g，7剂。

二诊：药后精神疲倦好转，怕冷好转，躯干、四肢红斑颜色转淡，鳞屑变薄，瘙痒减轻。

方已中的，前方加土茯苓45g，守方续进14剂。

三诊：好转很多，自感精神明显好转，食辣一次，亦未见腹泻，口干苦减轻，苔根黄厚减。皮疹明显减轻，部分皮疹渐消，瘙痒基本消失。

此后守方加减，再服用20余剂，皮疹基本消退。

【按】本案既见疲倦、怕冷、易腹泻等里虚寒证，又见皮疹色红、口干苦、便臭等里热实证，结合舌脉，考虑为半表半里之阴证，即厥阴证，故予乌梅丸加减治疗而显效。

另民间有单用乌梅愈牛皮癣之经验，[1] 以乌梅去核水煎，浓缩成膏，每日服用，即见显效。民间单方偏方，经验可参。

① 江苏新医学院．中药大辞典．上海：上海科学技术出版社，2002：465-466.

第十五章　外用类方

一、矾石汤

【组成】矾石二两

【用法】上一味，以浆水一斗五升，煎三五沸浸脚良。

【方解】矾石，《本经》谓“味酸，寒。主治……阴蚀，恶疮”。可见其性味寒而酸涩，具有燥湿祛水功效，煎沸以浸脚治阳明病之脚气冲心者。

（一）方证辨证要点

1. 本方证属阳明病证。

2. 脚气痿弱不仁、气上冲心；或泄利；或脱肛；或风痫癫狂。

（二）皮肤病辨治心法

1. 本方具有燥湿、消痰、止泻、止血、解毒、杀虫之功，西医学证明具有抗菌、抗滴虫、收敛、止血、止汗、硬化皮肤等功能，故广泛地应用于皮肤诸疾。凡诸疮疥癣、水、火、虫伤，西医学之手足癣、体癣、股癣、手足多汗症、汗疱疹、湿疹、脓疱疮、毛囊炎、疖肿、狐臭、带状疱疹、银屑病等各种皮肤病，均有使用本方机会。历代医家应用本方或加减积累了丰富的临床经验。

《千金翼方》治妇人阴痒脱：矾石，熬，末之。每日空腹酒和服方寸匕，日三服。

《太平圣惠方》白矾散治疥：白矾（烧灰）一两，硫黄（细研）一两，胡粉一两，黄连一两，雌黄（细研）一两，蛇床子三分。上药，捣细罗成散，都研令匀，以猪膏和如稀面糊，每以盐浆水洗，拭干涂之。

《圣济总录》四灰散治腋气及脚汗：矾石灰、粉霜、艾人灰、铅灰（无即用胡粉、密陀僧代之）。唯艾人灰稍多，余并等份。为细末，先用醋浆水洗拭干，即敷之。

《卫生宝鉴》二仙散治疔肿恶疮：白矾（生用）、黄丹各等份。上各另研，临用时各抄少许和匀，三棱针刺疮见血，待血尽上药，膏药盖之。

《急救仙方》治刀斧金创：白矾、黄丹等份。为末敷之。

《本草原始》治黄水疮：枯白矾、熟松香、黄丹。三味等份，研极细末，真芝麻油调涂患处。

《外科正宗》二矾汤治重症鹅掌风皮肤枯厚、破裂作痛：白矾、皂矾各四两，儿茶五钱，柏叶半斤。水煎数沸候用。先以桐油搽患处，以桐油蘸纸拈点熏片刻，后将药汤乘热熏，待温蘸洗良久。七日忌下汤水。此方轻证鹅掌风不宜用。

《医宗金鉴》二味拔毒散治风湿诸疮，红肿痛痒，并治疥疮：雄黄、白矾各等份。为细末，茶水调涂患处。

《医宗金鉴》姜矾散治诸疮发痒：枯矾、干姜各等份。为细末。先用细茶、食盐煎汤洗患处。后以药末敷之。

《本草纲目》治腋下狐臭：矾石绢袋盛之，常粉腋下。

《洞天奥旨》皮矾散治皲裂疮：地骨皮五钱，白矾三钱。煎汤洗之，至软，用蜡、羊油（熬熟）各一两，入轻粉末一钱，调匀搽之。

《新疆中草药单方验方选编》治烧伤：明矾、五倍子等量，芝麻油适量。将明矾、五倍子研成细末，麻油调成糊状。涂患处。

《全国中药成药处方集·吉林省》四圣散治风火毒疮，黄水疮，湿毒瘙痒，皮肤诸疮：枯矾、铜绿、铅丹、松香各等份。为细末，撒于患处。

2. 笔者常用本方加减用方。带状疱疹：雄黄、枯矾等份，麻油调涂。手足多汗症：枯矾、葛根等份，水煎外洗。手足皲裂症：地骨皮、明矾等份，水煎外洗。甲沟炎、皮肤慢性溃疡，疮口肉芽增生：枯矾，研末外撒，消肉芽效果极佳。银屑病：侧柏叶、枯矾、蜀椒、透骨草、芒硝、白鲜皮各药适量，水煎洗浴。

二、蛇床子散方

【组成】蛇床子仁

【用法】上一味，末之，以白粉少许，和令相得，如枣大，绵裹内之，自然温。

【方解】蛇床子，《本经》谓“味苦，平。主治妇人阴中肿痛，男子阴痿湿痒……恶疮”。白粉（铅粉），《本经》谓“味辛，寒。主治伏尸，毒螫，杀三虫”。二者皆具杀虫、疗阴中肿痛功效，故治太阴病之妇人阴寒、阴中痒诸疾。

（一）方证辨证要点

1. 本方证属太阴病证。

2. 妇人阴寒下白物、阴中痒诸疾。

（二）皮肤病辨治心法

1. 本方中蛇床子具有温肾助阳、祛风、燥湿、杀虫功效；铅粉具有消积、杀虫、解毒、生肌功效。二药皆广泛地应用于皮肤诸疾。凡疥癣、痈疽、溃疡、湿疮、阴痒等，均可疗之（铅粉有毒，现多已去之不用）。历代医家使用此方及其加减方积累了丰富的临床经验。

《备急千金要方》治小儿癣：蛇床实，捣末，和猪脂敷之。

《小儿卫生总微论方》治小儿唇口边肥疮，亦治耳疮、头疮、瘑疮：蛇床子一两，白矾（烧灰）一两。为末，干掺疮上。

《太平圣惠方》胡粉散治干癣痒不止：胡粉、黄连（去须）、蛇床子、白蔹各半两。捣罗为末，面脂调涂，湿即干贴之。

《濒湖集简方》治妇人阴痒：蛇床子一两，白矾二钱。煎汤频洗。

《永类钤方》治男子阴肿胀痛：蛇床子末，鸡子黄调敷之。

《外科正宗》蛇床子汤治肾囊风疙瘩作痒，搔之作疼：蛇床子、当归尾、威灵仙、苦参各五钱。煎汤先熏后洗。此方笔者常用，治阴囊瘙痒效果很好。

《江西草药手册》治阴囊湿疹：蛇床子五钱，煎水洗阴部。

2. 笔者常用本方加减用方。湿疹渗液流滋：青黛、五倍子、蛇床子各等份，研细末，麻油调涂。针对急性、亚急性湿疹渗液明显者，此方能迅速消除渗液，效果甚佳。

三、苦参汤

【组成】苦参一升

【用法】以水一斗，煎取七升，去滓，熏洗，日三。

【方解】苦参，《本经》谓“味苦，寒。主治……逐水，除痈肿”。可知其性味苦寒，具有燥湿、解毒、消肿、杀虫之功，故治阳明病之狐惑蚀于下部肿痛者。

（一）方证辨证要点

1. 本方证属阳明病证。

2. 狐惑蚀于下部而溃疡、肿痛；或湿疮流滋瘙痒；或阴痒。

（二）皮肤病辨治心法

本方之苦参性味苦寒，具有燥湿、解毒、消肿、杀虫之功，凡疥癞恶疮、阴疮湿痒、皮肤瘙痒、烫伤成疮等皮肤诸疾皆可疗之。西医学之湿疹、接触性皮炎、脂溢性皮炎、手足癣、体股癣等各种皮炎、瘙痒均可用之。历代医家积累了丰富的临床使用经验。

《太平圣惠方》苦参散治一切疥及风瘙、搔痒成疮：苦参（锉）四两，丹参（锉）四两，蛇床子半斤。为末，先以温水洗疮，拭干后敷之。

《圣济总录》苦参散治汤火烧成疮：苦参（不拘多少）。为末，新水调如膏，涂之。

《圣济总录》苦参膏治白癜风：苦参、盐各一分。为末，酒煎成膏。每用以布揩患处令赤，涂之。

《外科正宗》塌痒汤治妇人阴疮作痒：苦参、威灵仙、蛇床子、当归尾、狼毒各五钱，鹤虱草一两。用煎汤先熏后洗，临洗和入公猪胆汁二三枚同洗更妙。

《外科正宗》苦参汤治痤痱疮作痒，抓之又疼，坐如芒刺，难以安睡：苦参四两，大菖蒲二两，河水五瓢，同煎数滚，添水二瓢，盖片时；临洗和入公猪胆汁四五枚淋洗患上，不二三次痊愈。

《外科精要》何首乌散治遍身疮肿痒痛：苦参、防风、何首乌、薄荷各等份。为粗末，每用药半两，水酒各一半，共用一斗六升，煎十沸，热洗，于避风处睡一觉。

四、雄黄熏方

【组成】雄黄

【用法】上一味，为末，筒瓦二枚，合之烧，向肛熏之。

【方解】雄黄，《本经》谓“味苦，平，寒。主治寒热，鼠瘘，恶疮，疽痔，死肌，杀精物，恶鬼，邪气，百虫，毒肿”。可知其性味苦寒，具有祛风、燥湿、杀虫、解毒功效，治狐惑蚀于肛而溃烂者。历代医家积累了丰富的临床使用经验。

（一）方证辨证要点

1. 本方证属阳明病证。
2. 狐惑蚀于肛而溃烂、肿痛者。

（二）皮肤病辨治心法

本方之雄黄性味苦寒，具有祛风、燥湿、杀虫、解毒等功效，凡痈疽，疥癣，缠腰蛇丹，蛇虫蜇伤，臁疮，秃疮，恶疮等诸皮疾患，皆可疗之。

《千金翼方》治癣：雄黄粉，大酢和。先以新布拭之，令癣伤，敷之。

《太平圣惠方》雄黄散治阴疮或痒：雄黄、白矾（烧枯）各半两，麝香一钱。为细末，每用少许敷疮上。

《圣济总录》雄黄散治毒蚁蜇人：雄黄一钱，麝香半钱。为细末，生麻油调涂。

《世医得效方》治蛇缠疮：雄黄为末，醋调涂，仍用酒服。凡为蛇伤及蜂虿、蜈蚣、毒虫、癫犬所伤，皆可用。现今雄黄难得，可用六神丸、紫金锭（内皆含有雄黄）粗调涂，效果甚佳。

《三因极一病证方论》雄黄散治阴肿大如斗，核痛：雄黄一两（研），矾二两，甘草（生）半两。为末水煎，洗患处。

《外科正宗》雄黄散治蛇头疔初起，红肿发热，疼痛彻心：雄黄二钱，蟾酥（微焙）二分，冰片一分，轻粉五分。为细末，水调涂，纸盖，日三次。

《外科正宗》解毒雄黄散治风湿流注腿脚，致生血风顽疮，紫黑瘙痒者：雄黄四两，硫黄八两。为细末，柏油调搽，纸盖之，三日一换。

《疡医大全》拔疔丹治疔疮：雄黄、朱砂、白芷各等份。为细末，乳、细油、胭脂调，用银针挑破疮口搽之。

《洞天奥旨》解丹治黄水疮：雄黄、防风各五钱，荆芥、苦参各三钱。水煎汤，洗疮。

《卫生杂兴》治臁疮日久：雄黄二钱，陈皮五钱。青布卷作大捻，烧烟熏之。

《经验广集》雄吴散治对口疼痛：雄黄一钱，吴茱萸一两。为末，香油熬熟调搽。